普通高等教育案例版系列教材

案例版

供临床、预防、基础、口腔、麻醉、影像、药学、检验、护理、法医等专业使用

医学物理学

第 3 版

主　编　盖立平　王保芳

科 学 出 版 社

北 京

郑 重 声 明

　　为顺应教学改革潮流和改进现有的教学模式，适应目前高等医学院校的教育现状，提高医学教育质量，培养具有创新精神和创新能力的医学人才，科学出版社在充分调研的基础上，首创案例与教学内容相结合的编写形式，组织编写了案例版系列教材。案例教学在医学教育中，是培养高素质、创新型和实用型医学人才的有效途径。

　　案例版教材版权所有，其内容和引用案例的编写模式受法律保护，一切抄袭、模仿和盗版等侵权行为及不正当竞争行为，将被追究法律责任。

图书在版编目（CIP）数据

医学物理学 / 盖立平，王保芳主编 . —3 版 . —北京：科学出版社，2019.8

ISBN 978-7-03-061317-2

Ⅰ.①医… Ⅱ.①盖…②王… Ⅲ.①医用物理学－医学院校－教材 Ⅳ.① R312

中国版本图书馆 CIP 数据核字（2019）第 107786 号

责任编辑：张天佐 / 责任校对：郭瑞芝
责任印制：赵　博 / 封面设计：范　唯

科学出版社 出版
北京东黄城根北街 16 号
邮政编码：100717
http://www.sciencep.com
北京九州迅驰传媒文化有限公司印刷
科学出版社发行　各地新华书店经销

*

2007 年 9 月第　一　版　开本：850×1168　1/16
2019 年 8 月第　三　版　印张：19 3/4
2024 年 8 月第二十一次印刷　字数：650 000

定价：69.80 元
（如有印装质量问题，我社负责调换）

医学物理学教材编委会

第 3 版

主　　编　盖立平　王保芳

主　　审　潘志达

副 主 编　李秀珍　袁小燕　单晶心　孙　超

编　　委　（以姓氏笔画为序）

丁晓东（大连医科大学）　　　　王保芳（河南大学）

刘小利（长治医学院）　　　　　刘凤芹（山东大学）

孙　超（大连大学）　　　　　　李　杭（大连医科大学）

李秀珍（山东第一医科大学）　　张智伟（山东第一医科大学）

郑海波（福建医科大学）　　　　单晶心（辽宁何氏医学院）

洪　洋（中国医科大学）　　　　袁小燕（长治医学院）

高　杨（牡丹江医学院）　　　　部德才（大连大学）

曹志峰（福建医科大学）　　　　盖立平（大连医科大学）

学术秘书　孙福伯

第 3 版前言

"医学物理学"在医学高等教育中是一门基础课，为专业课奠定基础。我们借鉴国外先进的PBL（problem-based learning）教学方法，采用案例与教学内容相结合的模式。本书自 2007 年起由全国十多所高校的专家、教授共同编写，历时十余年，经历了两次修订。自问世以来，受到全国广大师生和读者的一致好评。

为深化医学教育改革，适应国家医学创新和国际竞争对高水平医学人才的需求，在《医学物理学》（案例版，第 3 版）教材编写过程中，我们仍贯彻用物理学的理论解释生命活动的规律，讲授物理学的技术在临床诊断和治疗中的应用，突出物理学和医学的联系与融合。本书的特点体现在：

（1）融案例于教材中，用案例引导教学，并以此作为学生获取知识和解决问题的切入点。

（2）注重物理学的基础理论、基本知识的讲解以及对学生基本技能的培养。在此基础之上，尽量体现教材的思想性、先进性、科学性、启发性和适用性。

（3）全书既保持了物理学比较完整的知识体系，又具有比较鲜明的医学教育特色，加强了基础学科与临床学科的结合。

本书以五年制临床医学专业本科生为主要使用对象，兼顾与医学相关的其他专业。全书共十八章，涵盖了"医学物理学"的基本教学内容。希望不同类型的学校和专业，在教学中根据各自的情况有选择地使用。

本书使用的物理量的单位、名称、符号均符合相关标准。另外，书后附有基本物理常量、国际单位制和中英文名词对照索引。

本书在编写和出版过程中得到大连医科大学、中国医科大学、河南大学、山东第一医科大学、大连大学、长治医学院、牡丹江医学院、福建医科大学、辽宁何氏医学院、山东大学、蚌埠医学院、科学出版社的大力支持和帮助，在此表示衷心的感谢！

虽然编委在工作中认真求实，兢兢业业，但由于水平所限，不足之处在所难免，恳请读者批评指正。

盖立平
2019 年 1 月于大连

第1版前言

这本《医学物理学》教材,是科学出版社为适应目前高等教育的现状,本着深化课程体系与教学方法的改革,借鉴国外先进的 PBL(problem-based learning)教学方法,采用案例与教学内容相结合的模式,组织全国十多所医科大学的教授编写而成的。本教材的特点体现在:

(1)融案例于教材中,用案例引导教学,并以此作为学生获取知识和解决问题的切入点。

(2)注重物理学的基础理论、基本知识的讲解以及对学生基本技能的培养。在此基础之上,尽量体现教材的思想性、先进性、科学性、启发性和适用性。

(3)全书既保持了物理学比较完整的知识体系,又具有比较鲜明的医学教育特色。加强了基础学科与临床学科的结合,突出了物理的理论对生命现象的解释、物理学的技术在医学诊断和治疗中的应用。

本书以五年制临床医学专业本科生为主要使用对象,兼顾与医学相关的其他专业。全书共 17 章,涵盖了人体力学、生命过程中的热力学、人体的生物电场与磁场、光的波粒二象性、激光、X 射线、原子核及其放射性、核磁共振等教学内容。希望不同类型的学校和专业,在教学中根据各自的情况有选择地使用。

本书在编写和出版过程中得到大连医科大学、福建医科大学、首都医科大学、科学出版社的大力支持和帮助,在此表示衷心的感谢!

虽然编委们在工作中认真求实,兢兢业业,但由于水平所限,错误和不当之处仍在所难免。恳请同行和使用本书的广大师生不吝赐教,予以指正。

潘志达

2007 年 7 月于大连医科大学

目 录

绪　　论

医学物理学是高等医学院校学生必修的一门基础课。学习它的目的有两个：第一，为后续医学专业课程的学习打基础；第二，为将来从事医学科学研究和医疗实践储备必要的物理学知识。物理学是人们认识物质世界的客观属性、研究物质运动规律的一门科学。虽然它只是自然科学的基础学科，但却对科学技术（包括医学）的发展与进步起到至关重要的作用。医学物理学则是把物理学的技术应用于医学理论研究与实践的一门科学。它包括两方面的含义：其一是用物理学的理论阐述、解释人体在健康和疾病时的功能，这一点在很大程度上与生理学和病理生理学的研究相关；其二则是物理学的技术，如超声波、电磁波、激光、辐射等在医学实践中的应用，这些又属于生物医学工程的研究范畴。那么，医学物理学的研究对象与方法是什么？它与医学科学技术的发展和进步的关系如何？怎样才能学好医学物理学？这些问题都需要我们在学习这门课程之前了解清楚。

一、医学物理学的研究对象与方法

1. 医学物理学的研究对象

自然界中大到宏观物体，小到微观粒子都是由运动着的物质组成的，没有运动的物质和没有物质的运动都是不存在的，如地球的运动、生物体的生长和死亡、分子或原子的运动。虽然物质运动的形式各不相同，可以是机械运动、热运动、电磁运动、原子和原子核内的运动等，但它们既服从物质运动共同的普遍规律，又有各自的独特规律。物理学是研究物质运动的基本性质和普遍规律的科学；医学是研究机体的正常生命活动规律以及患病机体的某些特殊现象的科学，在自然界中属于较高级、较复杂的物质运动形式。辩证唯物论的认识法则告诉我们，特殊性存在于普遍性之中。物质的较高级、较复杂的运动形式，除遵循自身特有的规律外，还必须遵循物质运动的普遍规律。例如，一切变化过程，无论它们是否具有化学的、生物的各自的独特规律，但都遵从物理学所确立的能量转化和守恒定律的普遍规律。因此，从研究物质运动的普遍性和规律性这一角度看，可以认为医学物理学的研究对象包含在物理学的研究对象之内。

2. 医学物理学的研究方法

我们知道，研究医学物理学是为了掌握生命活动过程中物质运动的各种规律。例如，呼吸、消化、循环、肌肉收缩或神经传导等任何一种生理过程都涉及各种形式的生物化学变化，而这些变化又是和一些电的、热的及分子运动的物理过程密不可分的。那么，如何才能了解这些过程中所伴随的物理现象，或者说怎样用物理学的理论去揭示这些现象的本质呢？科学实验是重要的手段；理想化物理模型的构建是有效的途径，这就是医学物理学的研究方法。

（1）科学实验：实验是科学研究的基础，自然科学的很多规律是通过实验发现的，其理论是通过实验反复验证而总结出来的，即"理论—实验—再理论—再实验"的认识过程。医学物理学是建立在实验基础上的科学，一切理论最终都要以观察或实验的事实为准则。因此，理论与实验相结合是研究医学物理学的正确选择，科学实验是研究医学物理学的重要手段。

（2）构建理想化的物理模型：在医学物理学的研究中构建理想化物理模型的例子很多。例如，在有弹性的动脉血管中，血液流动时的流量、压强差、流阻、血管顺应性等之间的关系可用弹性气室模型来求得。从物理学的角度，我们分别用电流、电压、电阻、电容来代替血流量、血压、流阻、血管顺应性，就可以把弹性气室模型转换成电学的 RC 等效电路。又如，用电缆模型来模拟神经纤维的电学性质；把心肌细胞模拟成闭合的电偶层来讨论其对外所建立的电场；在流体力学的研究中，从理想流体的模型入手，经修正后再应用到牛顿流体等。构建理想化的物理模型是为了研究物质运动复杂的变化过程，它虽然是抽象的，但却具有反映事物的基本特征和本质的功能。这一方法可使复杂的问题简单化，突出被研究对象的主要特征，因此有利于研究的深入。

1

二、医学物理学与科技进步的关系

物理学与其他自然科学之间没有绝对的界限，它已经延伸到许多学科之内，并形成一系列的交叉学科，如天体物理学、化学物理学、生物物理学、医学物理学等。

1595年，荷兰人詹森制造出第一台复式显微镜。荷兰人列文虎克一生制作了400多架显微镜，通过不断改进，使放大率达到200倍。直到19世纪，由于显微镜的制作技术克服了模糊和色差等缺陷，其分辨率达到了微米数量级（1μm），显微镜才具有了实际应用的价值。利用显微镜观察，科学家确立了动物、植物和人在内的所有生物体都是由细胞组成的理论；同时真正意义上的人体组织学也逐渐建立起来。显微镜使人们了解了微观世界，并使"视野"更加开阔。

1867年，英国医生奥尔巴特研制成功水银体温计；1896年，意大利医生里瓦罗基发明了腕环式血压计；这些发明和创造极大地弥补了医学检测手段的不足，并促使检测指标的定量化。

1889年，沃勒提出心脏电偶极子模型；1903年荷兰生理学家爱因托芬提出了标准导联的三角学说；1934年，美国学者威尔逊在爱因托芬三角学说的基础上提出中心电端的概念。这些工作为心电图（ECG）的记录提供了坚实的理论基础。

1895年，德国维尔兹堡大学物理学家伦琴在研究阴极射线时，偶然发现了X射线。几天后，伦琴利用X射线照射了他夫人的手掌，拍摄了世界上第一张X射线照片。进一步的观察和实验证实了X射线是电磁波家族中的一员，波长很短，具有贯穿物质的本领，并很快在医学上应用。

1896年，法国物理学家贝可勒尔在研究铀矿时，发现铀矿能使包在黑纸内的胶片感光，人类第一次认识到放射现象。1898年玛丽·居里夫妇发现了镭（Ra）和钋（Po）、钍（Th）等天然放射性元素。在此后的100年内，核医学逐渐建立并发生了本质性的改变，例如放射治疗、发射型计算机断层显像（ECT）、放射免疫分析等技术在临床上得到普遍地应用。

1917年，法国物理学家朗之万成功地发射了超声波。此后，利用超声波在介质的不均匀界面能发生反射的特性，根据检测到的回波信号得到体内组织结构及血流等信息的超声成像技术逐渐地发展起来，如B型超声、彩色多普勒血流显像（CDFI）等。

1929年，德国医学家贝格尔首先观察到脑活动中的α波及β波电信号。随后脑电在临床诊断以及生理和心理的研究中被逐渐应用，并建立了脑电图（EEG）。

1953年，生物学家沃森、物理学家克里克发表了"脱氧核糖核酸（DNA）双螺旋结构的论文"。他们的发现在很大程度上是依靠化学家富兰克林与物理学家威尔金斯所拍摄的DNA晶体的X射线衍射照片。正是他们之间的精诚合作以及物理学、化学和生物学多学科的交叉研究，才导致了这一具有里程碑意义的重大发现，并由此引发了遗传密码的破译及遗传工程的创立。

1960年，美国休斯飞机研究所的梅曼研制成功世界上第一台红宝石激光器。1961年其首次应用在眼科的视网膜凝固上，1963年开始用于肿瘤的治疗。

1972年，英国工程师亨斯菲尔德利用美国物理学家科马克所创立的影像重建理论，发明了X射线计算机体层摄影（X-CT）。

1973年，美国纽约大学的劳特伯尔首先提出"软组织结构的磁共振成像（MRI）方法"，接着曼斯菲尔德又提出"选择激发序列的成像方法"，他们为开发MRI做出了重大贡献。

随着人类对生命现象认识的逐渐深化，生命科学已经从宏观形态的研究进入到微观机制的探讨；从细胞水平提高到分子水平；从定性分析提高到定量分析。今天，医学物理学的这些研究成果已成为医生们对疾病进行诊断和治疗的有力武器，同时也有力地促进了医学科学技术的现代化。

回顾历史，我们可以得出这样的结论：物理学与医学之间总是相互依存，相互促进，协同发展的。医学物理学的发展离不开物理学与医学的结合，物理学的成就促进了医学科学技术的发展和进步，同时也促进了"医学物理学"这门交叉学科的逐渐成熟。

三、医学物理学的学习方法

谈到如何学好"医学物理学"这门课程时，一定又牵扯到"教"和"学"的问题。对于教师，必须明确的问题是因"材"施教，这里所提到的"材"不是指学生智力上的差异，而是指培养目标。

虽然物理学的定理、定律是不变的，但是对于不同专业，用这些理论所联系的实际内容应各不相同。而对于医学专业，用物理学的理论来解释基础医学和临床医学中的一些实际问题，则是顺理成章的选择。也只有这样，教师才能把学生的基础打好，在基础课和专业课之间架起一座沟通的桥梁。医学物理学是了解生命现象、学习医学科学知识不可缺少的基础，其所提供的方法和技术为医学研究和医疗实践开辟了许多新的途径。例如，医学物理学介绍了人体力学、超声波、心电图、X-CT、激光、MRI、放射性核素显像等许多和医学相关的物理学问题，但并不讨论它们在医疗应用方面的技术细节。前者是基础教学需要解决的问题，而后者则是专业教学应该解决的问题，两者之间相互呼应。所以，我们在教学的过程中一定要有明确的侧重点。

对于学生，怎样才能学好"医学物理学"呢？首先，一定要正确地认识物理学与医学之间的关系，这是学好这门课程的关键。其次，要掌握正确的学习方法，在某种程度上掌握正确的学习方法比获取知识更为重要。在学习中要善于思考，用逻辑思维和推理去理解纷繁复杂的物理概念，注重掌握物理学的基础理论、基本知识，同时还要兼顾基本技能的培养。最后，就是要重视实验。在医学物理学实验中除了要掌握必要的实验手段和技术方法外，还要对实验现象进行认真观察，只有在观察中才能发现问题、捕捉问题，并提出解决问题的方法。

（盖立平）

第一章 人体力学基础知识

教学要求

1. 掌握转动惯量、角动量的概念及转动定律和角动量守恒定律。
2. 掌握应力、应变、弹性模量等概念。
3. 熟悉骨骼与肌肉的力学性质。
4. 了解人体的静力平衡及其条件。

案例 1-1

人体力学是生物力学的一个分支，是基于物理学最基本的力学知识，用力学的观点和方法定量地研究和描述人体组织及器官的力学特征。人体力学研究的内容十分丰富，在宏观方面，它以力学的观点研究人体的脏器、肌肉、骨骼、关节等的结构和功能；在微观方面，它研究生物大分子、生物聚合物、细胞、组织等的力学特性。人体力学属于生物力学的研究范畴。人体力学的研究推动了解剖学、组织学和生理学的发展，使人们对生命现象的认识逐步由定性的现象描述上升到定量的规律。肌肉是运动系统的动力部分，在神经系统的支配下，肌肉收缩，牵引骨骼产生运动。骨骼系统是人体的支架，从力学的观点来看，它起着对抗重力、维持体形、完成运动和保护软组织器官等重要作用。

问题：

1. 研究人体力学有何意义？用什么方法研究？
2. 肌肉是怎样收缩的？肌肉收缩时的张力和收缩量有什么关系？
3. 骨骼系统的力学特点是什么？

从力学的观点来研究生物的科学称为生物力学。生物力学是一门古老而又年轻的科学，近年来的研究取得了迅猛的进展。它的任务是用力学的观点、方法和理论来解释、处理生物界繁复无穷的现象，从力学的角度为人们正确地认识这些现象，并加以应用和改进提供可靠的分析方法和解决问题的手段。人体力学的研究极大地推动了医学的发展，在理论上澄清某些疾病的病理机制；在治疗上提供指导，为创立新的诊治方法奠定了坚实的理论基础。

第一节 刚体的转动

案例 1-2

人体绕自身轴线的定轴转动，通过伸展或收回双臂来改变身体的转动惯量，从而改变旋转的角速度。例如，花样滑冰运动员在缓慢旋转的时候，往往是把两臂伸展开；当需要快速旋转时，就迅速把两臂靠拢身体，从而获得明显加快的旋转速度。

问题：

1. 物体的转动与其结构有什么关系？
2. 何为转动惯量和转动定律？

刚体（rigid body）是固体物件的理想化模型，如果一个物体在任何力的作用下不改变形状和大小，就可以把它当作刚体处理。转动（rotation）是指物体上的各个质点绕一转轴做圆周运动。

一、刚体的定轴转动

刚体可以看成由许多质点组成，每一个质点称为刚体的一个质元，刚体这个质点系的特点是，在外力作用下各质元之间的相对位置保持不变。既然是一个质点系，那么关于质点系的基本定律都可以应用。当然，由于刚体这一质点系有其特点，所以这些基本定律就表现为更适合于研究刚体运动的特殊形式。

（一）刚体的运动

刚体的运动可以是平动、转动或二者的结合。如果刚体在运动中，连接体内两点的直线在空间的指向总保持平行，这样的运动称为平动（translation）。在平动时，刚体内各质元的运动轨迹都一样，而且在同一时刻的速度和加速度都相等。因此，在描述刚体的平动时，就可以用刚体质心的运动来代表整个刚体的平动。

转动的最简单情况是定轴转动。在这种运动中各质元均做圆周运动，而且各圆的圆心都在一条固定不动的直线上，这条直线称为转轴。刚体的一般运动都可以认为是平动和绕某一转轴转动的结合。

刚体绕某一固定转轴转动时，各质元的线速度、加速度一般是不同的。但由于各质元的相对位置保持不变，所以描述各质元运动的角量，如角位移、角速度和角加速度都是一样的。因此，描述刚体整体的运动时，用角量最为方便。以 $d\theta$ 表示刚体在 dt 时间内转过的角位移，则刚体的角速度（angular velocity）ω 为

$$\omega = \frac{d\theta}{dt} \tag{1-1}$$

刚体的角加速度（angular acceleration）α 为

$$\alpha = \frac{d\omega}{dt} = \frac{d^2\theta}{dt^2} \tag{1-2}$$

刚体的角位移、角速度、角加速度均为矢量，方向由右手螺旋定则确定。

离转轴的距离为 r 的质元的线速度和刚体的角速度的关系为

$$v = r\omega \tag{1-3}$$

而其加速度与刚体的角加速度和角速度的关系为

$$a_t = r\alpha$$
$$a_n = r\omega^2 \tag{1-4}$$

案例 1-3

分析定轴匀加速转动的特点，建立其相应的计算公式。

问题：

如何建立定轴匀加速转动的计算公式？

分析：

定轴转动的一种简单情况是匀加速转动。在这一转动过程中，刚体的角加速度 α 保持不变。以 ω_0 表示刚体在时刻 $t = 0$ 时的角速度，以 ω 表示它在时刻 t 时的角速度，以 θ 表示它在从 0 到 t 时刻这一段时间内的角位移，仿照匀加速直线运动公式的推导可得匀加速转动的相应公式：

$$\omega = \omega_0 + \alpha t$$
$$\theta = \omega_0 t + \frac{1}{2}\alpha t^2$$

（二）定轴转动的转动惯量

转动的物体具有动能，其值等于组成物体的各个质点的动能的总和，即

$$E_k = \sum_{i=1}^{n} \frac{1}{2} \Delta m_i \upsilon_i^2 = \frac{1}{2} \left(\sum_{i=1}^{n} \Delta m_i r_i^2 \right) \omega^2$$

若定义

$$J = \sum_{i=1}^{n} m_i r_i^2 \qquad (1\text{-}5)$$

则，转动物体的动能为 $E_k = \frac{1}{2} J \omega^2$。

将其与质点动能公式 $E_k = \frac{1}{2} m \upsilon^2$ 类比，$\sum_{i=1}^{n} m_i r_i^2$ 的作用与质量 m 相当，J 是一个衡量转动惯性的量，J 越大，要使物体获得一定角速度所需的能量越多。把 J 称为刚体对定轴的转动惯量（moment of inertia），它决定于刚体的质量、形状、质量分布和转轴位置。转动惯量是刚体转动惯性的量度，转动惯量越大，刚体的转动惯性就越大。如果刚体的质量是连续分布的，则刚体的转动惯量为

$$J = \int r^2 \mathrm{d}m = \int r^2 \rho \mathrm{d}V \qquad (1\text{-}6)$$

式中，$\mathrm{d}V$ 表示质量为 $\mathrm{d}m$ 的体积元；ρ 表示该处的密度；r 为体积元与转轴的距离；在 SI 单位中，J 的单位是（$\mathrm{kg \cdot m^2}$）。

二、转 动 定 律

要使物体加速转动必须有外力的作用，在这种情况下，物体的转动不仅与力的大小有关，而且与力的作用点以及力的方向有关。例如，当我们开关门窗时，如果作用力与转轴平行或通过转轴，那么不论用多大的力也不能把门窗打开或关上。只有与转轴既不平行也不相交的力才能使物体转动，而且起作用的仅是该力在垂直转轴平面内的分力。用力矩来描述使物体产生加速转动的客观作用。力 F 在垂直转轴的平面内，力与转轴的垂直距离越大，使物体转动所需的力就越小。F 与作用点 P 离开原点 O 的距离 r 的矢量积称为力矩（torque），以 M 表示，则

$$M = r \times F \qquad (1\text{-}7)$$

力矩和功都用力和距离的乘积来计算，但两者的意义完全不同。功是能量变化的度量，是标量。力矩是使物体改变转动状态的原因，也就是产生角加速度的原因，是矢量，它的方向由右手螺旋定则来规定。功的单位用焦耳（J）表示，力矩的单位只能用牛顿·米（N·m）表示。

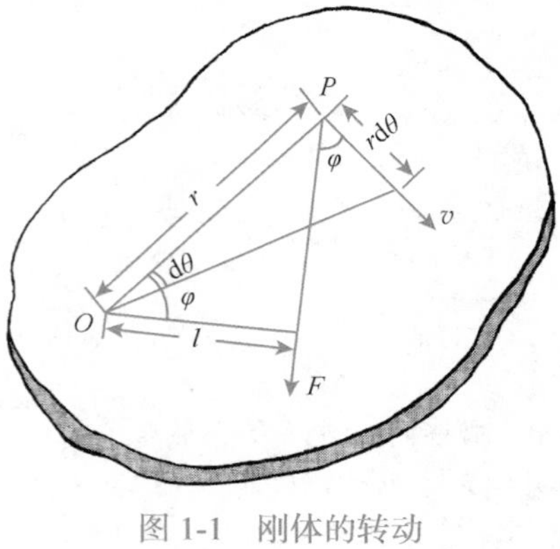

在图 1-1 中，刚体在力 F 的作用下绕垂直于纸面的 O 轴转动。当转动一小角 $\mathrm{d}\theta$ 时，力所做的功为

$$\mathrm{d}A = F \cos\varphi \cdot r\mathrm{d}\theta = Fr \cos\varphi \mathrm{d}\theta = Fl\mathrm{d}\theta$$

式中，Fl 即力矩 M，故 $\mathrm{d}A = M\mathrm{d}\theta$
做功将引起刚体动能的增加，即

$$M\mathrm{d}\theta = \mathrm{d}\left(\frac{J\omega^2}{2} \right)$$

图 1-1　刚体的转动

若 J 在转动过程中不变，则 $M\mathrm{d}\theta = J\omega\mathrm{d}\omega$，而 $\omega \dfrac{\mathrm{d}\theta}{\mathrm{d}t}$，所以

$$M = J \frac{\mathrm{d}\omega}{\mathrm{d}t} = J\alpha \qquad (1\text{-}8)$$

式（1-8）指出，转动物体的角加速度与作用的力矩成正比，与物体的转动惯量成反比。该定律称为转动定律。

三、角动量与角动量守恒定律

（一）角动量

若 r 是从 O 点指向质点所在位置的位矢，mv 是质点动量，φ 是 r 与 mv 的夹角，则运动质点对 O 点的角动量（angular momentum）为

$$L = r \times mv \tag{1-9}$$

质点系对某点的角动量是所有运动质点对该点角动量的矢量和。

如果质点系绕定轴转动，所有质点以轴为中心做圆周运动，有相同的角速度 ω，轴线到质点的位矢 r_i 与质点的动量 $m_i v_i$ 垂直，且 $v_i = r_i \omega$，则 $L = (\sum m_i r_i^2)\omega$。在刚体中任取一质元 Δm_i，它相对于转轴的角动量大小是 $r_i \Delta m_i v_i = r_i \Delta m_i r_i \omega = \Delta m_i r_i^2 \omega$，因此整个刚体对定轴的角动量是

$$L = (\sum m_i r_i^2)\omega = J\omega \tag{1-10}$$

（二）角动量守恒定律

两个质点 m_1、m_2 组成的封闭系统中，它们之间的引力势能可以用二者之间所连线段对坐标原点 O 的张角 φ 表示，即

$$E_p = E_p(\varphi)$$

如图 1-2 所示，为简单起见，设质点 m_1、m_2 位于以 O 点为圆心，R 为半径的圆周上。将两个质点 m_1、m_2 在圆周的轨道上沿同一方向旋转 $\mathrm{d}\varphi$ 的角度，设势能的变化为 $\mathrm{d}E_p$。由势能定理得

$$-\mathrm{d}E_p = \mathrm{d}A = (M_1 + M_2) \cdot \mathrm{d}\varphi$$

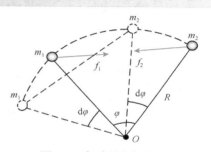

图 1-2 角动量守恒定理

式中，M_1 是质点 m_2 对质点 m_1 的作用力 f_1 对 O 点的力矩；M_2 是质点 m_1 对质点 m_2 的作用力 f_2 对 O 点的力矩。因空间具有旋转对称性，旋转后 m_1、m_2 与 O 点的连线所张角仍为 φ，两质点间的相对位置也不会改变，因而有 $\mathrm{d}E_p = 0$。由此可得

$$M_1 + M_2 = 0$$

两质点间的相互作用力对同一点的力矩的矢量和为零。由于 $M = \dfrac{\mathrm{d}L}{\mathrm{d}t}$，故

$$\frac{\mathrm{d}L_1}{\mathrm{d}t} + \frac{\mathrm{d}L_2}{\mathrm{d}t} = \frac{\mathrm{d}}{\mathrm{d}t}(L_1 + L_2) = 0$$

即

$$L_1 + L_2 = 恒矢量 \tag{1-11}$$

由 N 个质点组成的封闭系统，其内可能有相互作用的非保守力。但由于非保守内力也是成对出现的且大小相等、方向相反，对同一点的每一对内力矩也是大小相等方向相反。将整个体系沿某一方向旋转一个微小角度 $\mathrm{d}\varphi$，由于系统内各质点间没有相对角位移，非保守内力矩做的总功为零，仍然可以使用势能定理。这样就不难证明 N 个质点组成的封闭系统对同一点的角动量是守恒的，即

$$\sum L_i = 恒矢量 \tag{1-12}$$

式（1-11）、式（1-12）说明，封闭系统的角动量是守恒的。封闭系统中的内力矩不会改变系统的总角动量。这一结论称为角动量守恒定律（law of conservation of angular momentum）。

四、旋　　进

案例1-4

　　陀螺是我们小时候玩的游戏，当陀螺不转动时，由于受到重力矩的作用，会倾倒下来；但当陀螺急速旋转时，尽管同样受到重力矩的作用，却不会倒下来。这是因为陀螺在绕自身对称轴转动的同时，对称轴还将绕竖直轴转动。

问题：

　　1. 什么是旋进？

　　2. 旋进时角速度如何计算？

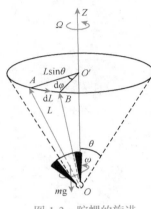

图1-3　陀螺的旋进

　　陀螺以角速度 ω 绕自身对称轴转动的现象，称其为自旋（spin）。而在重力矩的作用下，自旋轴又以角速度 Ω 绕竖直轴 OZ 转动，这种现象称为进动（precession），也称为旋进。

　　在图1-3中，陀螺自旋的角动量 L 与竖直方向的 Z 轴夹角为 θ，其方向沿自转轴指向 A 点。陀螺在旋转的同时，其质心受到重力矩 M 的作用。在时间 dt 内，重力矩产生一个同方向的冲量矩 Mdt。根据角动量定理，这一冲量矩将使陀螺的角动量获得一增量 $dL = Mdt$。L 与 dL 的合成结果使 L 的方向发生了变化，但其量值不变。因为重力矩一直作用，所以 L 的方向总是绕着 Z 轴改变，这就是陀螺产生进动的原因。当陀螺的自身轴线与 Z 轴一致时，重力矩为零，此时陀螺只有自旋而无旋进。如果只有重力矩而无自旋，陀螺就会倒下。可见，旋进是自旋与重力矩产生转动的合成运动。

　　下面我们来讨论陀螺旋进的角速度 Ω 与重力矩 M 和自旋角动量 L 之间的关系。由刚体对轴转动的角动量定理可知

$$Mdt = dL = L\sin\theta d\varphi$$

所以

$$M = L\sin\theta \frac{d\varphi}{dt}$$

由上式得陀螺旋进的角速度为

$$\Omega = \frac{d\varphi}{dt} = \frac{M}{L\sin\theta} \tag{1-13}$$

　　可以看到，陀螺的旋进是陀螺的自旋和陀螺所受的重力矩共同作用的结果。陀螺的旋进有广泛的应用，例如，航海、航天用它来导航，就是利用其自转轴方向的高度稳定性；在微观世界，电子自旋的方向只能与所在处的磁场方向相同或相反，也与旋进效应相关。

<h2 style="text-align:center">第二节　物体的弹性</h2>

案例1-5

　　刚体是一种理想模型，任何物体在受到力的作用时，都会发生形变。人体组织在力的作用下也会产生不同程度的变形。弹簧被拉伸，长度发生变化，但同时也相伴产生一种反拉伸力，一般而言，当外力不超过一定范围时，绝大多数物体在除去外力后能够恢复原有形状，这种物体称为弹性体，物体能够恢复变形的特性称为弹性（elasticity）。若外力除去后，有一部分变形不能恢复，这种物体称为弹塑性体，外力除去后变形不能恢复的特性称为塑性（plasticity）。

问题：

　　1. 弹性物体有什么特征？

　　2. 描述弹性物体的物理量是什么？

一、应力和应变

物体受到外力作用后，一方面可能产生整体运动，另一方面外力将向物体内部传递，引起物体内部相邻点之间的相对运动，进而导致其体积或形状的改变，使物体产生变形。用应力（stress）与应变（strain）来研究物体在外力作用下产生的变形。

（一）应力

应力是指作用于物体单位面积上的力，它准确地描述了作用于物体内部力的分布情况。应力具有局部特征，可以表示相应位置上的受力强度，其单位为 $N \cdot m^{-2}$，又称帕斯卡（Pa）。根据作用方式的不同，应力分正应力（normal stress）σ 和剪应力（shear stress）τ，分别指与作用面垂直及与作用面平行的应力。不同物体，存在正应力或剪应力阈值，超过该阈值，物体即可被破坏。

（二）应变

物体内部任一小单元，在应力作用下其长度、形状或体积都可能发生变化，变化程度可用应变描述，应变为无量纲量。按变化量的不同，应变有正应变（normal strain）、剪应变（shear strain）及体应变（volume strain）等多种。

如图 1-4（a）所示，对一细长物体施加拉力 F 使之拉伸，设物体初始长度为 L_0，拉伸后成为 $L_0+\Delta L$，则单位长度的伸长率为

$$\varepsilon = \frac{(L_0 + \Delta L) - L_0}{L_0} = \frac{\Delta L}{L_0} \tag{1-14}$$

式中，称 ε 为正应变，或线应变。若物体被压缩，则 $\Delta L < 0$，此时有 $\varepsilon < 0$。

如图 1-4（b）所示的长方体，下底面固定，在其上底面平行地加一作用力 F，使之变形。设两底面相对偏移距离为 x，垂直距离为 d，倾斜角为 α，则

$$\gamma = \frac{x}{d} = \tan\alpha \tag{1-15}$$

式中，γ 为剪应变。

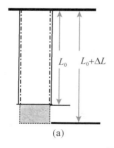
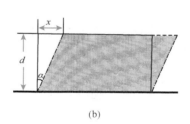

(a)　　　　　　　　　　(b)

图 1-4　正应变和剪应变

球形物体在均匀压强 P 作用下，体积变小，设初始体积为 V_0，受压后体积变为 $V_0-\Delta V$，则体应变 θ 定义为

$$\theta = \frac{(V_0 - \Delta V) - V_0}{V_0} = -\frac{\Delta V}{V_0} \tag{1-16}$$

当物体被纵向拉伸时，将产生横向收缩。实验表明，横向的相对收缩与纵向相对伸长成正比。若设物体横截面为矩形，其边长分别为 a_0、b_0，拉伸后变为 a、b，正应变为 $\Delta L/L$，若设材料性质与受力方向无关（这种材料我们称为各向同性材料），则

$$\mu = \frac{a_0 - a}{a_0} \bigg/ \frac{\Delta L}{L_0} = \frac{b_0 - b}{b_0} \bigg/ \frac{\Delta L}{L_0} \tag{1-17}$$

式中，μ 称为泊松比（Poisson ratio）。不可压缩材料 $\mu = 1/2$，其他材料 $\mu < 1/2$。

二、弹性模量

> **案例 1-6**
>
> 描述一个物质特性的方程称为本构方程，力学中的本构方程是指应力与应变之间的固有关系。牛顿黏滞性定律表示流体力学行为，指剪应力（τ）与剪切率（$\dot{\gamma}$）成正比，即 $\tau = \eta\dot{\gamma}$。η 为黏度，单位为（Pa·s）。黏度可表示该流体流动的难易程度。
>
> **问题：**
>
> 描述应力与应变的关系有什么特殊意义？

对某一应力的作用，物体将按本构关系的规律产生相应的变形。由于物质形态多样，物质的性质由本构关系表示，因此有为数甚多的本构方程。不过，许多常见物质的本构方程均可用形式简单的牛顿黏滞定律或胡克线性关系表示。

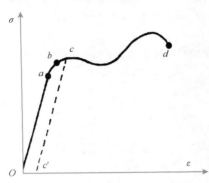

图 1-5　某金属材料的弹性与塑性

自然界中没有完全的弹性体，对均匀杆状物体进行简单拉伸实验可以研究材料的弹性与塑性。图 1-5 是某金属材料的简单拉伸实验示意图。在拉伸的开始阶段（Oa），应力与应变成正比，从 a 点以后，拉伸曲线开始弯曲，说明应力和应变的比例关系被破坏，a 点称材料的强度极限（ultimate strength）。拉伸曲线的 ab 段，虽然应力、应变不再成比例，但如果在这一阶段的任一点去掉负荷，材料仍可循原来的拉伸路径恢复到原来的长度，即此时物体仍为完全弹性体，b 点称为材料的弹性极限（elastic limit）。b 点以后属塑性范围，外力去除后将沿与 Oa 平行的方向卸载，同时有部分变形不能恢复（图中 Oc' 段）。

在弹性极限内，应力、应变成正比，这就是胡克定律（Hooke's law）。不同材料其比例系数不同，称此比例系数为该材料的弹性模量（modulus of elasticity），单位为 N·m^{-2}。根据受力方式不同，弹性模量有不同表现。

物体只受正应力或压应力作用时，其伸长或压缩的弹性模量定义为杨氏模量（Young's modulus），用 E 表示。即

$$E = \frac{\sigma}{\varepsilon} \tag{1-18}$$

剪应力与剪应变的比值定义为切变模量（shear modulus）一般用 G 表示

$$G = \frac{\tau}{\gamma} \tag{1-19}$$

大多数材料切变模量的数值为杨氏模量的 1/2 ~ 1/3。

弹性模量表示物体变形的难易程度，弹性模量越大，物体越不容易变形，例如，钢的杨氏模量为 20×10^{10} N·m^{-2}、切变模量为 8×10^{10} N·m^{-2}，人骨骼的杨氏模量为 15×10^{9} N·m^{-2}、切变模量为 3.2×10^{9} N·m^{-2}。正如图 1-5 所表示的那样，当物体所受作用力较小时应力与应变成正比，比例系数——弹性模量为常数，但当所受作用力较大时，应力与应变表现为非线性关系，其比值弹性模量与变形相关，不再为常量。一般称弹性模量与物体形变相关的物体为非线性弹性体，大多数生物材料均为非线性弹性体。

第三节　肌肉和骨骼的力学性质

肌肉（muscle）与骨骼（skeleton）是机体的主要承载系统与做功单元，它们的力学行为对其功能的完成至关重要，肌肉与骨骼力学是目前生物力学学科的主要研究内容。

一、肌肉的力学性质

案例1-7

　　肌肉是由大量肌纤维并联而成的。肌纤维表面的小分支结构是运动神经的终极，运动神经通过它向肌纤维发出收缩信号。一个神经元及其纤维所支配的一些肌纤维构成一个运动单位，运动单位的肌纤维是一起运动的。一个运动单位的肌纤维数有多有少，如眼外肌只有5～10根，肱二头肌有1 000～2 000根。单根肌纤维又由大量肌原纤维并联而成，肌原纤维呈现横纹，横纹显示出明带和暗带反复相间的许多肌节串联形式。根据肌肉受刺激收缩时其长度是否发生变化可把收缩分为三类：第一类是等张收缩，肌肉收缩时其张力几乎不变，改变的只是肌肉缩短，如举起重物；第二类是等长收缩，把肌肉两端固定，使长度不变，可变的是肌肉所产生的张力，如压挤握力计；第三类是伸长收缩，负荷过重即大于肌肉所能产生的最大张力，此时肌肉收缩时不仅不能缩短反而伸长，如手提重物。

问题：

　　1. 肌肉的力学特性是什么？

　　2. 分析研究肌肉力学特性有什么意义？

　　可兴奋细胞——肌纤维是肌肉的主要成分。肌纤维的直径为10～60 μm，它由直径为1 μm左右的许多肌原纤维组成，肌原纤维又是由直径为0.1×10^{-12} mm的许多蛋白微丝组成的。这些蛋白微丝之间可以相互作用，使肌肉发生收缩或伸长。肌原纤维发生伸缩的基本单元为肌节，肌节的长度是变化的，充分缩短时长约1.5 μm，放松时为2.0～2.5 μm，而完全伸长时可为1 mm左右。肌肉的功能是将化学能转变为机械能。

　　肌肉包括骨骼肌、心肌和平滑肌三种，它们的组织要素相同，收缩的生物化学机制也大致一样，但结构、功能及力学特性有一定差异。骨骼肌可随意收缩，我们称其为随意肌。心肌、平滑肌的收缩由机体自主控制，与意念无关，研究较为困难。目前关于肌肉力学性质的研究结果大部分都是针对骨骼肌进行的。与一般材料特性不同，肌肉收缩时产生的张力变化主要依赖于肌节内结构的变化，图1-6给出了一根肌纤维的张力－长度曲线，可以看出，在肌节处于休息长度时张力最大，但当肌节长度达到3.6 μm后，主动张力却变为零。肌纤维具有主动收缩性，此外，肌纤维及其周围的结缔组织还可被动承载，因此整块肌肉伸缩时的张力应为主动张力与被动张力之和。

　　整块肌肉的力学特性较为复杂，为研究方便，可将其表示为图1-7所示的三单元模型。图中收缩元代表肌肉中有活性的主动收缩成分，当肌肉兴奋时可产生张力，其张力的大小与其微观结构有关，骨骼肌处于静息状态时，收缩元对张力没有贡献。并联弹性元代表肌肉被动状态下的力学性质，主要与主动收缩单元周围的结缔组织有关。串联弹性元主要代表主动收缩单元的固有弹性及与之相串联的部分结缔组织。

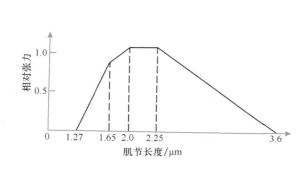

图1-6　一根肌纤维的张力－长度曲线

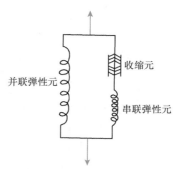

图1-7　肌肉的三单元模型

　　整块肌肉可认为是由许多这样的模型混联在一起构成的，模型的串联构成肌肉的长度，模型的并联构成肌肉的厚度，因此，可以把肌肉看成由多个模型串联与并联而成。由多个模型串联而成的肌肉，各个收缩元产生相同的收缩力，每个模型受到的外力相等，也等于整个肌肉两端的外力，而肌肉的伸长或缩短的总长度却等于各个模型伸长或缩短之和。由此可见，肌肉长度的增加，对其收缩速度有良好影响，但不影响它的收缩力。在多个模型并联而成的肌肉的一个断面上，各个模型产生同样的变形与相同的收缩速度，而肌肉两端的作用力是各个模型对其两端作用力之和。因此，肌肉生理横断面的增加会导致肌肉收缩力的增加，但不会影响肌肉收缩速度。

关于肌肉收缩的做功和生热，希尔（Hill）做过大量实验研究。希尔取青蛙的缝匠肌为实验对象，将两端夹紧，保持长度 L_0 不变，以足够高的频率和电压加电刺激，使之挛缩产生张力 P_0，然后将其一端松开，使其张力下降为 P，在张力变化过程中测量张力与速度，并同时测定肌肉收缩时产生的热量与维持挛缩状态需要的热量。他指出，肌肉收缩时所消耗的能量 E 用于两部分：一是做机械功，该功等于负荷 P 乘以收缩距离 x；另一部分产生收缩热量 Q，其值等于 ax，即生热量和收缩距离成正比，a 是比例常数，是肌肉收缩 1 cm 时所生的热。需要指出的是，a 对不同肌肉的值是一样的，并且和负荷的大小无关，但其值和肌肉横截面积 S 成正比，还和温度有关。因此

$$E = Px + ax = (P+a)x \tag{1-20}$$

对式（1-20）求导数，得

$$\frac{dE}{dt} = (P+a)\frac{dx}{dt} = (P+a)v \tag{1-21}$$

希尔从实验得出 $\frac{dE}{dt} = b(P_0 - P)$，$b$ 是比例数，所以
$$(P+a)v = b(P_0-P)$$
（1-22）

式（1-22）是希尔关于肌肉力-速度关系方程，经简单运算后，可改写为

$$(P+a)(v+b) = (P_0+a)b \tag{1-23}$$

方程（1-23）的右侧为常数，指出在等张收缩时肌肉的收缩速度 v 随负荷的增大呈双曲线式下降。

二、骨的力学性质

案例1-8

骨的外层是坚硬的骨密质，内层是海绵状的骨松质。骨的内、外表面都包有一层致密结缔组织膜。骨密质是由坚硬框架及埋置在其中的活细胞结成，这些框架则是由大量骨胶原和羟磷灰石晶体的混合物组成的。骨松质由许多片状、索状的骨小梁构成，密度较骨密质小。胶原是一种蛋白质，而羟磷灰石是由钙和磷酸盐构成的一种无机盐。骨的构成与钢筋混凝土的原理相似，单纯的混凝土具有很大的抗压强度，但缺乏抗张强度，钢筋埋在混凝土中，使它既具有抗压强度，又具有抗张强度。与此相似，胶原有较大的抗张强度，而羟磷灰石却有较大的抗压强度，胶原在羟磷灰石的抗压强度的基础上增添了骨的抗张强度。骨的这种结构方式使其应力－应变关系与常用的工程材料十分相似。

问题：

1. 骨的力学特性是什么？
2. 分析研究骨骼力学特性有什么意义？

骨骼系统的主要作用是保护内脏、提供坚实的动力交接和肌肉联结，便于肌肉和身体的活动。骨组织是一种特殊的结缔组织，它既有一定的结构形状及力学特性，又有很强的自我修复功能与力学适应性。骨折是常见的临床疾病，研究骨折经常使用强度与刚度的概念，强度是指在载荷作用下抵抗破坏的能力，刚度表示在载荷作用下抵抗变形的能力，骨的这两种最基本的物理性能取决于其成分和结构。实验表明，骨骼是典型的非线性弹性体，骨骼在不同方向载荷作用下表现出不同的力学性能。

骨是人体内最主要的承载组织，人体的骨骼受不同方式的力或力矩作用时会有不同的力学反应。骨骼的变形、破坏与其受力方式有关。人体骨骼受力形式多种多样，可根据外力和外力矩的方

向，将骨骼的受力分为不同的载荷。

拉伸载荷是指自骨的表面向外施加的载荷，相当于人进行悬垂动作时骨受到的载荷。骨骼在较大载荷作用下可伸长并变细。骨组织在拉伸载荷作用下断裂的机制主要是骨单位间结合线的分离和骨单位的脱离。临床上拉伸所致骨折多见于松质骨。

压缩载荷为加于骨表面大小相等、方向相反的载荷，如举重时身体各部分都要受到压缩载荷。骨骼最经常承受的载荷是压缩载荷，压缩载荷能够刺激骨的生长，促进骨折愈合，但较大压缩载荷作用会使骨缩短和变粗。骨组织在压缩载荷作用下破坏的表现主要是骨单位的斜行劈裂。

如图 1-8 所示，骨骼受到使其轴线发生弯曲的载荷作用时将发生弯曲效应。受到弯曲作用的骨骼上存在一没有应力与应变的中性对称轴（OO'），在中性对称轴凹侧面（载荷作用侧）骨骼受压缩载荷作用，在凸侧受拉伸载荷作用。应力大小与至中性对称轴的距离成正比（图中 AA' 面），距轴越远，应力越大。对成年人骨骼，破裂开始于拉伸侧，因为成年人骨骼的抗拉能力弱于抗压能力；未成年人骨则首先自压缩侧破裂。

剪切作用时，载荷施加方向与骨骼横截面平行，人骨骼所能承受的剪切载荷比拉伸和压缩载荷都低。

扭转载荷是指载荷（扭矩 M）加于骨骼并使其沿轴线产生扭曲时即形成受扭转状态，如图 1-9 所示。常见于人体或局部肢体作旋转时骨骼所承受的绕纵轴的两个反向力矩作用（如掷铁饼最后阶段腿部承受的载荷）。扭转载荷使骨骼横截面每一点均承受剪应力作用，应力的数值与该点到中性轴的距离成正比。骨骼的抗扭转强度最小，因而过大的扭转载荷很容易造成扭转性骨折。

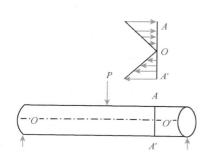

图 1-8 骨骼受弯曲载荷作用示意

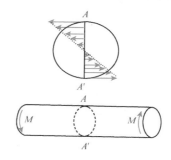

图 1-9 骨骼受扭转载荷作用示意

实际生活中骨骼很少只受到一种载荷作用，作用于人体骨骼上的载荷往往是上述几种载荷的复合作用。

骨骼经常处于反复受力的过程中，当这种反复作用的力超过某一生理限度时就可能造成骨组织损伤，这种循环载荷下的骨损伤称为疲劳损伤。实验表明，疲劳可引起骨骼多种力学参数改变，如可使骨骼的强度、刚度下降。疲劳寿命随载荷增加而减少，随温度升高而减少，随密度增加而增加。疲劳骨折常常发生于持续而剧烈的体力活动期间，这种活动易造成肌肉疲劳，当肌肉疲劳时收缩能力减弱，以致难于储存能量和对抗加于骨骼上的应力，结果改变了骨骼上的应力分布，使骨骼受到异常的高载荷而导致疲劳骨折。断裂可发生于骨的拉伸侧、压缩侧或两侧均有。拉伸侧的断裂为横向裂纹并迅速发展为完全骨折。压缩侧的骨折发生缓慢，如不超过骨重建的速度就不致发展到完全骨折。

当外界物体以某一速度作用于骨骼时，骨骼受到很大的冲击，受冲击作用的骨骼可产生较大的应力与变形，并获得一定的能量，若这些应力超过骨的强度极限，即可造成冲击损伤。骨骼冲击损伤中，对人体生命有直接威胁的是颅骨损伤与脊柱损伤。当然，冲击方式不同，它们的损伤特性也不同。若是质量较大、与头相对运动速度较慢的钝器伤，作用能量将能够通过折裂处消散，因此，损伤可能表现为一条断裂线，也可能是从一点或一个区域发出的多条辐射状断裂线。若撞击物与颅骨相对运动速度较快，较大的能量无法在短时间内通过简单裂纹消散，颅骨可能表现为广泛性的破坏，即粉碎性骨折。

骨骼具有良好的自身修复能力，并可随力学环境的变化而改变其性质和外形。由应力控制的骨骼增长或萎缩有长期过程和短期行为。应力的增加使骨骼中的基质呈碱性，这使基质中带有碱性的磷酸盐沉淀下来，骨骼中的无机盐成分因此而增加，骨骼的密度、抗压性就得到增加；相反，如应力减少，则骨骼中基质呈酸性，它将溶解骨中一部分无机盐，并将这些无机盐排出体外，使骨骼萎缩，产生骨质疏松。实验表明，病人卧床休息期间每天失去 0.5 g 钙，而宇航员在失重情况下每天失去 3 g 钙。

骨骼中的应力如果在变化后长期维持新的水平，则不仅骨中的无机盐成分发生改变，而且整个骨的形状也发生改变。在较高应力持续作用下，一部分骨细胞变成成骨细胞，这种细胞的胞浆呈碱性，有能力使无机盐沉淀，并能产生纤维与黏多糖蛋白等细胞间质，这些和无机盐共同组成骨质，骨质将成骨细胞包围在其中，细胞合成活动逐渐停止，胞浆减少，胞体变形，成骨细胞变为骨细胞，从而使骨的承载面积增大；相反，作用在骨骼上的应力减少后，骨细胞变成破骨细胞，它产生酸性磷酸酶可以溶解骨骼中的黏多糖蛋白、胶原纤维和无机盐，这种活动的结果是降低了骨的有效面积。

应力如何引起基质内酸碱度的变化及如何使骨细胞向成骨细胞或破骨细胞转化，一般认为是由应力产生的骨骼压电效应所致。

第四节　人体的静力平衡

由于人体可取各种各样的姿势，加之体内肌肉和骨骼的联系也较复杂，因此计算人体处于静力平衡时某些肌肉所受的力，并非轻而易举。本节首先讨论刚体的平衡，然后讨论人体取某种姿势时作用于髋关节和脊柱上的力。

一、物体的静力平衡条件

案例 1-9

作用在长木棒两端的是两个大小相等、方向相反的力。虽然这两个力的矢量和等于零，但物体仍然围绕其中心轴转动。物体的静力平衡与质点的平衡条件不同。

问题：

实际物体的平衡条件是什么？它与质点的平衡条件有何不同？

为了刚体不动，就必须要满足一些条件。如果是质点，其平衡条件很简单，即加于其上诸力之和必须等于零。然而对于一个刚体，即使加于其上合力等于零，也可能运动。显然，合力为零这一条件还不足以保证刚体处于静力平衡状态。

当刚体受几个力作用时，从其作用效果来看，可以分为两部分来考虑：一部分是将所有力移到任一点，求其合力，此合力的作用使刚体发生平移；另一部分是考虑各个力对同一转轴所产生的力矩之和，此合力矩的作用使刚体发生转动。因而，欲使刚体平衡（一般指刚体静止）必须满足的条件是

$$\sum_i F_i = 0$$
$$\sum_i M_i = 0 \qquad (1\text{-}24)$$

这是刚体平衡的充分必要条件。对于平面力系，$\sum_i F_i$ 可用其分量式表示。

例 1-1　如图 1-10 所示，有一门宽为 a，高为 l，其重量为 W，由两铰链 A、B 均匀支持，它们与门的上下两边相距为 b，求铰链对门的作用力。

解　铰链对门的作用力未知，设分别为 f_1 及 f_2，并在 x、y 轴上分解。根据受力图，列平衡方程为

$$f_{x1} + f_{x2} = 0 \qquad (1\text{-}25)$$
$$f_{y1} + f_{y2} - W = 0 \qquad (1\text{-}26)$$

取 B 点为转动中心，列力矩平衡方程为

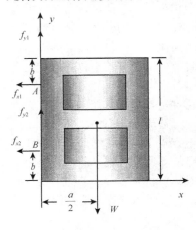

图 1-10　例 1-1 示意

$$f_{x1}(l-2b) - W \cdot \frac{a}{2} = 0 \qquad (1\text{-}27)$$

又因为门重由 f_{y1} 和 f_{y2} 均匀支持，则 $f_{y1}=f_{y2}$，联立方程可得

$$f_{y1}=f_{y2}=\frac{W}{2}, \quad f_{x1}=\frac{aW}{2(l-2b)}, \quad f_{x2}=-\frac{aW}{2(l-2b)}$$

可由此求出 f_1 及 f_2。

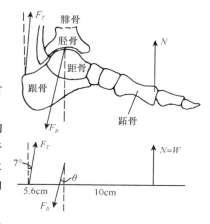

由上述结果可见，铰链除在竖直方向上支持门的重量外，在水平方向上还有作用力。上铰链对门有一拉力，下铰链对门有一推力。这些力的综合作用使门平衡。

例 1-2　图 1-11 给出了脚的解剖学示意图，并标出作用于脚上的诸力及有关尺寸，跟腱中的张力为 F_T，胫骨、腓骨作用于距骨的力为 F_B，地面向上的托力 N 等于人体的重量 W。人脚本身的重量与这些力比较是很小的，因此可以忽略不计。试求当脚跟提起单足站立时，小腿三头肌通过跟腱作用于跟骨的力。

图 1-11　例 1-2 示意

解　为了求提起脚跟时所需的肌肉张力，对脚掌应用平衡条件，列出下述方程组

$$\begin{aligned}
F_T\cos 7° + W - F_B\cos\theta &= 0\\
F_T\sin 7° - F_B\sin\theta &= 0 \qquad (1\text{-}28)\\
10W - 5.6F_T\cos 7° &= 0
\end{aligned}$$

解此方程组得

$$F_T = \frac{10W}{5.6\cos 7°} \approx 1.8\ W$$

$$F_B\cos\theta = F_T\cos 7° + W \approx 2.8\ W$$

$$F_B\sin\theta = F_T\sin 7° \approx 0.22\ W$$

$$\tan\theta = \frac{\sin\theta}{\cos\theta} = \frac{0.22}{2.8} \approx 0.079$$

$$\theta = 4.5° \quad F \approx 2.8\ W$$

计算结果表明，单足站立时，跟腱中的张力几乎是体重的 2 倍，而通过胫骨、腓骨作用于距骨之力则几乎是体重的 3 倍，第一趾骨头到距骨的距离较跟骨至距骨的距离大得愈多，则跟腱中的张力和对距骨的压力将愈大。这就是跟腱易于撕裂和距骨易骨折的原因。

二、作用于髋关节的力

案例 1-10

骨盆由骶骨、尾骨和左右髋骨共同组成。髋骨由髂骨、坐骨和耻骨构成，三骨接合处的外侧面的深窝称髋臼。左右髋骨在后方与骶骨相连，构成骶髂关节。股骨从髋延伸到膝，上端有球形的股骨头，与髋骨的髋臼构成髋关节。覆盖着股骨头的是骨端，通常是牢固地附着在其下的骨骼上。股骨头下方狭长的部分称为股骨颈，为骨折的易发部位。颈与体之间在其外上方有一个较大的隆起叫大转子，有五块肌肉的腱连接到此牵引骨端上，和腿的外展有关的两块非常重要的肌肉是臀中肌和臀小肌。这两块肌肉的另一端散开并附着于髂骨。梨状肌、闭孔内肌和它的孖肌，闭孔外肌和股方肌等肌肉也附在大转子的附近；但它们的机能是转动骨盆，对腿的外展作用小。

问题：

1. 作用在股骨头上和髋外展肌内的力如何计算？
2. 外力对作用于髋关节的诸力有何影响？

图 1-12（a）是大腿骨和髋骨的示意图。考虑整个体重由一只脚（右脚）支撑的情况。此时，

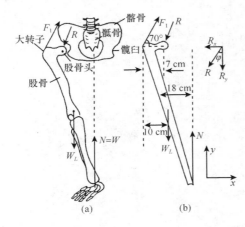

图 1-12　股骨和髋关节受力示意

如果把整个人体作为一个系统来考虑，则脚必须在人体重心的正下方。在这种情况下，地面作用在脚上的反作用力和人体重力在同一直线上。同时当地的反作用力等于人体重量时，则施于整个人体上的合力矩与合力都是零。在髋关节处维持平衡的肌肉力主要来自髋外展肌（hip abductor muscles）。应用英曼测出的一些解剖数据，大转子和股骨头中心之间的距离为 7 cm，大转子和地面反作用力线之间距离是 18 cm。为了便于计算，我们把图 1-12（a）简化成图 1-12（b）所示的作用在股骨上各力的受力图。其中，F_1 是臀部各外展肌加于大转子的力，大约与水平方向呈 70° 角。R 是髋臼作用于股骨头的反作用力，力作用线几乎是通过股骨头中心的，R 的分力是 R_x 和 R_y。N 是地面对股骨的法向力，等于人体的重量 W。W_L 是腿的重量，假设它等于人体体重的 1/7（即 $W_L = \frac{1}{7} W$），作用于腿的重心，在稍高于膝的地方。

根据静力平衡条件来计算 F_1 和 R 的方向及大小。取其在 x 和 y 方向各个分力，对于支撑腿应用平动平衡条件，即作用于腿上的总力必须等于零这一条件，可得下述方程组

$$F_1 \sin 70° - R_y - \frac{1}{7} W + W = 0 \tag{1-29}$$

$$F_1 \cos 70° - R_x = 0 \tag{1-30}$$

现以股骨头中心为旋转中心，髋臼的反作用力 R 通过此点，因而在力矩方程中没有此力。应用转动平衡条件列力矩平衡方程

$$F_1 \sin 70° \times 7.0 + \frac{1}{7} W \times 3.0 - W \times 11.0 = 0 \tag{1-31}$$

由式（1-31）可见，髋外展肌力 F_1 的大小主要由地面对脚的反作用力的大小及力臂决定，即式中 $W \times 11.0$（11.0 是反作用力线和股骨头中心之间的距离）。正如我们将看到的，若在左边用手杖支撑，结果是缩短杠杆臂，因为脚不必在人体重心的正下方，F_1 减小；反之，若用左手提重物，则作为一个整体的平衡条件，将增加杠杆臂，同时反作用力 N 也增加，从而使力 F_1 增加。同样我们看到，要减少髋外展肌中的力，将脚放在股骨头正下方是有利的，用两条腿站立时，可出现这一情况。

对式（1-31）求解，得 $F_1 \approx 1.6 W$。

可见髋外展肌中的力大约等于整个人体重量的 1.6 倍。将 F_1 值代入平动平衡条件，可求出作用于股骨头的力为

$$R_x = F_1 \cos 70° = 1.6 W \cos 70° \approx 0.55 W$$

$$R_y = W \left(1 - \frac{1}{7}\right) + 1.6 W \sin 70° = (0.857 + 1.50) W \approx 2.36 W$$

$$\varphi = \arctan \frac{R_x}{R_y} = \frac{0.55}{2.36} = 13°$$

$$R = \sqrt{R_x^2 + R_y^2} = W\sqrt{(0.55)^2 + (2.36)^2} \approx 2.5 W$$

计算表明，单足站立时，股骨头所受的力约为体重的 2.5 倍，其方向与竖直方向呈 13° 角，几乎沿着股骨颈的方向作用于股骨头。这样可使股骨骺只受到非常小的侧向力。骨骺是骨的生长部分，它与骨的其余部分愈合得不是非常牢固。如果出现侧向力，那么骨骺将滑向侧方，这将是一个严重的问题，因为移位的骨骺将因供血不足而影响骨的生长。

人体站立时，是髋外展肌的肌肉力维持髋关节处的平衡。当髋外展肌受损害或者麻痹时，就会发生值得注意的变化。显然，当外展肌不起作用时，把脚放在人体的重心之下是不可能获得平衡的。

病人将本能地矫正这一缺点，办法是移动身体使其重心处于股骨头中心的正上方。在这样做时，他就显出所谓"镇痛步态"，即将身体倾斜到肌肉衰弱的那一边。利用这种步态，他使得脚、身体的重心和股骨头中心在一条直线上，不需要髋外展肌的张力。但与此同时，髋臼的反作用力垂直向下，骨将向正上方形成，使股骨颈变粗并转向上方，就产生"外反股"病态；当双脚站立时，其中一个股骨比另一个长，并且骨盆扭曲，又会引起脊柱弯曲。

从上面讨论显而易见，对髋关节做手术后，若削弱了髋外展肌，将会引起髋臼的反作用力的方向和大小发生变化，同时能显著地影响股骨头和股骨颈的后继生长及发育。

<h2 style="text-align:center">三、作用在脊柱上的力</h2>

微课 1-2

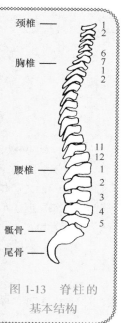

案例 1-11

人在弯腰或提起重物时，脊柱都要受到力的作用，而且作用力之大远超过自身的体重。了解脊柱的生理结构与功能，采用正确的姿势弯腰和负重，对保护脊柱就显得十分重要。

问题：

了解脊柱的生理结构与功能。

分析：

脊柱（vertebral column）由 7 块颈椎、12 块胸椎、5 块腰椎、骶骨和尾骨组成。从侧面观察脊柱有四个生理弯曲：在颈部和腰部凸侧向前，在胸部和骶部凸侧向后，如图 1-13 所示。椎骨之间有椎间盘联结。椎骨是脊柱的功能单元，大多数椎骨均有类似的形态结构，它由前方的椎体和后方的椎弓两部分组成。椎体与椎弓围成椎孔，全部椎骨的椎孔共同连成椎管，容纳脊髓。每个椎骨的前部都是支承体重的部位，这是借助于在每上、下两个椎体之间的椎间盘来完成的。椎间盘是位于相邻两个椎体之间的弹性软垫，它不仅能均匀地传递椎体之间的压强，而且可以承受较大的压力，吸收振荡，减缓冲击，保护椎体。脊柱前后有韧带、肌肉等组织，起保护、加强和运动脊柱的作用。

图 1-13　脊柱的基本结构

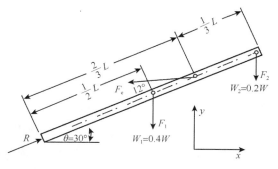

图 1-14　弯腰时作用在脊柱上的力

当人们弯腰或从地面提取重物时，用以把背部拉起的主要肌肉是骶棘肌或骶脊肌。这些肌肉的下端附着于髂骨和骶骨下部之间，其上端则附着于所有腰椎和四个胸椎的棘突上。图 1-14 示意性地表示弯腰时作用在脊柱上的各力。图中把脊柱想象为一个刚体，其底部铰接在腰骶椎间盘上。作用在脊柱上的力：W_2 为头和手臂的合重量或加上弯腰时手提的重量，重心位于颈椎部。W_1 为躯干的重量，重心位于躯干中部。F_e 为骶棘肌所施加的力。R 为骶骨顶部对腰-椎间盘基底部的反作用力。设背部的轴线与水平线的夹角为 θ，通过受力图可解出 F_e 及 R 的值。

首先考虑重量最小时的情况，即只是单纯弯腰，双手下垂，不提重物。假定 θ 是 30° 角，W 表示整个人体的体重，由解剖学的测量得知 $W_2=0.2\,W$，$W_1=0.4\,W$。

分析受力图，这里有三个未知量：骶棘肌中的力 F_e，腰-骶椎间盘所受的反作用力 R 在 x 和 y 方向上分力 R_x 和 R_y。应用平衡条件，把腰－骶椎间盘作为计算力矩的原点，可得

$$F_e\sin 12°(2L/3)-0.4\,W\cos 30°(L/2)-0.2\,W\cos 30°L=0 \tag{1-32}$$

由 y 方向上的合力为零，可得

$$R_y-F_e\sin 18°-0.4\,W-0.2\,W=0 \tag{1-33}$$

笔记栏

由 x 方向上的合力为零，可得

$$R_x - F_e \cos18° = 0 \qquad\qquad (1\text{-}34)$$

解得

$$F_e = 2.5W$$

上述结果说明，骶棘肌中的力必须是整个体重的 2.5 倍。例如，对于一个体重 50 kg 的人，这相当于肌肉中的力是 1225 N。需要那么大力的理由是明显的，因为骶棘肌是以很小的角度附于脊柱上的，因而它相对于腰 – 骶椎间盘的力臂也很小。力 F_e 的力臂小，为了平衡重力 W_1 和 W_2 的力矩，其量值就要大。

由式（1-34）、式（1-33）可求得腰 – 骶椎间盘所受的反作用力 R 在 x 方向和 y 方向上的分力，并进而求得 R 的大小及方向

$$R_x = 2.5W \cos18° \approx 2.38W$$

$$R_y = F_e \sin18° + 0.6W \approx 1.37W$$

$$R = \sqrt{R_x^2 + R_y^2} = \sqrt{(2.38)^2 + (1.37)^2} \cdot W \approx 2.75\ W$$

$$\theta = \arctan\frac{R_y}{R_x} = \frac{1.37}{2.28} = 29.9°$$

通过上面的分析计算可见，作用在腰 – 骶椎间盘处的力基本上是沿脊柱轴线方向（30°–29.9° = 0.1°），其量值约是整个体重的 2.7 倍。就 50 kg 的人来说，这个力等于 1323 N，而且仅仅是单纯弯腰双臂下垂双腿直立不提重物，压缩力竟是如此之大。此人如果以同一姿势提取重物，甚至要把双臂向头的正前方伸出来提取重物，这时转矩就会更大。后一姿势其实并不少见，例如，把小孩从有栏小床或儿童车里抱起，就是这种情况。

若仍如上面的受力图，双手提有重物（设为 0.2 W），试计算此时的反作用力和骶棘肌中的力。由图可得

$$F_2 = 0.2\ W + 0.2\ W = 0.4\ W, \quad F_1 = 0.4\ W, \quad \theta = 30°$$

根据平衡条件列方程组得

$$\begin{cases} F_e \sin12°(L/2) - 0.4\ W \cos30°(2L/3) - 0.4\ W \cos30° L = 0 \\ R_y - F_e \sin18° - 0.4\ W - 0.4\ W = 0 \\ R_x - F_e \cos18° = 0 \end{cases}$$

解此方程组可得

$$F_e = 3.74\ W$$

$$R_x = 3.56\ W, \quad R_y = 1.96\ W$$

$$R = \sqrt{R_x^2 + R_x^2} = \sqrt{(3.56)^2 + (1.96)^2} \cdot W \approx 4.06\ W$$

计算结果表明，由于下垂手中增加了 0.2 W 的荷重，骶棘肌中的力增加了 1.24 W，作用于腰 – 骶椎间盘的力也增加了 1.3 W。对于体重为 50 kg 的人，手提 10 kg 重物，作 30° 弯腰动作时，作用在腰 – 骶椎间盘上的力约为 1994 N。这一巨大的压缩力造成的解剖学后果是明显的，即椎间盘被压缩。如果年老或损伤使椎间盘变得很脆弱，它就会脱出或突出（使纤维环破裂，髓核外流或向椎管突出），从而压迫脊神经、神经根或关节面，导致疼痛和肌肉痉挛，这就是医学上的椎间盘突出症。同时，该力与脊柱轴线方向之间出现夹角，这就是椎间盘除了受正压力外，还出现了切向作用力。手中负荷愈重，F_e 愈大，椎间盘所受切向力也愈大，而这个力主要由周围韧带弹性力平衡。此外，脊柱并非刚体，弯腰必然伴随有棘间韧带的伸长形变。因此，弯腰提取重物时，引起韧带损伤也是常见的病变。

造成以上巨大作用力的原因是重物对于骶骨有很大的力臂，如果弯腰程度增加或者是重物远离腰骶关节，那么提起同样重物，骶棘肌的张力以及腰 – 骶椎间盘所受的作用力均明显增加。所以，正确提起重物的姿势应使重物和人体重心尽可能靠近骶骨，以减小作用力臂。

习 题 一

1-1 一个人站在旋转平台的中央，两臂侧平举，整个系统以 $2\pi\text{rad}\cdot\text{s}^{-1}$ 的角速度旋转，转动惯量为 $6.0\text{ kg}\cdot\text{m}^2$。如果将两臂收回，则该系统的转动惯量为 $2.0\text{ kg}\cdot\text{m}^2$。试求此时系统的转动动能与原来的转动动能之比。

1-2 有两个质量可忽略的弹簧，上端固定，原长都是 10 cm，第一个弹簧下挂一个质量为 m 的物体后，长为 11 cm，而第二个弹簧下挂质量为 m 的物体后，长为 13 cm，现将两弹簧串联，上端固定，下面仍挂质量为 m 的物体，则两弹簧的总长为多少？

1-3 一个转动惯量为 J 的圆盘绕定轴转动，其初角速度为 ω_0，阻力矩与转动角速度成正比，即 $M=-k\omega$（k 为正常数）求：

（1）圆盘的角速度从 ω_0 变为 $\dfrac{\omega_0}{2}$ 所经历的时间和转过的角度；

（2）上述过程中阻力矩所做的功。

1-4 设某人一条腿骨长为 0.6 m，平均横截面积为 3 cm^2，骨的杨氏模量为 $10^{10}\text{ N}\cdot\text{mm}^{-2}$，当站立时两腿支撑整个体重 800 N 时，此人一条腿骨缩短了多少？

1-5 松弛的肱二头肌，伸长 5 cm，所需的力为 25 N，如果把肱二头肌看作是一条长为 0.2 m，横截面积为 50 cm^2 的圆柱体，则杨氏模量为多少？

1-6 一长肌的横截面积为 50 cm^2，长为 15 cm，每平方厘米的张力为 80 N，设缩为原长的一半，试求该肌肉每收缩一次所做的功。

1-7 弹跳蛋白是一种存在于跳蚤中的弹跳机构以及昆虫的飞翔机构中的弹性蛋白，其杨氏模量接近于橡皮。今有一截面为 $3\times10^{-3}\text{ m}^2$ 的弹跳蛋白，在 270 N 的拉伸下长度变为原长的 1.5 倍。求弹跳蛋白的杨氏模量。

1-8 一人上臂垂直，前臂水平，手中持一 40 N 的重物，设前臂重 15 N，作用在前臂上的四个力如图 1-15 所示。F 是作用在肘部的力，T 是作用于肱二头肌的力，试计算 F 和 T。

1-9 一架匀质的梯子，重为 P、长为 $2l$，上端靠于光滑墙上，下端置于粗糙地面上，梯与地面的夹角为 φ，摩擦系数为 μ。有一体重为 P_1 的人攀登到距梯下端 h 的地方。试求梯子不滑动的条件。

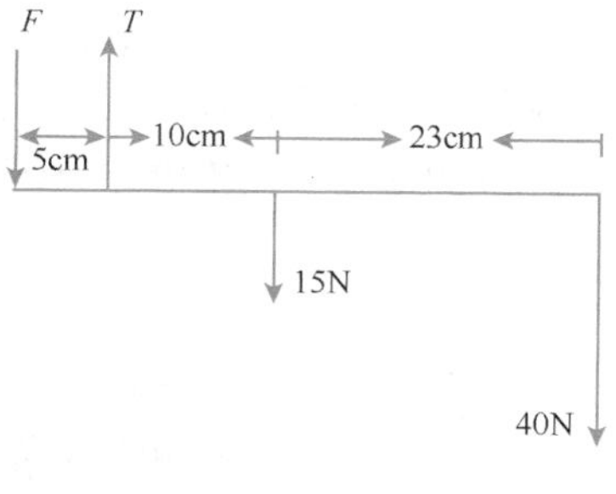

1-10 一匀质的铅丝竖直悬挂，铅丝的密度为 $\rho=11.3\times10^3\text{ kg}\cdot\text{mm}^{-3}$，长度为 L。

（1）铅丝自身重量所产生的应力在距悬点 $\dfrac{L}{4}$ 处的值是距悬点 $\dfrac{3}{4}L$ 处值的多少倍？

（2）已知铅丝内某处的应力达 2 $\text{kg}\cdot\text{mm}^{-2}$ 时，铅丝在该点被拉断。问铅丝长度 L 为何值时，它将在自身所受重力的作用下被拉断？

1-11 有一铜杆长 2 m，横截面积为 2.0 cm^2；另一钢杆长 L，横截面积为 1.0 cm^2。今将两杆接牢，然后在两杆外端加以相等而反向的拉力 F，$F=3\times10^4\text{ N}$。已知杨氏模量为 $E_{铜}=1.1\times10^{11}\text{ N}\cdot\text{mm}^{-2}$，$E_{钢}=2.0\times10^{11}\text{ N}\cdot\text{mm}^{-2}$。问：

（1）如果两杆伸长相等，钢杆长 L 为多少？

（2）各杆中的应力为多少？

（3）各杆中的应变是多少？

图 1-15 习题 1-8 示意

（李 杭）

第 二 章
数字资源

第二章 振动和波

教学要求

1. 熟练掌握简谐振动的规律，平面简谐波波动方程的意义。

2. 理解简谐振动的合成；波的能量、强度、衰减和干涉；能流的概念。

3. 了解阻尼振动、受迫振动和共振。

案例 2-1

现代科学证明振动和人体的生理过程、医疗仪器、医疗手段等有非常紧密的联系。从物理学角度来看，人体的一些器官存在着振动，如头部、胸腔、心脏、眼球等。而人体的跳动，肌肉紧张产生的颤动等也属于振动。医学上普遍使用的听诊器的基本原理就是利用了物质之间振动的传导。检查身体时所采用的磁共振方法也是利用了振动。另外，利用振动还可以测量血压、监测肿瘤的位置等。机械、电和磁都可以引起人体的振动，所以对于呼吸系统、泌尿系统、神经系统和骨关节系统等相关疾病的治疗，振动的方法都可以起到一定的作用。

问题：

1. 什么是振动？振动与光学、热学、电磁学是否有联系？

2. 在医学上振动还有哪些应用？

振动（vibration）是自然界最普遍的运动形式之一。从广义上讲，凡描述物体运动状态的物理量在某一数值附近所做的往复变化均叫作振动，如交流电的电流方向、人体的温度等物理量的变化。从狭义上讲，物体在一定位置附近所做的往复运动叫作机械振动（mechanical vibration），如小鸟离开树枝后树枝的颤动、钟摆的摆动、琴弦的振动、心脏的搏动等。

波是振动状态在空间传播的过程，简称波（wave）。波的种类有机械波、电磁波、物质波等。机械振动在弹性介质中的传播称为机械波（mechanical wave）。

本章主要介绍机械振动和机械波的概念、特征和运动规律。

微课 2-1

第一节 简谐振动

简谐振动（simple harmonic vibration）是一种最简单、最基本的振动。任何复杂的振动都可以看成是若干个简谐振动的合成。

案例 2-2

小球在地面上做完全弹性的上下跳动，木块在水面竖直方向沉浮。

问题：

1. 这两种运动都属于振动，是否属于简谐振动？如果是，振动周期是多少？

2. 什么样的振动才是简谐振动？

一、简谐振动的方程

现以弹簧振子为例说明简谐振动的规律。

如图 2-1 所示，将一个质量可以忽略、劲度系数为 k 的轻质弹簧水平放置，一端固定，另一端连接一个质量为 m 放在光滑水平面上的物体，这个系统称为弹簧振子。如将物体向右移一小段距离后放开，不计摩擦等阻力，则物体将在水平面上永远振动下去。

在 O 位置，弹簧处于原长，水平方向物体受合力为零，

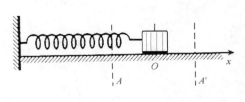

图 2-1 弹簧振子

所以 O 点称为平衡位置。以 O 为原点，水平向右为 x 轴正方向，建立直角坐标系。x 为物体的位置坐标，也表示此时弹簧的形变量，在弹簧劲度范围内，弹性力 F 满足胡克定律

$$F = -kx \tag{2-1}$$

式中，k 为劲度系数。由此可见弹性力与位移大小成正比，方向相反，故此力称为线性回复力。所以物体在线性回复力作用下围绕平衡位置的运动称为简谐振动。

再根据牛顿第二定律：$F = ma$，得

$$m\frac{d^2x}{dt^2} = -kx$$

令

$$\omega^2 = \frac{k}{m}$$

则得做简谐振动物体的动力学方程

$$\frac{d^2x}{dt^2} + \omega^2 x = 0$$

解此微分方程，得到简谐振动的运动学方程也叫振动方程

$$x = A\cos(\omega t + \varphi_0) \text{ 或 } x = A\sin(\omega t + \varphi_0') \tag{2-2}$$

可见，如果一质点运动时的位移和时间的关系满足式（2-2）（通常取余弦形式），则可知此质点在做简谐振动。还可求得简谐振动的速度

$$v = \frac{dx}{dt} = -A\omega\sin(\omega t + \varphi_0) \tag{2-3}$$

以及加速度

$$a = \frac{d^2x}{dt^2} = \frac{dv}{dt} = -A\omega^2\cos(\omega t + \varphi_0) \tag{2-4}$$

以上各式中，A 表示振动物体离开平衡位置的最大位移的绝对值，即振幅（amplitude），它体现了振动的强弱；$(\omega t + \varphi_0)$ 为简谐振动的相位（phase），它决定了质点在任一时刻的运动状态；φ_0 为初始时刻的相位，称为初相位（initial phase）；ω 是角频率（angular frequency），反映了质点振动的快慢。

因为 $\omega = \sqrt{\dfrac{k}{m}}$，由于 $\omega = 2\pi/T = 2\pi\nu$，可得质点振动频率和周期分别为

$$\nu = \frac{1}{2\pi}\sqrt{\frac{k}{m}}, \quad T = 2\pi\sqrt{\frac{m}{k}} \tag{2-5}$$

可见 ω、ν 和 T 这三个物理量完全取决于系统本身的固有性质，所以也被称为系统固有角频率、固有频率以及固有周期。当振动系统定下后，A 和 φ_0 则取决于系统的初始条件

$$A = \sqrt{x_0^2 + \frac{v_0^2}{\omega^2}}, \quad \tan\varphi_0 = -\frac{v_0}{x_0\omega} \tag{2-6}$$

式中，x_0 和 v_0 为质点的初位移和初速度。

振幅 A、角频率 ω 和初相位 φ_0 是描述简谐振动的三要素，这三个量确定后，这个简谐振动就完全确定了，可以推知任一时刻的振动速度、加速度、位移和能量等物理量。

为了更形象地描绘简谐振动的特点，我们也可以采用旋转矢量图来表示。如图 2-2 所示，建立一 Ox 轴，有一个矢量 $\overrightarrow{OP}$ 长度为 A，在一参考圆上以角速度 ω 做逆时针旋转。此矢量初始时刻在 OP_0 位置，与 x 轴正向有夹角 φ_0。经过 t 时刻，矢量在 OP 位置，与 x 轴正向夹角为 φ，$\varphi = \omega t + \varphi_0$。$P$ 点在 x 轴上的投影为 x，$x = A\cos(\omega t + \varphi_0)$，可见，此矢量的端点 P 在 x 轴上的投影正在做简谐振动。所以，矢量的长度 A 即为简谐振动的振幅，旋转的角速度 ω 为振动的角频率，矢量 $\overrightarrow{OP}$ 初始时刻与 x 轴正向的夹角 φ_0 为振动的初相位。利用旋转矢量图表示法可以较方便地求解一些振动问题。

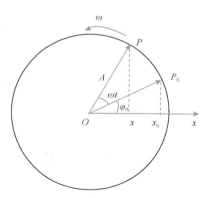

图 2-2 简谐振动的旋转矢量图

例 2-1 一个弹簧振子在 x 轴上做简谐振动，已知振动的角频率为 $\omega = 1$ rad·s^{-1}，初始时刻位置 $x_0 = 1$ cm，初速度 $v_0 = -\sqrt{3}$ cm·s^{-1}，求其振动的振幅 A 以及初相位 φ_0。

解 （1）利用式（2-6）$A = \sqrt{x_0^2 + \dfrac{v_0^2}{\omega^2}}$，把已知条件代入可得

$$A = \sqrt{x_0^2 + \frac{v_0^2}{\omega^2}} = \sqrt{1^2 + \frac{3}{1}} = 2 \text{ cm}$$

（2）利用 $\tan\varphi_0 = -\dfrac{v_0}{x_0\omega}$ 计算可得

$$\tan\varphi_0 = -\frac{v_0}{x_0\omega} = -\frac{-\sqrt{3}}{1} = \sqrt{3}$$

可知 φ_0 为 $\dfrac{\pi}{3}$ 或 $\dfrac{4\pi}{3}$。再根据振动初速度表达式

$$v_0 = -A\omega\sin(\omega t + \varphi_0) = -2\sin\varphi_0 < 0$$

可知 $\varphi_0 = \dfrac{\pi}{3}$。

　　另外，利用旋转矢量图示法也可很方便地求出 φ_0：根据已知条件可以画出矢量图 2-3（a），由初始时刻的位置坐标可以画出两个旋转矢量 $\overrightarrow{OP_1}$ 和 $\overrightarrow{OP_2}$，其端点在 x 轴上的投影都满足条件 $x_0 = 1 \text{ cm}$，而初速度 $v_0 < 0$，说明矢量的投影在 x 轴上接下来应该往负 x 方向运动，所以推出只有矢量 $\overrightarrow{OP_1}$ 满足这个条件，如图 2-3（b），此时 x_1 正往左运动。因为 $\overrightarrow{OP_1}$ 与 x 轴正方向的夹角为 $\dfrac{\pi}{3}$，所以初相位 $\varphi_0 = \dfrac{\pi}{3}$。

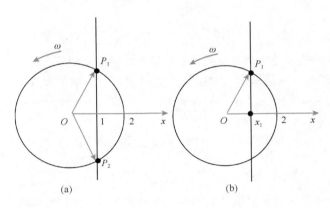

图 2-3　例题 2-1 示意

二、简谐振动的能量

　　以弹簧振子为例，设某一时刻物体的振动速度为 v，位置坐标为 x，则振动动能为

$$E_k = \frac{1}{2}mv^2 = \frac{1}{2}mA^2\omega^2\sin^2(\omega t + \varphi_0) \tag{2-7}$$

系统的弹性势能为

$$E_p = \frac{1}{2}kx^2 = \frac{1}{2}kA^2\cos^2(\omega t + \varphi_0) \tag{2-8}$$

总机械能为

$$E = E_k + E_p = \frac{1}{2}m\omega^2 A^2 = \frac{1}{2}kA^2 \tag{2-9}$$

　　总结：

　　（1）简谐振动系统的动能和势能都随时间按余弦（或正弦）函数的平方周期性变化，如图 2-4 所示。

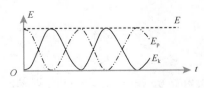

图 2-4　简谐振动的能量与时间关系

　　（2）简谐振动系统的动能和势能的变化不是同相的，当势能达到最大值时，动能最小；当动能达到最大值时，势能最小。

　　（3）系统中线性回复力为保守力，所以简谐振动的总机械能守恒。系统的动能和势能相互转换，总机械能与简谐振动振幅的平方成正比，与运动的过程没有关系。

三、阻尼振动 受迫振动 共振

（一）阻尼振动

图 2-1 中的弹簧振子在水平运动方向上只受弹性力作用，没有其他外力，简谐振动的位移与时间的关系曲线如图 2-5 所示，可见其振幅与能量是不随时间改变的，因此这种振动也称为等幅振动或无阻尼振动，它是一种理想的状态。

实际的振动系统除了弹性力以外往往还会存在阻力，能量会损耗，其振幅会随着时间逐渐减少，因此这种振动也称为减幅振动或阻尼振动

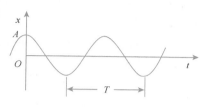

图 2-5 简谐振动位移 - 时间关系

（damped vibration）。对于一定的振动系统，可以根据阻力的大小，把阻尼振动分成三种：

（1）欠阻尼（under damping）。当阻力很小时，仍然存在着往复运动，其位移与时间关系如图 2-6 中 a 所示。振幅会不断趋于零，直至振动停止。

（2）过阻尼（over damping）。当阻力很大时，不存在往复运动，振动物体会慢慢回到平衡位置停下来。其位移与时间关系如图 2-6 中 b 所示。

（3）临界阻尼（critical damping）。当阻力影响介于上面两种之间时，也不存在往复运动，振动物体会很快平滑地回到平衡位置停下来。其位移与时间关系如图 2-6 中 c 所示。这种性质在一些精密仪器中有使用。例如，在灵敏电流计中，当读数结束时，为了使指针能迅速地回到平衡位置，可以给予它一定的临界阻尼。

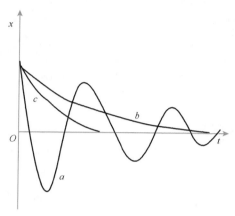

图 2-6 阻尼振动位移 - 时间关系

a. 欠阻尼；*b*. 过阻尼；*c*. 临界阻尼

（二）受迫振动

当振动系统中不仅有弹性力、阻力还有周期性外力的作用使振动能持续下去时，这种振动称为受迫振动（forced vibration），如声波引起的鼓膜的振动、扬声器中纸盆的振动等。其振动位移和时间的关系图如图 2-7 所示，当系统稳定时类似一个简谐振动，所以受迫振动也称为准简谐振动。

（三）共振

当系统进行受迫振动时，若改变外力的频率 ω，则系统的振幅随之改变。如图 2-8 所示，当阻尼很小，外力的频率 ω 接近于系统固有的频率 ω_0 时，系统的振幅可急剧增大，这种现象称为共振（resonance）。

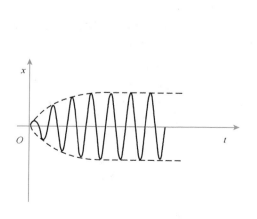

图 2-7 受迫振动位移和时间关系

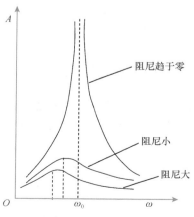

图 2-8 共振曲线

共振现象是极为普遍的。例如，我们在收听某电台的广播时需要调频来接收放大电台信号，以较清楚地听到声音；登雪山时，人们不能大声叫喊，防止声波的频率与雪团的频率接近引起共振进而引发雪崩造成灾难。另外，前面曾介绍过人体内部脏器存在着振动频率，所以当一些外来声波的频率接近于其中某脏器频率而发生共振时，会产生一些不利的影响，如听觉障碍、恶心甚至可能造成脏器破裂等恶劣的后果。当然，共振现象也有可以利用的一面。例如，磁共振成像就是利用外磁场和生物体内部原子核的共振现象来获取分子结构、人体内部结构信息的一种技术。现已成为医疗诊断的重要手段之一。它对于神经系统的病变包括肿瘤、出血、变性、感染等几乎成为确诊的手段，对检测脑内血肿、脑缺血、腰椎间盘后突等常见疾病非常有效。

案例 2-3

汶川地震时，尽管上海距离震中约 1600 多千米，多处高层建筑中的居民仍然感觉到大楼的轻晃，而地面及低层建筑中的人员几乎感受不到震动。这是为什么？

分析：

此次地震属于浅源地震，地质的因素使地震冲击波传递得很远，而远距离强震传来较长的振动周期，比较容易与高层建筑物的自振周期接近形成共振，从而产生较大振幅，为人们所感知。

第二节　简谐振动的合成

简谐振动是最基本的振动形式，任何一种复杂的振动都可以看成是若干个简谐振动的合成。我们来讨论其中两种特殊的简谐振动的合成问题。

一、两个同方向、同频率简谐振动的合成

设一质点同时参与两个同方向、同频率的简谐振动，若振动都发生在 x 轴上，则振动方程分别为

$$\begin{cases} x_1 = A_1 \cos(\omega t + \varphi_1) \\ x_2 = A_2 \cos(\omega t + \varphi_2) \end{cases} \tag{2-10}$$

而任意时刻这一质点的合位移应为这两个分振动位移的矢量和

$$x = x_1 + x_2$$

把式（2-10）代入上式，再经过数学处理，发现合位移可以写成为

$$x = A \cos(\omega t + \varphi)$$

的形式，则可判断合成振动依然是简谐振动，且其振动频率和原分振动频率相同。其中

$$\begin{cases} A = \sqrt{A_1^2 + A_2^2 + 2A_1A_2\cos(\varphi_2 - \varphi_1)} \\ \tan\varphi = \dfrac{A_1\sin\varphi_1 + A_2\sin\varphi_2}{A_1\cos\varphi_1 + A_2\cos\varphi_2} \end{cases} \tag{2-11}$$

这一结论也可由旋转矢量图推出。如图 2-9 所示，两矢量 $\overrightarrow{OP_1}$ 和 $\overrightarrow{OP_2}$ 均绕 O 点在以角速度 ω 做逆时针匀速旋转，长度分别为 A_1 和 A_2，初始时刻 $\overrightarrow{OP_1}$、$\overrightarrow{OP_2}$ 与 ox 轴正向的夹角分别为 φ_1 和 φ_2，则任一 t 时刻两端点 P_1 和 P_2 在 x 轴上的投影 x_1，x_2 分别为

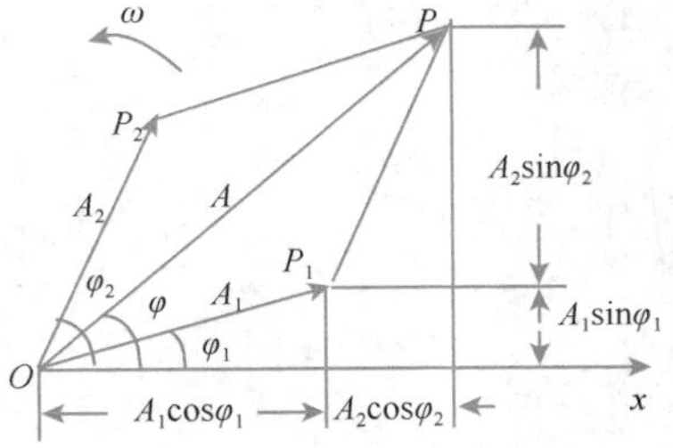

$$x_1 = A_1\cos(\omega t + \varphi_1)$$
$$x_2 = A_2\cos(\omega t + \varphi_2)$$

可见这两个矢量的端点 P_1 和 P_2 在 ox 轴上的投影都在做简谐振动。以 $\overrightarrow{OP_1}$ 和 $\overrightarrow{OP_2}$ 为边作一平行四边形，可推知矢量 $\overrightarrow{OP}$ 为 $\overrightarrow{OP_1}$ 和 $\overrightarrow{OP_2}$ 的合成，即

$$\overrightarrow{OP} = \overrightarrow{OP_1} + \overrightarrow{OP_2}$$

所以任一时刻端点 P 在 ox 轴上的投影 x 为

$$x = x_1 + x_2$$

图 2-9　旋转矢量法求振动的合成

同时矢量 $\overrightarrow{OP}$ 也在绕 O 点以角速度 ω 做逆时针匀速旋转，得

$$x = A\cos(\omega t + \varphi)$$

所以可知，端点 P 在 ox 轴上投影的运动为两个简谐振动的合成，而这个合成也是简谐振动。矢量 $\overrightarrow{OP}$ 的长度即简谐振动的振幅 A，旋转的角速度即简谐振动的角频率 ω，初始时刻矢量 $\overrightarrow{OP}$ 与 ox 轴正向的夹角即为初相 φ，利用图 2-9 中的几何关系可以很方便地推出式（2-11）的结论。

由式（2-11）可知，合振幅的大小由两个分振动的相位差决定。讨论两种特殊的相位差：

（1）相位差为 $\Delta\varphi = \varphi_2 - \varphi_1 = \pm 2k\pi$，$k = 0,1,2,\cdots$时，$\cos(\varphi_2 - \varphi_1) = 1$，两种振动同相变化，合振幅最大，$A = A_1 + A_2$。 （2-12）

（2）相位差为 $\Delta\varphi = \varphi_2 - \varphi_1 = \pm(2k-1)\pi$，$k = 0,1,2,\cdots$时，$\cos(\varphi_2 - \varphi_1) = -1$，两种振动反相变化，合振幅最小，$A = |A_1 - A_2|$。 （2-13）

当相位差为其他值时，合振幅在最大值和最小值之间。

二、两个同频率、相互垂直的简谐振动的合成

若一质点同时参与两个同频率、互相垂直的简谐振动，振动发生在 x 和 y 轴上，则振动方程分别为

$$x = A_1\cos(\omega t + \varphi_1)$$
$$y = A_2\cos(\omega t + \varphi_2)$$

如果消去参量 t，可得

$$\frac{x^2}{A_1^2} + \frac{y^2}{A_2^2} - \frac{2xy}{A_1 A_2}\cos(\varphi_2 - \varphi_1) = \sin^2(\varphi_2 - \varphi_1)$$ （2-14）

此式即为合振动的轨迹方程（椭圆方程），其结果显然也和分振动的相位差有关，下面分析几种特殊的情况：

（1）当两分振动同相或反相，即 $\varphi_2 - \varphi_1 = 0$ 或 π 时，式（2-14）变为

$$\frac{x}{A_1} = \frac{y}{A_2} \quad \text{或} \quad -\frac{x}{A_1} = \frac{y}{A_2}$$

可知合振动的轨迹为一直线，通过原点与一、三象限，斜率为 A_2/A_1，或通过原点与二、四象限，斜率为 $-A_2/A_1$，如图 2-10 所示。而任一时刻合振动的位移 $r = \sqrt{x^2 + y^2} = \sqrt{A_1^2 + A_2^2}\cos(\omega t + \varphi)$，可见合振动仍然为一简谐振动。

（2）当 $\varphi_2 - \varphi_1 = \pm\dfrac{\pi}{2}$ 时，式（2-14）变为

$$\frac{x^2}{A_1^2} + \frac{y^2}{A_2^2} = 1$$

可知合振动的轨迹为一椭圆，如图 2-10 所示，箭头表示两种情况下质点的运动方向相反，当 $A_2 = A_1$ 时椭圆变为圆。

图 2-10 也列出了当相位差为其他值时质点的运动轨迹。以上分析说明，两个同频率、互相垂直的简谐振动的合成轨迹为直线、椭圆或者圆，图样的具体性质由分振动的振幅及相位差决定。

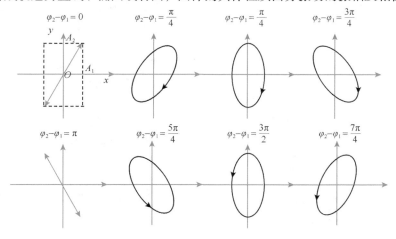

图 2-10 两个同频率、相互垂直的简谐振动的合成

第三节 简 谐 波

案例 2-4
　　上课时学生为什么能够听到老师的讲话声？
分析：
　　老师讲话时声带产生振动，带动周围空气振动形成声波，声波通过空气传到学生耳朵里带动鼓膜振动，使之引起听觉。
问题：
　　1. 如果教室里没有空气，是否能听到老师的讲话声？
　　2. 声波是机械波的一种，机械波是怎么产生和传播的？

　　振动状态在空间的传播过程称为波动，简称波。波是物质存在的一种形式，波可分为机械波、电磁波及物质波等。机械振动状态在弹性介质中的传播过程，称为机械波（mechanical wave），如声波、水波、绳波、地震波等。简谐振动产生的波称为简谐波，它是一种最简单最基本的机械波，其他各种复杂的波都可以看成是若干个简谐波的合成。各种波都有一定的传播速度、能量，都能产生反射、折射、干涉和衍射等现象。

一、机械波的产生与传播

　　案例 2-4 中如果老师的声带不振动，则学生不会听见说话声，可见形成波必须要有一个振动的源头，称为波源（wave source）。而如果慢慢抽走一个钟罩里的空气，则会发现时钟走时的嘀嗒声会越来越小直至听不到，说明机械波的传播需要弹性介质，如空气。所以机械波产生的基本条件是波源和弹性介质。

　　应当注意的是，振动状态传播时各个质点都在各自平衡位置附近振动，并没有沿传播方向流动。振动方向与传播方向垂直的波动，称为横波（transverse wave），如绳波；振动方向与传播方向平行的波动，则称为纵波（longitudinal wave），也叫疏密波，如气体和液体内的声波。

二、波的描述

　　为了形象地描述波在空间的传播，引入一些概念。如图 2-11 所示：某一时刻振动相位相同的点连接而成的面叫作波面（wave surface），离波源最远的波面叫作波前（wave front）；波前为平面的波叫作平面波（plane wave），波前为球面的波叫作球面波（spherical wave）；沿波的传播方向画出的带有箭头的线称为波线（wave ray）；在各向同性的均匀介质中波线与波面相互垂直；平面波的波线是平行射线，球面波的波线是以波源为中心的径向射线。

　　波长（wavelength）、波的周期（或频率）和波速（wave speed）是描述波的重要物理量。

　　同一波线上相邻的两个相位差为 2π 的振动质点之间的距离为一个波长 λ。它是一个完整波的长度，也是质点在振动方向上做一次全振动时，振动状态往波的传播方向传播的距离。波往前传播一个波长的距离所需要的时间叫作一个周期 T，波的周期与波源的

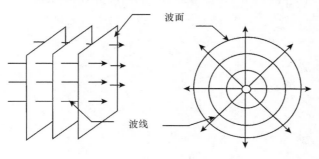

图 2-11　平面波与球面波

振动周期相同。单位时间内通过波线上某点的完整波的数目为波的频率 ν，也等于周期的倒数，即 $\nu = \dfrac{1}{T}$。振动状态传播的速度为波速 u。

　　波速、波长和频率的关系为

$$\lambda = uT \text{ 或 } \lambda = \frac{u}{\nu}$$

（2-15）

值得注意的是：波速仅取决于介质本身的性质而与其他因素无关；波的频率取决于波源的振动频率与介质无关。同一个波，在不同介质中，波的频率不会改变，而波速和波长则会发生改变。

案例 2-5

地震波的传播方式中有横波也有纵波。纵波可以在固体（如岩石）中传播，也可以通过流体（如海洋）进行传播，速度较快，5～7 km/s，但是强度小，衰减得快，所以破坏性小；横波只能在固体内传播，传播速度比较慢，3～4 km/s，但是强度大，衰减慢，所以破坏性大。地震时纵波比横波先到达，人们往往先感觉上下震动，然后左右或前后晃动。另外，根据这两种波到达的时间差，还可以大致判断震源的位置。

问题：

假设地震开始后 10 s 某监测点才感受到横波的到来，那么震源离开监测点的距离大概多远？怎样才能确定震源所在位置？

分析：

利用 $\dfrac{s}{v_横} - \dfrac{s}{v_纵} = 10$，其中，$s$ 为震源离开监测点的距离。知道距离后还不能确定震源的方位，所以可以选用三个或三个以上相距较远的监测点的 s 数据来最终确定震源的位置。

三、波　动　方　程

我们研究一种最简单、最基本的波。简谐波的波面为平面时，称为平面简谐波。任何复杂的波都可看成是多个平面简谐波的叠加。

设一平面简谐波在各向同性的均匀介质中以速度 u 沿正 x 轴方向传播，且能量不被吸收，则振幅在传播过程中不变。如图 2-12 所示，设原点 O 处的质点在任一时刻 t 的振动方程为

$$y_O = A\cos(\omega t + \varphi_0)$$

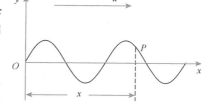

图 2-12　波动方程的推导

再考虑在波的传播方向上任意一点 P（坐标为 x）处的振动状态，该点的振动规律和 O 点的完全一样，只是时间上 P 点要比 O 点晚，因为它们之间的距离是 x，波速是 u，则振动滞后的时间应为 x/u，所以 P 处的振动方程为

$$y(x,t) = A\cos\left[\omega\left(t - \frac{x}{u}\right) + \varphi_0\right] \tag{2-16}$$

因为 P 点是任意的，这样就给出了波的传播方向上任意一点（坐标为 x）的质点的振动位移 y 随 t 的变化规律，式（2-16）称为平面简谐波的波动方程（wave equation）。

因为 $\lambda = uT$，$\omega = 2\pi/T = 2\pi\nu$，将一些物理量进行替换，可以得到波动方程的另外两种形式：

$$\begin{cases} y(x,t) = A\cos\left[2\pi\left(\dfrac{t}{T} - \dfrac{x}{\lambda}\right) + \varphi_0\right] \\[2mm] y(x,t) = A\cos\left[2\pi\left(\nu t - \dfrac{x}{\lambda}\right) + \varphi_0\right] \end{cases} \tag{2-17}$$

如果波的传播沿着负 x 轴方向，则方程转化为

$$y(x,t) = A\cos\left[\omega\left(t + \frac{x}{u}\right) + \varphi_0\right]$$

$$y(x,t) = A\cos\left[2\pi\left(\frac{t}{T} + \frac{x}{\lambda}\right) + \varphi_0\right] \tag{2-18}$$

$$y(x,t) = A\cos\left[2\pi\left(\nu t + \frac{x}{\lambda}\right) + \varphi_0\right]$$

对于波动方程的意义,分三种情况进行讨论:

(1)当 x 一定时,位移 y 仅是时间 t 的函数,此时波动方程表示的是该处的质点在各个时刻的振动情况,此式变为 x 处质点的振动方程;

(2)当 t 一定时,位移 y 仅是坐标 x 的函数,此时波动方程表示的是在该时刻直线 x 轴上各个质点的振动位移分布情况,即该时刻的波形;

(3)对于 x 和 t 都在变化的情况,波动方程表示的是沿波传播方向上各个不同质点在不同时刻的振动位移。

例 2-2 有一波源在坐标原点处,沿 y 轴方向振动,形成的波沿正 x 轴方向传播。已知波源振幅为 2 cm,振动频率为 10 Hz,波的波长为 0.6 m,初始时刻波源从平衡位置朝 y 轴正方向运动,试问:

(1)波源的振动方程;(2)波的波动方程;(3)波传到 12 m 处需要多少时间?并求出 $x=12$ m 处的质点的振动方程。

解: 由已知条件可推知:$A=0.02$ m,$\omega=20\pi$ rad$\cdot$s^{-1},$\varphi_0=-\dfrac{\pi}{2}$,$u=6m\cdot$s^{-1}

(1)写出振动方程的通式 $y=A\cos(\omega t+\varphi_0)$,代入上述数据可得

$$y=0.02\cos\left(20\pi t-\frac{\pi}{2}\right)\text{ m}$$

为波源的振动方程;

(2)写出波动方程的通式 $y(x,t)=A\cos\left[\omega\left(t-\dfrac{x}{u}\right)+\varphi_0\right]$,代入已知数据可得

$$y(x,t)=0.02\cos\left[20\pi\left(t-\frac{x}{6}\right)-\frac{\pi}{2}\right]\text{ m}$$

为此波的波动方程;

(3)因为波速 $u=6$ m/s,所以 $t=\dfrac{s}{u}=\dfrac{12}{6}=2$ s,需要 2 s 即可。

另外,将 $x=12$ 代入波动方程即可得到此处质点的振动方程

$$y(x,t)=0.02\cos\left[20\pi\left(t-\frac{12}{6}\right)-\frac{\pi}{2}\right]=0.02\cos\left(20\pi t-\frac{\pi}{2}\right)\text{ m}$$

第四节　波的能量、强度、衰减

一、波的能量

波动的过程实际也是能量传播的过程。介质中振动的质元具有动能,同时介质因形变而具有势能。波的能量就是指介质中所有质元的动能和势能之和。

若一平面简谐波在密度为 ρ 的各向同性的均匀介质中以速度 u 沿正 x 轴方向传播,介质对波无吸收,则波动方程为

$$y=A\cos\left[\omega\left(t-\frac{x}{u}\right)+\varphi_0\right]$$

考虑一质元的体积 ΔV,质元的振动速度为

$$v=-A\omega\sin\left[\omega\left(t-\frac{x}{u}\right)+\varphi_0\right]$$

质元的振动动能为

$$\Delta E_k=\frac{1}{2}\rho(\Delta V)A^2\omega^2\sin^2\left[\omega\left(t-\frac{x}{u}\right)+\varphi_0\right] \tag{2-19}$$

可以证明质元的势能为

$$\Delta E_p=\Delta E_k=\frac{1}{2}\rho(\Delta V)A^2\omega^2\sin^2\left[\omega\left(t-\frac{x}{u}\right)+\varphi_0\right] \tag{2-20}$$

所以质元的总能量为

$$\Delta E=\Delta E_k+\Delta E_p=\rho(\Delta V)A^2\omega^2\sin^2\left[\omega\left(t-\frac{x}{u}\right)+\varphi_0\right] \tag{2-21}$$

由此可见：

（1）介质中质元的动能和势能都随时间做周期性变化，而且为同相变化，大小总是相等的。质元到达平衡位置时，动能和势能同时达到最大值；质元到达最大位移处时，动能和势能同时为零。

（2）介质中质元的总能量随时间做周期性变化，表明能量本身是一个波动过程，沿着轴方向传播。波是振动能量传播的一种形式。

消去式（2-21）中的体积因子 ΔV，得到单位体积的介质能量

$$w = \frac{\Delta E}{\Delta V} = \rho A^2 \omega^2 \sin^2\left[\omega\left(t - \frac{x}{u}\right) + \varphi_0\right]$$

称为波的能量密度。可见 w 与时间和质点的位置都有关系，为了方便表达，我们可以取波的能量在一个周期内的平均值

$$\bar{w} = \frac{1}{2}\rho A^2 \omega^2 \tag{2-22}$$

称为平均能量密度。

二、波 的 强 度

波的能量在介质内传递也可以看成是能量在介质内流动。所以单位时间内通过介质中某截面的能量叫作通过该截面的能流（energy flux），如图 2-13 所示：单位时间内，通过介质中与波的传播方向垂直的某面积 S 的平均能量叫作平均能流

$$\bar{P} = \bar{w}uS = \frac{1}{2}\rho u A^2 \omega^2 S \tag{2-23}$$

因此，单位时间内通过垂直于波动传播方向的单位面积的平均能量叫作平均能流密度或者波的强度，简称波强（intensity of wave），用 I 表示，其单位为 $W \cdot m^{-2}$，

$$I = \frac{\bar{w}uS}{S} = \frac{1}{2}\rho u A^2 \omega^2 \tag{2-24}$$

可见波强与介质的性质有关，并且与振幅的平方以及频率的平方成正比，它是表示波动中能量传播的一个重要的物理量。

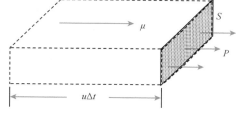

图 2-13 平均能流

三、波 的 衰 减

波在均匀介质中传播时其强度往往会随之减少，其原因主要有两种。

（一）吸收衰减

介质会吸收波的一部分能量，导致波的强度和振幅减小。例如，平面简谐波的吸收衰减规律为

$$I = I_0 e^{-\mu x} \tag{2-25}$$

式中，I_0 和 I 分别为 $x = 0$ 和 $x = x$ 处的波的强度，其中 μ 称为介质的吸收系数，它与介质的性质及波的频率有关。

（二）扩散衰减

由于波往前传播时分布的面积变大，波的强度变小。

例如，球面波在均匀且能量无吸收的各向同性介质中传播的情况如下：在距波源 r_1 和 r_2 处分别取两个球面，其对应的振幅分别为 A_1 和 A_2，波的强度分别为 I_1 和 I_2，因为介质对波不吸收，所以单位时间通过两球面的能量必然相等

$$4\pi r_1^2 I_1 = 4\pi r_2^2 I_2$$

所以有

$$\frac{I_1}{I_2} = \frac{r_2^2}{r_1^2} \tag{2-26}$$

此式称为反平方定律。又因为

$$\rho_1 = \rho_2, u_1 = u_2, \omega_1 = \omega_2 , \quad \frac{I_1}{I_2} = \frac{A_1^2}{A_2^2} = \frac{S_2}{S_1} = \frac{r_2^2}{r_1^2}$$

所以

$$\frac{A_1}{A_2} = \frac{r_2}{r_1}$$

即球面波的振幅与离开波源的距离成反比，可以令振幅在距波源单位距离处为 A_0，所以推出球面波的波动方程为

$$y = \frac{A_0}{r}\cos\left[\omega\left(t - \frac{r}{u}\right) + \varphi_0\right]$$

（2-27）

案例2-6

听诊器的原理：

听诊器是19世纪法国医师林奈克发明的。以前的医生给病人看病时是把耳朵贴在胸前听的，不是很方便，听得也不是很清楚，特别是当病人比较胖时。林奈克就曾经遇到过这种情况，所以他开动脑筋制成了听诊器的雏形：长约30cm、两端各有一个喇叭的木质中空直管。后经过改进变成现在的形状，如图2-14所示。

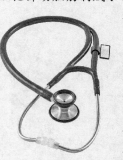

问题：

为什么使用听诊器能够清楚有效地听到身体内部传来的声音？

分析：

听诊器前端是一个面积较大的膜腔，体内脏器发出的声波鼓动膜腔而听诊器内的密闭气体随之振动，从而声波会传到塞进耳朵的那一端，由于耳朵处的管道面积小于膜腔处，听到的声波的振幅就比胸腔处大很多，因此利用它就可以比较清楚地听到声音，但声波的频率没有发生改变。听诊器有助于医生听诊静脉、动脉、心、肺、肠内部的声音，甚至可以听到母体内胎儿的心音。

图2-14 听诊器

第五节 波的干涉概述

一、惠更斯原理

微课2-2

波往前传播时，波动传到的质点又带动其周围的质点开始振动，起到的效果与波源类似，所以这些质点都可以看成是新的波源。荷兰物理学家惠更斯提出：在波的传播过程中，波动传到的每个点都可以看成是新的波源，往外发射子波。在其后的任一时刻，这些子波的包络面就是该时刻新的波前。这就是惠更斯原理（Huygens principle）。利用这个原理，只要已知某一时刻的波面就可以用画图的方法确定其余时刻的波面，从而解决了波的传播问题。利用这个原理不仅可以描绘球面波和平面波的传播（图2-15（a）、（b）），还可以解释波的衍射、散射、反射和折射等问题。如图2-15（c）所示，水波在传播过程中遇到一缝隙，则缝隙边缘处波的传播方向会发生改变，会绕到缝隙后面继续往前传播，这种现象称为衍射（diffraction）。

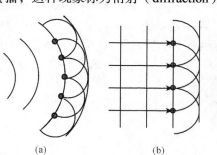
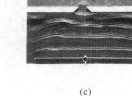

(a)　　　(b)　　　(c)

图2-15 惠更斯原理

笔记栏

二、波的叠加、波的干涉、驻波

（一）波的叠加

几列波在同一介质中传播时，在相遇区域内，任一质点的位移为各列波单独传播时在这点引起的分位移的矢量之和。在相遇后，各列波会保持自己原有的特性（如频率、波长、振动振幅等）不变，继续往前传播，不受其他波的影响，上述规律称为波的叠加原理（superposition principle of wave）。

（二）波的干涉

我们讨论最简单而又最重要的波的叠加情况。如有两列波振动方向相同、频率相同、相位差恒定，在空间相遇时，则空间内某些位置的合振动始终加强，而另一些位置的合振动始终减弱，这种现象称为波的干涉（interference of wave）。

上述三个条件称为相干条件，符合相干条件的波称为相干波（coherent wave），符合相干条件的波源称为相干波源（coherent sources）。

设有两个相干波源 S_1 和 S_2，其振动方程分别为

$$y_1 = A_1\cos(\omega t + \varphi_1)$$
$$y_2 = A_2\cos(\omega t + \varphi_2)$$

若这两个波源发出的波在同一介质中传播，分别经过 r_1、r_2 在空间某一点 P 相遇，则这两列波在 P 点的分振动方程分别为

$$y_{2p} = A_2\cos\left(\omega t + \varphi_2 - 2\pi\frac{r_2}{\lambda}\right)$$

其中，r_1、r_2 分别表示从 S_1 和 S_2 到 P 点的距离。根据波的叠加原理，P 点的实际振动应为这两个分振动的合成。又由于 P 点的两个分振动为同方向、同频率的振动且按余弦形式变化，则可知合振动仍可以写成余弦形式。合振动的振动方程为

$$y_p = y_{1p} + y_{2p} = A\cos(\omega t + \varphi)$$

其中合振幅和初相位分别为

$$
\begin{cases}
A = \sqrt{A_1^2 + A_2^2 + 2A_1A_2\cos\left(\varphi_2 - \varphi_1 - 2\pi\frac{r_2 - r_1}{\lambda}\right)} \\
\tan\varphi = \dfrac{A_1\sin\left(\varphi_1 - \dfrac{2\pi r_1}{\lambda}\right) + A_2\sin\left(\varphi_2 - \dfrac{2\pi r_2}{\lambda}\right)}{A_1\cos\left(\varphi_1 - \dfrac{2\pi r_1}{\lambda}\right) + A_2\cos\left(\varphi_2 - \dfrac{2\pi r_1}{\lambda}\right)}
\end{cases}
\tag{2-28}
$$

由此可见，合振动的振幅不仅和两个分振动的振幅有关，还和两列波在 P 点的分振动相位差有关

$$\Delta\varphi = \varphi_2 - \varphi_1 - 2\pi\frac{r_2 - r_1}{\lambda} \tag{2-29}$$

由上式可知，$\Delta\varphi$ 和时间无关，所以任一点的合振幅也与时间无关。因此，相遇区域内的波的强度呈现出不随时间变化的稳定的空间分布：某些点的振动始终加强，某些点的振动始终减弱。由式（2-28）知：

（1）符合以下条件：$\Delta\varphi = \pm 2k\pi$，$k = 0,1,2,\cdots$ 时的空间各点，合振幅最大，即 $A = A_1 + A_2$，振动加强。

（2）符合以下条件：$\Delta\varphi = \pm(2k-1)\pi$，$k = 0,1,2,\cdots$ 时的空间各点，合振幅最小，即 $A = |A_1 - A_2|$，振动减弱。特别地，当 $A_1 = A_2$ 时，$A = 0$，质点不振动。

（3）不符合以上两个条件的空间各点，合振幅介于最大和最小值之间。

如果考虑初相位相同的相干波源，则上述条件可以简化为

$$
\begin{cases}
\delta = r_2 - r_1 = \pm k\lambda,\ k = 0,1,2,\cdots\ \text{时}\ A = A_1 + A_2\text{，振动加强} \\
\delta = r_2 - r_1 = \pm(2k-1)\dfrac{\lambda}{2},\ k = 0,1,2,\cdots\ \text{时}\ A = |A_1 - A_2|\text{，振动减弱}
\end{cases}
\tag{2-30}
$$

式中，δ 表示两列相干波从各自波源到达 P 点时所经过的路程之差，称为波程差。图 2-16 为 S_1 和 S_2 两同相相干波源发出的波在空间相遇时发生干涉现象。

例 2-3　两个相干的平面简谐波波源位于 x 轴上 A、B 两点，相距 20 m，两波的振幅相等 $A_1=A_2=10$ cm，频率都是 100 Hz，初相位差为 0，波速为 200 m·s^{-1}，如图 2-17 所示：它们在相遇区域内会产生干涉现象，已知 A、P 之间距离为 4 m。试问 P 点处合振动的振幅为多少？

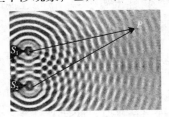
图 2-16　水波干涉现象

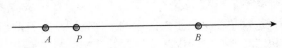
图 2-17　例题 2-3 示意

解： 两列波在 P 处的分振动的相位差为

$$\Delta\varphi = \varphi_2 - \varphi_1 - 2\pi\frac{r_2-r_1}{\lambda}=0-2\pi\frac{16-4}{2}=-12\pi$$

此为 π 的偶数倍，所以 P 点合振动加强，振幅为 $A=A_1+A_2=20$ cm。

（三）驻波

两列振幅、振动频率相同，相位差恒定的波在同一直线上相向传播时发生的叠加现象，称为驻波（standing wave）。它是干涉的特例，如图 2-18 所示。可以定量描述驻波。设这两列波分别沿 ox 轴正向和负向传播，波动方程分别为

$$y_1 = A\cos 2\pi\left(vt - \frac{x}{\lambda}\right)$$

$$y_2 = A\cos 2\pi\left(vt - \frac{x}{\lambda}\right)$$

则两列波相遇时质点的位移为

$$y = y_1 + y_2 = A\cos 2\pi\left(vt - \frac{x}{\lambda}\right) + A\cos 2\pi\left(vt + \frac{x}{\lambda}\right)$$

经过数学处理可得

$$y = 2A\cos 2\pi\frac{x}{\lambda}\ \cos 2\pi vt \qquad (2\text{-}31)$$

此式称为驻波方程。可见在相遇区域内，各个质点都在做振幅为 $\left|2A\cos 2\pi\frac{x}{\lambda}\right|$、频率为 v 的简谐振动，振幅随质点位置的不同而变化。图 2-18 给出了几个特殊时刻的驻波波形。实线为叠加的结果。其中"•"的位置质点始终静止不动，称为波节（wave node），$\cos 2\pi\frac{x}{\lambda}=0$，则

$$x = \pm(2k-1)\frac{\lambda}{4} \quad (k=0,\ 1,\ 2,\ \cdots) \qquad (2\text{-}32)$$

为波节的位置坐标。而在"o"的位置，质点具有最大振幅，称为波腹（wave loop）。因为 $\left|\cos 2\pi\frac{x}{\lambda}\right|=1$，则

$$x = \pm k\frac{\lambda}{2} \quad (k=0,\ 1,\ 2,\ \cdots) \qquad (2\text{-}33)$$

为波腹的位置坐标。其余各点的振幅介于零和最大值之间。

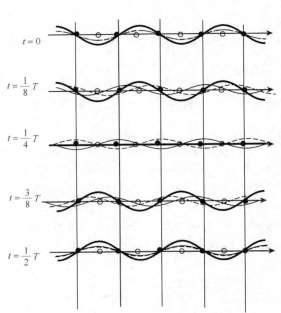
图 2-18　不同时刻的驻波图形

习 题 二

2-1 什么样的振动可以称为简谐振动？请举出几个简谐振动的例子。

2-2 对于一个在做简谐振动的弹簧振子，假如需要提高它的振动频率，可以采取什么措施？

2-3 一个质点在 ox 轴上做简谐振动，初始时刻在正的最大位移处，问此简谐振动的初相位为多少？（可用公式计算或图示法得到）

2-4 一物体在竖直方向上做简谐振动，振动方程为

$$y = 10\cos\left(20\pi t + \frac{\pi}{2}\right) \text{ cm}$$

请问：

（1）其振动角频率，周期、初相位分别为多少？

（2）写出其速度、加速度表达式，其在初始时刻的振动速度及加速度分别为多少？

（3）物体从初始位置起到 $y = 5$ cm 处所需要的最短时间为多少？

（4）设物体质量为 m，系统的总能量为多少？何位置处其动能和势能一样大？

2-5 如图 2-19 所示，试证明当 α 角很小时，单摆小球的运动也是简谐振动，其角频率为 $\omega\sqrt{\dfrac{g}{l}}$。当世界上还没有理想的计时器时，曾经有人用单摆来测量人的脉搏，调节悬着小球的线的长度，使其摆动的频率和人的脉搏的频率一致，这时，就可以根据线的长度计算出脉搏的快慢。那么，假设一个人的脉搏为 80 次／分，请问所用单摆的线的长度须为多少才合适？

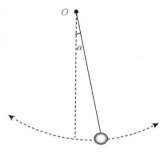

图 2-19 习题 2-5 示意

2-6 设有两个同方向、同频率的简谐振动，其振动方程分别为

$$y = 4\cos\left(2\pi t - \frac{\pi}{2}\right) \text{ cm}$$

$$y = 6\cos\left(2\pi t + \frac{\pi}{2}\right) \text{ cm}$$

求其合成振动的初相位以及振幅。

2-7 机械波形成的条件是什么？请举出几个机械波的例子。

2-8 当一列声波从水中进入空气时，其振动频率、振幅、波速和波长是否会发生改变？（设介质对波能量无吸收）

2-9 已知一平面简谐波的波动方程为

$$y(x,t) = 4\cos\left[4\pi\left(t - \frac{x}{2}\right) - \pi\right] \text{ cm}$$

试求其振幅、波长、周期和频率。

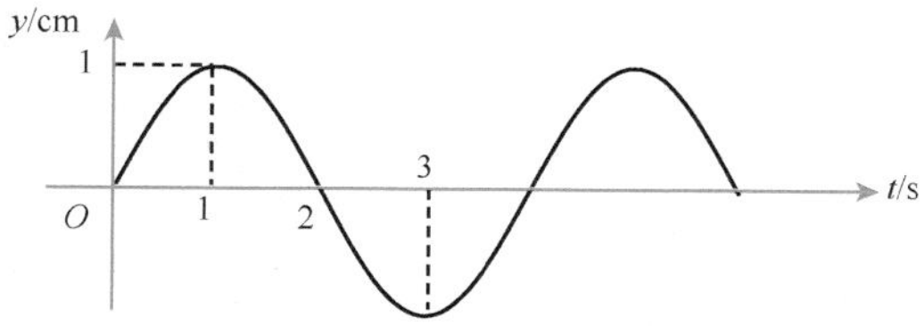

图 2-20 习题 2-10 示意

2-10 已知一波源的振动曲线如图 2-20 所示：

（1）请写出其振动方程；

（2）此波源位于坐标原点，波沿着正 x 轴方向传播，波长为 2m，请写出其波动方程；

（3）请画出 $t=3$ s 时的波的波形曲线（y 与 x 的关系图）。

2-11 已知一列平面简谐波沿着正 x 轴方向传播，在 $t = 0$ s 和 2 s 时刻的波形如图 2-21 所示：

已知 $T \geqslant 4$ s，求：（1）此波的波动方程；（2）原点 O 的振动方程。

2-12 试简述简谐振动能量和波动能量的区别和联系。

2-13 一点状波源，功率为 10 W，在一各向同性的介质中传播球面波，试问在距波源 1 m、2 m 处的波强分

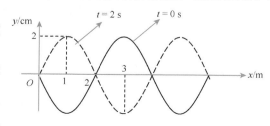

图 2-21 习题 2-11 示意

别为多少？（设介质对波能量无吸收）

2-14　窗户外有一施工地，在窗口处用噪声监测器来监测声强为 $100\ \mathrm{W\cdot m^{-2}}$，窗户面积为 $1.5\ \mathrm{m^2}$，则入户噪声功率为多少？

2-15　如图 2-22 所示，有两个相干波源 A_1 和 A_2，在同一介质中传播，振动方程分别为

$$y_1 = 10\cos(20\pi t)\ \mathrm{m}$$

$$y_2 = 5\cos\left(20\pi t + \frac{\pi}{2}\right)\ \mathrm{m}$$

当两列波在 P 点相遇时，要使合振动加强，则波速最大值为多少？

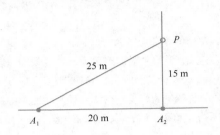

图 2-22　习题 2-15 示意

（王保芳）

第三章　声波和超声波

教学要求

1. 掌握声压、声强、声强级、响度级等描述声波的基本概念。
2. 熟悉听觉域、多普勒效应。
3. 了解超声波的性质、超声波的生物效应以及超声波的医学应用。

案例 3-1

从听诊器的使用到利用超声技术研究心脏的运动以及观察在母腹中的胎儿，都是利用声波的物理特性及其在传播过程中所遵循的一些规律来服务于人类的。

问题：

1. 声波有哪些物理特性？
2. 声波、超声波和次声波有什么区别？
3. 超声波在医学上有哪些应用？

频率在 20 ～ 20000 Hz 范围内的机械振动在弹性介质中所激起的纵波，能够引起人耳的听觉，这一频率范围内的弹性纵波称为声波（sound wave）。频率低于 20 Hz 的机械波称为次声波（infrasonic wave）。频率高于 20000 Hz 的机械波称为超声波（ultrasonic wave）。三者仅频率不同，无本质区别，但超声波和次声波都不能引起人耳的听觉。

第一节　声　　波

一、声波的物理特性

声波是一种可以在气体、液体和固体中传播的机械波，因此它具有机械波的特性，并遵守机械波的运动规律。声波的频率 ν、波长 λ 和波速 u 之间也存在着下列关系

$$u = \lambda\nu \qquad\qquad (3-1)$$

声波的频率 ν 由声源的频率所决定。在声源和观察者没有相对运动的情况下，观察者听到声音的频率就是声源的频率。声波的速度 u 主要取决于介质的弹性模量和密度，声波在固体中传播的速度最快，在液体中次之，在气体中最慢。除此之外，声速还受温度的影响，温度越高，声速越大。例如，在标准状态下的空气中，声速为 331 m·s^{-1}，但温度每升高（或降低）1℃，声速约增加（或减少）0.6 m·s^{-1}，因而同一声源的声振动在不同介质中传播形成声波的波长 λ 是各不相同的。

案例 3-2

声源常包含两个组成部分：一是振动体，二是共鸣（共振）机构。振动体发出声波，通过共鸣机构把声波传到介质中去。例如，六弦琴的弦是振动体，下面的空箱是共鸣机构；人的声带是振动体，鼻腔和口腔起到共鸣的作用。

问题：

1. 声音有哪些基本特征？
2. 为何用不同的乐器演奏同一个调子，听起来的韵味不同？

分析：

声音有三个基本特征：频率（专指基频）、振幅和倍频成分。基频给人耳的感觉是声调的高低。振幅的大小给人耳以声音强弱的感觉。倍频成分决定声音的品色，通常称为音色。一般乐器所发出的声波都是由一个基频和若干个倍频的纯音合成的复杂波。不同的乐器演奏同一个调子时，它们所发出来的声波中基频成分相同，但因乐器的共鸣结构不同，故倍频成分不同，所以听起来的韵味不同。

笔记栏

二、声压和声强

（一）声压

声波在介质中传播时，介质的密度会发生变化，使得介质中各点的压强也发生变化。如果考虑空气介质中的一个小体积元，当空气密集时受到压缩，会造成压强有所增大，高于大气压；当空气稀疏时发生膨胀，会造成压强有所减小，低于大气压。由此可见，周期性的声振动在空气介质中传播形成声波时，空气介质中的各体积元的空气密度随质点的振动作周期性变化，在介质中形成一些交替变化的疏密区域，使声波传播的区域内空气压强发生周期性的变化，时而增大，时而减小。在介质中，有声波传播时的压强与没有声波传播时的静压强的差值，称为声压（sonic pressure），用 P 表示。显然声压随时间作周期性变化。

设声波为平面简谐波，在均匀液体或气体中无衰减地沿 x 轴正方向传播，则声波的波动方程为

$$y = A\cos\left[\omega\left(t - \frac{x}{u}\right) + \varphi\right]$$

对上式求偏微分，得声场中质点的振动速度为

$$v = \omega A\cos\left[\omega\left(t - \frac{x}{u}\right) + \varphi + \frac{\pi}{2}\right] \tag{3-2}$$

可以证明介质中某点声压的变化规律为

$$P = \rho u\omega A\cos\left[\omega\left(t - \frac{x}{u}\right) + \varphi + \frac{\pi}{2}\right] \tag{3-3}$$

可见，声波既可以用机械波的波动方程表示为位移波，也可以用声压方程表示为压强波，两者之间存在 π/2 的相位差。式（3-2）和式（3-3）中，u 为声波的传播速度，即声速；ρ 为介质的密度。比较两式可得

$$P = \rho uv$$

令 $P_m = \rho u\omega A = \rho uv_m$，称其为声压幅值，简称声幅。我们通常所说的声压大多指的是声压的有效值，即有效声压

$$P_e = \frac{P_m}{\sqrt{2}}$$

（二）声阻抗

声阻抗（acoustic impedance）用来表征介质传播声波的能力，是用声压和声场中介质的振动速度之比来表示介质力学特征的物理量。其数学定义式为

$$Z = \frac{P}{v} = \frac{P_m}{v_m} = \rho u \tag{3-4}$$

由此可见，声阻抗与声介质密度和声传播速度密切相关。这是医学超声成像的基本理论依据之一。在国际单位制中，声阻抗的单位是 $kg \cdot m^{-2} \cdot s^{-1}$，或 $Pa \cdot s \cdot m^{-1}$。

表 3-1 列出了几种不同介质中的声速、密度和声阻抗。

表 3-1 几种不同介质中的声速、密度和声阻抗

介质	声速 u / (m·s^{-1})	密度 ρ / (kg·m^{-3})	声阻抗 ρu / (kg·m^{-2}·s^{-1})
空气（0℃）	3.32×10^2	1.29	4.28×10^2
空气（20℃）	3.44×10^2	1.21	4.16×10^2
水（20℃）	14.8×10^2	988.2	1.48×10^6
脂肪	14.0×10^2	970	1.36×10^6
脑	15.3×10^2	1020	1.56×10^6
肌肉	15.7×10^2	1040	1.63×10^6
密质骨	36.0×10^2	1700	6.12×10^6
钢	50.5×10^2	7800	39.4×10^6

（三）声强

声强（intensity of sound）就是声波的平均能流密度，即单位时间内通过垂直于声波传播方向的单位面积的声波能量。根据波的强度，声强为

$$I = \frac{1}{2}\rho u \omega^2 A^2 = \frac{1}{2}Z v_m^2 = \frac{P_m^2}{2Z} = \frac{P_e^2}{Z}$$

(3-5)

式（3-5）表明，声强与声幅的平方成正比，与声阻抗成反比。

（四）反射与折射

声波在传播的过程中遇到两种声阻抗不同的介质界面时，会发生反射和折射。反射波的强度与入射波的强度之比，称为强度反射系数，用 α_{ir} 表示。透射波的强度与入射波的强度之比，称为强度透射系数，用 α_{it} 表示。α_{ir} 和 α_{it} 由入射角和介质的声阻抗的大小决定。对于垂直入射的情况，由理论可证明

$$\alpha_{ir} = \frac{I_r}{I_i} = \left(\frac{Z_2 - Z_1}{Z_2 + Z_1}\right)^2$$

(3-6)

$$\alpha_{it} = \frac{I_t}{I_i} = \frac{4Z_1 Z_2}{(Z_2 + Z_1)^2}$$

(3-7)

可见，强度反射系数和强度透射系数的大小与界面两侧的声阻抗差有关。当两种介质声阻抗相差较大时，反射较强，透射较弱；当两种介质声阻抗相近时，透射较强，反射较弱。

案例 3-3

利用超声波对人体进行扫描检查或治疗时，医生需要在受检者的皮肤和超声探头表面涂抹一层耦合剂。

问题：

涂抹一层耦合剂的目的是什么？

分析：

在超声检查或治疗中，如果超声波经由空气传入人体，则强度反射系数为

$$\alpha_{ir} = \frac{I_r}{I_i} = \left(\frac{Z_2 - Z_1}{Z_2 + Z_1}\right)^2 = \left(\frac{0.0004 \times 10^6 - 1.63 \times 10^6}{0.0004 \times 10^6 + 1.63 \times 10^6}\right)^2 = 0.999$$

说明进入人体的超声波强度只为入射强度的 0.001，即 0.1%。这是因为空气与液体、固体的声阻抗相差很大，反射系数很大，超声波很难从空气进入人体，谈不上诊断或治疗作用。所以在做超声检查或治疗时，需要在超声探头表面和皮肤涂抹油类物质或液体等耦合剂，排除探头与体表间的空气，使超声波尽量透射入人体内。如果超声波经蓖麻油（声阻抗为 1.36×10^6 kg·m^{-2}·s^{-1}）传入人体，强度反射系数为

$$\alpha_{ir} = \frac{I_r}{I_i} = \left(\frac{Z_2 - Z_1}{Z_2 + Z_1}\right)^2 = \left(\frac{1.36 \times 10^6 - 1.63 \times 10^6}{1.36 \times 10^6 + 1.63 \times 10^6}\right)^2 = 0.008$$

说明进入人体的超声波强度为入射强度的 0.992，即 99.2%。可见，使用蓖麻油后，超声波能顺畅且不失真地进入人体，从而达到诊断或治疗的作用。

三、听觉域和声强级

案例 3-4

正常人耳对声波的反应是非常灵敏的，对于 1000 Hz 声波产生听觉的最小声强刺激量仅需约 10^{-12} W·m^{-2}，而引起人耳痛觉的最小刺激量高达 1 W·m^{-2}，两者相差一万亿倍！可见人耳对声强变化的适应范围是非常大的。

问题：

引起人耳听觉和痛觉的最小刺激量相差 10^{12} 倍，人耳能把这样大的一个范围内的声音由弱到强地分辨出 10^{12} 个等级来吗？

（一）听阈 痛阈 听觉域

当声波传播抵达人耳时，人耳的生理功能将由声波引起的压强变化转变为听到的某种声响。要使人对声波引起听觉，不仅要有一定的频率范围，也有一定的强度范围。对每一个给定的可闻频率，声强都有两个限值。下限值是能够引起听觉的最小声强，称为听阈（hearing threshold）。低于下限值的声强，不会引起听觉。不同频率的声波听阈值不同，说明人耳对不同频率声波的灵敏度不同。在图 3-1 中，最下面的一条曲线表示正常人的听阈随声波频率而变化，称为听阈曲线。上限值是人耳能忍受的最高声强，称为痛阈（pain threshold）。高于上限值的声强，只能引起人耳痛觉。在图 3-1 中，最上面的一条曲线表示正常人的痛阈随声波频率而变化，称为痛阈曲线。由听阈曲线、痛阈曲线、20 Hz 线和 20000 Hz 线所围成的范围称为听觉域（auditory region）。

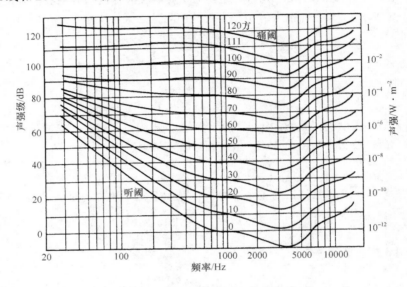

图 3-1 纯音的听觉域和等响曲线

（二）声强级

从图 3-1 可以看到，频率不同时，听阈值可以相差很大，人耳最为敏感的频率为 1000～5000Hz，这与人耳的结构有关。另外，在最为敏感的频率范围内，听阈和痛阈的差值很大，以 1000Hz 的声波为例，听阈和痛阈声强之差约为 10^{12} 倍。事实上，人耳不能把频率如此大范围内的声音由弱到强地分辨出 10^{12} 个等级来。在声学中通常采用对数标度来表示声强的等级，称为声强级（sound intensity level），单位是贝尔（bel，B）或分贝（dB），1 B = 10 dB。通常取 1000 Hz 声音的听阈值 $I_0=10^{-12}$ W·m^{-2} 作为标准参考声强，任一声波的声强 I 与标准参考声强 I_0 的比值的常用对数，即为该声波的声强级，用 L 表示为

$$L=\lg\frac{I}{I_0}(\text{B})=10\lg\frac{I}{I_0}(\text{dB})\qquad(3\text{-}8)$$

例 3-1 某种马达开动时产生的噪声声强为 10^{-7} W·m^{-2}，问其声强级为多少分贝？若同时开动同类马达两台，此时噪声的声强级又是多少分贝？

解 开动一台马达时，噪声的声强级为

$$L_1=10\lg\frac{I}{I_0}=10\lg\frac{10^{-7}}{10^{-12}}=50(\text{dB})$$

同时开动两台同样的马达时，噪声的声强级为

$$L_2=10\lg\frac{2I}{I_0}=10\lg2+10\lg\frac{10^{-7}}{10^{-12}}=3+50=53(\text{dB})$$

由此可见，多个声源同时发声时，总的声强为各声波声强之和，而总的声强级并不等于它们的声强级之和。

（三）响度　响度级

声强、声强级是根据声波的能量来确定的，都是描述声能的客观物理量，并不能完全反映人耳感觉到的声音强弱。人耳主观感觉到的声音响亮（强弱）程度称为响度（loudness），它取决于声音的强度和频率。声强或声强级相同，但频率不同的声音，其响度可能相差很大。而频率不同、强度也不同的声音，却可能具有同等的响度，即等响。为了区别各种不同声音响度的大小，选用1000 Hz声音的响度作为标准，将其他频率声音的响度与此标准相比较，只要它们的响度相同，就具有相同的响度级（loudness level）。响度级的单位是方（phon）。显然，对1000Hz的声音来说，响度级在数值上就等于它的声强级。

将频率不同、响度级相同的各对应点连成一条曲线，构成等响曲线。图3-1中画出了不同响度级的等响曲线。听阈曲线是响度级为0方的等响曲线，痛阈曲线是响度级为120方的等响曲线。

> **案例 3-5**
>
> 叩诊与听诊是临床物理诊断的基本方法。叩诊是指利用叩打患者的某些部位产生回声，依据回声的频率、振幅等来进行诊断。听诊是利用听诊器诊听体内音，听诊器的作用就是将人耳与待听音部位连接起来，增大声音的响度，从而得到正确的诊断。
>
> **问题：**
>
> 叩诊和听诊作为临床物理诊断的基本方法，在实际使用时可能存在的问题是什么？
>
> **分析：**
>
> 使用叩诊和听诊进行诊断，往往会因为人耳听觉特性和判断的不同，以及听诊时的位置、叩诊时使用的力度等因素，诊断的结果带有一定的主观色彩。以心音为例，心音频谱范围为0～1000 Hz，一般来说20 Hz以下的心音是听不到的，再考虑到医生在诊断上的差异，心音听诊会带有一定的主观性和经验性。使用心音图机记录心音，对心音诊断有显而易见的优点。

四、多普勒效应

> **案例 3-6**
>
> 多普勒，奥地利数学家、物理学家。1842年的某一天，他经过铁路交叉处，恰有一辆火车从他身边经过，他发现火车迎面而来时音调比静止时高，而火车离去时音调比静止时低。他对这个物理现象感到极大兴趣，并进行了研究。
>
> **问题：**
>
> 1. 什么是多普勒效应？
>
> 2. 多普勒效应在医学上有哪些应用？

前面所涉及的声波，无论是声源还是观察者相对于介质都是静止的。当声源或观察者两者之中至少有一个相对于介质是运动的，观察者接收到的频率与声源发出的频率就会不同，这种现象称为多普勒效应（Doppler effect）。

设声源与观察者在它们之间的连线上运动，声源和观察者相对于介质的运动速度分别为 v_S 和 v_0，声源发出的声波频率为 ν，观察者所接收到的频率为 ν'，声波在介质中的传播速度为 u。下面分不同情况来研究多普勒效应。

（一）声源静止，观察者运动

在这种情况下，$v_S = 0$、$v_0 \neq 0$，且 $v_0 < u$，声源发出频率为 ν、波长为 λ 的声波。若观察者朝着声源运动，相当于声源发出的声波以速度 $u' = u + v_0$ 通过观察者。观察者接收到的频率 ν' 为

$$\nu' = \frac{u'}{\lambda} = \frac{u + v_0}{u}\nu \tag{3-9}$$

若观察者背离声源运动，相当于声源发出的声波以速度 $u' = u - v_0$ 通过观察者。观察者接收到

的频率 ν' 为

$$\nu' = \frac{u'}{\lambda} = \frac{u - v_0}{u}\nu \qquad (3\text{-}10)$$

可见，在观察者运动情况下，频率的改变是由观察者接收到的波数增加或者减少造成的。

（二）观察者静止，声源运动

在这种情况下，$v_0 = 0$、$v_s \neq 0$，且 $v_s < u$，声源发出频率为 ν、波长为 λ 的声波。若声源朝着观察者运动，当声源发出的声波传播一个周期的距离 uT 时，声源已朝着观察者运动了 v_sT 的距离，相当于观察者接收到的声波波长缩短为

$$\lambda' = \lambda - v_sT = uT - v_sT = (u - v_s)T$$

声波在介质中的传播速度不变，则观察者接收到的频率 ν' 为

$$\nu' = \frac{u}{\lambda'} = \frac{u}{u - v_s}\nu \qquad (3\text{-}11)$$

若观察者背离声源运动，相当于观察者接收到的声波波长伸长为

$$\lambda' = \lambda + v_sT = uT + v_sT = (u + v_s)T$$

观察者接收到的频率 ν' 为

$$\nu' = \frac{u}{\lambda'} = \frac{u}{u + v_s}\nu \qquad (3\text{-}12)$$

可见，在声源运动情况下，频率的改变是由波长的缩短或者伸长造成的。

（三）声源和观察者同时运动

综合上面两种情况，当声源和观察者同时运动时，观察者接收到的频率 ν' 为

$$\nu' = \frac{u'}{\lambda'} = \frac{u \pm v_0}{u \mp v_s}\nu \qquad (3\text{-}13)$$

当观察者朝着声源运动时，v_0 取 $\pm$ 中的正号；当观察者背离声源运动时，v_0 取 $\pm$ 中的负号。当声源朝着观察者运动时，v_s 取 $\mp$ 中的负号；声源背离观察者运动时，v_s 取 $\mp$ 中的正号。

从以上分析可以很容易得知，当声源与观察者相互靠近时，$\nu' > \nu$；当声源与观察者相互远离时，$\nu' < \nu$。当 $v_s = -v_0$ 时，声源和观察者相对静止，观察者接收到的频率仍为声源发出的声波频率。

若声源与观察者不在它们之间的连线上运动，设声源的速度方向与连线的夹角为 β，观察者的速度方向与连线的夹角为 θ。在这种情况下，应将 v_0 和 v_s 在连线上的分量代入式（3-13）进行计算。由此，观察者所接收到的频率 ν' 可表达为

$$\nu' = \frac{u \pm v_0 \cos\theta}{u \mp v_s \cos\beta}\nu \qquad (3\text{-}14)$$

上式为多普勒效应的一般形式。正负号的使用情况同式（3-13）。

由以上式子可以得到多普勒效应的所有表现。

多普勒效应是波动所共有的现象，利用这一现象可以准确地确定物体的运动速度，在医学上可以用来测量血液的流动速度。

第二节 超声波

微课 3-1

> **案例 3-7**
>
> 现在我们知道，蝙蝠并不是靠眼睛和鼻子来辨别方向，而是靠发射一种人类听不见的超声波，然后接收反射回来的超声波来判断飞行方向和距离的。人们受蝙蝠的启发，制成现代的无线电雷达和超声雷达。除此之外，超声波在医学、军事、工业和农业上都有很多应用。
>
> 问题：
>
> 1. 超声波是如何产生和传播的？
> 2. 为什么可以用超声波来辨别方向、判断距离呢？
> 3. 超声波有哪些主要特性？超声波在医学中的主要应用有哪些方面？

笔记栏

一、超声波的产生与接收

为了研究和应用超声波，需要有人工的超声源和接收器，常用的超声波发生器由两部分组成：一部分是高频脉冲发生器，另一部分是压电式换能器，如图 3-2 所示。

高频脉冲发生器用于产生超声频电振荡，换能器将电磁能转换为机械能。常用的脉冲回波法，频率选择在 1 ～ 15 MHz，在满足探测要求的条件下，尽可能采用较高的频率，以获得较高的分辨率。大多数超声诊断仪采用脉冲式，即振荡是间歇式的，每隔一定时间重复一次。每秒重复的次数，称为重复频率（约 1000 s⁻¹）。

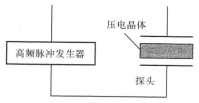

图 3-2　超声波发生器示意图

在医学上常用的换能器为压电式换能器，也叫探头，它是利用某些晶体（如石英、钛酸钡、酒石酸钾钠等）的压电效应制成的。在这些晶体的特定方向上相对的两个表面加以压力或张力，使之厚度发生变化时，这两个面上就出现等量异号的电荷。晶体受压或受拉时，在表面出现的电荷极性相反。在一定范围内，受力越大，所产生的电荷越多。当晶体受到变化的压力和张力交替作用时，晶体的两表面产生同样规律的电荷变化，以致产生电压变化，这种现象称为正压电效应（direct piezoelectric effect）；反之，当晶体的两表面加上变化的电压时，晶体的厚度将根据电场的方向而变化，会伸长或缩短，这种现象称为逆压电效应（converse piezoelectric effect）或电致伸缩（electrostriction）。

将超声频电振荡加在压电晶体的两面上，则晶体将作超声频的机械振动并向外传播，形成超声波。如果把超声波作用在晶体的两表面，则两面间将出现超声频电压信号，经放大处理，可以检测超声波。将压电晶体相对的两表面镀上薄银层，焊上导线作为电极，就构成了一个简单的探头，既可以发射超声波也可以接收超声波。

案例 3-8

蝙蝠发出的超声波的波长约为 0.005 m，在飞行时每秒钟发出大约 30 个超声信号，在接近障碍物 1 m 时，增加到每秒钟 60 个信号。蝙蝠是靠超声波来"看"世界的！

蝙蝠根据回声的方向和回传时间，便可以知道周围环境的精确图像。人们根据蝙蝠"看"事物的原理，发明了声呐探测器，用来测量水深。船只上的发射器先向海底发射超声波，再由另一些仪器接收和分析反射回来的信息，从而得到整个海床的面貌，为海洋勘探和船只的安全航行提供非常重要的信息。

二、超声波的性质

超声波具有声波的通性，与声波的传播速度相同，并遵守反射、折射定律。由于超声波的频率高、波长短，因而超声波还具有一系列的特性。

（一）方向性好

超声波由于频率高、波长短，因而衍射现象并不明显，较易得到定向而集中的超声波束，所以具有类似光波的直线传播性质，具有很好的方向性。超声波良好的方向性能在医学探测、超声通信和军事侦察时起到很好的定位作用。另外，超声波和光波一样，可用适当的方法会聚和发散。

（二）穿透本领强

声波的强度与频率的平方成正比，所以在振幅相同时，超声波比普通声波具有更大的能量，即超声波的强度大（功率大），穿透本领强。超声波在介质中传播时，其强度衰减与声特性阻抗成负相关，与频率成正相关。一般说来，超声波较容易穿透固体和液体，对固体和液体具有很强的穿透本领；而在气体中，超声波强度很快被减弱。利用超声的这一特点，超声波常作为通信和侦察手段用于探测水中的鱼群、暗礁、潜艇和沉船等。在人体中，超声波容易穿透水、脂肪和软组织，而不易穿透空气、骨骼和肺组织。当超声波的频率提高时，有助于提高分辨率，但穿透本领下降。

（三）能引起明显的反射

超声波在传播时遇到线度比其波长大数倍的界面时会发生反射。超声波波长短，所以即使是较小的反射体，如钢件中的气泡、人体组织中的病变，都能引起明显的反射。这是获取超声图像的重要手段之一。

三、超声波的生物效应

高频大功率超声波束通过介质时，还会对介质产生一系列特殊作用。

（一）机械效应

机械效应（mechanical effect）是超声波最基本的原发效应。超声波在介质中传播时，介质中的粒子做受迫高频振动，使介质质点的位移、速度、加速度以及介质中的应力分布等分别达到一定数值（如加速度可达重力加速度的几十万倍甚至几百万倍）。高强度的超声波在人体中传播时，剪应力会对细胞和组织结构产生直接的效应。超声波的机械作用在医学上可用于碎石和牙齿清洗，在药学上可用于制备乳剂等。

（二）热效应

当超声波在介质中传播时，将有部分能量被介质吸收而转化为热量，引起介质温度的升高，称为热效应（thermal effect）。产生热效应的大小取决于介质的吸收系数、超声波的强度以及照射时间。超声波在生物组织中传播时，大部分损耗掉的能量由蛋白质分子经各种弛豫过程所吸收。超声波的热作用早已用于临床医疗，它作为加温治疗癌症的一种热源而受到重视。

（三）空化效应

当高频大功率的超声波在液体中传播时，液体中产生超声频率的疏密变化，稠密区受压，稀疏区受拉。因为液体承受拉力的能力很差，在受拉时，特别是在稀疏区含有杂质和气泡处，液体将被拉裂出现许多微小的空腔。空腔存在的时间很短暂，当受压时，空腔迅速闭合，产生局部高压（可达几千至几万个大气压）、高温和放电现象，称其为空化效应（cavitation effect）。空化效应产生的温度升高或施加的机械力会影响生物系统，常用在清洗、雾化、乳化以及促进化学反应方面。在超声波的许多应用中，空化效应极为重要。

（四）声流效应

发生声流效应时，溶液中的细胞处于不均匀的声场中，细胞会受到一个切向力的作用，可导致细胞聚集或散开，使细胞拉伸、扭曲、损伤或破裂，甚至引起组织撕裂。

超声波可用于细胞或亚细胞水平的研究。当其照射血液后会出现红细胞缗钱状排列的聚集体、异型及大小不等的红细胞增加、淋巴细胞及嗜酸性粒细胞减少等现象。在分子水平的生物学效应包括对DNA的解聚作用等，超声波可以分裂各种多糖和单糖、核酸，使氨基酸脱胺和分裂氮氢键等。超声波还能改变维生素、酶和激素的活力及功能。

（五）触变效应

超声波能引起生物组织物理或化学性质改变，如血液黏度降低、血浆变稀等。

（六）弥散效应

超声波的弥散效应（dispersive effect）能增加半透膜的渗透作用，使代谢加快，有利于药物进入病菌体内。

知识链接

超声波的应用研究：

1. 利用超声波导入鱼病疫苗：我国在世界上首次利用超声波导入鱼病疫苗获得成功。超声免疫法利用超声波能有效增加生物肌体皮肤和肌肉等组织通透性的原理，以传统的浸泡法为基础，通过超声作用显著提高进入鱼类肌体的疫苗数量，取得了十分理想的免疫保护效果，较传统方法接种速度提高 10 倍。

2. 利用超声波技术促进食品干燥脱水：日本科研人员研究利用超声技术对食品进行干燥。超声波能够增加食品中水分的移动速度，加速食品脱水。用超声波和太阳能、温风形成的干燥系统，可将谷物糖浆、番茄沙司、液蛋等干燥，水分从 5% ～ 7% 干燥至 0.5%。干燥时间短、热量消耗少。

3. 利用超声波去除多余的脂肪：美国研究人员在墨西哥志愿者身上试验了一种新装置，该装置利用超声波破坏脂肪组织，但又不会对皮肤造成损害。试验结果表明，该装置不会引起皮肤或皮下细胞组织严重的炎症，也不会造成像血管脂肪性栓塞这样严重的并发症。

第三节 超声波的医学应用

超声波的医学应用有超声诊断、超声治疗和生物组织超声特性研究三个方面。

案例 3-9

超声波已广泛用于临床的诊断和治疗，尤其是超声诊断，它是超声技术、电子技术和计算机技术或全息技术相结合而应用于临床医学的一种诊断方法。

在现代医学影像学中，超声诊断与 CT、X 射线、核医学、磁共振并驾齐驱，互为补充。它以强度低、频率高、对人体无损伤、无痛苦、显示方法多样而著称，尤其对人体软组织的探测和心血管脏器的血流动力学观察有其独到之处，具有操作方便、安全、无损伤等优点。超声诊断技术发展很快，现已有多种超声诊断仪供临床应用。

问题：

1. 超声诊断的物理学基础是什么？

2. 超声诊断的优点有哪些？

3. 各种超声诊断仪的作用有何不同，如何选用？

超声诊断的基本原理是：超声波在人体内传播时，由于人体各种组织有声学的特性差异，超声波在两种不同组织界面处产生反射、折射、散射、绕射、衰减以及声源与接收器相对运动产生多普勒频移等物理特性。超声诊断的物理基础主要是利用界面上形成不同的反射波，称为回波。超声回波信息主要利用：①大界面造成的反射波；②小粒子引起的散射波；③生物组织对声能吸收导致的回波幅值衰减。由于人体组织或器官的形状、位置和声阻抗的变化，回波的位置和强弱也发生相应的改变，临床上就可以根据超声图像进行诊断。下面简要介绍医学上常用的超声诊断仪的原理。

一、A 型超声诊断仪

A 型超声诊断仪，亦即幅度调制显示（amplitude modulation display）型超声诊断仪。它是以回波幅度调制显示为基础的。超声换能器探头以固定位置和固定方向对人体进行探查，由于体内不同组织和脏器的声阻抗不同，因而在界面上就形成回波。把每个回波脉冲经放大处理后加于示波器的垂直偏转板上来显示回波的波形，荧光屏的纵轴代表回波脉冲的幅度。再在水平偏转板上加一扫描电压，就可以把所有的回波以脉冲幅度形式按时间的先后在荧光屏的水平方向上显示出来，荧光屏的横轴代表不同组织界面距体表的深度，如图 3-3 所示。界面两侧介质的声阻抗相差越大，其回波的幅度也越大；每遇到一个界面，

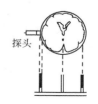

图 3-3 A 型超声诊断仪原理示意

都产生一个回波脉冲，界面离探头越远，回波往返时间就越长。回波脉冲幅度提供了反射界面种类的信息，各回波脉冲与始波的时间间隔提供了各反射面的深度信息。这样可根据回波出现的位置、回波幅度的大小、回波的形状、多少和有无等，来诊断受检查者的组织是否病变。

临床上常用此法测量组织界面的距离、脏器的径线，探测肝、胆、脾、肾、子宫等脏器的大小和病变范围，也用于眼科及颅脑疾病的探查。A 型超声诊断仪仅能提供体内脏器组织的一维信息，不能显示整个脏器的形状。目前，A 型超声的许多诊断项目已逐渐被 B 型超声所取代。然而对于脑中线的探测、眼轴的测量、浆膜腔积液的诊断、肝脓肿的诊断以及穿刺引流定位等方面，因其简便易行、价廉，仍有不可忽视的实用价值。

> **案例 3-10**
> 　　A 型超声诊断仪是最早应用于临床的超声设备，可用于许多科室，其中最具代表性的应用是脑中线位置的测量。一般正常人脑中线位置通过颅骨的几何中心，最大偏差 ≤ 0.3 cm。用双探头 A 型超声诊断仪测量，若脑中线偏移 > 0.3 cm，则应考虑有占位性病变。此法检查无痛苦，准确性高。虽然随着 B 型超声诊断仪的出现，A 型超声诊断仪逐渐被代替，但是 A 型超声诊断仪在组织的判别和确定、生物测量和生物组织检查方面都有很高的准确性和特异性。

二、B 型超声诊断仪

B 型超声诊断仪是在 A 型超声诊断仪基础上发展起来的一种辉度调制显示（brightness modulation display，BMD）型成像仪器。它能得到人体内部脏器和病变的二维断层图像，并且能对运动脏器进行实时动态观察。其基本原理与 A 型超声诊断仪相同，不同处有两点。

（1）辉度调制：回波不再以一定幅度的脉冲显示，而是将回波信号经放大处理后加于示波管的控制栅极，以改变栅极与阴极之间的电位差，从而改变辉度。回波以不同辉度的光点显示，光点的辉度与回波的强度成正比。屏上光点的位置表示相应反射界面的位置。

（2）显示断层声像：通过机械装置与电子学方法使深度扫描线与探头同步移动，显示在荧光屏上的是一个二维切面声像图，即二维超声断层图像，常称这种仪器为超声断层显像仪，如图 3-4 所示。

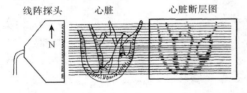

图 3-4　B 型超声诊断仪原理示意

目前大多数 B 型超声诊断仪采用相控多元线阵探头，依次发射、接受超声回波，代替单探头的移动，以达到快速成像的目的。

B 型超声诊断仪将从人体反射回来的回波信号以光点形式组成切面图像。此种图像与人体的解剖结构极其相似，故能比较直观地显示脏器的大小、形态、内部结构，并可将实质性、液性或含气性组织区分开来。B 型超声诊断仪是现代影像医学中占有重要地位的一种诊断仪器。

> **案例 3-11**
> 　　目前 B 型超声诊断已成为心脏病形态及功能状态评价的重要手段。B 型超声影像能显示心腔大小、瓣膜开启状态、心壁运动幅度及速度、心内及大血管内血流状态及异常分流和反流。对分析心脏病原因、病理及病理生理状态有重要价值，已成为心脏病诊断不可或缺的手段。图 3-5 是心脏模型断面 B 型超声的图像，从图中清晰可见左右心房、心室等心脏的主要结构。

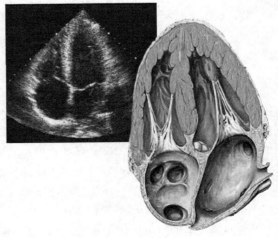

图 3-5　心脏模型断面 B 型超声图

案例 3-12

B 型超声诊断仪在临床医学方面的应用：

1. 在妇产科中的探测

可以显示胎头、胎体、胎位、胎心、胎盘、宫外孕、死胎、葡萄胎、无脑儿、盆腔肿块等，也可以根据胎头的大小估计妊娠周数。

2. 人体内部脏器的轮廓及其内部结构的探测

可以探测如肝、胆、脾、肾、胰和膀胱等外形及其内部结构；区分肿块的性质，如浸润性病变，往往无边界回声或边缘不齐，若肿块有膜，其边界有回声且显示平滑；也可显示动态器官，如心脏瓣膜的运动情况等。

3. 表浅器官内部组织探测

如眼睛、甲状腺、乳房等内部结构的探查和线度的测量。

B 型超声诊断仪存在的不足：

（1）显示的是二维切面图像，对脏器和病灶的空间构形和空间位置不能清晰显示。

（2）由于切面范围和探查深度有限，尤其扇扫时声穿较小，对病变所在脏器或组织的毗邻结构显示不清。

（3）由于它的穿透力弱，对骨骼、空气等很难到达深部，所以对含气空腔（胃、肠）和含气组织（肺）以及骨骼等显示极差，对成人颅脑的诊断也较 CT、X 射线弱。

三、M 型超声诊断仪

M 型超声诊断仪的显示原理类似于 B 型，也属于辉度调制型。它既有 A 型的特点，又有 B 型的特点。单探头以固定位置和方向对人体进行探测与 A 型相同，回波用光点显示与 B 型相同，不同之处是将扫描电压加在垂直偏转板上。所以，代表从不同界面反射回来的回波的光点在竖直方向上展开。目前 M 型超声诊断仪一般多用于观察和记录脏器的活动情况，特别适用于检查心脏功能，常称为超声心动图（ultrasonic cardiogram，UCG），如图 3-6 所示。它能够显示心脏的层次结构，测量瓣膜的活动速度、房室的大小、室间隔的厚度、主动脉和肺动脉的宽度及研究各种心脏疾病。图 3-7 是 UCG 所显示的二尖瓣前叶血流曲线。为了获得更多的诊断信息，可以将 M 型超声心动图与心脏的其他参数，如心电图、心音图和超声多普勒频谱图等同步显示。

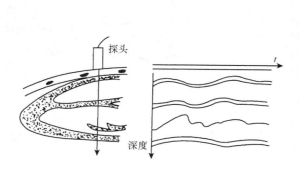

图 3-6　M 型超声诊断仪原理示意

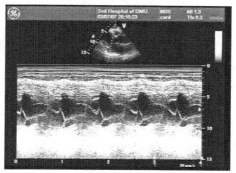

图 3-7　UCG 显示的二尖瓣前叶血流曲线

四、超声多普勒血流仪

图 3-8 是超声多普勒血流仪（ultrasound Doppler flowmeter，UDF）测量血流速度的原理图。图中 v 是血流速度，θ 是超声波传播方向与血流方向之间的夹角。探头由发射和接收超声波的两块晶片所组成。设作为静止声源的探头发射超声波的频率为 ν，血管中随血流以速度 v 运动着的红细胞接收到的频率为 ν'，即可用式（3-14）经简化后表示为

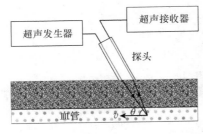

图 3-8　超声多普勒血流仪原理

$$v' = \frac{u + v\cos\theta}{u}v \qquad (3-15)$$

式中，u 为超声波在人体内的传播速度。

由红细胞反射回来的超声波被静止的探头接收，这些红细胞相当于以 v 运动着的声源，探头接收到的频率 v'' 为

$$v'' = \frac{u}{u - v\cos\theta}v' \qquad (3-16)$$

将式（3-15）代入式（3-16），得

$$v'' = \frac{u + v\cos\theta}{u - v\cos\theta}v \qquad (3-17)$$

探头发出的超声波频率与接收的回波频率之差，即多普勒频移 Δv 为

$$\Delta v = v'' - v = \frac{2v\cos\theta}{u - v\cos\theta}v \qquad (3-18)$$

式（3-18）中，因为 $u \gg v\cos\theta$，所以可略去，于是有

$$\Delta v = \frac{2v\cos\theta}{u}v \qquad (3-19)$$

或

$$v = \frac{u}{2v\cos\theta}\Delta v \qquad (3-20)$$

根据式（3-20），可以算出血管中血液的流动速度。

超声多普勒法分为连续波多普勒（continual wave Doppler）和脉冲波多普勒（pulse wave Doppler）。前者的缺点是没有距离分辨能力，在超声束方向上的所有多普勒信号总是重叠在一起；后者具有距离分辨能力，能够检测出某特定深度的多普勒信号，可用于心腔内部和大血管血流信号的检测。

五、彩色多普勒血流成像仪

彩色多普勒血流成像仪（color Doppler flow imaging，CDFI）属于实时二维血流成像技术。其彩色血流图像是显示在 B 超图像上，所以二维多普勒取样必须与 B 超的信息重合。由于脏器的 B

图 3-9

超图像是黑白的，所以血流必须用彩色，才能与脏器组织区分开来，如图 3-9 所示为一幅二尖瓣口的血流图像。CDFI 所反映的动态血流多普勒信号，用红色表示流向探头的正向血液流速，蓝色表示离开探头的反向血液流速，绿色表示方向复杂多变的湍流。血流速度越快者彩色越鲜亮，血流速度越慢者彩色越暗淡，可以由彩色的类型、鲜亮程度了解血流的状况，并且还能获得血流速度谱、平均速度、加速度、血流量、回波强度等多种指标。彩色多普勒血流成像仪是诊断心脏病的先进工具之一。

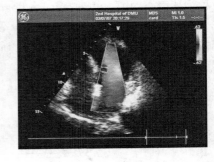

图 3-9　CDFI 显示的二尖瓣口血流图像

六、超声治疗

超声治疗主要是利用前面所讲述的超声的六种生物效应，图 3-10 给出了各种生物效应在超声治疗中的应用范围。

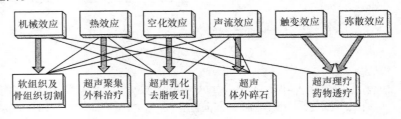

图 3-10　生物效应在超声治疗中的应用示意

由图 3-10 可见，超声治疗往往是利用超声的多种生物效应同时作用来治疗某一种疾病。下面

将重点介绍超声的机械效应、空化效应和热效应在临床上的一些应用。

（一）机械效应和空化效应在超声治疗中的应用

案例 3-13

　　超声白内障乳化手术是利用超声波的机械效应和空化效应，从 3 mm 切口将白内障乳化后吸出，再将软性折叠式人工晶体经切口植入眼球内，也可将硬性常规人工晶体由 5 mm 切口植入。

问题：

　　超声白内障乳化手术与常规白内障摘除手术相比较有什么优点？

分析：

　　超声白内障乳化手术与常规白内障摘除手术相比较的优点主要体现在：

　　（1）无需晶体成熟，避免了在等待中的种种不便与痛苦，提高了生活质量。

　　（2）手术时间短（仅几分钟），手术中无出血，切口小，并且为自封闭形成的，能保持正常眼压。

　　（3）手术控制更好，安全性高，术中对虹膜的拉动小，并发症少。

　　（4）术后炎症和散光少，更利于纠正或控制术后散光，有利于视力的恢复。

（二）热效应在超声治疗中的应用

　　超声作用于人体组织时产生的热效应是一种内生热。内生热的形成机制有三个方面：

　　（1）因能量转换而生热。

　　（2）在疏密交换的压力中生热。

　　（3）在不同组织界面上，因超声波的反射与入射波发生干涉而形成驻波，引起质点的摩擦而生热。

　　超声的热效应在临床上被用作物理治疗的一种手段，除常规的理疗之外，还可用来治疗癌症，研究表明癌细胞被加热到 $42 \sim 43$ ℃，保持 10 h 以上，癌细胞会失去活性而又不伤害周围的组织，降低了过去对测温和控温的要求。

（三）高强度聚焦超声

　　高强度聚焦超声（high intensity focused ultrasound，HIFU）是 20 世纪 90 年代后逐渐发展起来的一项新技术，实质上也是利用了超声的热效应。HIFU 的基本原理是将超声能量聚焦在靶组织上，靶组织吸收高强度的超声能量，在几秒内升到一定的温度而使病变坏死，如图 3-11 所示。这种技术可用于神经外科的深部肿瘤治疗；眼科的青光眼、泪腺癌的治疗；泌尿外科的前列腺摘除等。HIFU 技术在医学影像技术的配合之下，可将多束超声准确地聚焦在靶组织之上，强度可达 $1500 \sim 2000$ W·cm^{-2}。由于肿瘤组织的血流量低，不易散热，照射 $0.5 \sim 3$ s，局部温升即可达 $70 \sim 100$ ℃，造成蛋白固化，组织坏死，从而达到治疗的目的。

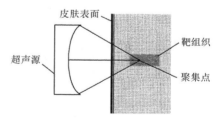

图 3-11　HIFU 治疗原理示意图

习 题 三

　　3-1　有人说 30 dB 的声音一定比 10 dB 的声音听起来要响。你认为怎样？

　　3-2　两个音叉在空气中产生同振幅的声波。一个频率是 256 Hz，另一个频率是 512 Hz，问哪一个音叉发出的声波强度大些？

　　3-3　由许多声源发至某一点的声波强度是各声波强度之和，如果有 5 个相同的喇叭同时广播，所测得的声强级较一个喇叭高出多少分贝？

　　3-4　在 20 ℃空气中，声强级为 120 dB 的声波的声压幅值是多少？它施于面积为 0.55×10^{-4} m^2 的耳鼓膜上的力是多少？

3-5 两种声音的声强级相差 1 dB，求它们的强度之比。

3-6 20 ℃ 时空气和肌肉的声阻抗分别为 4.16×10^2 kg·m^{-2}·s^{-1} 和 1.63×10^6 kg·m^{-2}·s^{-1}。计算声波由空气垂直入射于肌肉时的强度反射系数和强度透射系数。

3-7 简述 A 型、B 型、M 型超声诊断仪的工作原理。

3-8 用超声多普勒效应测量血流速度，超声波束与血管呈 60° 角入射，已知该超声在人体软组织中的波长为 3×10^{-4} m，测得的频移为 1000 Hz，求血液的流动速度。

3-9 用多普勒效应来测量心脏运动时，以 5 MHz 的超声波直射心脏壁（$\theta=0$），测出接收与发出超声波的频差为 500 Hz。已知声波在软组织中的速度为 1500 m·s^{-1}，求此时心壁的运动速度。

（袁小燕）

第四章　流体的流动

第 四 章
数字资源

教学要求

1. 掌握理想流体、稳定流动的基本概念及运动规律；连续性方程、伯努利方程及其应用。
2. 熟悉黏性流体的层流与湍流、雷诺数、黏性流体的伯努利方程和斯托克斯定律。
3. 了解血液的特性、心脏做功、血液流速及血压、血液的非牛顿性与表观黏度、影响血液黏度的因素。

案例 4-1

古希腊的阿基米德建立了包括物理浮力定律和浮体稳定性在内的液体平衡理论，奠定了流体静力学的基础，并为流体力学的形成做出了贡献。此后千余年间，流体力学没有重大发展。

17世纪，牛顿研究了在流体中运动的物体所受到的阻力，针对黏性流体运动时的内摩擦力提出了牛顿黏性定律。瑞士的欧拉采用了连续介质的概念，把静力学中压力的概念推广到运动流体中，建立了欧拉方程，正确地用微分方程组描述了无黏性流体的运动。1738年，伯努利提出了流体定常运动下的流速、压力、管道高程之间的关系——伯努利方程，并首先采用了水动力学这个名词；1880年前后出现了空气动力学这个名词；1935年以后，人们概括了这两方面的知识，建立了统一的体系，称为流体力学。

从20世纪60年代起，流体力学开始了和其他学科的互相交叉渗透，并形成新的边缘学科，如生物流变学、血液流变学等，这些新学科在生命科学的研究和在临床上的应用十分广泛。

问题：

1. 什么是流体？流体的基本性质和运动规律是什么？
2. 流体力学在医学上有哪些应用？

液体和气体统称为**流体**（fluid）。它没有固定的形状，流体的各部分之间很容易发生相对运动，这种特性称为**流动性**（fluidity）。流体力学是研究流体运动的规律以及运动的流体与流体中的物体之间的相互作用。它的应用涉及航空、水利、医疗、制药、化工等许多领域，尤其在血液方面的研究更是与之紧密关联并衍生出一门新的学科——血液流变学。本章主要讨论流体的基本概念，连续性方程和伯努利方程及其应用，黏性流体的运动规律及其在医学中的应用。

第一节　理想流体的稳定流动

一、理　想　流　体

实际流体特别是气体，都是可压缩的，即具有**可压缩性**（compressibility）。但是就液体而言，可压缩性很小，如水在10 ℃时，压强每增加10^5 Pa，水的体积仅减少不足0.005%；气体容易压缩，且流动性好，除密闭容器中的气体外，只要有很小的压强差就可以使气体迅速流动起来，从而使各处的密度趋于均匀。对于气体而言，只要压强差不大，也可以将气体视为不可压缩。

实际流体是有**黏性**（viscosity）的，即运动着的流体中速度不同的各流体层之间存在着沿切向的黏性力，表现为各层流体之间有相对流动时，相邻两层之间有内摩擦力。水和酒精等液体的黏性很小，气体的黏性更小。在讨论这些黏性很小的流体时，为使问题简化可忽略黏性。

总之，在一些实际问题的研究中，当可压缩性和黏性只是影响流体运动的次要因素，而主要因素是流动性时，一般可采用理想流体模型。所谓**理想流体**（ideal fluid），就是绝对不可压缩的，完全没有黏性的流体。

二、稳 定 流 动

（一）定常流动

研究流体力学的方法有两种：拉格朗日法和欧拉法。拉格朗日法（Lagrange method）是以质点为对象并利用牛顿运动定律进行研究的，由于流体质元的大量性及运动情况各不相同，故此法很烦琐。欧拉法（Euler method）是研究各个时刻在空间各点上流体质元的运动速度的分布。本章分析将采用欧拉法。

对于运动的流体，不仅在同一时刻空间各点的流速不同，而且在不同时刻通过空间中同一点的流速也不同，即流速是空间和时间的函数

$$v = f(x, y, z, t)$$

若空间任意点的流速不随时间而变化，则这种流动称为定常流动（steady flow），则上式可简化为

$$v = f(x, y, z)$$

即流速仅是空间坐标的函数。

（二）流线和流管

为了形象地描述流体的运动情况，我们在流体中画出一些曲线，在任意时刻曲线上任意一点的切线方向都与流体质元通过该点的速度方向一致，这些曲线称为流线（stream line），如图 4-1 所示。由于每一点有唯一确定的速度，故流线不能相交。

若在运动的流体中作一个横截面，那么经过该截面边界的流线就围成一个管状体，称其为流管（stream tube），如图 4-2 所示。当流体定常流动时，任一时刻流线不会相交，流管内、外的流体质元都不会穿越流管壁。对于整个流体而言，可视为由若干流管组成，流体在流管中的运动规律可代表整个流体的运动情况。

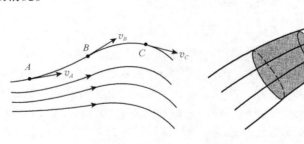

图 4-1　流线　　　　　　　　　　　图 4-2　流管

三、连 续 性 方 程

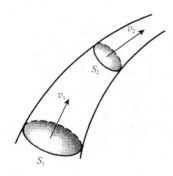

图 4-3　连续性方程推导

在稳定流动的流体中取一段细流管，如图 4-3 所示，流管在任一截面上各点的物理量都可看成均匀的。设任意两截面 S_1 和 S_2 处的流速分别为 v_1 和 v_2，流体密度分别为 ρ_1 和 ρ_2。在一短时间 Δt 内通过 S_1 的流体质量为 $\rho_1 v_1 \Delta t S_1$，通过 S_2 的流体质量为 $\rho_2 v_2 \Delta t S_2$。

由质量守恒原理可知

$$\rho_1 v_1 \Delta t S_1 = \rho_2 v_2 \Delta t S_2$$

即

$$\rho_1 v_1 S_1 = \rho_2 v_2 S_2$$

上式对于流管中任意两个截面都是正确的，故可写成

$$\rho S v = 常量 \tag{4-1}$$

由于 $\rho S v$ 是单位时间内通过任一截面的流体质量，故称之为质量流量。式（4-1）即为流体做稳定流动的连续性方程（continuity equation），它表明流体做稳定流动时，流管各垂直截面上的质量流量相等。

如果流体是不可压缩的，即流体的密度为常量，则式（4-1）可简化为

$$Sv = 常量 \tag{4-2}$$

由于 Sv 是单位时间内通过任一截面的流体体积，故称之为体积流量。式（4-2）表明，不可压缩的流体做稳定流动时，流管各垂直截面上的体积流量相等，截面大处流速小，截面小处流速大。

第二节　伯努利方程及其应用

一、伯努利方程

当理想流体在重力场中作稳定流动时，流体在流管中各处的流速、压强和高度三者之间存在一定的关系，我们利用功能原理来进行推导。

在流体中取一很细的流管，如图 4-4 所示。设在时刻 t，该流管中的一段流体处于 A_1、A_2 位置，两截面面积分别为 S_1 和 S_2，所受压强为 P_1、P_2，两截面处质量元的速度分别为 v_1 和 v_2。经过 Δt 时间后，该段流体流到了 B_1、B_2 位置。由理想流体的概念，该段流体的摩擦力为零，它只受到前后流体对它的推力 F_1 和 F_2，此二力所做的总功为

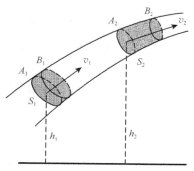

图 4-4　伯努利方程的推导

$$A = F_1 \cdot \overline{A_1 B_1} - F_2 \cdot \overline{A_2 B_2} = F_1 \cdot v_1 \Delta t - F_2 \cdot v_2 \Delta t = P_1 S_1 v_1 \Delta t - P_2 S_2 v_2 \Delta t$$

根据连续性方程可知，对于不可压缩的流体，$A_1 B_1$ 和 $A_2 B_2$ 段流体体积相等，$S_1 v_1 \Delta t = S_2 v_2 \Delta t = \Delta V$，所以

$$A = P_1 \Delta V - P_2 \Delta V$$

现在来讨论机械能增量。由图 4-4 可知，在流动过程中 $B_1 A_2$ 段的流体质元运动状态没有发生变化，因此机械能的增量仅由 $A_1 B_1$ 和 $A_2 B_2$ 段流体运动情况决定。其动能和势能变化量分别为

$$\Delta E_k = \frac{1}{2} m v_2^2 - \frac{1}{2} m v_1^2, \qquad \Delta E_p = m g h_2 - m g h_1$$

由能量守恒定律，在理想流体中内部非保守力做功为零，所以外力所做的功等于流体机械能的增量，即

$$A = \Delta E_k + \Delta E_p$$

故有

$$P_1 \Delta V - P_2 \Delta V = \frac{1}{2} m v_2^2 - \frac{1}{2} m v_1^2 + m g h_2 - m g h_1$$

考虑到 $m = \rho \cdot \Delta V$，上式两边同时除以 ΔV 并移项得

$$P_1 + \frac{1}{2} \rho v_1^2 + \rho g h_1 = P_2 + \frac{1}{2} \rho v_2^2 + \rho g h_2 \tag{4-3}$$

由于两截面是在流管中任意取的，即

$$P + \frac{1}{2} \rho v^2 + \rho g h = 常量 \tag{4-4}$$

式（4-3）、式（4-4）都是伯努利方程（Bernoulli equation）的数学表达式。它表明理想流体在做稳定流动时，沿同一流管的每单位体积流体的动能、势能以及该处的压强之和为一常量。对于方程中的 P 和 $\rho g h$ 两项，因不含速度 v，称为静压强（static pressure），$\frac{1}{2} \rho v^2$ 称为动压强（dynamical pressure）。

案例 4-2

1912 年，在浩瀚的海洋上有两艘轮船正在平行疾驶着。一艘是当时最大的远洋轮"奥林匹克"号，另一艘是比它小得多的巡洋舰"豪克"号。当它们之间相距还有 100 m 远时，发生了一件不可思议的事情："奥林匹克"号好像具有强大的吸力，迫使"豪克"号身不由己地改变航向并向它靠近，其后果是"豪克"号的船头撞在"奥林匹克"号的船舷上，反把"奥林匹克"号撞了一个大洞。经调查证实，事故的发生与两艘船的驾驶员毫无关系，而是与两船间海水的流动速度有关。

问题：

　　两船为什么会相撞？

分析：

　　当两艘船平行行驶并相距较近时，由于两船之间的海水流速比两船外侧要快，所以中间的海水压力小于外侧的海水压力，从而使两艘船互相吸引，进而发生了碰撞。

二、伯努利方程的应用

（一）非均匀水平流管中压强与流速的关系

　　流体在不均匀水平管道中（$h_1 = h_2$）流动时，单位体积的重力势能不变，只有单位体积的动能和压强两个量发生变化，伯努利方程可简化为

$$P_1 + \frac{1}{2}\rho v_1^2 = P_2 + \frac{1}{2}\rho v_2^2$$

即

$$P + \frac{1}{2}\rho v^2 = 常量 \tag{4-5}$$

　　由连续方程和式（4-5）所表达的物理意义可得出，理想流体在非均匀水平管中作稳定流动时，截面积大处、流速小、压强大；截面积小处、流速大、压强小。

　　下面我们用几个实际例子来加以说明。

　　1. 流量计

　　流体的流量可用文丘里流量计（Venturi meter）进行测量，图4-5是其原理示意图，它是一段水平管，两端的截面与管道截面一样大，中间逐渐缩小以保证流体稳定流动。这是用来测量流体流量的简单装置。设粗管处的截面积、压强、流速分别为 S_1、P_1、v_1，细管处的截面积、压强、流速分别为 S_2、P_2、v_2，粗细两处竖直管内的液面高度差为 h，根据水平管伯努利方程有

$$P_1 + \frac{1}{2}\rho v_1^2 = P_2 + \frac{1}{2}\rho v_2^2$$

由连续性方程有

$$S_1 v_1 = S_2 v_2$$

将上述两式联立，并利用 $P_1 - P_2 = \rho g h$，可得

$$v_1 = S_2\sqrt{\frac{2gh}{S_1^2 - S_2^2}}$$

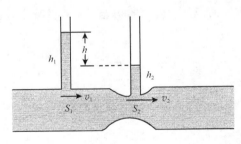

图 4-5　文丘里流量计的原理

故流体的流量为

$$Q = S_1 v_1 = S_1 S_2 \sqrt{\frac{2gh}{S_1^2 - S_2^2}} \tag{4-6}$$

式中，S_1 和 S_2 为已知，只要测出两竖直管中液面的高度差，就可以求出管中流体的流量。

　　2. 流速计

　　皮托管（Pitot tube）是一种测量流体流速的装置，图4-6所示为其基本结构。图中 a 是一根直管，b 是一根直角弯管，直管下端的管口截面与流体流线平行，而弯管下端管口截面与流体流线垂直。流体在弯管下端 d 处受阻，形成流速为零的滞止区，这时两管所测出的压强是不相同的。设管中的流体为液体，则 c、d 两处的压强之间有

$$P_c + \frac{1}{2}\rho v^2 = P_d$$

式中，v 是液体在 c 处的流速，对于粗细均匀的这段流管来说也就是管中各点的流速。P_d 比 P_c 大，这说明流体的动压在"滞止区"

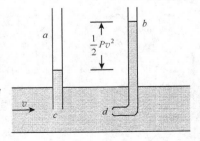

图 4-6　流速计原理结构

全部转化成了静压。对该装置，只要测出两管的液面高度差 h，便可得到 P_d 与 P_c 的差值，进而求出流速 v。

图 4-7 是一种实际应用的皮托管示意图，测量时把它放在密度为 ρ 的待测流速的流体中，使 A 孔正对流体前进的方向，形成"滞止区"，B 孔的孔面与流线平行。两处的压强差可从"U"形管中液面的高度差测得，即

$$P_A - P_B = (\rho' - \rho)gh$$

式中，h 是"U"形管中液面的高度差；ρ' 是"U"形管中工作液体的密度。则

$$P_A - P_B = \frac{1}{2}\rho v^2$$

将上述两式联立可求出流体的速度

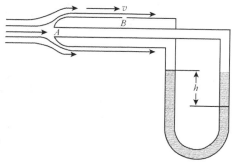

图 4-7 皮托管示意

$$v = \sqrt{\frac{2(\rho' - \rho)}{\rho}gh} \tag{4-7}$$

例 4-1 如图 4-8 所示，密度 $\rho = 0.90 \times 10^3 \text{ kg·m}^{-3}$ 的流体在粗细不同的水平管中流动。截面 1 处管的内直径为 106 mm，流体的流速为 1.00 m·s^{-1}，压强为 1.176×10^5 Pa。截面 2 处管的内直径为 68 mm，求该处流体的流速与压强。

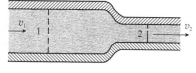

图 4-8 例题 4-1 图

解 求流速。已知 $d_1 = 106 \text{ mm} = 1.06 \times 10^{-1}$ m，$d_2 = 68 \text{ mm} = 6.8 \times 10^{-2}$ m，$v_1 = 1.00$ m·s^{-1}，由连续性方程可得

$$\frac{\pi}{4}d_1^2 v_1 = \frac{\pi}{4}d_2^2 v_2$$

则有

$$v_2 = \left(\frac{d_1}{d_2}\right)^2 v_1 = \left(\frac{1.06 \times 10^{-1}}{6.8 \times 10^{-2}}\right)^2 \times 1.00 \approx 2.43 \text{ m·s}^{-1}$$

求压强。因为 $h_1 = h_2$，所以根据伯努利方程得

$$\frac{1}{2}\rho v_1^2 + P_1 = \frac{1}{2}\rho v_2^2 + P_2$$
$$P_2 = \frac{1}{2}\rho(v_1^2 - v_2^2) + P_1$$
$$= \frac{1}{2} \times 0.90 \times 10^3 \times (1.00^2 - 2.43^2) + 1.176 \times 10^5$$
$$\approx 1.15 \times 10^5 \text{(Pa)}$$

（二）均匀流管内压强与高度的关系

案例 4-3

临床上在测量血压时对患者体位有着严格要求。妊娠晚期，孕妇的体位对血压有明显的影响，仰卧位时收缩压可下降 11% ～ 47%，平均下降 23 mmHg，同时心搏每分钟增加 10 次，逐渐长大的子宫，仰卧位时压迫了它后方的下腔静脉，使血液回流不畅，心脏搏出血量减少，对全身各器官供血量就明显减少，从而引起胸闷、头晕、恶心呕吐、血压下降等症状。

问题：

为什么测量血压时对患者体位有着严格要求？

如果流体在等截面管中流动，流速不变（$v_1 = v_2$），由伯努利方程可得

$$P_1 + \rho g h_1 = P_2 + \rho g h_2$$

即

$$P + \rho g h = \text{常量} \tag{4-8}$$

式（4-8）表明，高处的压强较小，而低处的压强则较大。

根据上述结果可解释体位变化对血压的影响。如图 4-9 所示，某人取平卧位时头部动脉压为 12.67 kPa，静脉压为 0.67 kPa，而当取直立位时头部动脉压则变为 6.80 kPa，静脉压变为 -5.20 kPa，

减少的 5.87 kPa 是由高度改变所造成的。另外，人体在站立时，下肢静脉压也显著增高，由 0.67 kPa 变为 12.40 kPa，增加了 11.73 kPa，因此长期站立工作的人容易患静脉曲张。在测量血压时一定要注意体位和测量的位置，测量时取坐姿或平卧位，所得到的压强值是气袋中空气的压强，但气袋中空气的压强必须与齐心位肱动脉的血压平衡，因为只有近心血管处的动脉压强是不变的，与体位无关，以此处作为测量血压的参考点。

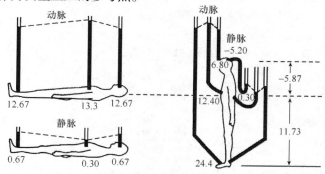

图 4-9　体位变化对血压的影响（单位 kPa）

（三）竖直管内流速和高度的关系

流体在竖直管内流动时，如果压强不变（$P_1 = P_2$），伯努利方程可简化为

$$\frac{1}{2}\rho v_1^2 + \rho gh_1 = \frac{1}{2}\rho v_2^2 + \rho gh_2$$

即

$$\frac{1}{2}\rho v^2 + \rho gh = 常量 \tag{4-9}$$

式（4-9）表明，在竖直管道中流动的流体，当压强不变时，高处流速慢，低处流速快。

吊瓶是常用的输液装置，如图 4-10 所示。我们借以用来说明流速和高度之间的关系。因为 A、B 两点均与大气相通，所以 $P_A - P_B = P_0$，取 B 点为参考面，$h_B = 0$，则 $h_A - h_B = h$，伯努利方程可简化为

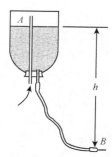

$$\frac{1}{2}\rho v_A^2 + \rho gh = \frac{1}{2}\rho v_B^2$$

吊瓶装置中 $S_A \gg S_B$，根据连续方程 $S_A v_A = S_B v_B$，所以 $v_A \approx 0$，则

$$v_B = \sqrt{2gh} \tag{4-10}$$

式（4-10）称为托里拆利公式（Torricelli's formula），它表明流体在距液面为 h 处的小孔中流出的速度等于它从同一高度自由下落速度。

第三节　实际流体的流动

图 4-10　吊瓶装置

一、牛顿黏滞定律

（一）层流

实际流体在流速不太大时，表现为分层流动，相邻各流层因速度不同而做相对滑动，彼此不相混杂，流体的这种流动状态称为层流（laminar flow）。观察黏性流体甘油的流动情况，如图 4-11（a）所示，在一支垂直的滴定管中，先注入无色甘油，再加上染了色的甘油，然后打开下端的活塞让甘油流出，可以看到染色甘油的流动呈舌形，这表明管内的黏性流体是分层流动的，管轴流层速度最大，由管轴到管壁，各层流速逐渐减小，与管壁接触的液层附着在管壁上，速度为零。图 4-11（b）所示为层流的示意图，流体呈同心圆柱状多层流动。

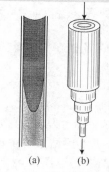

(a)　(b)

图 4-11　黏性液体的分层流动

（二）牛顿黏滞定律

如前所述，黏性流体流动时，内部各流层之间存在着切向力，这种力称为内摩擦力（internal friction）。在内摩擦力的作用下，流得快的液层要带动相邻流动较慢的液层，反过来，流得慢的液层对流动较快的液层有阻碍作用。由于内摩擦力的存在，流体表现出了黏滞性，故内摩擦力又称为黏滞力（viscous force）。

如图 4-12 所示，若流层中垂直于流速方向上 x 处的速度为 v；$x+dx$ 处的速度为 $v+dv$，则 dv/dx 称为 x 处的速度梯度（velocity gradient）。实验表明，黏性流体流动时，相邻两流层之间的黏滞力 f 的大小与它们的接触面积 S 以及两流层所在处的速度梯度 dv/dx 成正比，写成等式为

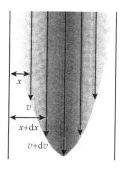

$$f = \eta S \frac{dv}{dx} \tag{4-11}$$

式（4-11）称为牛顿黏滞定律（Newton viscosity law），式中比例系数 η 称为黏度（viscosity）。其数值取决于流体的性质，并与温度有关。一般来说，液体的 η 值随温度升高而减小，气体的 η 值随温度升高而增大。在 SI 单位中，η 的单位是牛顿·秒/米^2（$N \cdot s \cdot m^{-2}$）或帕斯卡·秒（$Pa \cdot s$）。

表 4-1 中给出了几种流体的黏度值。

图 4-12　速度梯度

表 4-1　几种流体的黏度值

流体	温度 /℃	黏度 /（Pa·s）
水	0	1.792×10^{-3}
水	20	1.005×10^{-3}
水	100	0.284×10^{-3}
空气	0	1.71×10^{-5}
空气	20	1.82×10^{-5}
空气	100	2.17×10^{-5}
全血	37	$(2.0 \sim 4.0) \times 10^{-3}$
血浆	37	$(1.0 \sim 1.4) \times 10^{-3}$
血清	37	$(0.9 \sim 1.2) \times 10^{-3}$
水银	20	1.55×10^{-3}
酒精	20	1.19×10^{-3}
甘油	20	830×10^{-3}

我们把式（4-11）改写成

$$\frac{f}{S} = \eta \frac{dv}{dx} \tag{4-12}$$

用 $\tau = \dfrac{f}{S}$ 表示作用在单位面积液层上的切向内力，称为剪应力；如图 4-13 所示，用比值 $\gamma = \dfrac{dy}{dx}$ 来量度切向形变程度，这一比值称为剪应变是一个没有单位的量；用 $\dot{\gamma} = \dfrac{d\gamma}{dt} = \dfrac{dv}{dx}$ 表示 γ 对时间的变化率，称为剪切率，于是式（4-12）可表示为

$$\tau = \eta \dot{\gamma} \tag{4-13}$$

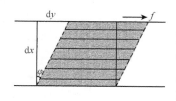

图 4-13　剪应变

式（4-13）为牛顿黏滞定律的另一种表达形式。在 SI 单位中，剪切率 $\dot{\gamma}$ 的单位为每秒（s^{-1}）。遵从牛顿黏滞定律的流体称为牛顿流体（Newtonian fluid），其黏度在一定温度下具有确定的数值，即剪应力 τ 与剪切率 $\dot{\gamma}$ 成正比。常见的水、血浆、酒精等都属于牛顿流体。不遵从牛顿黏滞定律的流体称为非牛顿流体，其黏度不是常量，即剪应力 τ 与剪切率 $\dot{\gamma}$ 不呈正比关系，如血液、悬浮液等。

二、湍流 雷诺数

案例 4-4

临床医生利用听诊器（stethoscope）听到的血液湍流声可以辨别血流、呼吸、心搏和血压等状态和特征。

问题：

血液在流动时为何会产生湍流？

分析：

左心室射血时主动脉瓣开放；停止射血时主动脉瓣关闭。由于主动脉瓣的开口相对于主动脉较为狭窄，所以左心室射出的血液快速流经此处时会产生湍流，而湍流有噪声。

前面已经讲过，黏滞流体在流速不大时是层流状态。当流体流动速度增大到一定程度时，分层流动的状态被破坏，外层流体粒子不断卷入内层，使液层混淆，形成紊乱的流动状态，甚至出现涡旋，这种流动称为湍流（turbulent flow）。

管道中流体流动状态从层流变为湍流，除与流速 v 有关外，还与流体的黏度 η、密度 ρ 及管半径 r 有关，实验得到它们之间的关系为

$$Re = \frac{\rho v r}{\eta}$$
（4-14）

式中，Re 称为雷诺数（Reynolds number），它是一个无量纲的纯数。根据 Re 可以判断流体的流动状态。当 $Re < 1000$ 时，为层流；当 $Re > 2000$ 时，为湍流；当 Re 在 $1000 \sim 2000$ 时，流动状态不稳定，可能是层流，也可能是湍流。由式（4-14）可看出，流体黏度越小，密度越大，越容易产生湍流；管道越细，越不容易出现湍流。湍流的出现不仅与管半径有关，还受管的形状及内壁光滑程度的影响。

湍流出现时的雷诺数称临界雷诺数 Rc，此时的速度称为临界速度 vc。一段长而直的血管中流动的血液，临界雷诺数约为 1000。如果血管弯曲或血管壁上有障碍物，其临界雷诺数要变小，即较容易出现湍流。

管道中黏滞流体的流动为湍流时，近管轴较大范围内，流速的大小几乎相同，近管壁处流速锐减为零，在管壁附近形成很大的速度梯度。这样就产生很大的内摩擦力，致使流阻也相应增大。因此，同样的管道，具有相同的压强差，湍流与层流相比，流量要减小很多。此外，层流是无声的，而湍流会产生噪声。

例 4-2 主动脉半径约为 10^{-2} m，血液的临界雷诺数 $Rc = 1000$。若心缩的一段时间内血液的速度、密度及黏度分别为 $v = 0.5 \text{ m·s}^{-1}$、$\rho = 10^3 \text{ kg·m}^{-3}$、$\eta = 4 \times 10^{-3} \text{ Pa·s}$，求此时的雷诺数以及血液的流动形式。

解 根据雷诺数公式，可计算出

$$Re = \frac{\rho v r}{\eta} = \frac{1000 \times 0.5 \times 10^{-2}}{4 \times 10^{-3}} = 1250$$

因 $Re > Rc$，故血液的流动为湍流。

三、实际流体的伯努利方程

在理想流体的伯努利方程的推导过程中，我们忽略了流体的黏性和可压缩性。在讨论黏性流体的运动规律时，可压缩性仍可忽略不计，但流体的黏性必须要考虑。黏性流体在流动时存在黏性力，流体必须克服黏性力做功，因而要消耗流体运动的部分机械能，即流体沿流管流动的过程中，总机械能将不断减小。考虑到这一因素，设单位体积流体克服黏性力做功而损耗的能量为 ΔE，实际流体的伯努利方程可表示为

$$P_1 + \frac{1}{2}\rho v_1^2 + \rho g h_1 = P_2 + \frac{1}{2}\rho v_2^2 + \rho g h_2 + \Delta E$$

如果流体在水平均匀细管中稳定流动，由于 $h_1 = h_2$，$v_1 = v_2$，上式变为

$$P_1 = P_2 + \Delta E$$
（4-15）

由式（4-15）可以看出 $P_1 > P_2$，因此，在水平均匀细管的两端必须维持一定的压强差才能使黏

性流体做稳定流动。

若流体在开放的粗细均匀的管道中维持稳定流动，由于两端开口处为大气压，故 $P_1 = P_2 = P_0$，$v_1 = v_2$，则

$$\rho g h_1 - \rho g h_2 = \Delta E \tag{4-16}$$

式（4-16）表明必须有高度差才能维持流体稳定流动。

四、泊肃叶定律

流体在等截面水平细管中做稳定流动时，其运动形式是层流。设黏性流体在半径为 R、长度为 L 的水平管内做稳定流动，管左右两端的压强分别为 P_1、P_2，且 $P_1 > P_2$。如图 4-14 所示，在管中取与管同轴、半径为 r 的圆柱形流体元为研究对象，它所受到的压力差为

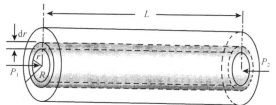

$$F = (P_1 - P_2)\pi r^2$$

周围流体作用在研究对象上的内摩擦力为

$$f = -\eta 2\pi r L \frac{\mathrm{d}v}{\mathrm{d}r}$$

式中，负号表示速度 v 随 r 的增大而减小。

由于流体在流管内做稳定流动，所受合力为零，故有

图 4-14 泊肃叶公式的推导

$$(P_1 - P_2)\pi r^2 = -\eta 2\pi r L \frac{\mathrm{d}v}{\mathrm{d}r}$$

整理上式得

$$\mathrm{d}v = -\frac{P_1 - P_2}{2\eta L} r \mathrm{d}r$$

对上式积分得

$$v = -\frac{P_1 - P_2}{4\eta L} r^2 + C$$

根据 $r = R$ 时，$v = 0$ 的条件，求得

$$C = \frac{P_1 - P_2}{4\eta L} R^2$$

故有

$$v = \frac{P_1 - P_2}{4\eta L} (R^2 - r^2) \tag{4-17}$$

式（4-17）给出了流体在等截面水平细圆管中稳定流动时流速随半径的变化关系。由此式可以看出，管轴（$r = 0$）处流速有最大值 $\frac{P_1 - P_2}{4\eta L} R^2$，流速 v 沿管径 r 方向呈抛物线分布。

在管中取一半径为 r、厚度为 $\mathrm{d}r$ 的圆管状流体元，其截面积为 $2\pi r \mathrm{d}r$，流体通过该流体元截面的流量为

$$\mathrm{d}Q = v 2\pi r \mathrm{d}r$$

其中，v 是流体在半径 r 处的流速，将（4-17）式代入可得

$$\mathrm{d}Q = \pi \frac{P_1 - P_2}{2\eta L} (R^2 - r^2) r \mathrm{d}r$$

通过整个管截面的流量可由积分求得，即

$$Q = \pi \frac{P_1 - P_2}{2\eta L} \int_0^R (R^2 - r^2) r \mathrm{d}r$$

$$Q = \frac{\pi R^4 (P_1 - P_2)}{8\eta L} \tag{4-18}$$

式（4-18）即为泊肃叶定律（Poiseuille law）。

若令 $R_{\mathrm{f}} = \frac{8\eta L}{\pi R^4}$，并称其为流阻（flow resistance），则泊肃叶定律可改写为

$$Q = \frac{\Delta P}{R_{\mathrm{f}}} \tag{4-19}$$

式（4-19）表明黏性流体在等截面水平细圆管中稳定流动时，流量与管两端的压强差成正比，与流

阻 R_f 成反比，这与电学中的欧姆定律极为相似。

若流体连续通过 n 个不同的管道，则总流阻为各管流阻之和，即

$$R_f = R_{f1} + R_{f2} + \cdots + R_{fn}$$

当 n 个管道并联时，则总流阻的倒数等于各管流阻的倒数之和，即

$$\frac{1}{R_f} = \frac{1}{R_{f1}} + \frac{1}{R_{f2}} + \cdots + \frac{1}{R_{fn}}$$

血液在血管中流动的流阻在生理学中称为外周阻力（peripheral resistance），从主动脉至腔静脉的流阻，即体循环的总流阻，称为总外周阻力。在一般情况下，从整体来看，血液循环可看作层流，循环系统中任何一段的血压差 ΔP、流量 Q 与 R 之间的关系遵从泊肃叶定律，即可用 $R_f = \dfrac{\Delta P}{Q}$ 来计算外周阻力。计算总外周阻力时 ΔP 取平均动脉压，Q 为每分钟的心输出量。通常血管长度 L 没有什么变化，故流阻 R_f 只随血管半径 R 及血液黏度 η 而变。由于 R_f 与半径的四次方成反比，所以外周阻力的变化主要取决于血管内径的变化。如果人体某部分血管的流阻发生变化，将使总外周阻力改变，并导致总流量及各器官流量的改变，这在医学上是有意义的，在心血管和微循环研究中人体外周阻力的测量是一个十分重要的指标。

五、斯托克斯定律

案例 4-5

临床检验中，红细胞在血浆中的沉降速度称为血沉，其单位是毫米每小时（mm·h^{-1}）。

问题：

怎样理解单个红细胞在血浆中的物理沉降？

固体在流体内运动时，会受到阻力作用。这是由于固体表面附着一层流体并随固体一起运动，在固体表面周围的流体中形成一定的速度梯度，从而在各流层之间产生黏性力，阻碍固体在流体中运动。

英国科学家斯托克斯从理论上证明，小球以不大的速度在黏性流体中运动时，所受到的黏性力的大小为

$$f = 6\pi\eta r v \tag{4-20}$$

式（4-20）称为斯托克斯定律（Stokes' law）。式中，η 为流体的黏度；v 是小球的运动速度；r 是小球的半径。

下面我们来证明单个红细胞在血浆中的下降速度。红细胞在静止的血浆内下沉时受到重力、浮力和黏性力作用，开始时红细胞做加速运动，随着它所受到的浮力和黏性力逐渐增大，当其速度增加到一定值时，红细胞开始匀速下降，此时三个力平衡，则

$$6\pi\eta r v + \frac{4}{3}\pi r^3 \rho g = \frac{4}{3}\pi r^3 \rho' g$$

所以

$$v = \frac{2r^2}{9\eta}(\rho' - \rho)g$$

式中，v 是红细胞的沉降速度；r 是红细胞的半径；ρ' 是红细胞的密度；ρ 为血浆的密度；η 为血浆的黏度。

第四节　血液的流动

一、血流速度的分布

由于血液中有大量红细胞等颗粒存在，所以血液是一种黏性较大的流体，血管是弹性比较大的流管，而且血管壁的弹性和直径都受神经调节而发生变化，所有这些都增加了血液流动问题的复杂性。

整个血液循环系统是由体循环、肺循环两部分组成的。为了使问题简化，可把整个血液循环系统看成如图 4-15 所示的简单物理模型。

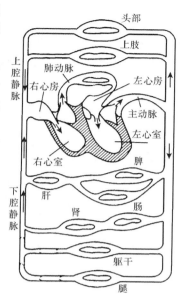

图 4-15　血液循环系统示意图

体循环始于左心室，血液从左心室射出后经主动脉、动脉、小动脉、毛细血管、小静脉、静脉、上下腔静脉到右心房，肺循环始于右心室，血液从右心室射入肺动脉以后经过肺毛细血管、肺静脉最后到左心房。

循环系统的核心是心脏，左、右心室相当于两个泵，由它们所提供的动力，血液才能不间断地循环，心脏每分钟收缩舒张约 70 次，每次搏血量约 0.83×10^{-4} m^3。因血管富有弹性，当心脏收缩射出血液后，一部分血液向前流去，另一部分因血管被扩张而容纳下来；心脏停止收缩后，射血也停止，进入舒张阶段，原来扩张了的血管开始收缩，使血液向前流动，又使前面的血管壁扩张，如此往复。弹性管壁在心脏收缩期起着缓和血液流速的作用；在心脏收缩停止后，又起着推动血液继续前进的作用。血管的这种作用使得血液在血管中不间断、稳定地循环流动。

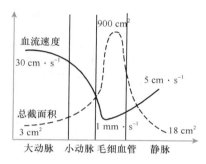

图 4-16　血流速度分布图

血液在血管中的流速与血管的总截面积成反比，即遵守连续性方程。血管的总截面积在循环系统中各部位并不相同，其中主动脉的截面积最小，约为 3 cm^2，大动脉、小动脉的总截面积逐渐变大，直到毛细血管的总截面积变得最大，约为 600 cm^2；到小静脉、静脉、上腔静脉的总截面积又逐渐变小，到下腔静脉总截面积约为 18 cm^2。所以，血液的流速，在主动脉内最大，约为 40 $cm \cdot s^{-1}$，毛细血管中最小，约为 0.1 $cm \cdot s^{-1}$，到下腔静脉时约为 5 $cm \cdot s^{-1}$。在循环系统的各个部位，血液的流速与该部位血管总截面积的关系如图 4-16 所示。

案例 4-6

1. 按粗略估计，人体全身约有 400 亿根毛细血管。不同器官中毛细血管的密度有很大差异，如心脏、脑、肝等器官中，每立方毫米组织中有 2500 ～ 3000 根毛细血管；在骨骼肌，每立方毫米组织中有 100 ～ 400 根毛细血管。设毛细血管平均长度为 750 μm，平均半径 3 μm，由此估计全身毛细血管的总有效交换面积将近 1000 m^2。

2. 血液流速在主动脉处约为 4×10^{-2} $m \cdot s^{-1}$，在毛细血管处约为 1×10^{-3} $m \cdot s^{-1}$。

问题：

血液流动速度分布的生理意义是什么？

分析：

血液在毛细血管处流速很小，十分有利于血液与毛细血管周围组织进行 CO_2 和 O_2 的充分交换，维持细胞的活性。

二、心脏做功

血液在体循环和肺循环中都要克服阻力消耗能量，要想使血液循环不停地继续下去，必须不断地对其补充能量，这部分能量是由心脏做功而来，故血液不停地循环是由心脏不断做功来维持的。

体循环是由左心室做功来补充能量，而肺循环则由右心室做功来补充能量，所以心脏做的功等于左心室与右心室做功之和。

心脏所做的功，可应用伯努利方程计算求得。

设单位体积血液离开左心室时的能量为 E_{L1}；进入右心房时的能量为 E_{R2}。显然，左心室做功 A_L 应为

$$A_L = E_{L1} - E_{R2} = P_{L1} + \frac{1}{2}\rho v_{L1}^2 + \rho g h_{L1} - (P_{R2} + \frac{1}{2}\rho v_{R2}^2 + \rho g h_{R2})$$

式中，P_{L1} 为主动脉压；$P_{R2} \approx 0$；v_{L1} 为左心室射血进入主动脉的速度；血液进入腔静脉回到左心房时速度 $v_{R2} \approx 0$；左心室与右心房的高度 $h_{L1} \approx h_{L2}$。则

$$A_L = P_{L1} + \frac{1}{2}\rho v_{L1}^2$$

同样，单位体积血液离开右心室时的能量为 E_{R1}；进入左心房时的能量为 E_{L2}。显然，右心室做功 A_R 应为

$$A_R = E_{R1} - E_{L2} = P_{R1} + \frac{1}{2}\rho v_{R1}^2 + \rho g h_{R1} - (P_{L2} + \frac{1}{2}\rho v_{L2}^2 + \rho g h_{L2})$$

考虑到肺动脉压 $P_{R1} = \frac{1}{6}P_{L1}$；右心室射血进入肺动脉的速度 $v_{R1} = v_{L1}$；血液进入肺静脉回到左心房时的速度 $v_{L2} \approx 0$；右心室与左心房的高度 $h_{R1} \approx h_{L2}$。则

$$A_R = \frac{1}{6}P_{L1} + \frac{1}{2}\rho v_{L1}^2$$

整个心脏每输出单位体积血液所做的功为

$$A = A_L + A_R = \frac{7}{6}P_{L1} + \rho v_{L1}^2 \tag{4-21}$$

心脏的平均功率为

$$W = AQ = \left(\frac{7}{6}P_{L1} + \rho v_{L1}^2\right)Q \tag{4-22}$$

式中，Q 为心脏每分钟输出量，临床上称其为心排血量（cardiac output，CO）。

例 4-3　人体静息时，设主动脉血流的平均速度 $v_{L1} = 0.4$ m·s^{-1}，主动脉的平均血压为 13.3 kPa，心排血量为 $Q = 5.0 \times 10^{-3}$ m^3，血液的密度按 10^3 kg·m^{-3} 计算，求心脏搏出单位体积的血液所做的功及功率。

解：$A = \frac{7}{6}P_1 + \rho v_{L1}^2 = \frac{7}{6} \times 13.3 \times 10^3 + 10^3 \times 0.4^2 \approx 1.57 \times 10^4 (\text{J·m}^{-3})$

$W = AQ = 1.57 \times 10^4 \times 5.0 \times 10^{-3} = 78.5 (\text{J})$

三、血　压

案例 4-7

我国健康青年人在安静状态时，收缩压为 13.3 ~ 16.0 kPa，舒张压为 8.0 ~ 10.6 kPa，脉搏压为 4.0 ~ 5.3 kPa。若收缩压 ≥ 21.3 kPa，舒张压 ≥ 12.6 kPa，则认为患有高血压。

问题：
正常生理情况下血压的高低由什么因素决定？

分析：
血压的高低与血液的流量、流阻及血管的柔软程度有关，即与心排血量、外周阻力及血管的顺应性（vascular compliance）有关。由于血液是黏性非牛顿流体，有内摩擦力做功消耗机械能，因此血液从心室射出后沿血管向前流动的过程中血压不断下降。

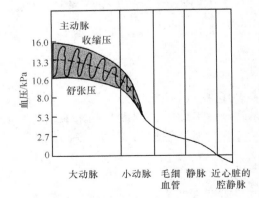

图 4-17　血压曲线

根据伯努利方程，流体在流管中速度小的地方压强大，速度大的地方压强小，因此毛细血管的压强似应比主动脉高，但事实并非如此。因血液是黏性流体，受摩擦力的影响，能量消耗很快，故血压在循环系统中越来越低。当左心室收缩时，血液进入主动脉，主动脉血压达到最大值，我们称为收缩压（systolic pressure）。当心脏舒张时，主动脉血液逐渐流入分支的血管，血压下降达到最小值称为舒张压（diastolic pressure）。收缩压和舒张压的差值称为脉搏压，简称脉压（pulse pressure）。一个心动周期中动脉血压的平均值称为平均动脉压（mean arterial pressure），简单的计算方法是 $\overline{P} = P_{舒张压} + \frac{1}{3}P_{脉压}$。在主动

脉处血压为 13.3 kPa，在小动脉处血压平均值约为 4 kPa，到腔静脉的血压已下降为零。从图 4-17 中可以看出，血压在小动脉区域下降最厉害，其原因是，小动脉的数量比主动脉多，使血液与管壁发生摩擦的表面积比主动脉大很多，而且小动脉总截面积是主动脉的 2 倍左右，流速也不算太小，所以能量消耗很快，促成血压在此迅速下降。或者可以这样理解，由于小动脉对血液的流阻大，所以血压在此处下降大。

应该注意，通常所说的血压是计示压强，它等于血液的绝对压强与大气压强之差，$P_{\text{计示}}=P-P_0$。例如，收缩压为 16 kPa，其绝对压强为 117.3 kPa。

第五节　血液的流变

血液的流变性指血液及其组成成分的流动性和变形性，属于血液流变学的范畴。血液的流变性及其变化规律对疾病的诊断、治疗和预防有重要意义，血液流变学指标是研究人体生理功能和病理变化的重要根据。血液流变学研究的重要性表现在血液流变性不仅对心血管疾病的病因十分重要，而且可能为预防、诊断与治疗提供相应的手段。

一、血液的非牛顿性与表观黏度

（一）流动曲线

考虑流体在流动时发生形变，在血液流变学的研究中牛顿黏滞定律的表达采用 $\tau=\eta\dot{\gamma}$ 的形式。牛顿流体的黏度 η 在一定温度下为一常数，剪应力 τ 与剪切率 $\dot{\gamma}$ 成正比。而各种非牛顿液体的黏度 η 随切变率 $\dot{\gamma}$ 的变化而变化，与 $\dot{\gamma}$ 不再是牛顿黏滞定律所表达的正比关系，而是较复杂的函数关系 $\tau=f(\dot{\gamma})$。

$\tau\sim\dot{\gamma}$ 关系曲线可以表示流体流动的规律，称为流动曲线。曲线的不同，表示不同流体流变性的差异。图 4-18 中，直线 b 为牛顿流体的流动曲线，表示 τ 与 $\dot{\gamma}$ 成正比，直线的斜率（即黏度）为定值。曲线 a 和 c 均为非牛顿流体的流动曲线，其中曲线 a 的斜率随 $\dot{\gamma}$ 的增大而增大，即非牛顿流体的黏度随剪切率增大而增大，这类流体称为膨胀流体，如染料的水溶液、某些胶体溶液；曲线 c 的斜率随 $\dot{\gamma}$ 的增大而减小，即非牛顿流体的黏度随剪切率增大而减小，这类流体称为拟塑性流体，血液属于此类流体。

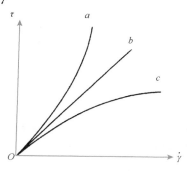

图 4-18　流动曲线

（二）表观黏度

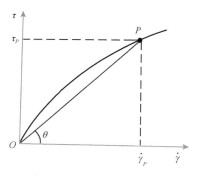

图 4-19　表观黏度

非牛顿流体的黏度是变化的，其流动曲线上任一点 P 的切线的斜率数值就是剪切率为 $\dot{\gamma}_P$ 时的流体黏度，也称为微分黏度。不同剪切率对应曲线上不同的点，各点的切线斜率也各不相同。流体的微分黏度难以用仪器测量，通常改用便于测量的表观黏度（apparent viscosity）表示非牛顿流体的黏度大小，如图 4-19 所示。流动曲线上某一点 P 对应的剪应力与剪切率之比，称为 P 点的表观黏度。其数学表达式为

$$\eta_{\mathrm{a}}=\frac{\tau_P}{\dot{\gamma}_P}=\tan\theta \qquad (4\text{-}23)$$

式（4-23）的物理意义是：非牛顿流体在某个剪切率下的表观黏度，等于与之对应的剪应力与剪切率的比值。表观黏度不仅与流体的性质有关，也与流动状态有关。

二、影响血液黏度的因素

血液可分离为血浆与血细胞两部分。血浆是牛顿流体，其黏度主要与蛋白质的含量有关，约为 1.2×10^{-3} Pa·s。而血液是非牛顿流体，显然血液黏度的变化主要是血细胞造成的，尤其是红细胞的影响。

（一）血细胞比容对血液黏度的影响

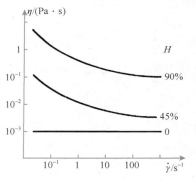

图 4-20　血液黏度与红细胞比容的关系

血细胞中绝大部分是红细胞，使用离心机从血样中分离出血细胞，测得血细胞在全血中所占容积的百分比，称为血细胞比容，由于红细胞占血细胞的绝大部分，血细胞比容也可看成是红细胞比容，用 H 表示（在血液流变学中也称为红细胞压积）。H 值的大小主要表示血液中红细胞含量的多少。

由图 4-20 可以看出，红细胞比容 H 对血液黏度的影响。横坐标表示剪切率，纵坐标表示血液的黏度。图中画出在不同 H 值下 η 与 $\dot{\gamma}$ 的三条关系曲线。当 $H=0$ 时，血液中不含血细胞，实际上就是血浆，黏度不随剪切率变化，血浆为牛顿流体；当 $H=45\%$ 时，是正常血液的情况，曲线表明，血液黏度 η 随剪切率 $\dot{\gamma}$ 增大而减小，但黏度值始终高于 $H=0$ 的黏度值；$H=90\%$ 时，黏度值更高。从图中也可看出，在各种剪切率下，血液黏度 η 都随红细胞比容 H 的增大而增大。

（二）红细胞聚集对血液黏度的影响

在剪切率较低时，即剪应力较小时，红细胞发生聚集，形成缗线状结构。随剪切率增大，即剪应力增强，又会使聚集的细胞分开。红细胞的聚集依赖血浆中蛋白分子的桥连作用，纤维蛋白原和球蛋白分子能吸附在红细胞表面，使相邻红细胞连接起来，发生聚集。纤维蛋白原虽然只占血浆蛋白的 5%，但分子量大，几何形状长，因此桥连作用较强。另外，红细胞表面带负电荷，红细胞间的静电排斥作用抑制聚集的进程，血浆白蛋白也有抑制红细胞的聚集作用。

由图 4-21 可以看出，红细胞的聚集对血液黏度的

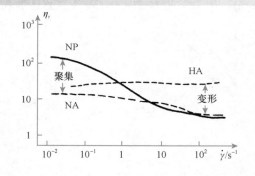

图 4-21　红细胞变形和聚集对血液黏度的影响

影响。图中横坐标表示剪切率$\dot{\gamma}$，纵坐标表示相对黏度η_r。所谓相对黏度是血液黏度与血浆黏度之比，它是一个无量纲的纯数。在相对黏度便于不同血浆黏度情况下，进行血液黏度的比较，显示出血细胞的影响。NP 是正常血液的$\eta_r - \dot{\gamma}$关系曲线，NA 是一种悬浮液的$\eta_r - \dot{\gamma}$关系曲线，这种悬浮液是由正常含量的红细胞与仅含 11% 的清蛋白的溶液组成的。两曲线相比较，悬浮液因溶液中不含纤维蛋白原和球蛋白，红细胞不发生聚集，其黏度低于正常血液的黏度。在剪切率增大时，正常血液中红细胞聚集体受剪应力作用而解聚，使黏度降低，两曲线逐渐趋于一致。当剪切率增大到 50 s^{-1} 时，红细胞聚集体全部分开，血液黏度趋于稳定。可见，红细胞的聚集引起血液黏度增大，是使血液成为非牛顿流体的主要原因，对血液循环有很大影响。

（三）红细胞变形对血液黏度的影响

红细胞在自由状态下呈双凹碟形，受力很容易变形，外力消失立即恢复原状，红细胞有很强的变形能力。图 4-21 中 NA 与 HA 两条曲线相比较，可以看出红细胞变形对血液黏度的影响。HA 也是一种悬浮液，其与 NA 所代表的悬浮液的差别仅仅是红细胞被固化。HA 曲线在 NA 曲线的上方，说明是固化红细胞失去变形能力造成悬浮液黏度较大。可见，红细胞的变形能力使血液黏度降低。

当血液流动时，红细胞在剪应力的作用下沿血流方向，拉长成椭圆球状。剪应力越大，红细胞被拉伸越长，减小了对血流的阻碍作用，使血液黏度降低。即使红细胞比容高达 99%，血液仍能流动。毛细血管的直径小于红细胞自由状态下的直径，红细胞依靠变形能力也能通过，使血液的微循环畅通。

（四）剪切率对血液黏度的影响

图 4-20 中的曲线表示，在各种红细胞比容下（$H=0$ 除外），血液黏度都随剪切率的增大而逐渐降低。在剪切率趋近于零时，即血流速度趋近于零时，血液的黏度可高达水黏度的 100 ～ 1000 倍；在剪切率较高时，即血流速度较大时，血液的黏度仅比水黏度高 2 ～ 10 倍。剪切率的变化引起血液黏度明显的改变。剪切率主要通过影响红细胞的聚集与变形，造成血液黏度变化。随剪切率增大，红细胞的变形产生明显作用，使黏度继续降低。剪切率高于 100 s^{-1} 后，血液黏度趋于一个稳定数值。

（五）血浆蛋白对血液黏度的影响

血浆蛋白含量的多少直接影响血浆黏度，血浆蛋白含量愈高血浆黏度愈大，血液黏度也随着增大。另外，血浆蛋白的桥连作用是影响红细胞聚集过程的关键因素，通过影响红细胞的聚集而改变血液的黏度。

黏度是血液的主要力学特征，也是血液流变学临床应用的主要指标。血液黏度的变化是一个复杂过程，有许多影响因素。红细胞的含量、聚集性与变形性是引起血液黏度变化的决定因素。

血管中流动的血液，愈靠近管轴处血细胞浓度愈大，这一现象称为血细胞的轴向集中，对微血管中血液流动

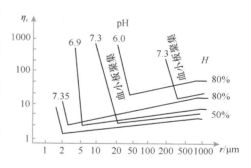

图 4-22 法 – 林效应

有重要影响。由于血细胞轴向集中，在血管壁附近形成血浆层，对血液的流动有"润滑"作用，表现为血液黏度降低，并引起法 – 林效应。这一效应是指血液在管径小于 1 mm 的血管中流动时，血液的黏度随管径的变小而降低的现象。这个现象的发生，是血液由粗血管流向细血管时进入细血管的血液，相当一部分是粗血管管壁附近的血浆，造成细血管中红细胞比容降低，导致血液黏度的降低。当血管半径减小到 2 ～ 3 μm 时，血液的黏度不再随血管半径减小而降低，反而随血管半径减小而急剧增加，这一现象称为法 – 林效应逆转，发生逆转的最大血管半径称为逆转临界半径。逆转的发生与血液的红细胞比容、血小板的聚集及 pH 有关，这些因素也影响逆转临界半径的大小。图 4-22 中的曲线，表示出不同 pH、不同红细胞比容 H，不同血小板聚集情况下，法 – 林效应及其逆转的规律。

习 题 四

4-1 有人认为从连续性方程来看管子愈粗流速愈小,而从泊肃叶定律来看管子愈粗流速愈大,两者似有矛盾,你认为如何?为什么?

4-2 水在粗细不均匀的水平管中做稳定流动,已知在截面 S_1 处的压强为 110 Pa,流速为 0.2 $m \cdot s^{-1}$,在截面 S_2 处的压强为 5 Pa,求 S_2 处的流速(内摩擦力不计)。

4-3 水在截面不同的水平管中做稳定流动,出口处的截面积为管的最细处的 3 倍。若出口处的流速为 2 $m \cdot s^{-1}$,问最细处的压强为多少?若在此最细处开一小孔,水会不会流出来?

4-4 在水管的某一点,水的流速为 2 $m \cdot s^{-1}$,高出大气压的计示压强为 10^4 Pa,设水管的另一点高度比第一点降低了 1 m,如果在第二点处水管的横截面积是第一点的 1/2,求第二点的计示压强。

4-5 一直立圆柱形容器,高 0.2 m,直径 0.1 m,顶部开启,底部有一面积为 10^{-4} m^2 的小孔,由水管自上面向容器中注水,流量为 1.4×10^{-4} $m^3 \cdot s^{-1}$。求容器内水面可上升的高度。若达到该高度时不再注水,求容器内的水流尽需多少时间。

4-6 一条半径为 3 mm 的小动脉被一硬斑部分阻塞,此狭窄段的有效半径为 2 mm,血流平均速度为 50 $cm \cdot s^{-1}$,试求:①未变窄处的血流平均速度;②是否会发生湍流;③狭窄处的血流动压强。

4-7 20℃的水在半径为 1×10^{-2} m 的水平均匀圆管内流动,如果在管轴处的流速为 0.1 $m \cdot s^{-1}$,则由于黏滞性,水沿管子流动 10 m 后,压强降落了多少?

4-8 设某人的心输出量为 8.3×10^{-5} $m^3 \cdot s^{-1}$,体循环的总压强差为 12.0 kPa,试问此人体循环的总流阻(即总外周阻力)是多少?

4-9 设橄榄油的黏滞系数为 0.18 Pa·s,流过管长为 0.5 m、半径为 1 cm 的管子时两端压强差为 2×10^4 $N \cdot m^{-2}$,求其体积流量。

4-10 假设排尿时尿从计示压强为 40 mmHg 的膀胱经过尿道后由尿道口排出,已知尿道长为 4 cm,体积流量为 21 $cm^3 \cdot s^{-1}$,尿的黏度为 6.9×10^{-4} Pa·s,求尿道的有效直径。

4-11 设血液的黏度为水的 5 倍,如以 72 $cm \cdot s^{-1}$ 的平均流速通过主动脉,试用临界雷诺数为 1000 来计算其产生湍流时的半径。已知水的黏度为 0.69×10^{-3} Pa·s。

4-12 人的心脏左心室在平均压强 1.33×10^4 Pa 下,以 0.4 $m \cdot s^{-1}$ 的速度向主动脉射血,其流量为 0.83×10^{-4} $m^3 \cdot s^{-1}$,求其功率是多少?

(单晶心)

第五章 分子动理论

教学要求

1. 掌握理想气体分子的压强公式、能量公式、弯曲液面的附加压强公式。
2. 熟悉麦克斯韦气体分子的速率分布函数、液体的表面现象及表面活性物质的作用。
3. 了解能量均分定理、气体分子的分布规律、毛细现象。

案例 5-1

人类很早就开始抽象地思考物质的构成。德谟克利特想象物质是由不可再分割的粒子组成。1658 年，伽桑迪在前人基础上假设物质内的原子可以在空间各个方向上不停地运动，解释了气、液、固三种物质状态。1738 年，伯努利设想气体的压力是气体分子与器壁碰撞的结果，并导出玻意耳定律。1744 年，罗蒙诺索夫提出热是分子运动的表现。19 世纪中叶建立的能量守恒定律为分子动理论提供了坚实的理论依据。经克劳修斯、麦克斯韦和玻尔兹曼等科学家的不懈努力，气体的实验定律、分子速度的分布规律、分子运动规律的定量方程被一一得出。

问题：

分子动理论及其研究方法在生命科学中有哪些应用？生活中有哪些现象可以用分子动理论的相关知识解释？

宏观物体通常由大量分子或原子组成。每一个分子或原子都有大小、质量、速度、能量等，这些用来描述分子或原子状态的物理量称为微观量（microscopic quantity）。由于单个分子或原子的运动具有很大的偶然性，这些微观量很难被测量。描述大量分子或原子集体特征的物理量称为宏观量（macroscopic quantity），如物质的体积、压强、温度等。单个分子或原子运动是无规则的，但就大量的分子或原子来说却存在着一定的统计性规律。分子动理论是从分子、原子结构和分子热运动概念出发，采用统计方法，得出大量分子的一些微观量的统计平均值，确定宏观量与微观量之间的关系，从而说明气体与热现象有关的性质和规律以及液体的表面现象，即解释和揭示物体的宏观现象和宏观规律的本质。

生命过程中有很多与热现象有关的过程，分子动理论及其研究方法对于解释和分析生命现象具有非常重要的意义。本章将介绍分子动理论的一些基本知识理论，为今后学习和了解生命现象中的热力学过程提供基础。

第一节 物质的微观结构

宏观物体是由大量分子或原子（以下简单地说分子）所组成。如 1 mol 的任何物质都含有 6.02×10^{23} 个分子。在外力作用下，气态物质的体积变化很大，而液态与固态物质的体积变化要小一些，说明组成物体的分子之间存有间隙。

物体的分子永不停息、无规则地运动。我们把大量分子的无规则运动称为热运动。例如，两种物质相混合时产生的扩散现象是分子运动所致。著名的布朗运动更有力地证明了分子无规则运动的存在。实验还表明，温度越高，扩散越快，热运动就越剧烈。

分子间存在引力和斥力，统称为分子力（molecular force）。分子能够结合成液态和固态，说明分子间有引力。固体和液体即使在很大的外力作用下，其体积变化也很小，又说明了分子间除了引力外还存在强大的斥力。

根据实验和近代理论分析，分子间作用力 F 与分子间距离 r 的关系可用下式表示

$$F = \frac{C_1}{r^m} - \frac{C_2}{r^n}$$

(5-1)

式中，C_1、C_2、m、n 均为正数，且 $m>n$（根据实验数据确定）。分子力 F 与分子间距离 r 的关系如图 5-1 所示，图中纵坐标正向表示斥力，负向表示引力。横坐标 r 表示两分子中心间的距离。当

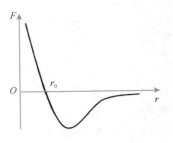

图 5-1　分子力 F 与分子间距离 r 的关系

$r = r_0$（r_0 为分子力的有效作用半径，约 10^{-10} m）时，$F = 0$，即两分子所受的斥力与引力恰好平衡。当 $r < r_0$ 时，$F > 0$，曲线很陡，这相当于分子紧挨在一起，彼此间的斥力很大。当 $r > r_0$ 时（r 的数量级为 $10^{-10} \sim 10^{-8}$ m），$F < 0$，分子间有一定的引力，随着分子间距离的增大，引力渐趋于零。由于分子力随着分子间距离增加而急剧减小，故称为短程力。短程力只作用于很短的距离，超过一定距离后是可以忽略不计的。气体分子间的距离一般较大，因此，气体分子间的引力可以忽略不计。

综上所述，一切物体都是由大量分子组成的；所有分子都处在不停地、无规则地运动中；分子间存在相互作用的引力和斥力。

第二节　理想气体分子动理论

一、理想气体分子的微观模型

实际气体在压强不太大，温度不太低时，可被视为理想气体（ideal gas）。理想气体可以看成由大量相互作用力可忽略不计的弹性小球组成。

理想气体是最简单的气体，人们在大量实验的基础上提出了理想气体分子模型的假设：

（1）同种气体分子的大小和质量完全相同；

（2）组成物质的分子可以近似看成质点，并遵从牛顿运动定律；

（3）分子之间的碰撞和气体分子与容器壁的碰撞是完全弹性的；

（4）除气体分子相互碰撞及气体分子与容器壁的碰撞的瞬间外，气体分子不受其他分子作用力；

（5）平衡态时，气体分子运动是完全紊乱的，在容器内气体分子按位置分布是均匀的，速度按方向的分布也是均匀的；

（6）分子在重力场中的势能较动能小很多，所以分子所受重力可忽略不计。

气体分子动理论是研究大量分子组成的系统，分子在不停地碰撞，做无规则热运动。单个分子的运动是偶然的，不可能对其做出准确的描述，而大量气体分子整体的表现却遵循统计规律，微观量的统计平均值与宏观量之间存在确定的关系。下面从理想气体微观模型出发，用统计平均方法进行研究，来阐明理想气体压强的实质，并推导出理想气体的压强公式。

二、理想气体的压强公式

容器中的理想气体分子做无规则运动时，除相互之间不断发生碰撞外，还将不断与容器壁碰撞。对其中的任一分子来说，做无规则运动时，将不断与容器壁碰撞，但它什么时间碰撞器壁，碰在器壁的什么地方，给予器壁多大的冲量，都是偶然的，碰撞也是不连续的；就所有分子整体来说，每一时刻都有大量的分子碰撞器壁，宏观上表现出一个恒定而持续的压力，因此气体在宏观上施于器壁的压强，可以认为是容器中大量分子碰撞器壁的结果。根据理想气体的微观模型，气体分子可视为一个个极小的弹性质点，服从经典力学规律。下面根据理想气体分子模型，用统计方法求平均，在数量上建立宏观量压强和分子微观运动的关系。

如图 5-2 所示，设边长为 L 的正立方体容器，内有 N 个质量为 m 的同类气体分子。在平衡状态下，分子运动不规则，容器壁各处压强相同。首先考虑单个分子一次碰撞器壁 A_1，对 A_1 的作用。设分子 1 在碰撞器壁前的速度为 v_1，速度分量分别为 v_{1x}、v_{1y}、v_{1z}，此分子与 A_1 面碰撞时，将受到 A_1 面沿 $-x$ 方向的作用力，因为碰撞是完全弹性的，所以分子 1 沿 x 方向的分速度由 v_{1x} 改变为 $-v_{1x}$，而沿 y 和 z 方向的分速度 v_{1y}、v_{1z} 则不受影响。这个分子与 A_1 面碰撞一次，分子动量的改变为

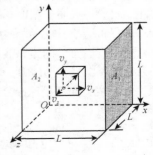

图 5-2　理想气体的压强

$-mv_{1x}-mv_{1x}=-2mv_{1x}$，根据动量定理，分子动量的改变等于器壁对分子作用力的冲量。根据牛顿第三定律可知，分子对器壁施加一个沿 x 方向的冲量，大小为 $2mv_{1x}$。分子与 A_1 面碰撞后，由 A_2 面弹回，再与 A_1 面碰撞，连续两次碰撞 A_1 面之间，在 x 方向所经过的距离为 $2L$，所需的时间为 $2L/v_{1x}$，单位时间内分子 1 与 A_1 面碰撞 $v_{1x}/2L$ 次，而每次碰撞 A_1 面，分子对器壁作用的冲量都为 $2mv_{1x}$，所以分子 1 在单位时间内作用在 A_1 面的总冲量，即作用在 A_1 面上的力为

$$2mv_{1x}\frac{v_{1x}}{2L}=\frac{mv_{1x}^2}{L}$$

单位时间内容器中 N 个分子与 A_1 面碰撞传递给 A_1 面的合力为

$$F=\sum_{i=1}^{N}\frac{mv_{ix}^2}{L}=\frac{m}{L}\sum_{i=1}^{N}v_{ix}^2$$

作用在 A_1 面上的压强为

$$P=\frac{F}{S}=\frac{m}{L^3}\sum_{i=1}^{N}v_{ix}^2=\frac{mN}{L^3}\frac{v_{1x}^2+v_{2x}^2+\cdots+v_{Nx}^2}{N} \tag{5-2}$$

式中，$\dfrac{v_{1x}^2+v_{2x}^2+\cdots+v_{Nx}^2}{N}$ 表示容器中 N 个分子沿 x 方向速度分量平方的平均值，记作 $\overline{v_x^2}$，又因单位体积的分子数 $n=N/L^3$，故式（5-2）可写为

$$P=nm\overline{v_x^2} \tag{5-3}$$

对任一分子来说，$v_i^2=v_{ix}^2+v_{iy}^2+v_{iz}^2$，对大量分子速度的平方求平均，则

$$\overline{v^2}=\overline{v_x^2}+\overline{v_y^2}+\overline{v_z^2}$$

平衡状态下气体的性质与方向无关，且容器中的分子数 N 很大，三个分速度平方的平均值相等，即

$$\overline{v_x^2}=\overline{v_y^2}=\overline{v_z^2}=\frac{1}{3}\overline{v^2}$$

所以，式（5-3）可写为

$$P=\frac{1}{3}nm\overline{v^2} \tag{5-4}$$

考虑到分子的平均平动动能 $\overline{\varepsilon}=\dfrac{1}{2}m\overline{v^2}$，则式（5-4）可写为

$$P=\frac{2}{3}n\overline{\varepsilon} \tag{5-5}$$

式（5-5）说明，气体的压强正比于分子数密度 n（每单位体积内的分子数）和分子的平均平动动能。气体的分子数密度越大，压强越大；气体分子的平均平动动能越大，压强也越大。式（5-5）称为理想气体的压强公式（pressure formula of ideal gas），它给出了宏观量压强和微观量分子的平均平动动能之间的关系。

气体的宏观压强是由大量分子在足够长的时间内对足够大的器壁碰撞产生的平均效果，它是一个统计平均值，表示单位时间单位面积器壁上所获得的平均冲量。由于单个分子对器壁的碰撞是不连续的，施于器壁的冲量是不定的，只有大量分子碰撞器壁所获得的冲量才具有确定的统计平均值，如果离开了"大量分子"和"统计平均"，气体压强就失去了意义。

三、理想气体的能量公式

（一）理想气体的能量

理想气体的状态方程为

$$PV=\frac{M}{M_{mol}}RT \tag{5-6}$$

式中，气体的质量 $M=mN$，气体的摩尔质量 $M_{mol}=mN_A$，N_A 是阿伏伽德罗常量（Avogadro constant），R 为普适气体常数（universal gas constant），在 SI 单位中，$R=8.31\text{J}\cdot\text{mol}^{-1}\cdot\text{K}^{-1}$。考虑到这些因素，式（5-6）可改写为

$$P=\frac{mN}{V}\frac{R}{mN_A}T=nkT \tag{5-7}$$

式中，$k=R/N_A$，称为玻尔兹曼常量（Boltzmann constant），其值为 $k=1.38\times10^{-23}\text{J}\cdot\text{K}^{-1}$。

将式（5-7）与理想气体的压强公式（5-5）联立，可得分子的平均平动动能为

$$\overline{\varepsilon} = \frac{3}{2}kT \qquad\qquad (5\text{-}8)$$

式（5-8）称为理想气体的能量公式（energy formula of ideal gas），也常称为温度公式（temperature formula）。公式说明理想气体分子的平均平动动能只与温度有关（即温度标志着物体内部分子无规则运动的剧烈程度），并与绝对温度成正比，在相同的温度下，一切气体分子的平均平动动能都相等。它从分子动理论的观点揭示了气体温度的实质，即温度越高，分子热运动越剧烈，而温度是大量分子热运动的集体表现，离开了大量分子，温度也就失去其意义。

（二）能量均分定理

组成物质的分子热运动时，不仅有平动、转动，还有分子内原子的振动，所以在讨论分子热运动的能量时，需要引入自由度的概念。决定一个物体的空间位置所需要的独立坐标，称为物体的自由度（degree of freedom）。对于单原子分子，它在空间的位置可用 x, y, z 三个独立坐标来确定，也就是说这个分子有三个自由度，因为分子的平均平动动能为

$$\overline{\varepsilon} = \frac{1}{2}m\overline{v^2} = \frac{1}{2}m\overline{v_x^2} + \frac{1}{2}m\overline{v_y^2} + \frac{1}{2}m\overline{v_z^2} = \frac{3}{2}kT$$

由于 $\overline{v_x^2} = \overline{v_y^2} = \overline{v_z^2} = \frac{1}{3}\overline{v^2}$，所以，每个自由度的平均平动动能为

$$\frac{1}{2}m\overline{v_x^2} = \frac{1}{2}m\overline{v_y^2} = \frac{1}{2}m\overline{v_z^2} = \frac{1}{2}kT$$

此式表明分子在每一个自由度上的平均平动动能都是 $kT/2$。可以推断，处于平衡状态的理想气体分子无论做何种运动，每个自由度的平均动能都应相等，均为 $kT/2$，这一结论称为能量均分定理（equipartition theorem）。如果气体分子有 i 个自由度，则每一个分子的平均总动能为 $ikT/2$。

例 5-1 一容器内储有处于理想状态的氧气，温度为 300 K，压强为 1.2 Pa，问 1 m³ 此种氧气中的分子数是多少？这些分子的总平均平动动能是多少？总平均动能是多少？

解 根据 $P = nkT$ 可得分子数密度

$$n = \frac{P}{kT} = \frac{1.2}{1.38 \times 10^{-23} \times 300} \approx 2.9 \times 10^{20} (\text{m}^{-3})$$

即 1 m³ 此种氧气中的分子数为 2.9×10^{20} 个。

这些分子的总平均平动动能

$$E_1 = \overline{\varepsilon}n = \frac{3}{2}kTn = \frac{3}{2}P = \frac{3}{2} \times 1.2 = 1.8(\text{J})$$

氧气是双原子分子，有 5 个自由度，这些分子的总平均动能

$$E_2 = \frac{5}{2}kTn = \frac{5}{2}P = \frac{5}{2} \times 1.2 = 3(\text{J})$$

案例 5-2

北方冬季，因用煤炭取暖而引发一氧化碳中毒事件时有发生。中毒机制是由于一氧化碳与血红蛋白的亲和力比氧与血红蛋白的亲和力高 200～300 倍，所以一氧化碳极易与血红蛋白结合，形成碳氧血红蛋白，使血红蛋白丧失携氧的能力和作用，造成人体组织窒息。对全身的组织细胞均有毒性作用，尤其对大脑皮质的影响最为严重。而对此患者最优的治疗方式是高压氧治疗，力求将脑损伤降至最低。

问题：

高压氧对此疾病的治疗机制是什么？

分析：

在高压的环境下，呼吸纯氧或高浓度氧以此达到治疗某些疾病的方法，称为高压氧治疗。这是一种特殊的氧疗方法，它具备常压环境下一般氧治疗所无法达到的治疗作用。在高压氧舱中，其氧分压较正常值高，病人置于其中可使极度缺氧者，例如，煤气一氧化碳中毒者获得充分的氧气。一般来说，由于缺氧、缺血引起的一系列疾病，如厌氧菌感染、减压病、梅尼埃病、脑血管疾病等，高压氧治疗都可以取得良好的治疗效果。但为避免高氧分压（一般高于 0.3 MPa）导致氧中毒情况的出现，临床上常采用间歇性的 152～304 kPa 的氧气进行高压氧治疗，效果最佳。

四、道尔顿分压定律

设在同一容器中有 n 种性质不同，彼此不起化学作用的气体，温度相同，每种气体的分子数密度分别为 n_1, n_2, n_3, $\cdots$, n_N，则总的分子数密度为

$$n = n_1 + n_2 + n_3 + \cdots + n_N$$

由式（5-7）得

$$P = nkT = (n_1 + n_2 + \cdots + n_N)kT = n_1kT + n_2kT + \cdots + n_NkT = P_1 + P_2 + \cdots + P_N \tag{5-9}$$

式中，P_1, P_2, $\cdots$, P_N 分别表示第一种，第二种，$\cdots$，第 N 种气体的分压强，式（5-9）称为道尔顿分压定律（Dalton's law of partial pressure），是在 1801 年由约翰·道尔顿通过实验得出。它表示混合气体的总压强等于各组成气体的分压强之和，并且各组成气体的分压强是独立产生的，因彼此不起化学作用，所以其大小与其他气体是否存在无关。

实验还表明：

（1）混合气体中某气体的扩散方向取决于该气体的分压，由分压大的地方向分压小的地方扩散；

（2）分压差越大，其扩散速率就越快；

（3）混合气体的总压强只能影响其组成气体的扩散速率而不会影响其扩散的方向。

第三节 气体分子速率和能量的统计分布规律

案例 5-3

伽尔顿板实验：伽尔顿板是一块竖直木板的上部规则地钉上铁钉，木板的下部用竖直隔板隔成等宽的狭槽，从顶部中央的漏斗形入口处可以投入小球，板前覆盖玻璃使小球不致落到槽外，如图 5-3 所示。小球从入口处投入，在下落过程中将与铁钉发生多次碰撞，最后落入某一槽中。

伽尔顿板实验通过分别多次投入单个小球或者同时投入许多小球，观察比较小球在各个槽中的分布。实验结果发现：当投入单个小球时，小球与铁钉碰撞后导致运动方向改变，最后落入哪个槽中完全是随机的、偶然的。大量小球同时投入或单个小球分别多次投入，最终落入正对入口的槽中的小球总是较多，而落入两侧槽中的小球总是较少。多次重复实验发现落入各槽中小球数目分布基本保持不变，但又不绝对相等。

问题：

伽尔顿板实验表明了什么？

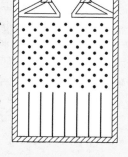

图 5-3 伽尔顿板

分析：

伽尔顿板实验演示了大量偶然事件的统计规律和涨落现象，阐述了物理学中统计与分布的概念。实验表明单个小球落入某个槽内是随机事件或者偶然事件，大量小球按槽分布遵从确定的规律，这种对大量偶然事件的整体所表现出来的规律称为统计规律。大量小球同时投入或单个小球分别投入，多次重复实验落入各槽中小球数目基本保持不变，但又不绝对相等，表明单个小球的偶然事件对统计规律仍会有涨落。

一、麦克斯韦速率分布定律

理想气体系统是由大量分子组成的，气体处于热平衡时，各分子的速率通过碰撞不断地改变，在某一时刻，对单个的分子来说，它的速率或方向随机变化不可预知，而就大量分子组成的系统而言，分子的速率或方向的分布却遵循一定的统计性规律。1859 年，英国物理学家麦克斯韦首先得到了处于平衡态的理想气体的分子数按速率分布的规律

$$f(v) = 4\pi \left(\frac{m}{2\pi kT} \right)^{3/2} e^{\frac{mv^2}{2kT}} v^2 \tag{5-10}$$

式中，T 为气体的绝对温度；m 为分子的质量。式（5-10）称为麦克斯韦速率分布函数（Maxwell velocity distribution function），其物理意义是：单位速率区间内的分子数占总分子数的百分比，即

$$f(v) = \frac{\mathrm{d}N}{N\mathrm{d}v}$$

速率分布函数如图 5-4 所示，$f(v)$ 愈大，表示速率 v 值附近的单位速率区间内的分子数占总分子数的百分比愈高。曲线下阴影部分的面积

$$\mathrm{d}s = f(v)\mathrm{d}v = \frac{\mathrm{d}N}{N}$$

表示速率在 v 和 $v + \mathrm{d}v$ 区间内的分子数占总分子数的百分比。曲线下的总面积应满足归一化条件

$$\int_0^\infty f(v)\mathrm{d}v = 1$$

温度为 T 的一定量气体中，与 $f(v)$ 的极大值对应的速率 v_p 称为最概然速率（most probable speed），表示速率在 v_p 附近单位速率区间内的分子数占总分子数的百分比最大。

由式（5-10）可知，气体分子的速率分布与温度 T、分子质量 m 有关，图 5-5 给出 O_2 和 H_2 在不同温度时的分子速率分布曲线。当温度升高时，曲线的最高点向右移动，v_p 值增大，反映整个气体中速率快的分子数目愈增加，分子的热运动愈剧烈。由于归一化条件，曲线下的面积恒等于 1，所以随着温度的升高，曲线变得比较平坦。在相同温度下，v_p 随着分子质量的增加而减小。

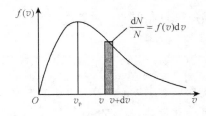

图 5-4　麦克斯韦速率分布曲线　　　　图 5-5　麦克斯韦速率分布曲线比较

根据速率分布函数可求得分子速率的三个统计值。

最概然速率可由 $\left.\dfrac{\mathrm{d}f(v)}{\mathrm{d}v}\right|_{v_\mathrm{p}} = 0$ 求出

$$v_\mathrm{p} = \sqrt{\frac{2kT}{m}} = \sqrt{\frac{2RT}{M_\mathrm{mol}}} \approx 1.41\sqrt{\frac{RT}{M_\mathrm{mol}}} \tag{5-11}$$

平均速率（mean speed）

$$\bar{v} = \frac{1}{N}\int_0^\infty v\mathrm{d}N = \int_0^\infty vf(v)\mathrm{d}v = \sqrt{\frac{8kT}{\pi m}} = \sqrt{\frac{8RT}{\pi M_\mathrm{mol}}} \approx 1.60\sqrt{\frac{RT}{M_\mathrm{mol}}} \tag{5-12}$$

求出分子速率平方的平均值，然后再取其平方根，可得方均根速率（root mean square speed），即

$$\overline{v^2} = \frac{1}{N}\int_0^\infty v^2\mathrm{d}N = \int_0^\infty v^2 f(v)\mathrm{d}v = \frac{3KT}{m}$$

$$\sqrt{\overline{v^2}} = \sqrt{\frac{3kT}{m}} = \sqrt{\frac{3RT}{M_\mathrm{mol}}} \approx 1.73\sqrt{\frac{RT}{M_\mathrm{mol}}} \tag{5-13}$$

以上三种速率都与 $\sqrt{T}$ 成正比，与 $\sqrt{M_\mathrm{mol}}$ 成反比，其中最概然速率最小，方均根速率最大，它们的大小次序不因温度及气体种类的不同而变化。三种速率有着不同的应用，讨论速率分布时用最概然速率，分析分子的碰撞时用平均速率，计算气体分子的平均平动动能时用方均根速率。

例 5-2　求 27℃时氧气分子的最概然速率、平均速率和方均根速率。

解　$v_\mathrm{p} = \sqrt{\dfrac{2RT}{M_\mathrm{mol}}} = \sqrt{\dfrac{2 \times 8.31 \times 300}{3.2 \times 10^{-2}}} \approx 395(\mathrm{m \cdot s^{-1}})$

$\bar{v} = \sqrt{\dfrac{8RT}{\pi M_\mathrm{mol}}} = \sqrt{\dfrac{8 \times 8.31 \times 300}{\pi \times 3.2 \times 10^{-2}}} \approx 446(\mathrm{m \cdot s^{-1}})$

$\sqrt{\overline{v^2}} = \sqrt{\dfrac{3RT}{M_\mathrm{mol}}} = \sqrt{\dfrac{3 \times 8.31 \times 300}{3.2 \times 10^{-2}}} \approx 483(\mathrm{m \cdot s^{-1}})$

二、平均自由程和碰撞频率

在室温下，气体分子运动速率约为每秒几百米，在气体分子运动过程中，当分子质心间距离小于或等于分子有效直径时，分子将发生碰撞。气体分子的碰撞对气体平衡态性质和气体由非平衡态过渡到平衡态过程起着重要作用。

在平衡状态下，由于分子碰撞存在随机性，如图 5-6 所示。一个分子在连续两次碰撞之间所经过的直线路程（即自由程）长度不尽相同。将各段自由程取平均值，即平均自由程（mean free path），用 $\bar{\lambda}$ 表示。一个分子在单位时间内与其他分子碰撞的平均次数，称为平均碰撞频率（mean collision frequency），以 $\bar{z}$ 表示。它与平均自由程的关系为

$$\bar{z} = \frac{\bar{v}}{\bar{\lambda}}$$

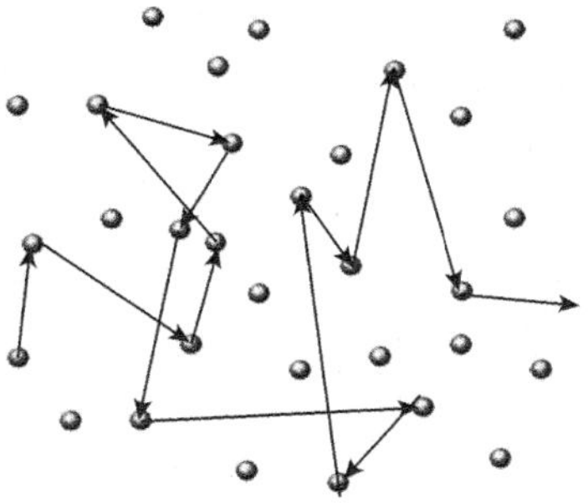

图 5-6　气体分子的碰撞

若分子平均速率不变，分子间的碰撞越频繁，分子的平均自由程就越短。平均自由程和平均碰撞频率都反映了分子间碰撞的频繁程度。

理论表明，平均自由程与气体分子的有效直径 d 及分子数密度 n 有如下关系

$$\bar{\lambda} = \frac{1}{\sqrt{2}\pi d^2 n} \tag{5-14}$$

上式表明，$\bar{\lambda}$ 与 d 的平方、n 成反比，而与分子热运动平均速率无关。表 5-1 列出几种气体在标准状态下的有效直径与平均自由程的比较。

表 5-1　几种气体在标准状态下的有效直径与平均自由程

气体	d（m）	$\bar{\lambda}$（m）
H_2	2.7×10^{-10}	11.60×10^{-8}
N_2	3.7×10^{-10}	6.12×10^{-8}
O_2	3.6×10^{-10}	6.50×10^{-8}
空气	3.5×10^{-10}	6.88×10^{-8}

可以看出，气体分子的平均自由程要比分子的有效直径大得多，气体分子的运动是相当自由的。

对于稀薄气体，利用 $P = nkT$，式（5-14）可改写为

$$\bar{\lambda} = \frac{kT}{\sqrt{2}\pi d^2 P} \tag{5-15}$$

上式表明，当温度一定时，平均自由程与压强成反比；当压强一定时，平均自由程与温度成正比。

例 5-3　氧气分子的有效直径为 3.6×10^{-10} m，求标准状态下氧气分子的平均自由程和平均碰撞频率。

解　由式（5-15）可求得平均自由程

$$\bar{\lambda} = \frac{kT}{\sqrt{2}\pi d^2 P} = \frac{1.38\times10^{-23}\times273}{\sqrt{2}\pi(3.6\times10^{-10})^2\times1.01\times10^5} = 6.5\times10^{-8}(\text{m})$$

平均碰撞频率和平均速率有关

$$\bar{v} = \sqrt{\frac{8RT}{\pi M_{mol}}} = \sqrt{\frac{8\times8.31\times273}{\pi\times3.2\times10^{-2}}} = 425(\text{m}\cdot\text{s}^{-1})$$

$$\bar{z} = \frac{\bar{v}}{\bar{\lambda}} = \frac{425}{6.5\times10^{-8}} = 6.5\times10^9(\text{s}^{-1})$$

通过上面的运算可知，氧气分子在标准状态下，每秒碰撞 60 多亿次。可见，气体分子间由于频繁碰撞而改变运动的速率和方向，分子永不停息地做无规则的热运动。

三、玻尔兹曼能量分布定律

前面讨论理想气体分子在不受外力作用达到平衡状态时，单位体积内的平均分子数目是相等的，和空间位置没有关系。但是如果气体处于重力场中，考虑重力对分子的作用，则气体分子除了动能以外还具有势能，分子的空间分布不再是均匀的，分子数密度随着空间位置的不同而改变。这时单位体

积中的分子数目与分子的势能有关，服从玻尔兹曼能量分布定律（Boltzmann energy distribution law）

$$n = n_0 e^{-E_p/kT} \tag{5-16}$$

式中，n 表示分子数密度；n_0 是势能为零处的分子数密度；E_p 是分子的重力势能。可见，在不受外力场作用的理想气体系统中，分子在它所能到达的整个空间均匀地分布。但在重力场的作用下，分子在空间的分布是不均匀的，分子数密度随高度的增加而减少，代入重力势能公式可得

$$n = n_0 e^{-mgh/kT} \tag{5-17}$$

当高度 $h = 0$ 时，$n = n_0$，所以 n_0 表示高度为零处粒子数的密度，大气分子的浓度（单位体积中的分子数）是随海拔的增加而按指数规律衰减的，这样我们通过玻尔兹曼分能量分布定律了解了大气分子在重力场中的分布情况。

根据分子动理论中压强与分子数密度的关系 $P = nkT$，可将式（5-17）化为地面附近气压随高度变化的关系，称为等温气压公式

$$P = nkT = n_0 kT e^{-mgh/kT} = P_0 e^{-mgh/kT} \tag{5-18}$$

式中，P_0 是高度为零处的大气压强；P 是高度为 h 处的大气压强。不难看出，随着高度的增加，大气压强按指数规律减小。利用这个关系可以估计不同高度的大气压强，条件是必须保证气温相同，所以只有在高度变化不大的情况下这种估计所得的结果与实际情况才能较好地吻合。

将式（5-18）取对数，可以得到高度 h 与大气压强 P 的关系

$$h = \frac{kT}{mg} \ln \frac{P_0}{P} \tag{5-19}$$

式（5-19）更多地用于登山和航空时估计上升的高度，测出所在高度的压强 P，即可估算所在的高度 h。

案例 5-4

随着飞行高度的增加，大气压强的降低，会引起飞行员的一系列生理反应。据资料记载，上升到 1000 m 高度时，人就会有缺氧的感觉；当升至 2500 m 高度时，人的夜视能力开始减退；到 4500 m 以上，智力逐渐减退，不能进行复杂而精细的工作，此时，血压升高、胸闷、头昏眼花等症状相继出现；在 16 000 m，停留 10 min 左右就会导致意识丧失。

问题：

高空生理反应对人体的影响和解决方法分别是什么？

分析：

人体肠胃里总有一些气体，由气态方程可知，一定量的气体在压强降低时体积增大，因此，在低气压的高空，人体肠胃内的气体体积就会膨胀。例如在 10 000 m 高空，大气压强仅为地面的 1/4，人体肠胃内的气体体积将增为原来的 3～4 倍。虽然人体可以通过排气等生理机能排出一部分气体，但如果气压变化剧烈，气体体积膨胀过快，将引起肠胃急剧扩张，压迫膈肌，影响呼吸；压迫心脏，影响血液循环；压迫肠道，影响消化系统功能。如果中耳腔内气体急剧膨胀，压迫鼓膜，导致耳鸣疼痛，听力减退，随之面色苍白，出冷汗，甚至晕厥。这就是由人体内气体压强降低、体积增大而引起的"高空胀气病"。征服高空低压对人类飞行尤为重要。于是，人们根据气态方程的原理设计了"加压舱"。由气态方程可知，在一定的容器内，温度恒定时，气体质量增大，气体压强也增高。因此，用气泵不断将舱外的空气压进舱内，便可使舱内的气压接近人体所适应的压强，从而维持人体的正常生理功能。

第四节　液体的表面现象

案例 5-5

在一个金属环上系一根长于环直径的细线，浸入肥皂液后拿出来，金属环上就形成了一个肥皂薄膜，刺破细线一侧的薄膜，则细线另一侧就会收缩成弯月形。

问题：

为什么会出现这种现象？如何解释？

　　液体中分子与分子之间的距离比气体分子之间的距离小得多，我们可以认为液体分子之间的引力作用范围是一个半径不超过 10^{-9} m 的球，只有球内的分子才对球心的分子存在作用力，这个球的半径称为分子引力作用半径，而液体表面下厚度约等于分子引力作用半径的一层液体称为液体的表面层（surface layer）。液体内部的分子各个方向的物理性质是完全相同的，即各向同性。但是在液体的表面层中的分子，在各个方向的性质就不一定相同，因而产生一系列特殊现象，称为液体的表面现象。一般情况下，把液体和气体接触的薄层称为表面层，把液体与固体接触的薄层称为附着层。液体表面现象与生命过程密切相关。

一、表面张力和表面能

　　液体的表面如拉紧的弹性薄膜，表面积有收缩成最小的趋势。例如，荷叶上的小水珠和玻璃板上的水银小球都收缩成球形，从滴药管的尖端缓慢流出的液体，并不是呈现连续的液流而是断续的液滴，说明液体表面存在着一种收缩力，称为表面张力（surface tension）。

　　表面张力作用在液面上任一分界线的两侧，方向与液体表面相切，并且与分界线垂直，大小与分界线的长度成正比，即

$$f = \alpha \cdot L \tag{5-20}$$

式中，α 称为液体的表面张力系数（surface tension coefficient），单位是 N·m^{-1}，它等于作用在单位长度分界线上的表面张力。

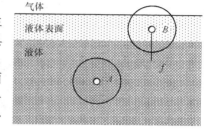

　　首先，我们从分子力和液体的微观结构考虑表面张力产生的原因。液体表面层中分子受力与液体内部的分子不同，因此具有不同的性质。如图 5-7 所示，考虑液体和气体接触的液体表面，在液体表面取厚度等于分子引力作用半径的一层，即液体的表面层。在液体内部任取一分子 A，以 A 为球心、10^{-9} m 为半径作一球，称为分子作用球（molecular sphere of action）。这样球面外的分子对球心的分子 A 无作用力，只有球内的分子对 A 有作用力，由于球内分子对称分布，所以分子 A 所受的合外力为零。而处

图 5-7　表面层内分子所受的力

于液体的表面层中的分子 B 受力情形就不同了，B 分子作用球内有一部分气体，气体的密度比液体的密度小得多（气体分子对分子 B 的作用力忽略不计），分子 B 所受的作用力不再具有球对称性，通过受力分析可知，作用于分子 B 的引力在水平方向上的分量相互抵消，合力方向为垂直液面向下。

　　处于液体表面层中的分子都受到垂直于液体表面并指向液体内部的作用力，使液体表面层内的分子有被拉进液体内部的趋势，从而使液体表面有收缩的趋势，在宏观上当表面收缩时，在收缩的方向上必定存在作用力，即表面张力。案例 5-5 中所提到的现象即为表面张力的作用导致细线发生形变。

　　我们也可以从能量角度来分析表面张力的存在，由于表面层中的液体分子受到指向液体内部的作用力，如果把液体内的分子移到表面层，必须克服这种力做功，使得分子的势能增加，所以表面层内的分子具有比液体内部分子更大的势能。任何一个系统，它的势能均有减到最小的趋势，所以液体表面层中分子有尽量挤入液体内部的趋势，从而使表面层的表面积有尽可能缩小的趋势，在宏观上表现为表面张力。

　　下面从功能关系来说明表面张力的大小。如图 5-8 所示，$ABCD$ 是带有液膜的"U"形金属框，AB 边可沿框自由滑动，由于表面张力的作用使液面收缩，要使 AB 边不动，必须施加一个作用力 f，使其处于平衡。在 f 的作用下 AB 边向右移动一段距离 Δx，则液膜表面积增加 $\Delta s = 2L \cdot \Delta x$，增加液面单位表面积时，表面能的增量与表面张力 f 所做的功是相等的，可表示为

$$\frac{\Delta E}{\Delta s} = \frac{\Delta w}{\Delta s} = \frac{2\alpha L \cdot \Delta x}{2L \cdot \Delta x} = \alpha \tag{5-21}$$

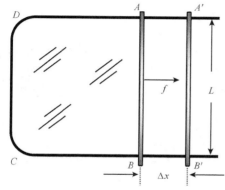

图 5-8　表面张力与表面能

　　由式（5-21）可知，表面张力系数 α 在数值上等于增加单位液体表面积时所增加的表面能；也可以定义为增加单位液体表面积所做的功。表 5-2 给出了不同液体与空气接触时的表面张力系数。

表 5-2　不同液体与空气接触时的表面张力系数

液体	温度 /℃	$\alpha/(10^{-3}\mathrm{N}\cdot\mathrm{m}^{-1})$	液体	温度 /℃	$\alpha/(10^{-3}\mathrm{N}\cdot\mathrm{m}^{-1})$
水	0	75.64	甲醇	20	22.6
水	20	72.75	水银	20	436
水	40	69.56	丙酮	20	23.7
水	100	58.85	胆汁	20	48
肥皂液	20	25.0	血液	37	58
甘油	20	63.4	尿（正常）	20	66
乙醚	20	17	尿（黄疸病人）	20	55

　　表面张力系数 α 与液体性质有关，性质不同的液体表面张力系数的大小有很大差异。容易汽化的液体，表面张力系数很小，如液氢、液氮等。不易汽化的液体，表面张力系数很大，如熔化的金属等。除此之外，表面张力系数还与液体的温度、纯度、相邻物质的化学性质有关。

二、弯曲液面的附加压强

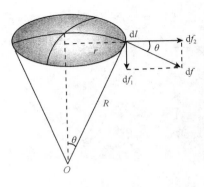

图 5-9　弯曲液面的附加压强

　　液体表面存在着张力，如果液面是弯曲的，表面张力方向与弯曲液面相切，使得弯曲液面凹侧压强较大，液面内、外的压强不相等，存在一定压强差，称为弯曲液面的附加压强（additional pressure）。
　　下面讨论弯曲液面附加压强大小。如图 5-9 所示，在液面处隔离出一个半径为 R 的球冠状小液块，其边界是半径为 r 的圆周，小液块边界以外的液面作用于该液块的表面张力与该边界垂直并与球面相切。如果 $\mathrm{d}f$ 是边界以外的液面通过边界线元 $\mathrm{d}l$ 作用于小液块的表面张力，那么其大小为

$$\mathrm{d}f = \alpha\cdot\mathrm{d}l$$

其竖直分量 $\mathrm{d}f_1$ 和水平分量 $\mathrm{d}f_2$ 可分别为

$$\mathrm{d}f_1 = \mathrm{d}f\sin\theta = \alpha\mathrm{d}l\sin\theta$$
$$\mathrm{d}f_2 = \mathrm{d}f\cos\theta = \alpha\mathrm{d}l\cos\theta$$

由于对称性，水平分力 $\mathrm{d}f_2$ 沿边界叠加的结果互相抵消，通过整个边界作用于所取液块的表面张力，应对竖直分力 $\mathrm{d}f_1$ 沿整个边界求积分，可得合力的大小

$$f = \int_L \mathrm{d}f_1 = \int_L \alpha\cdot\sin\theta\mathrm{d}l = \frac{2\pi r^2\alpha}{R}$$

球形液面的附加压强，即液面内外的压强差为

$$\Delta P = \frac{f}{\pi r^2} = \frac{2\alpha}{R} \qquad\qquad (5\text{-}22)$$

式（5-22）表明，球形液面的附加压强与液体的表面张力系数 α 成正比，与液面的曲率半径 R 成反比。
　　对于半径为 R 的球形液膜（如肥皂泡）而言，由于液膜有两个表面 $R_1 \approx R_2 = R$，如图 5-10 所示，液膜内外的压强差为

$$P_A - P_C = P_A - P_B + P_B - P_C = \frac{2\alpha}{R_1} + \frac{2\alpha}{R_2} = \frac{4\alpha}{R}$$

　　用三通活塞，在玻璃管的两端吹两个大小不等的肥皂泡，如图 5-11 所示，小泡中的气体压强比大泡中的气体压强大，当打开中间活塞，两个肥皂泡相通时，小泡中的气体会流向大泡，小泡越来越小，而大泡越来越大，直到小泡逐渐缩小到仅剩一帽顶，此时二者曲率半径相同，两泡内气体压强相等。

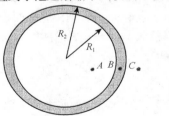

图 5-10　球膜的附加压强

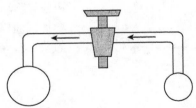

图 5-11　连通泡附加压强的比较

三、润湿与不润湿现象 毛细现象 气体栓塞

（一）润湿与不润湿现象

仔细观察盛有液体的容器，会发现靠近器壁的液面发生弯曲，在洁净的玻璃上放一小滴水，发现它沿着玻璃面尽量延展，而在玻璃上放一小滴水银，发现它呈近似球形，如图5-12所示。

在液体和固体的交界面处，作液体表面和固体表面的切面，两个切面在液体内部的夹角 θ，称为接触角（contact angle）。当接触角为锐角时，如图 5-12（a）所示，表示液体能润湿（wetting）固体，若接触角等于零，称为液体完全润湿固体；当接触角为钝角时，如图 5-12(b)所示，表示液体不能润湿固体，若接触角等于 $180°$，称为液体完全不能润湿固体。

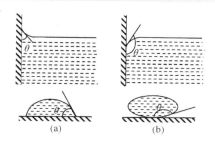

图 5-12 液体与固体接触处液面的性质

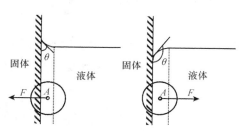

图 5-13 附着层中分子所受的力

润湿和不润湿现象的产生，是由液体分子之间的引力—— 内聚力（cohesion）和液体分子与固体分子之间的引力——附着力（adhesive force）不同所致。如图 5-13 所示，当附着力大于内聚力时，液体与固体的界面有尽量扩展的趋势，固体上的液滴将尽量展开成薄膜，这就是液体润湿固体的情形，纯水润湿洁净的玻璃（$\theta \approx 0°$），水银润湿洁净的锌板、铜板或铁板等金属；当附着力小于内聚力时，则液体与固体的界面有尽量缩小的趋势，固体上的液滴尽量收缩成球形，这就是液体不润湿固体的情形，纯水不润湿石蜡（$\theta \approx 107°$），水银不润湿玻璃（$\theta \approx 138°$）等。

微课 5-2

（二）毛细现象

内径很小的管子称为毛细管，将毛细管的一端插入液体中，管子内外的液面会出现高度差，这种现象称为毛细现象（capillarity）。当液体润湿管壁时，管内液面上升，如果把玻璃毛细管插入水中，管内的液面会比管外的液面高；当液体不润湿管壁时，则管内液面下降，如果把玻璃毛细管插入水银中，管内的液面会比管外的液面低。

下面分析毛细管内外液面的高度差与哪些因素有关。如图 5-14（a）所示，内径为 r 的毛细管插入密度为 ρ 的液体中，如果液体润湿管壁，接触角 θ 为锐角，管内液面弯曲成凹形，因为毛细管内径很小，管内的液面可看成是球面的一部分，且球面的半径为 R，液面内 A 点的压强小于

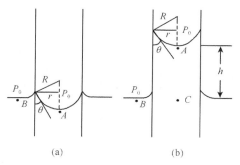

图 5-14 毛细现象

液面外的大气压强，而管外同一深度的平液面下 B 点的压强与液面外大气压强相等，所以 A 点不能与 B 点处在同一深度，故图 5-14（a）的状态不能维持。管内液面上升，当升到一定高度 h 时，使同一深度的 C 点和 B 点的压强相等，且均为大气压 P_0，这样的状态才能维持，如图 5-14（b）所示。

根据式（5-22）可得

$$P_0 - P_A = \frac{2\alpha}{R}$$

由图 5-14（b）所示的压强与高度的关系可知

$$P_C - P_A = P_0 - P_A = \rho g h$$

比较上述两式可得

$$\rho g h = \frac{2\alpha}{R} = \frac{2\alpha \cdot \cos\theta}{r}$$

$$h = \frac{2\alpha \cdot \cos\theta}{\rho g r} \tag{5-23}$$

式（5-23）表明，毛细管内外液面高度差与液体的表面张力系数成正比，与毛细管的半径成反比。毛细管内径越小，管内液面上升越高。利用上述关系可以测定液体的表面张力系数。

如果液体不润湿毛细管的管壁，管内液面弯曲成凸形，管内液面要比管外液面低，用同样的方法可以证明，毛细管内外液面高度差仍然可由式（5-23）表示。

案例 5-6

外科手术中用的缝合线，必须经过蜡处理才可以使用。

问题：

为什么要经此特殊的处理过程？

分析：

毛细现象在临床上有着重要的应用，如临床上常用的药棉是一种处理过的脱脂棉，用它来擦拭创面能吸附创面所分泌的液体。但有些情况下，毛细现象却是有害的。例如，外科手术中用的缝合线需经过蜡处理，否则在缝合刀口时，由于一部分缝合线暴露于体表，未经蜡处理的缝合线中会有无数缝隙，相当于无数个毛细管将体内外连通，易造成细菌感染。

（三）气体栓塞

当液体在细管中流动时，如果管中有气泡，将阻碍液体的流动，气泡多时可发生阻塞现象，称为气体栓塞（gas embolism）。

案例 5-7

人体内的气体栓塞现象。

问题：

1. 什么是气体栓塞？
2. 液体中混有气体为什么会产生气体栓塞？
3. 在医疗活动中为什么要避免给患者造成气体栓塞？

分析：

人体产生气体栓塞的主要原因有两种：其一是过量气体迅速进入血液循环系统，可见于分娩或流产时，由于子宫强烈收缩，空气被挤入破裂的子宫壁静脉窦；头颈手术、胸壁和肺创伤损伤静脉时，空气也可在吸气时因静脉腔内的负压而被吸入静脉，空气进入心脏后，将空气和心脏内血液搅拌形成泡沫，易阻塞肺动脉出口，导致猝死。如气体量少，可被溶解于血液而不致引起严重后果，但进入血液循环的空气量在 100 ml 左右时，即可导致心力衰竭。其二是溶解于血液内的气体迅速游离，如病人从高压氧舱中出来或潜水员从深水中迅速上升到常压环境时，原来高压环境下溶于血液、组织液和脂肪内的过量气体，在外界气压骤然减低时迅速释放出来，遂在组织和血液内形成小气泡或互相融合成较大的气泡，在血管内形成气体栓塞，引起局部缺血和梗死，肌肉、肌腱、韧带等组织内的气泡引起局部症状，如关节和肌肉疼痛。为了避免气体栓塞现象的发生，气压变化较大时应有适当的缓冲时间。

如图 5-15（a）所示，均匀毛细管中的一段液柱中存在一个气泡，在液柱两端压强相等时，气泡两端对称，形成曲率半径相等的弯月面，相应的附加压强大小相等，液柱不流动。如果毛细管左端的压强稍加 ΔP，欲使液柱向右流动，如图 5-15（b）所示，这时气泡左边弯月面的曲率半径大于右边弯月面的曲率半径，因而左端弯月面所产生的附加压强小于右端弯月面所产生的附加压强，这样就产生了向左的合力，如果气泡两端附加压强的差值恰好等于 ΔP，则液柱仍处于静止状态不会流动。如果继续增大 ΔP，气泡两侧弯月面变形更严重些，向左的合力更大一些，仍阻碍液柱向右流动。只有当 ΔP 超过某一临界值 δ 时，液柱才开始移动，毛细管越细，表面张力系数越大，这个临界值 δ 也就越大。当管中有 n 个气泡时，如图 5-15（c）所示，只有在 $\Delta P > n\delta$ 时液柱才能带着气泡一起移动。如果不能提供足够的压强差，液体将难以流动，形成气体栓塞。

给病人输液时，要注意输液管路中不能出现气泡，静脉注射时，不能在注射器中留有气体，以免发生气体栓塞现象。

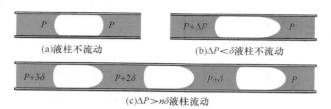

图 5-15 气体栓塞

四、表面活性物质与表面吸附

（一）表面活性物质

溶液的表面张力系数随溶质的不同而不同，与溶剂的表面张力系数相差很大。有些溶质使溶液的表面张力系数减小，称为表面活性物质（surfactant）；有的溶质则使溶液的表面张力系数增大，称为表面非活性物质。例如，在纯水中加入少量肥皂液，表面张力系数变小，水的表面活性物质常见的还有胆盐、有机酸、酚醛等，而水的表面非活性物质常见的有食盐、糖类、淀粉等。表面活性物质在呼吸过程中起着重要的作用。

（二）表面吸附

处于液体表面层的分子具有比液体内部分子较高的势能，表面层有减小系统势能的趋势，为了增加系统的稳定性，能够减小溶液表面张力系数的表面活性物质自然会聚集于溶液的表面层，而液体的表面层厚度只有约 10^{-9} m，所以少量的表面活性物质就可以在很大程度上影响液体的表面张力系数。表面活性物质在溶液的表面层聚集并伸展成薄膜的现象称为表面吸附（surface adsorption）。如果在溶剂中加入表面非活性物质，为了增加系统的稳定性，系统的表面能应尽可能小。因此，表面非活性物质必须尽量离开表面层而进入液体内部，表面非活性物质在液体内部的浓度大于表面层中的浓度。

案例 5-8

探讨肺泡表面活性物质在肺呼吸过程中的作用。

分析：

肺位于胸腔内，支气管在肺内分成许多小支气管，每个小支气管末端附有很多小气囊，称为肺泡。成人肺泡数约 3 亿多个，大小不等，且有些肺泡是连通的。肺泡腔里是气体，而肺泡壁则有一层液体，这样就构成了气-液界面，同时会在气液界面上存在向肺泡中心回缩的表面张力。

若每个肺泡内气-液界面的表面张力系数相同，小肺泡内的压强大于大肺泡内的压强，使小肺泡萎缩而大肺泡膨胀，但这种情况在肺内并没有出现，原因就是表面活性物质的作用。

肺泡表面液层中分布有一定的、由肺泡II型细胞分泌的一种脂蛋白，它可起降低表面张力系数的作用。吸气时肺泡体积增大，而表面活性物质的量不变，故单位面积上的表面活性物质的量随体积增大而减小，结果增大了表面张力系数，从而限制了肺泡继续膨胀；呼气时肺泡体积减小，单位面积上的表面活性物质的量随体积的减小而增多，减小了表面张力系数，减小了表面张力，从而防止肺泡的萎缩。肺泡上表面活性物质对表面张力系数的调控作用，保证了呼吸过程的正常进行。

习 题 五

5-1 对一定质量的气体来说，当温度不变时，压强随体积的减小而增大；当体积不变时，压强随温度的升高而增大。用分子动理论解释这两个过程的微观机制。

5-2 试从能量上说明 $\frac{1}{2}kT$、$\frac{3}{2}kT$、$\frac{3}{2}RT$、$\frac{i}{2}RT$ 各量的物理意义。

5-3 一容器内装有混合气体，温度为 300 K，其中双原子理想气体分子数 N_1 为 $1.0×10^{23}$ 个，单原子理想气体分子数 N_2 为 $4.0×10^{23}$ 个，求：

（1）混合气体分子的平均平动动能；

（2）混合气体分子的平均动能；

（3）容器内气体的内能。

5-4 容器内储有一定量的气体，若保持容积不变，使气体的温度升高，那么分子的平均自由程和碰撞频率将怎样变化？

5-5 用表面张力系数为 $40×10^{-3}$ N·m^{-1} 的肥皂液吹一个直径为 10 cm 的肥皂泡。求吹肥皂泡所做的功。

5-6 "U" 形玻璃管的两竖直管的内半径分别为 $r_1 = 0.5$ mm 和 $r_2 = 1.5$ mm，管内注入少量的表面张力系数为 $73×10^{-3}$ N·m^{-1} 的水，试求两管内液面的高度差。

5-7 在内半径 $r = 0.3$ mm 两端开口的毛细管中注入表面张力系数为 $73×10^{-3}$ N·m^{-1} 的少量水，则在管的下端形成一半径 $R = 3$ mm 的水滴，求毛细管中水柱的高度。

5-8 有 8 个半径为 1 mm 的小水滴，融合成一个大水滴，问放出多少表面能？已知水的表面张力系数为 $73×10^{-3}$ N·m^{-1}。

（高 杨）

第六章 生命过程中的热力学

教学要求

1. 掌握热力学第一、第二定律。
2. 熟悉生命科学应用的三个重要热力学参数的意义。
3. 了解生命过程与热力学定律的关系及热力学理论在医学上的应用。

热力学（thermodynamics）是研究各种形式能量转换规律的科学。热力学的基础是热力学第一定律和热力学第二定律，这两个定律都是人类长期实践和大量科学研究经验的总结。因为热力学研究的能量转换规律是自然界的一个基本规律，在其应用范围内具有指导意义。

生命系统是一种特殊的结构，在其内部及其与环境之间发生着不间断的物质、能量和信息的交换，物质的传递和信息的传递都必然伴随着热量的传递。那么，热力学规律是否对生命系统也同样适用呢？或者对生命系统的研究也能借助热力学中的某些概念吗？因此，本章从热力学角度揭示生命活动的本质。

第一节 人体代谢的热力学第一定律

案例 6-1

一个石头在高空做自由落体到达地面时，正好落入泥浆中使之静止，这时它的动能变为零。

问题：

1. 在这个过程中机械能守恒吗？
2. 石头由高空下落的能量转换到哪里去了？
3. 这一过程可否用能量守恒来表述？

分析：

石头到达地面的过程中，如果忽略空气阻力，机械能守恒，此时的动能不为零。但进入泥浆的瞬间，石头静止在泥浆中，其机械能变为零。显然机械能在泥浆中不再守恒。原因是泥浆中的摩擦效应将动能消耗尽了。摩擦将使机械能转化为热的形式。但是如果我们将这种热能以适当的表达方式加入进来，则整个过程仍将保持能量守恒。注意：这不是机械能守恒而是总能量守恒，用功、能量和热量的方式表达即为热力学第一定律。

一、热力学第一定律

微课 6-1

在热力学中，通常把所研究的对象称为热力学系统（thermodynamic system），简称为系统。系统以外的对象称为外界或环境。系统主要分为三大类：孤立系统（isolated system），这是一个理想化模型，在自然界中实际是不存在的，我们把与外界无能量和物质交换的系统称为孤立系统；与外界有能量交换但无物质交换的系统称为封闭系统（closed system）；与外界既有能量交换也有物质交换的系统称为开放系统（open system），生物体属于开放系统。任何热力学系统都可以用宏观变量（即体积 V、压强 P、温度 T）来描述它的状态。

（一）功

功（work）在热力学中具有重要的意义，功是能量变化的量度，它只有在能量变化的过程中才能出现。也就是说，只有在系统与外界发生能量交换的过程中功才能产生，但它是能量传递的一种方式，是一个过程量。这种能量传递是通过系统有规则的宏观运动（如机械运动、电磁运动等）来完成的。

（二）热量

热传递（heat transfer）是热力学系统与外界交换能量的另一种方式。两个物体只要温度不同它们之间就要发生热传递，并且在足够的时间内总会达到热平衡。在这个过程中热量总是从高温物体传到低温物体，使两个物体的热运动状态发生改变。热量（heat）是由系统与周围环境之间存在温度差异时所引起交换的能量转移。

由此可见，做功和热量传递都是物体能量变化的量度，做功是能量传递的宏观形式，由大量分子做有规则的宏观位移来完成；而热量传递是能量传递的微观形式，通过微观分子无规则运动和碰撞来传递能量。

（三）内能

系统内所有分子或原子由于热运动所具有的动能和它们之间相互作用的势能之和，称为系统的内能（internal energy），又称为热力学能量。实验证实，若使系统从一个平衡状态变化到另一个平衡状态，只要初、末状态给定，无论经过怎样的过程，外界对系统所做的功和向系统所传递的热量总和是恒定不变的。因此说热力学系统内能的改变量是取决于始末两个状态的，与所经历的过程和路径无关，即内能是系统状态的单值函数，当系统状态确定后，内能就完全确定。根据分子动理论，内能就是系统内所有分子热运动的动能和分子之间相互作用的势能总和。内能的单位与功的单位相同，也是焦耳。

无论是做功还是热传递都可以改变一个系统的能量，导致系统的状态发生变化。如果系统状态发生变化，设与外界之间交换的热量为Q，系统内能的增量为$\Delta U = U_2 - U_1$，系统与外界交换的功为W，则有

$$Q = \Delta U + W \tag{6-1}$$

式（6-1）为热力学第一定律（first law of thermodynamics）的数学表达式。它表明：在任一变化过程中，系统从外界吸收的热量一部分用于改变系统的内能，另一部分用于对外做功。

应用热力学第一定律时规定：系统内能增加时ΔU取正值，系统内能减少时ΔU取负值；系统吸收热量时Q取正值，而系统对外界放出热量时Q取负值；系统对外界做功W取正值，而外界对系统做功W取负值。

例 6-1　5.00 kg 空气从热源吸收热量为1.33×10^6 J，内能增加为2.09×10^6 J，是空气对外界做功还是外界对空气做功？做了多少功？

解：由热力学第一定律可知

$$Q = 1.33 \times 10^6 \text{ J}; \quad \Delta U = 2.09 \times 10^6 \text{ J}$$

所以有

$$W = Q - \Delta U = -7.6 \times 10^5 (\text{J})$$

即外界对空气做功为7.6×10^5 J。

热力学第一定律是确定了热力学系统在状态变化过程中，热量、功和内能之间的变化关系。这是自然界的一条普遍规律，无论系统是固体、液体，还是气体，都是普遍适用的。热力学第一定律指出，热量可以从一个物体传递给另一个物体，也可以与机械能或其他形式的能量相互转换，在传递和转换过程中，能量的总和保持不变，因此它又是能量守恒和转换定律的一种表述方式。而它的另一种表述方式为：不消耗能量就可以做功的"第一类永动机"（perpetual motion machine of the first kind）是不可能实现的。

二、人体代谢

由于生物系统与其周围环境之间不断地进行着物质和能量的交换，所以生物系统的热力学特征为非平衡的开放系统。因此人体是一个开放系统（open system），它与外界之间既有物质交换（摄取食物和氧、排出废料），又有能量交换（热量散失、对外做功），即人体的代谢过程包括物质代谢（material metabolism）和能量代谢（energy metabolism），以维持恒定的体温来保证人体各个器官的正常功能。人体时时刻刻都在消耗能量，同时也不断都从食物中摄取能量。能量守恒和转换是

笔记栏

自然界的一条普遍规律。人体的生命活动属于自然过程，因此人体的能量守恒和转换过程服从热力学第一定律，其数学表达式为

$$\Delta U = \Delta Q - \Delta W \tag{6-2}$$

式中，ΔW 为人体所做的机械功总量；ΔQ 为身体向外散发的热量；ΔU 为人体摄入的食物和体内脂肪的能量变化。该式反映人体生命过程中的 ΔU、ΔQ、ΔW 三者之间的能量平衡关系。正常情况下，人体的代谢时时刻刻都在进行，维持生命活动的能源主要是食物和氧气，同时通过代谢将储存在食物中的化学能不断地转换成人体所需要的各种形式的能量，这个过程称为分解代谢（catabolism）。在分解代谢过程中，人体的内能不断减少，ΔU 为负；损失的内能部分用于身体对外做功 ΔW；另一部分成为散发到体外的热量 ΔQ，即放热，所以 ΔQ 也是负的。

假定在 Δt 时间内，将式（6-2）同时除以 Δt，就得到生命过程中 ΔU、ΔQ 和 ΔW 随时间 Δt 的变化率，则热力学第一定律在人体代谢过程中能量转换的表达式为

$$\frac{\Delta U}{\Delta t} = \frac{\Delta Q}{\Delta t} - \frac{\Delta W}{\Delta t} \tag{6-3}$$

式中，$\frac{\Delta U}{\Delta t}$ 为分解代谢率；$\frac{\Delta Q}{\Delta t}$ 为生热率；$-\frac{\Delta W}{\Delta t}$ 为人体传递给其他系统的机械功率。原则上 $\frac{\Delta W}{\Delta t}$ 和 $\frac{\Delta Q}{\Delta t}$ 都可以直接测量出来，分解代谢率可通过观察人体把食物和氧气转换成能量和废物时利用氧的速率大小（即氧消耗率）来衡量。对于人体所摄取的各种食物来说，平均每消耗 1 L 氧约能产生 2.008×10^4 J 的能量。氧消耗和人体内能之间的关系称为氧热当量（thermal equivalent of oxygen）。若用 $\frac{\Delta Q_1}{\Delta t}$ 表示氧消耗率，则分解代谢率为

$$\frac{\Delta U}{\Delta t} = \frac{\Delta Q_1}{\Delta t} \tag{6-4}$$

食物的氧热当量取决于人体所摄入的碳水化合物、蛋白质、脂肪等在该食物中所占的比例。表 6-1 是一些常用食物或成分的平均能量和氧热当量。

表 6-1　一些常用食物或成分的平均能量和氧热当量

食物	平均能量 / (10^7 J·m^{-3})	氧热当量 / (10^7 J·m^{-3})
糖	1.71	2.11
蛋白质	1.71	1.87
脂肪	3.89	1.98

人体的分解代谢除与自身代谢功能和参与代谢的食物种类有关外，还与人体的各种活动和环境温度等有关。一个人进行各类体力活动的剧烈程度取决于耗氧能力，也就是人体对外界做功的大小受耗氧能力制约。因此说耗氧能力越强，人体越健康，就可以进行越剧烈的活动。因而人体的健康状况与最大耗氧率有一定的关系，如图 6-1 所示。

由图 6-2 可知，当人体在睡眠时，耗氧率仍达到 3.5 mL·kg^{-1}·min^{-1}，对应的代谢率称为基础代谢率（basal metabolic rate，BMR），而把此时的代谢过程称为基础代谢（basal metabolism）。BMR 并不是人体代谢率的最低值，因为熟睡状态比清醒静卧时还要低 8% ～ 10%。测量病人的基础代谢率对某些疾病的诊断具有十分重要意义。比如，甲状腺功能低下时 BMR 比标准值低 20% ～ 40%，而甲状腺功能亢进时的 BMR 比标准值高 25% ～ 80%。此外，人体发热时，体温每升高 1℃，其 BMR 将升高 13%；反之，若体温降低，其 BMR 也会比正常人低。

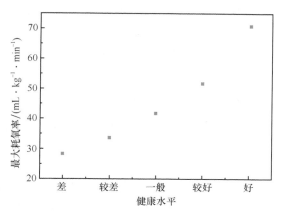

图 6-1　人体健康状况与最大耗氧率之间的关系

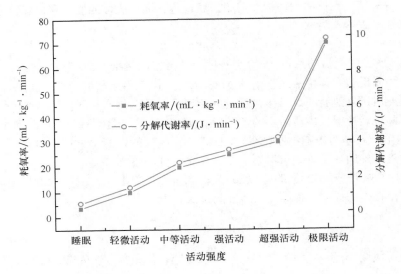

图 6-2　人体在不同活动强度状态下耗氧率和分解代谢率

经验表明，哺乳动物的基础代谢率 $\dfrac{\Delta U}{\Delta t}$ 的大小与其质量 m 具有成比例关系，其关系式如下所示

$$\frac{\Delta U}{\Delta t} = cm^{3/4} \tag{6-5}$$

式中，c 为比例系数，其值约为 $3.8 \times 10^5\ \mathrm{J \cdot kg^{-3/4} \cdot K^{-1}}$。因此只要知道生物体的质量就可近似计算出基础代谢率。

三、热力学第一定律在人体中的典型应用

热力学第一定律确定了系统状态变化过程中热传递、功和内能之间的变化关系。这是自然界中一条普遍规律，对气体、液体和固体的系统都适用，而生命现象中大部分分解代谢过程都是在等容、等温和等压条件下进行的。这三种典型过程都是与生命现象有关的热力学过程。

（一）等容过程

系统体积始终不变的热力学过程称为等容过程（isochoric process）。在等容过程中，由于 $\mathrm{d}V = 0$，系统对外界不做功，这时系统吸收的热量全部用来增加系统的内能，因而系统温度升高。

系统在热力学过程中，每升高 1 K 所吸收的热量，称为系统在该过程中的热容量（heat capacity），用 c 表示，单位为焦耳／开（$\mathrm{J \cdot K^{-1}}$）。

在等容过程中，1 mol 理想气体的热容量称为等容摩尔热容，用 c_V 表示。若气体的摩尔数为 n，温度为 T，热力学第一定律可写成

$$Q = U_2 - U_1 = n \cdot c_V \cdot (T_2 - T_1) \tag{6-6}$$

（二）等压过程

系统压强始终不变的过程叫等压过程（isobaric process）。等压过程中，因系统压强为定值，故系统做功为

$$A = \int_{V_1}^{V_2} P \cdot \mathrm{d}V = P(V_2 - V_1) \tag{6-7}$$

在等压过程中，1 mol 理想气体的热容量称为等压摩尔热容，用 c_P 表示。气体与外界交换的热量为

$$Q = nc_P(T_2 - T_1) \tag{6-8}$$

（三）等温过程

系统温度保持不变的过程为等温过程（isothermal process）。因为只有温度决定理想气体的内能，所以在等温过程中系统内能不发生变化。因而在等温膨胀时，系统从外界吸收的热全部转化

为对外界所做的功。若系统温度为 T，由 I（P_1，V_1）态变化到 II（P_2，V_2）态，则系统对外界所做的功为

$$A = \int_{V_1}^{V_2} P \cdot \mathrm{d}V = \int_{V_1}^{V_2} nRT \frac{\mathrm{d}V}{V} = nRT \ln \frac{V_2}{V_1} = nRT \ln \frac{P_1}{P_2} \qquad (6\text{-}9)$$

第二节 热力学第二定律与生命现象

案例 6-2

请看，落叶永离，覆水难收；人生易老，返老还童只是幻想；生米煮成熟饭，无可挽回。

问题：

1. 这些话语表明的是什么现象？

2. 自然界中自发过程的方向性符合哪一条内在的物理学定律？

分析：

"落叶永离，覆水难收；人生易老，返老还童只是幻想；生米煮成熟饭，无可挽回。"这些都是自然现象，但却印证着熵增加原理的正确性。熵是用来表征系统混乱程度的物理量，因此热力学第二定律实际上是在说，在孤立系统中混乱程度永远是在增加的，直到达到热平衡，系统的熵达到了极大值，系统状态将不再改变，归于沉寂，因此说自然界中自发过程的方向性是完全符合热力学第二定律的。

热力学第一定律是关于内能和其他形式能量相互转化的基本定律，但其只说明能量转化的数量关系，所以满足热力学第一定律的过程不一定都能实现。事实上自然界一切与热现象有关的自然过程都不仅具有一定的能量转化的数量关系，而且还具有一定的方向性。例如，我们从没有发现热自动地从低温物体传到高温物体，虽然该过程并不违反热力学第一定律，但是过程进行的方向问题却是热力学第一定律无法解释的。在该类问题的基础上人们提出热力学第二定律（second law of thermodynamics），用来解决与热现象有关的过程进行方向问题。

一、可逆过程与不可逆过程

系统热力学变化的任何过程都可以归类为可逆过程（reversible process）和不可逆过程（irreversible process）。系统由某一状态出发，经某一过程到达另一个状态，如果存在另一过程，能使系统和外界完全复原，则称该过程为可逆过程；反之，若用任何方法都不能使系统和外界完全复原，则该过程称为不可逆过程。

在热力学中，过程的可逆性与系统所经历的中间状态是否平衡密切相关。严格地说，在自然界中可逆过程只是一个理想过程，在实际中是不存在的，只能实现一定条件下的可逆过程或非常接近可逆过程的过程。

自然界中有许多过程只能自发地向一个方向进行，例如高处的水会自动地向低处流动，但低处的水却不能自动地流向高处。案例 6-1 的情况可以自动发生，但却不可以逆向自动发生。我们从大量的事实中总结出一个结论，即一切与热现象有关的实际宏观过程都是不可逆过程。与热现象有关的一切自然过程都具有一定的方向性。这就是热力学第二定律的基本思想。

二、热力学第二定律的表述

热力学第二定律具有多种表述方式，其中开尔文表述（Kelvin statement）和克劳修斯表述（Clausius statement）最具代表性。

微课 6-2

（一）开尔文表述

在一个循环过程中，不可能从单一热源吸取热量，使其完全转变为有用功而不对其他物质产生影响。

如果工作物质进行的过程不是循环过程，那么一个热源冷却做功而不放出热量是完全可以做到

的。但如果是这样的话，工作物质就无法回到初始状态。因此，任何工作物质吸收热量做功时，总要放出一部分热量，这样工作物质才能回复到初始状态。

曾有人试图制造只从单一热源吸收能量，全部转化为有用功而不产生其他影响的第二类永动机（perpetual motion machine of the second kind）。这个梦想虽然也服从热力学第一定律，但从本质上被热力学第二定律所否定。因此，热力学第二定律的开尔文表述也可定义为：第二类永动机是不可能制成的。

（二）克劳修斯表述

热量不可能自动地从低温物体传到高温物体。也就是说热量直接从低温物体传向高温物体是不可能的。虽然通过一定的条件，热量可以从低温物体传向高温物体，但此时必须克服外界条件做功。因此不可能使热量直接从低温物体传向高温物体。

经验证明，这两种表述实际上是等价的，他们分别从热功转换和热量传递的方向性两个方面表述了热力学第二定律。开尔文表述说明功变热的过程是不可逆的，克劳修斯表述则指出热传递（heat transfer）过程是不可逆的。在没有其他外界条件作用下，它们的逆过程是不可能发生。二者都反映了自然界中与热现象有关的宏观过程是具有方向性的同一规律，是完全等效的。

三、热力学第二定律的微观意义和应用范围

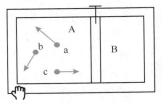

图 6-3 气体自由膨胀

热力学第二定律指出：热量传递和热功转化方向的不可逆性是与大量分子无规则运动分不开的，同时它又是从宏观实验中总结出来的。因此，热力学第二定律的本质可以从微观的统计理论来诠释。

以气体自由膨胀的现象为例。图 6-3 表示带有隔板的一个容器，隔板将容器分成容积相等的 A、B 两室。A 室充满气体，B 室保持真空。比如分子 a，在隔板抽掉前它在 A 室运动；把隔板抽掉后，它可能会在整个容器内运动。由于碰撞，它就有可能一会在 A 室，一会又在 B 室，而它出现在 A、B 两室的机会是均等的。因此，就单个分子来说，它完全有可能自动地退回到 A 室的概率是 1/2。如果考虑 3 个分子 a、b、c，把隔板抽掉后，这 3 个分子将在整个容器内运动。以分子处在 A 室或 B 室来分类，这 3 个分子在容器内的分布就有 8 种组态，如表 6-2 所示。

表 6-2 分子在容器内的分布

A 室	abc	ab	ac	bc	a	b	c	0
B 室	0	c	b	a	bc	ac	ab	abc

每一个组态均代表系统的一个微观态，而每个微观态出现的概率是相等的（表 6-2）。可以看出，从分子分布浓度看，这 8 种微观态分属于 4 种不同的宏观态。3 个分子全部退回到 A 室（或 B 室），只包含有 1 种微观态，出现的概率最低。可以证明，如果共有 N 个分子，按照前面的分类方法，就有 2^N 个可能的微观状态，而全部分子都退回 A 室的概率是 $\frac{1}{2^N}$，这是一个非常小的量。如此小的概率实际上是不可能出现的。而接近均匀分布的宏观态却包含了所有微观态中的 99% 以上。气体自由膨胀过程不可逆性的本质是系统内部变化过程总是由概率小的宏观态向概率大的宏观态进行的。

由上述简单例子的分析，可以推广到具有一般意义的结论，即热力学第二定律的微观意义：在一个孤立系统内，一个不受外界影响的系统内部发生的过程，总是由概率小的状态向概率大的状态进行，由包含微观状态数目少的宏观态向包含微观状态数目多的宏观态进行。

热力学第二定律的适用范围是：

第一，只适用于大量分子组成的热力学系统，对少量分子组成的系统是不适用的。例如，前面讨论过的气体自由膨胀过程，假如只考虑一个分子的运动，就可能出现分子自动退回 A 室的情况，这是不符合热力学第二定律的。

第二，只适用于有限范围内的孤立体系。事实上，热力学第二定律是建立在有限的空间和时间

范围内所观察的现象，热力学所说的孤立系统是指外界对它影响可以忽略的有限封闭系统，因此不能把热力学第二定律运用到诸如宇宙这样的大系统中。

四、生命如何产生有序

我们所生存的地球，似乎是一个完整孕育生命的体系，随着这个系统中生物的出现，地球上分子的组织程度（有序性）逐渐增大。这似乎与热力学第二定律矛盾？问题的关键在于地球不是一个孤立系统。下面我们先来考察一下地球系统究竟与外界交换了什么？

首先，太阳能的一部分被地球接收；地球也会将一部分地热辐射到宇宙中。这种交换如果发生在无生命的月球上，就已经是全部了，但对于地球上的生命物质，在交换中净的能量流就体现一种有序，或者说，这种能量流动的过程孕育一种有序的功能。绿色植物接收阳光的能量，将其传遍整个植株并最终以热能的形式释放。吸收的部分要用于维持生长"做功"，比如，将摄入低能形式的二氧化碳和水升级为高能形式的碳水化合物。因此，能量流过系统可以使系统有序性增加。对于动物而言，在利用能源的时候是一种更高级的有序性加工。比如，人类通过食用植物制造的碳水化合物分子在体内构造出更为复杂的生物结构，但剩余的能量却以热的形式（无序性）释放。

因此，并不能像"生机论"所表述的"生命是在持续的无中生有地创造有序"，生命只能捕获有序。从本质上讲，生命的有序来自于太阳，通过一系列错综复杂的过程慢慢流过生物圈。如果单纯考虑生物圈系统，并且只有在非封闭条件下，才可以说生命是在利用外界能源创造有序。

案例 6-3

生物圈的热力学系统。设太阳系为一个绝热系统，其中太阳为子系统 A，地球为子系统 B。太阳表面由大量近平衡的氢原子组成，温度为 5600 K。虽然太阳向太空泄漏了大量能量，且泄漏速率大得不可思议，但与太阳自身的质能总量相比仍是一个无穷小量。因此，我们仍能把 A 系统近似看作一个平衡的大系统。A 将能量 ΔE 传输给地球系统 B，而 B 不一定要处于平衡态。

问题：

1. 太阳可以看作一个平衡系统吗？

2. 地球一定处于平衡态吗？

分析：

在这样一个系统中，全部条件已满足热力学第一定律和第二定律的量化分析前提。因此按热力学理论分析可得：太阳系统 A 的熵将降低

$$\Delta S_A = -\frac{\Delta E}{T_A} \tag{1}$$

根据热力学第一定律，这个能量传输将使地球系统 B 的能量增加 ΔE。由熵增原理，太阳系总熵变为

$$\Delta S_A + \Delta S_B \geq 0 \tag{2}$$

对于地球系统 B 来说，结合公式（1），也一定会有一个至少为 $|\Delta S_A|$ 的熵增。

为了使地球在每单位熵增时获得最大限度的能量 P，即 $P = \Delta E / \Delta S_B$ 必须很大，由前面分析可知，这个量值又不可能超过 $\Delta E / |\Delta S_A|$，即

$$P \leq \frac{\Delta E}{|\Delta S_A|} \tag{3}$$

将 $|\Delta S_A|$ 表达用公式（1）代入有

$$P \leq T_A \tag{4}$$

这表明地球在单位熵增获得的最大限度能量，取决于太阳表面温度必须足够大。更精确地说，依据热力学第二定律，驱动生物圈的大热机最大工作效率不是由 A 系统温度决定，而是由 A、B 两系统温度倒数的差决定。

由热力学理论分析可知，整个太阳系（只考虑 A、B 两个子系统）完成一个热机循环的总熵变是

$$\Delta S_{总} = Q\left(\frac{1}{T_B} - \frac{1}{T_A}\right) - \frac{A_{功}}{T_B} \tag{5}$$

因为这个量必须是正的（熵增原理），所以只有当 $T_A \gg T_B$ 时，我们才可以获得有用功，使 $A_{功} > 0$，即驱动生物圈马达的是温度差。

用一个小例子看生物圈中的热力学过程。在生物圈中，大量的小小的细胞中单个叶绿体可以看作占据太阳能输出通道的一个微小部分，并连接到处于温室的 B 系统（叶绿体所在植物）的其他部分。叶绿体可以被看作：一个能够利用 5600 K 与室温 295 K 之间的巨大温差，在入射太阳光中获得能量的机器。但是，叶绿体不能做机械功，而是从低能的前体分子制造更高能的分子（如三磷酸腺苷等）。这是生物圈中生物热机工作原理的特殊形式。

生命系统可以看作一个由生物热机驱动的生物圈。这种生物热机与工业用热机的工作原理不同。自然界的热机，比如电力公司的生产车间，一端是燃烧室，另一端是冷却塔，靠温度梯度控制将一部分热转化为功，以此来提供所需要的机械能。而人体内的情况则不同，生物热机不是理想气体的气缸，也不由温度梯度控制，生物热机是由化学能驱动的。在生物圈中，动物通过摄入高能分子和排除低能分子，进行自由能的转换，不仅可以产热，而且还能够做机械功。比如，生命体细胞内部的离子浓度与细胞外不同，这是一种有序安排。如果是自发运动的过程，应该以扩散的方式变化，最终达到细胞内外的浓度相等。只有消耗化学能才能产生和维持这种浓度差。

因此从微观本质上讲，如果将生物体内的大量活细胞等同于物理意义上的工作物质，则在活细胞内部存在着多种作为自由能转换器的单分子或几个分子的集合体，我们称之为"分子马达"。在我们的身体里充满了分子尺度的马达，这些分子马达的工作过程即是驱动细胞代谢的热力学过程。

在生命系统的代谢过程中，不仅时刻与外界进行能量和物质的交换，而且其内部也时刻进行着分解和化合作用。分解和化合作用过程的总趋势，就是把相对无序的物质转变为相对有序的物质，以不断地建成和保持自身的高度有序结构。进一步说，每个生物细胞中有着奇特的有序结构，而生物体的全部遗传信息又都编码在 4 个不同的核苷酸碱基排列次序中，这些高度有序竟都源于从食物中汲取的混乱无规则的原子。生命过程中这种从无序到有序的现象称为自组织现象（self-organization phenomenon）。生命过程实际上就是生物体持续进行的自组织过程，这个过程似乎与热力学第二定律相悖。然而我们必须明确，热力学系统从有序向无序的转化是针对孤立系统而言，而人体是一个远离平衡状态的开放系统，自组织过程是生命系统内不平衡的表现，随着有序程度的增加，一定伴有能量的吸收和消耗，而且不会达到平衡。一旦达到平衡，有序状态消失了，生命也就宣告终止。这种远离平衡状态之下系统的稳定有序结构称为耗散结构（dissipative structure）。

换言之，根据热力学第二定律的统计意义，生命系统如果不与外界进行能量、物质交换，无序化的趋势将使生命无法维持下去。如果将人体和其所处环境放在一起组成一个孤立系统，那么这一孤立系统变化的总趋势将是无序程度的增加。比如，分泌排泄物的无序程度要比食物的无序程度大得多。因此，如果用一个热力学参数衡量这种无序程度的大小（即第三节要介绍的熵的概念），可以证明，尽管存在局部的高度有序，但整个系统的变化将是无序程度增加的过程。可见生命过程也遵从热力学第二定律。

第三节　生命现象研究的重要热力学参数

案例 6-4

达尔文的进化论指出，生物进化总是从低级到高级、从简单到复杂。或者我们从另一个方面来考虑这个问题，达尔文指出的进化方向其实是从无序到有序的变化；特别是人类，有序得堪称艺术品。但如果用熵的观点来说，生物进化是一个熵减小的过程。事实上，一个生命体的成长也正是进化之路的缩影，而这个过程仍然是熵减小的。听起来似乎不对，因为热力学第二定律告诉我们熵不会自发减小，那么这是否意味着进化论和热力学第二定律之间存在矛盾呢？

笔记栏

问题：

　　进化论与热力学第二定律有何关联？

分析：

　　历史上曾一度认为，在物理学和生物学上对这个问题的认识上存在不可逾越的鸿沟；进化论和热力学第二定律在各自的学科领域内都是成立的，但彼此没有等价的关联。显然这个解释并不能令人满意，也不符合科学的精神。我们应该有更好的办法来说明问题。

　　19世纪上半叶，物理学家们注意到了问题的关键。热力学第二定律所描述的熵增，是对孤立系统，也就是和外界既没有物质交换也没有能量交换的系统而言的，但谁也不可能这样活着！我们要吃饭、运动，需要获取外界的物质作为构筑自身的物质，需要获取外界的能量作为供给自身运动的能量。其实，这些问题人们早就明白，但在很长的一段时间里——甚至包括现在的一些生物学教材上——生命存在的基本条件都被描述成和外界的物质和能量交换。很明显，光有物质和能量交换是不可能的，就算是我们死去，物质和能量交换也在不断发生。因此，一定有某种定律在支配着这些物质与能量交换，为这些交换定义了一个唯一的方向。这个定律就是熵的定律。

一、熵

（一）熵的定义

　　由热力学第二定律可知，自然界中任何过程都不可能自动地复原，要使系统从终态回到始态必须借助外界的作用。因此，热力学系统所进行的不可逆过程中始态和终态之间有着重大的差异，这种差异决定了过程的方向。因而人们用态函数——熵（entropy），描述这个差异，用符号 S 表示。在具体应用中，熵的变化量比熵值本身更具有物理学意义和生物学意义，而系统在某状态时的熵值一般不必求出。因此，当系统由状态 A 经任一可逆过程变化到状态 B 时，熵的变化量定义为

$$\Delta S = S_B - S_A = \int_A^B \frac{dQ}{T} \tag{6-10}$$

式中，T 为系统温度。对于无限小的可逆过程，则有

$$dS = \frac{dQ}{T} \tag{6-11}$$

对不可逆过程，有

$$S_B - S_A > \int_A^B \frac{dQ}{T} \tag{6-12}$$

因此无限小的不可逆过程中熵的变化遵从

$$dS > \frac{dQ}{T} \tag{6-13}$$

　　总之，对包括可逆和不可逆的所有热力学过程，将式（6-10）和式（6-12）结合起来用一个通式表示，即为

$$dS \geq \frac{dQ}{T} \tag{6-14}$$

　　熵变公式（6-14）可以看作是热力学第二定律的数学表达式。从物理学意义上说，熵是衡量系统无序程度的热力学参量。它与内能一样，也是一个状态函数。当一个系统由一种热力学状态过渡到另一种状态时，无论它经过怎样不同的过程，其熵的改变量已经被状态唯一的确定，而与过程无关。

（二）熵增原理

　　绝热过程（adiabatic process）是热力学的一种典型过程，其特征是 $dQ = 0$。那么绝热过程的熵变为

$$dS \geq 0 \tag{6-15}$$

因此，在可逆的绝热过程中，系统熵是守恒的，可逆绝热过程又称等熵过程；在不可逆的绝热过

中，系统熵永增不减。由此可知，一个孤立系统的熵是永远不会减少的。这一结论称为熵增加原理（principle of entropy increase）。

现在再来考察非绝热过程。如果借助外界的条件使非孤立系统熵减少是可能的，但是当将系统和与其发生相互作用的外界放在一起组成一个新的孤立系统考虑时，这个孤立系统的总熵是不会减少的。尽管 $dS_{系统} < 0$，但是 $dS_{系统} + dS_{外界} \geq 0$，仍然符合熵增加原理。

熵增加原理是热力学第二定律的另一种表现形式，即一切自发的过程总是沿着熵增加的方向进行，这个熵既包括系统也包括环境的熵。对孤立系统而言，自发过程只有沿着系统熵值增加的方向才能发生，由此可根据熵的变化来判断实际过程进行的方向和限度。这样也就不难理解"不可能把热量从低温物体传到高温物体而不引起其他变化"这一说法的内在含义。

例 6-2 已知冰的熔解热为 3.35×10^5 J·kg^{-1}，水的定压比热为 4.186×10^3 J·K^{-1}·kg^{-1}。试求 1.00 kg、0℃的冰吸热后变成 20.0℃的水的熵变。

解 由题意 $m_{冰} = m_{水} = 1.00$kg，$L_{冰} = 3.35 \times 10^5$ J·kg^{-1}，

$c_{水} = 4.186 \times 10^3$ J·K^{-1}·kg^{-1}，$T_1 = 273$K，$T_2 = 293$K

（1）0℃的冰吸热后变成 0℃的水的熵变（这是一个等温过程）为

$$\Delta S_1 = \frac{\Delta Q_1}{T_1} = \frac{m \cdot L_{冰}}{T_1} = \frac{1.00 \times 3.35 \times 10^5}{273} = 1.23 \times 10^3 (J \cdot K^{-1})$$

（2）0℃的水吸热后变成 20℃的水的熵变为

$$\Delta S_2 = \int_{Q_1}^{Q_2} \frac{dQ}{T} = \int_{T_1}^{T_2} m_{水} c_{水} \frac{dT}{T} = m_{水} c_{水} \ln \frac{T_2}{T_1}$$

$$= 1.00 \times 4.186 \times 10^3 \ln \frac{293}{273} = 296 (J \cdot K^{-1})$$

（3）整个过程的熵变为

$$\Delta S = \Delta S_1 + \Delta S_2 = 1.23 \times 10^3 + 296 = 1.53 \times 10^3 (J \cdot K^{-1})$$

（三）生命过程中的熵

生命系统的新陈代谢过程，是通过能量和物质交换及分解和化合作用，把相对无序的物质转变为相对有序物质的过程，这时系统向外界放出热量 $dQ < 0$，$dS < 0$，是一个熵减少的过程。因此在生命体内，伴随熵减少过程一定有能量的吸收和消耗。即生命体内熵减少的过程是一个负熵的吸能过程，这似乎与第二定律相互矛盾。然而，热力学第二定律只适用于孤立的系统，而生物系统是开放系统，它和外界既存在能量交换又存在物质交换，研究的对象范围不同导致定律成立的条件不同。熵增加原理告诉我们，系统熵的减少是以外界的熵增加为代价的。局部的熵减少是由其他地方熵增加得更多而得到补偿。生命体中某一负熵过程必然能够找出与其相对应的供能正熵过程，这称为负熵补偿原理。

问题的关键点在于确定系统范围，若把生物体与其外部环境看作一系统，则第二定律还是适用的。

二、焓

许多生物和机体都生活在大气压强中，生物组织和生物化学反应是在等压条件下进行的。因此，我们引入一个新的热力学函数——焓（enthalpy），用符号 H 表示，并且存在下面的关系式

$$H = U + PV \tag{6-16}$$

式（6-16）表明，焓是内能 U 与功 PV 之和。

对于一个等压的生物热力学过程，焓的变化 ΔH 与相应的内能变化 ΔU 及体积变化 ΔV 有如下的关系

$$\Delta H = H_{末} - H_{初} = \Delta U + P\Delta V \tag{6-17}$$

根据热力学第一定律 $Q = \Delta U + W$ 可知，在等压情况下，

$$Q = \Delta H \tag{6-18}$$

等式（6-18）揭示了焓的物理本质，即在等压过程中系统焓的变化等于在此过程中系统与外界交换的热量。若 ΔH 为正，则表示系统吸收热量；若 ΔH 为负，则表示系统散失热量。

根据焓的定义可知，焓与内能一样也是一个态函数。在等压条件下，我们可以把式（6-16）的做功项 PV 理解成气体压力所产生的势能，因此焓的本质可以理解为气体的内能与其压力所产生的势能之和。对于绝大多数生物代谢系统，压强 P 都近似为恒定值，所以焓这一概念比内能的应用更广泛。

三、吉布斯函数

在许多实际问题中，系统状态的变化都是在一定温度和压力下进行的。大部分生物化学反应亦同样在等温等压条件下发生的。为了方便研究该类过程，我们引入一个新的态函数——吉布斯函数（Gibbs function），用符号 G 表示。即

$$G = U - TS + PV \tag{6-19}$$

对上式进行微分得

$$dG = dE + PdV + VdP - TdS - SdT \tag{6-20}$$

由于该过程是等温、等压过程，则

$$VdP = 0, \quad SdT = 0$$

即

$$dG = dE + PdV - TdS \tag{6-21}$$

根据热力学第一定律 $dQ = dE + dW$ 和熵 $dS \geq \dfrac{dQ}{T}$ 可得

$$dG \leq PdV - dW \tag{6-22}$$

必须指出，式（6-22）中的 dW 是体积膨胀做功 PdV 之外的其他广义力所做的功，如机械功 A_m、电功 A_e 和化学功 A_c 等。对于生物体来说，这几种功分别表现为肌肉伸缩所做的功、电荷（离子）跨越细胞膜所做的功以及化合物的化学合成所做的功。如果没有其他形式的功，式（6-22）将变成

$$dG \leq 0 \tag{6-23}$$

式（6-23）表明，在等温、等压过程中，吉布斯函数不增加。换言之，等温、等压过程是向着吉布斯函数减少的方向进行。

总之，除去体积膨胀一部分功以外，系统对外界所做的功等于它的吉布斯函数的减少，这便是吉布斯函数的物理学意义。在生物现象中生物化学过程中，通常体积的膨胀极小，可以忽略，故吉布斯自由能是指可以被释放出来对外做功的能量。

吉布斯函数在研究热力学过程的生化反应中非常重要，以人体中的三磷酸腺苷（adenosine triphosphate，ATP）为例，ATP 是高能磷酸化合物的典型代表。在人体各种细胞中广泛存在的 ATP 就是特殊的自由能载体，在能量转运中占有重要的位置和作用。不仅是 ATP，每一种有机化合物都有特定的吉布斯函数。而吉布斯函数不仅可用来判断机体内某一过程是否可以自发进行，还可以利用吉布斯函数来计算生化反应的其他参数，如用来决定化学反应的平衡常数。此外还可用于研究不同的代谢途径。

在对熵、焓和吉布斯自由能三种基本的热力学参数的讨论中还需明确的是，判断等温过程进行方向的基本物理量不是熵，而是吉布斯函数（或称为吉布斯自由能）。熵则是判断绝热过程进行方向的基本物理量。

第四节　热和冷的生物效应及医学应用

从热力学观点看，热量可以自动地从高温物体流入低温物体。熵的理论告诉我们，热量使系统趋于最大无序的行为。对生物系统而言，同样遵从热力学的定律。生物系统进行热交换的形式多种多样，如热交换、对流、辐射等，机体对高、低温也具有相应的反应。根据热力学理论，两个进行热交换的系统最后会达到能量相等的平衡态，而温度则是系统这种平衡态的统计特征量。在生物热力学中，温度的性质和应用尤为重要。

一、体温的控制

> **案例 6-5**
>
> 　　基础代谢与体温的关系：临床实验研究表明，人的体温每增加 1℃ 时，基础代谢率平均增加 10%。具有甲状腺功能亢进的患者，基础代谢率可随轻重程度依次增加 20%～100%；重症白血病患者的基础代谢率也可增加至 100%。
>
> **问题：**
> 　　1. 温度的物理学意义是什么？
> 　　2. 体温的概念和生物学作用？
>
> **分析：**
> 　　温度（temperature）是表示物体冷热程度的物理量，从微观上来讲是物体分子热运动的剧烈程度。温度是物体内分子间平均动能的一种表现形式。分子运动愈快，物体愈热，即温度愈高；分子运动愈慢，物体愈冷，即温度愈低。从分子动理论观点看，温度是物体分子运动平均动能的标志。温度是分子热运动的集体表现，具有统计学意义。
> 　　体温有几个影响因素：基础代谢率、骨骼肌运动、食物、应激等，而大部分决定于基础代谢率。代谢率又受运动、精神、食物、环境的影响。所谓基础代谢率是指在清醒状态下，静卧、不做肌肉活动、精神放松、进食后 12～14 h、室温 20～25 ℃ 条件下的代谢率，是清醒状态下的最低能量代谢水平，熟睡时可以更低，做梦时升高。如果知道你的身高、体重、年龄、性别，基本可以算出你的日产热量。而恶性肿瘤患者约 30% 的基础代谢率明显增加。

（一）体温

　　人体是一个开放的热力学系统，与外界既有物质交换又有能量交换，但其各部分温度并不相同。通常从热交换的生理学和生物化学特征上考虑，将体温分为体内温度和体表温度两大类，并分别用体核温度（core temperature）和表层温度（shell temperature）表示。表层温度不稳定，易受环境温度和衣着情况的影响，波动幅度较大。由于人体由表及里存在着温度梯度，因此人体不同器官的体核温度也有显著差异。

　　人体是一种恒温动物，具有使系统温度保持在（37±2）℃（中央体温）不变的特点。暴露于过热或过冷的环境中会引起健康人体温升高或降低。如果体内温度超过 41 ℃，则引起中枢神经系统功能衰退并出现昏厥，当温度进一步升高到 45 ℃ 时即会造成蛋白的变性和死亡。反之，如果体内中心温度下降至 33 ℃ 以下，神经系统功能则会受到抑制且消失知觉；低于 30 ℃ 可引起调温系统失灵；低于 28 ℃ 则会引起心室纤颤甚至死亡。

　　保持体温恒定的意义在于：恒温是高级生命形式的重要特征，恒温对维持哺乳动物机体生存是关键性因素。这主要是因为体温越高，与生命有关的重要的化学和物理过程进行得越快，尤其是人体中各种酶的催化作用对温度变化亦非常敏感。体温即使下降几摄氏度，也有可能完全阻止它们的活动；过高则导致酶的变性，使催化作用丧失。因此，酶的最适宜温度即是人体的最适宜体温。体温之所以能维持相对稳定，是由于机体存在体温调节的机制。

（二）体温的调节

　　人体温度的调节由两个控制系统进行，即自动控温系统和主动控温系统。

　　1. 自动控温系统　　自动控温系统又称反馈闭环比例控制系统（系统的方框图如图 6-4 所示）。它由体核感温器和皮肤感温器（由脑部和皮肤表面神经组成）分别将人体深部和皮肤表层的温度变化信息反馈至控温中心（下丘脑）。由下丘脑对体核温度与人体适存标准温度（37.1 ℃）作比较，并根据结果触动相应的生物效应器作自动调温响应。

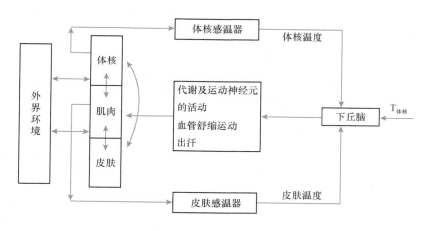

图 6-4 人体温度控制系统

使体温升高的自动调温响应有：增加代谢及运动神经元做功，如寒冷时的颤抖寒战等，以使热进入体核和肌肉；借助血管的舒缩增加中心体核向外周的热传导，以降低表面血流量从而减少表面失热。

使体温下降的自动调温响应有：出汗，通过汗的蒸发散热；借助血管的舒缩增加表面血流量从而有利于散热。

2. 主动控温系统 主动控温系统又叫知觉 – 行为控温系统，与自动控温系统由下丘脑作为控温中心不同的是，该系统由脑皮层进行主动控温操作。例如对严寒、酷暑，人们会主动增减衣服或借助空调等电器，以保持体温。显然，微循环温度的主动控制是人类最重要的调温手段。下丘脑对主动控温也起作用，但它在两种控温系统中是由不同神经元和回路执行的。例如，大鼠下丘脑的视前区和前区病变时，受到破坏的是自动控温系统而不是主动控温系统，而下丘脑侧区被损伤时，则使大鼠丧失在冷热环境中行为控温的能力，而不影响其主动控温能力。

（三）热生物效应

热生物效应主要与温度有关，包括高温热效应和低温冷效应。高温热效应的主要表现是中暑，严重者会热致衰竭。其产生原因为热致障碍。这是由于人的脑神经系统对温度升高特别敏感，在高温下会产生神经和智能紊乱，如耳鸣眼花、意识模糊，体表则出现外分泌汗腺排汗不足或排汗疲劳，散热率与得热率不平衡，致使人体体温升高，此症状为中暑。而热致衰竭则是在中暑情况下由于血管收缩系统障碍，脱水缺盐而产生脑部缺血，呼吸不畅甚至昏厥。而严寒和酷暑一样，也会妨碍人的智力和体力活动，产生冻伤甚至冻死。细胞的冷冻效应机制见图 6-5 所示。

人对热和冷有一定的耐受性。这种生理特性除与温度有关外，还受两个因素的影响，即环境的湿度与作用持续时间。在可耐受的温度与时间内，人尽管感觉不舒服，但不至于有生命危险，如果超出耐受范围，则不但生物组织细胞会受损，人的生命亦会有危险。

热和冷对人体不只是负的生物效应，热可以使新陈代谢增强，毛细血管扩张，血液循环得到改善。热的生物分子效应见表 6-3 所示。正是利用了这些效应，理疗的许多过程都是通过局部加热进行的。同理，冷的生物效应包括代谢速率降低，血流减慢，甚至生物活性的暂停。此效应可以应用于生物检验和临床治疗过程中不可缺少的低温冷冻技术。冷的生物效应机制的合理应用使细胞在冷冻过程中不受损伤，以保全其与相应组织的活性。冷冻保存生物组织必须

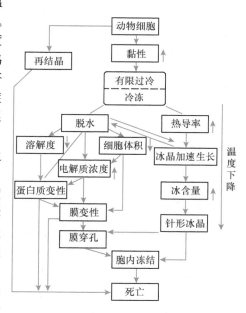

图 6-5 细胞的冷冻效应机制

注意：①保存温度应在 –79℃ 以下，最好保存在液氮温度下；②控制好细胞的冷冻和解冻速度，以及冷冻 – 解冻周期；③添加抗冷保护剂。

表 6-3　热的生物分子效应

作用对象	生物分子效应
细胞膜与细胞骨架	改变细胞膜的流动性和稳定性；改变细胞形态；减弱跨膜输运率；调制跨膜射流泵；诱导凋亡
核酸	削弱 RNA/DNA 合成；抑制修复酶；改变 DNA 形态；其他细胞功能的改变
胞内分子	削弱以致破坏分子合成；分子变性；使分子在核结合体处聚集；引起热休克蛋白的合成
其他酶解物的细胞内代谢	基因表达，信号传导

二、热和冷的医疗应用

（一）热（高温）的医疗作用

当环境温度高于体温时，会产生多种生物效应。如果温差不大，则不仅不会致病，反而可在医疗上加以利用，即热疗。热疗在受热组织处发生了两种治疗效应：一是使新陈代谢增强，毛细血管扩张；二是使血液循环增强。这种疗法是利用局部热作用使皮肤和皮下组织温暖，浅表及较深层的血管舒张，并伴有动脉血流的增加和淋巴循环加强。热疗还可以利用全身热作用在短时间（少于 0.5 h）内使体核温度上升，而且在热源撤除后可保持这种温度数小时以上。热疗能够消除局部亚急性或慢性炎症，减轻疼痛，杀菌以及促进新陈代谢，改善营养等。

目前的物理加热有两种方式，第一种方式是表面加热，包括干（湿）空气加热、热水浴、热蜡浴、可见光和红外线辐照等，这些加热法是通过传导和对流把热从皮肤传至皮下组织；第二种方式是体积加热，包括超声波、高频电波和微波疗法及激光加热法，这些方法是通过有关物理手段使热可透过皮肤而直接对深部组织进行加热的疗法。不管用哪种方式，都需要按顺序依次并连续地监测组织的温度分布，控制热源的距离和输出功率，以保证组织在预定时间内达到预定温度水平和治疗效果。

影响热疗的因素：

（1）热疗方式：热疗的方式不同，其效果也不同。比如，湿热比干热穿透性强，因而湿热疗法的作用比干热疗法的作用效果要强。

（2）热疗面积：热疗面积越大，对热的反应也越强；热疗面积越小，对热的反应也越弱。

（3）热疗时间：热疗效果与热疗时间不成正比关系，如果热疗时间过长则作用降低，甚至引起不良反应。

（4）热疗温度：热疗温度与体表温度之间的温差越大，作用效果越强；反之效果越弱。

（5）皮下脂肪厚度：皮下脂肪组织的导热系数较小，是绝热系统，因此皮下脂肪越厚，热疗效果越差；反之越强。

（6）个体差异：由于不同生物体状态、精神状态、年龄、性别以及神经系统对热的调节功能及耐受力等都存在差异，因而同一条件下热疗效果截然不同。例如，老年人和婴儿对热特别敏感，而昏迷、瘫痪和体循环不良者，对热反应迟钝或消失，因而易引起烫伤。

（二）冷冻（低温）的医疗作用

低温冷冻在生物学和医学中有广泛的应用，是一个活跃的科研领域。低温冷冻既可以用于生物物质的长期存储，又可用于有关治疗，曾是最早发展起来的微扰治疗技术，而生物组织的冷冻保存更是当前组织工程赖以生存的技术。

低温的医疗作用分冷冻手术和冷冻免疫两种方式。冷冻手术是在极低的温度下，利用金属表面和潮湿组织间的黏着性质，破坏并清除病变组织的手术。它在局部低温状态下进行，有即时麻醉作用，几乎无痛，可以不出血，而且痊愈不留疤痕。目前应用现代仪器制造的冷冻探头（或称冷刀）已成功用于治疗皮肤血管异常，眼科摘除白内障，神经外科治疗帕金森病，耳鼻喉科做耳膜、扁桃体手术以及肛肠科的痔疮和直肠肿瘤等手术。

临床实践表明，许多肿瘤经冷冻破坏后，它们转移到远处的病灶也随之缩小或消失。相应动物实验证实，大鼠的肿瘤冷冻破坏后，如果再给它接种同种肿瘤也不会生长，可见产生了冷冻免疫。

冷冻免疫形成的原因是，当人体某组织、器官被冷冻－解冻后，细胞受到损伤，但又可能生长出新的血管。组织、器官恢复了血液循环后，靠近新生血管附近的受损细胞的产物进入血管，其中某些产物可能是抗原性的，因而能够在血液内刺激抗体的产生，这些抗体的转移能抑制同种肿瘤的生长。冷冻损伤范围越大，释放出的抗原产物越多，冷冻免疫反应也就越强。

低温冷冻保存现已广泛应用于血液、精液、骨髓、胰岛、肾脏、胚胎心脏组织等。低温冷冻保存各种生物组织不但对于组织移植具有重要意义，在当前的组织工程研究中也占有非常重要的地位。

1）低温冷冻保存的基本方法

（1）细胞组织深低温冷冻保存。这种保存方法可根据需要采用 $-4℃$ 的普通冰箱、$-80℃\sim-30$ 的深低温冰箱、$-79℃$ 的干冰容器、$-196℃$ 的液氮罐保存数天至数年。适用于血细胞、造血干细胞、生殖细胞及各种细胞株的保存；也可保存皮肤、角膜、骨骼、血管、胰岛素及其他内分泌腺体等小块组织。

（2）大器官低温灌流保存。体积较大的组织或完整的器官，如心脏、肝脏、肾脏等，不能深低温冷冻保存，只能在器官移植前采用低温灌流保存，使其活性保存数小时至几十小时。

（3）冷冻干燥保存。 这种方法是使物质在冰冻状态下，经过高真空升华除去水分，以获得干燥的方法。适用于在 $5℃$ 或常温条件下长期保存各种疫苗、细菌菌种等生物制品，血浆和血液代用品。

2）影响冷疗的因素

（1）冷疗方式。冷疗部位不同，冷疗效果亦不同。

（2）冷疗面积。冷疗面积大小与冷疗效果有关。冷疗面积越大，冷疗效果越强；反之越弱。

（3）冷疗时间。冷疗时间应根据目的、生物体状态和局部组织情况而定，一般冷疗的时间为 $15\sim20min$。

（4）个体差异。由于不同的年龄、疾病和机体状况，对冷的反应也不同。如中暑、高热患者可用冷疗降温，而麻疹高热患者则不可用冷疗降温，对老幼患者冷疗要慎重。

习 题 六

6-1 做功和热传递热量是等效的，但又存在本质区别，试解释。

6-2 影响人体冷疗和热疗法的主要因素有哪些？

6-3 根据热力学第二定律分析下列说法是否正确？

（1）功可以全部转化为热，但热不能全部转化为功。

（2）热量能够从高温物体传到低温物体，但不能从低温物体传到高温物体。

6-4 一定质量 $0℃$ 的水结成 $0℃$ 的冰，其有序性增加，这是否与热力学第二定律矛盾？

6-5 低温冷冻手术的主要原理是什么？

6-6 内能和热量的概念有何不同？

6-7 热力学系统由某一状态变化到另一种状态，系统内能发生变化，下面不能采用的方法是（   ）

  A. 给系统加热   B. 对系统做功

  C. 让系统自动循环   D. 加热和做功同时进行

6-8 给一定量的理想气体加热，整个过程的体积没有变化，则此过程（   ）

  A. 不可能实现   B. 系统没有做功

  C. 系统内能不改变   D. 内能改变等于系统吸入的热量

6-9 某理想气体在某热力学过程中内能减少 20 J，对外界做功 10 J，则系统的热交换为（   ）

  A. 吸热 10 J   B. 放热 10 J

  C. 吸热 30 J   D. 放热 30 J

6-10 摩尔数相同的三种理想气体 He、N_2 和 CO_2 从相同的初态出发，都经过等容和吸热过程。如果吸收的热量相同，试比较：

（1）温度升高是否相同？

（2）压强的增量是否相同？

6-11   标准状况下 0.016 kg 的氧气，状态变化时吸收热量为 400 J。求：

（1）等温过程，气体的终态体积。

（2）等容过程，气体的终态压强。

（3）等压过程，内能的变化。

6-12   在 101.325 kPa、100 ℃ 时，水与水蒸气的单位质量焓值分别是 419.06×10^3 J·kg^{-1} 和 2676.3×10^3 J·kg^{-1}，试求在此条件下水的汽化热。

6-13   把 2.00 mol 的氧气从 40 ℃ 冷却到 0 ℃，分别求出等容冷却和等压冷却的熵变。

（部德才）

第七章　人体的生物电场

教学要求

1. 掌握电场强度、电势的概念；电偶极子与电偶层的概念及其电场中电势分布的特点。
2. 熟悉膜电位的形成机制及计算方法；动作电位的形成及传导过程。
3. 了解建立在电偶极子电场基础上的心电知识。

案例 7-1

电场是带电体的周围空间存在的一种特殊物质，电场强度和电势是描述电场的两个重要物理量。所谓人体的生物电场，是指人体的各种组织与器官，在静息状态和活动时，都显示了与生命状态密切相关并且是有规律的电现象。人体内所产生的生物电是用于控制和驱动神经、肌肉和器官的，因而当生理机能发生改变时，就会发生相应的电变化。另外，由于组织对电流的敏感性，所以可通过检测和记录这些电变化来诊断某些疾病。

问题：

1. 什么是电场？
2. 了解人体生物电场的形成以及记录人体电变化的意义。

人体的组织和器官在生命活动过程中均有电现象产生，并形成生物电场。研究这些电现象的形成机制，对于生理学和医学都具有十分重要的意义。本章我们首先了解有关静电场的几个基本概念；然后讲述电偶极子、电偶层以及在它们所形成电场中的电势分布；膜电位、动作电位的形成与神经传导；在此基础上详细阐述心电图形成的物理学原理及检测方法。

第一节　静电场中的几个基本概念

一、电场　电场强度

（一）电场

如果一个物体带电，那么在其周围必然存在一种特殊的物质，我们称其为电场（electric field）。带电体通过它的电场对位于电场中的另一带电体施力，这种力称为电场力。任何电荷都在它周围空间产生电场，电荷之间相互作用的库仑力正是通过电场实现的。建立电场的电荷通常称为场源电荷（charge of field source）。相对于观察者静止的电荷，在其周围空间所产生的电场称为静电场（electrostatic field）。

电场有两个重要性质：一是力的性质，放在电场中的任何电荷都受到电场力的作用；二是能量的性质，当电荷在电场中移动时，电场力对电荷做功。

（二）电场强度

为了讨论电场的情况，我们引入试探电荷 q_0。试探电荷必须满足两个条件：①本身所带电量 q_0 尽可能小，它的引入不会影响原来电场的情况；②它的线度应当小到可以将它视为点电荷，这样才能借助它来确定电场中每一点的性质。由库仑定律可知，试探电荷 q_0 在电场中某点所受的力 F 不仅与该点所在的位置有关，而且与 q_0 的大小有关。比值 F/q_0 则仅由电场在该点的客观性质而定，与试探电荷无关。我们定义这一比值为描述电场具有力的性质的物理量，称为电场强度（electric field intensity），简称场强，用符号 E 表示，则

$$E = \frac{F}{q_0} \tag{7-1}$$

式中，E 为矢量，其量值等于单位正电荷在该点所受电场力；其方向与单位正电荷在该点所受电场力的方向相同。在 SI 单位中场强的单位是 $N \cdot C^{-1}$，也可写成 $V \cdot m^{-1}$。空间各点的 E 都相等的电

笔记栏

95

场称为均匀电场或匀强电场。

对于点电荷，式（7-1）的表达式为

$$E = \frac{1}{4\pi\varepsilon_0} \cdot \frac{q}{r^2} \tag{7-2}$$

式中，$\varepsilon_0 = 8.85\times10^{-12}\ \mathrm{C^2 \cdot N^{-1} \cdot m^{-2}}$ 称为真空中的介电常数。

如果由 n 个点电荷组成的带电体系共同作用于空间某点，则该点的电场强度等于各点电荷在该点产生电场强度的矢量和，可表示为

$$E = \sum_{i=1}^{n} E_i \tag{7-3}$$

式（7-3）称为场强叠加原理（superposition principle of field intensity）。

二、静电场中的高斯定理

（一）电场线和电通量

1. 电场线

为了形象地描绘电场的分布情况，我们在电场中绘出一系列的曲线，使这些曲线上每一点的切线方向都与给定点的电场强度方向相同，那么这些曲线称为电场线（electric field line）。静电场中的电场线具有下列特性：

（1）电场线起自正电荷（或来自无穷远处），止于负电荷（或伸向无穷远处），但它不会中途中断，也不会形成闭合曲线。

（2）任何两条电场线都不会相交。因为任何一点的场强都只有一个确定的方向。

2. 电通量

通过电场中某一给定曲面的电场线总数，称为通过该曲面的电通量（electric flux），用符号 Ψ 表示。如图 7-1 所示，我们来计算通过面积 S 的电通量。可将曲面分成许多无限小的面积元 $\mathrm{d}S$，由于每一面积元无限小，故可认为每一面积元均为平面，且其电场是均匀的。假定某面积元 $\mathrm{d}S$ 的正法线方向 n 与电场强度 E 之间的夹角为 θ，则通过 $\mathrm{d}S$ 的电通量为

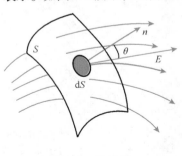

$$\mathrm{d}\Psi = E \cdot \mathrm{d}S = E\cos\theta \mathrm{d}S$$

通过整个曲面 S 的电通量可沿曲面积分求得

$$\Psi = \int \mathrm{d}\Psi = \iint_S E \cdot \mathrm{d}S = \iint_S E\cos\theta \mathrm{d}S \tag{7-4}$$

由式（7-4）可知，通过给定曲面的电通量的正负决定于 E 与 n 之间的夹角 θ。

图 7-1　电通量

（二）静电场中的高斯定理

在静电场中通过任意闭合曲面的电通量等于该曲面所包围电荷的代数和的 $1/\varepsilon_0$。这就是静电场中高斯定理（Gauss theorem）的表述，其数学表达式为

$$\Psi = \oiint_S E\cos\theta \mathrm{d}S = \frac{1}{\varepsilon_0} \sum_{i=1}^{n} q_i \tag{7-5}$$

我们称闭合曲面 S 为高斯面，应用式（7-5）作相关计算时，规定电场线从高斯面内向外穿出时电通量为正；反之，电场线从高斯面外向内穿入时电通量为负。

关于高斯定理，说明如下：

（1）由库仑定律和叠加原理导出的高斯定理揭示了场与场源之间的定量关系，即以积分的形式给出了静电场中场强的分布规律。这一规律显然与闭合曲面的形状、大小无关。

（2）高斯定理揭示了静电场是有源场。

（3）高斯面是一假想的任意曲面，并非客观存在。

（4）虽然高斯定理表达式中的 $\sum q_i$ 只限于闭合面所包围的电荷的电量，但场强 E 却是由闭合面内、外电荷所产生的总场强。也就是说，闭合面外的电荷对通过闭合面的电通量的贡献虽然等于零，但它可以改变闭合面上电通量的分布。

三、电 势

（一）电势能

静电场和重力场一样是保守力场，如同物体在重力场中具有重力势能一样，电荷在静电场中也具有电势能（electric potential energy），用 W 表示。电势能的改变是通过电场力对电荷所做的功来量度的，因此有

$$W_a - W_b = A_{ab} = \int_a^b q_0 E \cos\theta \mathrm{d}l \qquad （7-6）$$

通常规定无限远处的电势能为零，即 $W_\infty = 0$，则电场中某一点的电势能等于把电荷 q_0 从该点移到无限远处电场力所做功。

$$W_a = A_{a\infty} = \int_a^\infty q_0 E \cos\theta \mathrm{d}l \qquad （7-7）$$

（二）电势和电势差

1. 电势

电荷 q_0 在电场中某一点 a 的电势（electric potential）U_a，可用 W_a / q_0 的比值来描述，因为它与 q_0 本身无关，只由场点的位置决定，于是由式（7-7）可得

$$U_a = \frac{W_a}{q_0} = \int_a^\infty E \cos\theta \mathrm{d}l \qquad （7-8）$$

由式（7-8）可知，电场中某一点的电势，在数值上等于单位正电荷在该点所具有的电势能；也等于把单位正电荷从该点移到无限远处电场力做功。在实际工作中常以大地或电器外壳的电势为零。电势是标量，在国际单位制中，电势的单位为伏特（V），$1\,\mathrm{V} = 1\,\mathrm{J \cdot C^{-1}}$。

在点电荷 q 的电场中，场点 a 距其为 r，则 a 点的电势可表示为

$$U_a = \frac{1}{4\pi\varepsilon_0} \cdot \frac{q}{r} \qquad （7-9）$$

2. 电势差

静电场中任意两点间的电势之差称为电势差（electric potential difference），据此，由式（7-8）可得

$$U_{ab} = U_a - U_b = \int_a^\infty E \cos\theta \mathrm{d}l - \int_b^\infty E \cos\theta \mathrm{d}l = \int_a^b E \cos\theta \mathrm{d}l \qquad （7-10）$$

由式（7-6）、式（7-10）比较可得电场力做功与电势差之间的关系为

$$A_{ab} = q_0(U_a - U_b) \qquad （7-11）$$

应注意，电势差与电势不同，它是与参考点位置无关的绝对量。

（三）电势叠加原理

由场强叠加原理和电势的定义，任意带电体系的静电场在空间某点 a 的电势

$$U_a = \int_a^\infty E \cdot \mathrm{d}l = \sum_{i=1}^n \int_a^\infty E_i \cdot \mathrm{d}l = \sum_{i=1}^n U_{ai} \qquad （7-12）$$

即任意带电体系的静电场中某点的电势等于各个电荷元单独存在时的电场在该点电势的代数和。这就是电势叠加原理（superposition principle of electric potential）。式（7-12）从原则上给出了求任意带电体系电场中电势的方法。

四、电场强度与电势的关系

（一）电势梯度

如图 7-2 所示，在静电场中取两个靠得很近的等势面 1、2，电势分别为 U 和 $U+\mathrm{d}U$，且 $\mathrm{d}U > 0$。P 是等势面 1 上的一点，由 P 点作等势面 1 的法线 n，并规定电势升高的方向为其正方向，以 $\mathrm{d}n$ 表示两个等势面之间的法向距离。从等势面 1 上的 P 点到等势面 2 上的各点的距离均有 $\mathrm{d}l \geqslant \mathrm{d}n$ 的关系，则 $\mathrm{d}U/\mathrm{d}l \leqslant \mathrm{d}U/\mathrm{d}n$。设 $\mathrm{d}l$ 与 n 之间的夹角为 θ，可得

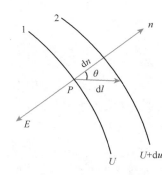

$$\frac{\mathrm{d}l}{\mathrm{d}n}=\frac{1}{\cos\theta}, \qquad \frac{\mathrm{d}U}{\mathrm{d}l}=\frac{\mathrm{d}U}{\mathrm{d}n}\cos\theta$$

由此可见，电势 U 沿 $\mathrm{d}n$ 方向的增加率 $\mathrm{d}U/\mathrm{d}n$ 最大，其余方向的电势增加率等于它乘以 $\cos\theta$，这正是一个矢量投影和它的绝对值的关系。所以我们定义一个矢量，它沿着 $\mathrm{d}n$ 方向，其大小等于 $\mathrm{d}U/\mathrm{d}n$。这个矢量称为 U 的梯度，即 P 点的电势梯度（electric potential gradient），记作 $\mathrm{grad}U$。其矢量表示式为

$$\mathrm{grad}U=\frac{\mathrm{d}U}{\mathrm{d}n}n_0 \tag{7-13}$$

图 7-2　电场强度与电势梯度的关系

式（7-13）表明，电场中某点的电势梯度在方向上与该点电势增加率最大的方向相同，在量值上等于沿该方向的电势增加率。

（二）电场强度与电势梯度的关系

由于电场线的方向与等势面正交，且指向电势降落的方向，所以 P 点的电场强度 E 与 n 的方向相反。当单位正电荷从 P 点沿 n 的方向移到等势面 2 上的对应点时，电场力做功为

$$E_n\mathrm{d}n=U-(U+\mathrm{d}U)=-\mathrm{d}U$$

式中，E_n 为 E 在 n 方向的分量，$E_n=-\mathrm{d}U/\mathrm{d}n$，负号说明 E 与 n 的方向相反，则

$$E=-\frac{\mathrm{d}U}{\mathrm{d}n}n_0=-\mathrm{grad}U \tag{7-14}$$

式（7-14）说明，电场中某点的电场强度等于该点电势梯度的负值。可见场强是与电势的空间变化率相联系的。场强越强的地方，电势在该处改变得越快。

第二节　电偶极子与电偶层的电场

一、电偶极子电场中的电势

微课 7-1

两个等量异号点电荷 $+q$ 和 $-q$ 相距很近时所组成的电荷系统称为电偶极子（electric dipole），如图 7-3 所示。所谓"相距很近"是指这两个点电荷之间的距离比起要研究的场点到它们的距离是足够小的。从电偶极子的负电荷作一矢径 L 到正电荷，称为电偶极子的轴线（axis）。轴线的长度 L（即正负电荷间的距离）和电偶极子中一个电荷所带电量 q 的乘积定义为电偶极子的电偶极矩（electric dipole moment），简称电矩，写作

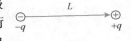
图 7-3　电偶极子

$$P=qL \tag{7-15}$$

电偶极矩 P 是矢量，方向与矢径 L 的方向相同，大小只取决于电偶极子本身，是用来表征电偶极子整体电性质的重要物理量。

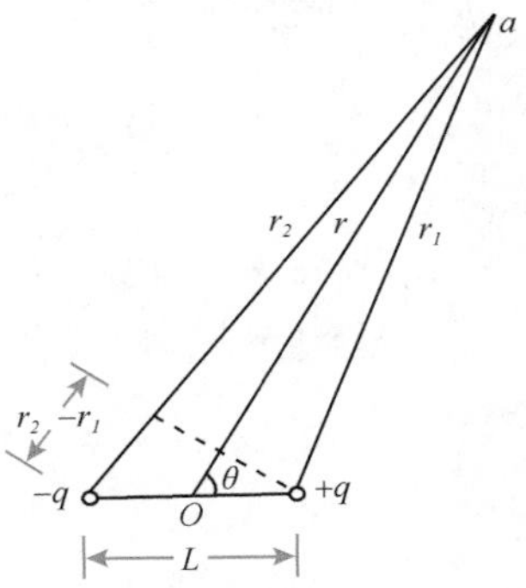

为了讨论电偶极子电场的电势分布，设电场中任意一点 a 到 $+q$ 和 $-q$ 的距离分别是 r_1 和 r_2，如图 7-4 所示。应用点电荷电场的电势公式，可写出两点电荷在 a 点产生的电势分别是

$$U_+=\frac{1}{4\pi\varepsilon_0}\cdot\frac{q}{r_1}, \qquad U_-=-\frac{1}{4\pi\varepsilon_0}\cdot\frac{q}{r_2}$$

根据电势叠加原理，a 点电势应是

$$U_a=U_++U_-=\frac{1}{4\pi\varepsilon_0}\left(\frac{q}{r_1}-\frac{q}{r_2}\right)$$

$$=\frac{q}{4\pi\varepsilon_0}\cdot\frac{r_2-r_1}{r_1r_2}$$

图 7-4　电偶极子电场中的电势

设 r 为电偶极子轴线中心到 a 点的距离，θ 是电偶极子中心至 a 点的矢径与轴线所夹的角，根据电偶极子的定义知 $r\gg L$，故可近似地认为 $r_1r_2\approx r^2$，$r_2-r_1\approx L\cos\theta$，则

$$U_a=\frac{q}{4\pi\varepsilon_0}\cdot\frac{L\cos\theta}{r^2}=\frac{1}{4\pi\varepsilon_0}\cdot\frac{P\cos\theta}{r^2} \tag{7-16}$$

式（7-16）说明，电偶极子电场中的电势与电矩 P 成正比，与该点到电偶极子轴线中心的距离 r 的平方成反比，与该点所处的方位有关。当 $\theta = \pi / 2$ 或 $\theta = 3\pi / 2$ 时，它的余弦函数值为零，所以在电偶极子中垂面上各点的电势均为零。又因为余弦函数在一、四象限为正值，在二、三象限为负值，所以在包含 $+q$ 的中垂面一侧电势为正，在包含 $-q$ 的中垂面一侧电势为负。了解电偶极子的电场的电势分布对理解心电图是很有帮助的。

二、电偶层的电势

电偶层（electric double layer）是指相距很近、互相平行且具有等值异号面电荷密度的两个带电表面，这是生物体中经常遇到的一种电荷分布。如图 7-5 所示，电偶层的两面相距为 δ，各层上电荷面密度分别为 $+\sigma$ 和 $-\sigma$。现在我们来求出电偶层的电场中任意一点 a 处的电势。

电偶层在空间所产生的电势可以用电势叠加原理来计算。在电偶层上取一小面积元 dS，则该面积元上所带电量为 σdS。只要 dS 取得相当小，就可把它看成一个电偶极子，相应的电偶极矩为 $\sigma dS\delta$，电矩的方向是由负电荷指向正电荷，与该面积元的法线方向一致。应用电偶极子的电势表达式，可写出 dS 面积元在电偶层的电场中任意一点 a 处的电势为

$$dU = \frac{1}{4\pi\varepsilon_0} \frac{\sigma dS\delta}{r^2} \cos\theta$$

式中，r 为面积元 dS 至 a 点的距离，即 $r = Oa$；θ 为面积元 dS 的法线 ON 与 r 之间夹角。把电荷面密度 σ 与电偶层层距 δ 的乘积用 P_s 表示，它表示单位面积电偶层的电偶极矩。将 $P_s = \sigma\delta$ 代入上式，得

$$dU = \frac{1}{4\pi\varepsilon_0} \frac{P_s dS}{r^2} \cos\theta \qquad (7\text{-}17)$$

由图 7-5 可知，ON 和 Oa 分别是 dS 和 dS' 的法线，两者的夹角为 θ，所以面积元 dS 与面积元 dS' 的关系是 $dS' = dS\cos\theta$。根据立体角的定义，面积元 dS 对 a 点所张立体角 $d\Omega = \frac{dS}{r^2}\cos\theta$，于是式（7-17）可改写为

$$dU = \frac{1}{4\pi\varepsilon_0} P_s d\Omega$$

整个表面积为 S 的电偶层在 a 点的电势为

$$U = \int dU = \frac{1}{4\pi\varepsilon_0} P_s \int d\Omega = \frac{1}{4\pi\varepsilon_0} P_s \Omega \qquad (7\text{-}18)$$

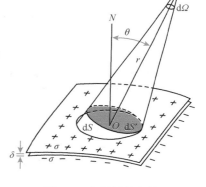

图 7-5　电偶层的电势

式中，Ω 是电偶层整个表面积 S 对 a 点所张的立体角。由式（7-18）可知，当单位面积的电偶极矩 $P_s = \sigma\delta$ 不变时，电偶层在其周围任一点的电势只决定于电偶层至该点所张的立体角，与电偶层的形状无关。

第三节　静电场中的电介质

一、电介质的极化

（一）电介质

电介质（dielectric）就是绝缘体。电介质的分子在电结构上的特点是电子与原子核之间的相互作用力很大，以致彼此相互束缚着，即使在外电场的作用下，这些电荷也只能做微观的相对位移，其内部几乎没有可以自由移动的电荷，因此不能导电。

从电介质的分子结构而言，可以将电介质分为两类：一类如 H_2O、CO 等，在没有外电场的作用时，其分子内部的正、负电荷分布是不对称的，因而所有正、负电荷的等效"重心"不重合，具有固定的电矩，称这种电介质为有极分子（polar molecule）；另一类如 H_2、N_2、CH_4 等，在没有外电场的作用时，其分子内部的正、负电荷分布是对称的，因而所有正、负电荷的等效"重心"重合，不具有固定的电矩，称这种电介质为无极分子（nonpolar molecule）。

（二）电介质的极化

在讨论静电场对电介质作用前，我们先介绍两个概念：其一，束缚电荷（bound charge）是指在物体内不能自由移动的电荷；其二，电介质的极化（dielectric polarization）即在外电场作用下，电介质与外电场垂直的两个端面出现束缚电荷的现象。

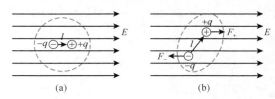

图 7-6　位移极化与取向极化

如图 7-6（a）所示，当无极分子电介质被置于外电场中时，每个分子中的正、负电荷都受电场力的作用，重合的等效"重心"被拉开，产生位移，从而使原本没有电矩的分子具有一定的电矩，我们称这种极化为位移极化（displacement polarization）。如图 7-6（b）所示，当有极分子电介质被置于外电场中时，每个分子中的电矩都受电场力的力矩作用，从而使分子的电矩不同程度地转向电场方向，我们称这种极化为取向极化（orientation polarization）。

二、均匀介质中的静电场

均匀介质在外电场 E_0 的作用下，在垂直于 E_0 方向的两个端面上分别出现均匀分布的正、负束缚电荷层，它们在电介质内部产生一个极化电场（polarization electric field）E_P，于是在电介质内部的总电场 E 应是两者的矢量和（图 7-7），即

$$E = E_0 + E_P \qquad (7\text{-}19)$$

在均匀外电场中，这三个矢量互相平行。对于各向同性的电介质，E 与 E_0、E_P 有如下关系

$$E = E_0 - \chi_e E \qquad (7\text{-}20)$$

式中，χ_e 称为电极化率（electric susceptibility），是一个无量纲的纯数。

将式（7-20）改写，得

$$E = \frac{1}{1 + \chi_e} E_0 \qquad (7\text{-}21)$$

令 $\varepsilon_r = 1 + \chi_e$，称其为相对介电常数（relative dielectric constant），它也是一个无量纲的纯数，其值由电介质的性质决定。则式（7-21）可改写为

$$E = \frac{1}{\varepsilon_r} E_0 \qquad (7\text{-}22)$$

图 7-7　电介质中的场强

式（7-22）表明，同样的场源电荷在各向同性均匀电介质中的电场强度减弱为真空中电场强度的 $1/\varepsilon_r$。这一结果正是电介质极化后对原电场产生影响所造成的。需要指出的是，上式虽然仅适用于各向同性的均匀电介质充满整个静电场的情形，但"减弱"的影响对于各种电介质却是普遍存在的。

对于有极分子构成的电介质 ε_r 随温度的升高而减小，而无极分子构成的电介质 ε_r 几乎与温度无关，表 7-1 给出了一些电介质的相对介电常数 ε_r。

表 7-1　一些电介质的相对介电常数

电介质	温度 /℃	ε_r	电介质	温度 /℃	ε_r
真空		1	脂肪	37	5～6
空气（101.325kPa）	20	1.0059	骨	37	6～10
纯水	25	78	皮肤	37	40～50
纯水	80	61	血液	37	50～60
塑料	20	3～20	肌肉	37	80～85
玻璃	25	5～10	神经膜	37	7～8

我们引入绝对介电常数（absolute dielectric constant）ε 的概念，则

$$\varepsilon = \varepsilon_0 \varepsilon_r \qquad (7\text{-}23)$$

式中，ε 与 ε_0 具有相同的单位，引入它之后可以使静电场的处理简化。

三、静电场的能量

由于同种电荷之间存在着斥力，所以任何带电体系的建立都必须通过外力来克服电荷之间的相互作用力而做功，从而使带电体系获得能量。

平行板电容器中电场是均匀的，电场只局限于两极板之间。设其极板面积为 S，两极板间距离为 d，介质的介电常数为 ε，则该电容器电场的能量为

$$W = \frac{1}{2}\varepsilon E^2 S d = \frac{1}{2}\varepsilon E^2 V \qquad (7\text{-}24)$$

式中，$V = Sd$ 是电容器电场的体积。因此，单位体积之内电场的能量，即电场的能量密度（energy density）为

$$w = \frac{1}{2}\varepsilon E^2 \qquad (7\text{-}25)$$

上述结果是从平行板电容器这一特例中导出的，但它普遍适用任意电场。式（7-25）表明电场的能量密度仅仅与电场中的场强及电介质有关，而且是点点对应的关系。这进一步说明电场是电能的携带者。

非均匀电场的能量密度随空间各点而变化。欲计算某一区域中的电场能量，则需用积分的方法

$$W = \iiint\limits_V w\,dV = \frac{1}{2}\iiint\limits_V \varepsilon E^2\,dV \qquad (7\text{-}26)$$

第四节　膜电位和神经传导

> **案例 7-2**
>
> 神经系统的基本结构和功能。膜电位的形成，动作电位的产生与传导。
>
> 问题：
>
> 1. 神经元的基本结构和作用是什么？
> 2. 膜电位是如何形成的？
> 3. 动作电位产生与传导的机制如何？

一、能斯特方程

实验证明，细胞膜内与膜外之间存在着一定的电势差，称为跨膜电势差（transmembrane potential），也称为膜电位。膜电位是由细胞膜内、外液中离子浓度不同及细胞膜对不同种类的离子通透性不同而引起的。

为了说明膜电位的产生，我们首先考虑一种简单的情况。如图 7-8 所示，两种不同浓度的 KCl 溶液，由一个半透膜隔开。设半透膜只允许 K^+ 通过而不允许 Cl^- 通过。由于浓度不同，K^+ 从浓度大的 C_1 一侧向浓度小的 C_2 一侧扩散，结果使右侧正电荷逐渐增加，左侧出现过剩的负电荷。这些电荷在膜的两侧聚集起来，产生一个阻碍离子继续扩散的电场，最后达到平衡时，膜的两侧具有一定的电势差 ε。

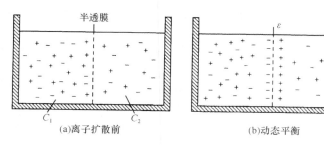

(a)离子扩散前　　　　(b)动态平衡

图 7-8　能斯特电势的形成

对于稀溶液，ε 的值可由玻耳兹曼能量分布定律（Boltzmann energy distribution law）来计算。定律指出，在温度相同的条件下，势能为 E_P 的粒子的平均密度 n 与 E_P 有如下关系：

$$n = n_0 e^{-E_P/kT}$$

式中，n_0 是势能为零处的分子数密度；k 为玻耳兹曼常量（Boltzmann constant）。

设在平衡状态下，半透膜左、右两侧离子密度分别为 n_1、n_2，电位为 U_1、U_2，离子价数为 Z，电子电量为 e，则两侧离子的电势能分别为

$$E_{P1} = ZeU_1, \quad E_{P2} = ZeU_2$$

根据玻耳兹曼能量分布定律，有

$$n_1 = n_0 e^{-ZeU_1/kT}, \quad n_2 = n_0 e^{-ZeU_2/kT}$$

$$\frac{n_1}{n_2} = e^{-Ze(U_1 - U_2)/kT}$$

取对数

$$\ln \frac{n_1}{n_2} = -\frac{Ze}{kT}(U_1 - U_2)$$

因为膜两侧浓度 C_1、C_2 与离子密度成正比，即 $\dfrac{C_1}{C_2} = \dfrac{n_1}{n_2}$，所以上式可写成

$$U_1 - U_2 = -\frac{kT}{Ze} \ln \frac{C_1}{C_2}$$

改用常用对数，则上式可写成

$$\varepsilon = U_1 - U_2 = -2.3 \frac{kT}{Ze} \lg \frac{C_1}{C_2} \tag{7-27}$$

式（7-27）是建立在正离子通透的情况下取负号；若负离子通透则取正号。综合考虑两种情况，则

$$\varepsilon = \pm 2.3 \frac{kT}{Ze} \lg \frac{C_1}{C_2} \tag{7-28}$$

式（7-28）称为能斯特方程（Nernst equation）。它给出了透膜扩散平衡时，膜两侧的离子浓度 C_1、C_2 与电势差 ε 的关系，因此，ε 称为能斯特电位，生理学上称为膜电位。

二、静息电位

大量的实验告诉我们，细胞膜是一个半透膜。在膜的内、外存在着多种离子，其中主要是 K^+、Na^+、Cl^- 和大蛋白质离子 A^-，当细胞处于静息状态即平衡状态时，这些离子的浓度如图 7-9 所示。在静息状态下 K^+、Na^+ 和 Cl^- 都可以在不同程度上透过细胞膜，而其他离子则不能透过。因此，那些能透过细胞膜的离子才能形成膜电位，此时的膜电位就是静息电位（resting potential）。

我们知道人体的温度为 $273 + 37 = 310$ K，玻耳兹曼常量 $k = 1.38 \times 10^{-23}$ J·K^{-1}，电子的电量 $e = 1.60 \times 10^{-19}$ C，K^+、Na^+、Cl^- 的 Z 分别为 +1、+1 和 -1。代入这些值后，能斯特方程对于正、负离子来说可改写成如下形式

$$\varepsilon = \pm 61.5 \lg \frac{C_1}{C_2} \text{ (mV)} \tag{7-29}$$

现在，我们根据表 7-2 所列出的 K^+、Na^+、Cl^- 在细胞膜内、外的浓度，并将其数值代入式（7-29）来计算这三种离子在平衡状态下的静息电位。

$$Na^+: \varepsilon = -61.5 \lg \frac{10}{142} = +71 \text{ mV}$$

$$K^+: \varepsilon = -61.5 \lg \frac{141}{5} = -89 \text{ mV}$$

$$Cl^-: \varepsilon = +61.5 \lg \frac{4}{100} = -86 \text{ mV}$$

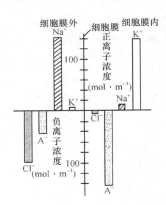

图 7-9　静息状态时细胞膜内外离子浓度

表 7-2　　人体神经细胞膜内、外离子浓度值　　　　（单位：$mol \cdot m^{-3}$）

离子	细胞膜内浓度 C_1	细胞膜外浓度 C_2
Na^+	10	142
K^+	141　（>151）	5　（>147）
Cl^-	4	100
A^-	147　（>151）	47　（>147）

如果上述这些计算值与实验测量值得到的神经静息电位 –86 mV 相比较，可以发现，Cl^- 正好处于平衡状态，即通过细胞膜扩散出入的 Cl^- 数目保持平衡。对于 K^+ 来说，两结果相差不大，而对于 Na^+ 来说却相差很远。这说明，在静息状态下细胞膜对于 K^+ 是通透的，而对于 Na^+ 通透性却很差。

三、动 作 电 位

当神经或肌肉细胞处于静息状态时，细胞膜外带正电，细胞膜内带负电，这种状态称为极化（polarized）。但是当细胞受到外来刺激时，不管刺激的性质是电的、化学的、热的或机械的，细胞膜都会发生局部去极化。随着刺激强度的增大，细胞膜去极化的程度也不断地扩展。当刺激强度达到阈值或阈值以上时，受刺激的细胞对 Na^+ 的通透性会突然增大。由于膜外 Na^+ 的浓度远高于膜内，膜内的电位又低于膜外，于是大量 Na^+ 在浓度梯度和电场的双重影响下由细胞膜外涌入细胞膜内。这一过程的直接结果是使膜内电位迅速提高，当膜内、外 Na^+ 的浓度差和电位差的作用相互平衡时，细胞膜的极化发生倒转，结果细胞膜内带正电，膜外带负电，这一过程叫除极（depolarization）。与此同时，电位也由静息状态下的 –86 mV 变成 +60 mV 左右。

除极之后，细胞膜又使 Na^+ 不能通透，而 K^+ 的通透性突然提高，大量 K^+ 由细胞膜内向膜外扩散，使膜电位又由 +60 mV 迅速下降到约 –100 mV 左右。于是，离子在细胞兴奋时的移位都获得了恢复，即细胞膜内带负电、膜外带正电，这一过程称为复极（repolarization）。之后，由于"钠钾泵"（Na^+, K^+ pump）的作用，细胞膜内的 Na^+ 被输送到膜外，同时使细胞膜外的 K^+ 回到膜内，膜电位又恢复到静息电位值，即 –86 mV。

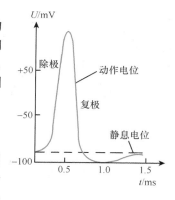

图 7-10　动作电位

由上面的论述可以看出，细胞受刺激所经历的除极和复极过程，伴随着电位的波动过程。实验证明，这一过程仅需 10 ms 左右。我们把这种电位波动称为动作电位（action potential）。图 7-10 给出了一个动作电位的形成过程。在细胞恢复到静息状态以后，又可以接受另一次刺激，产生另一个动作电位。在不断的强刺激下，1 s 内可以产生几百个动作电位。

四、神 经 传 导

对于大的细胞，例如具有很长轴突的神经细胞，动作电位可以在它的某一部分产生，然后传导到另一部分。在肌肉组织中，动作电位也可以由一个细胞传到另一个细胞。下面我们以神经细胞为例，说明动作电位的传导。

图 7-11 示意性地表示神经冲动沿轴突的传导。其中图 7-11（a）表示一根处于极化状态的神经轴突，其大约具有 –80 mV 的静息电位。图 7-11（b）表示在 A 端进行刺激，使它发生局部除极。刺激促使在膜外的正电荷被吸引到带负电的区域里，并使邻近区域的电位降低；而在膜内的负电荷也会移入正电区，使邻近区域的电位上升，最终使得邻近区域的膜电位发生变化。膜电位的变化则引起该处对 Na^+ 通透性的突然增加，触发动作电位的产生。动作电位会由近及远地沿轴突向外传导。传导速度与神经纤维的结构和大小有关，在 0.5 ～ 130 $m \cdot s^{-1}$。图 7-11（c）表示整个区域处于除极状态。图 7-11（d）表示被刺激部分开始复极。

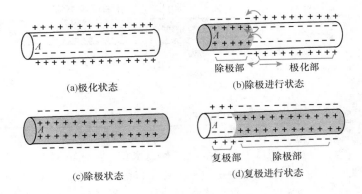

A
(a)极化状态
A
除极部
极化部
(b)除极进行状态
A
(c)除极状态
A
复极部
除极部
(d)复极进行状态

图 7-11 神经冲动沿轴突的传导

动作电位沿神经纤维的扩布也就是神经冲动的传导。神经冲动就是以这种方式把来自感受器官的信息传至大脑，把大脑的指令传至运动器官。

第五节 心电的向量原理

案例 7-3

心脏是人体血液循环的动力器官，它始终保持着有节律的周期性搏动，并能产生周期性变化的电信号叫作心电。心脏本身的生物电变化通过心脏周围的导电组织和体液，反映到身体表面上来，使身体各部位在每一心动周期中也都发生有规律的电变化活动。将测量电极放置在人体表面的一定部位记录出来的心电变化曲线，就是目前临床上常规记录的心电图。正常心电图（图 7-12）上的每个心动周期中出现的波形曲线改变是有规律的，国际上规定把这些波形分别称为 *P* 波、*QRS* 波群、*T* 波。此外，一个正常的心电图还包括 *PR* 间期、*QT* 间期、*PR* 段和 *ST* 段。

R
PR 段
ST 段
P
T
Q
S
PR 间期
QRS 波群
QT 间期

图 7-12 常规心电图

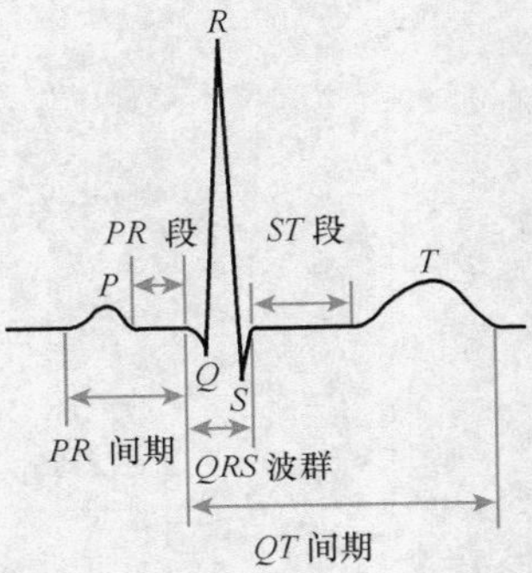

问题：

1. 你知道心电图形成的原理吗？
2. 你知道心电图是如何描记出来的吗？
3. *P* 波、*QRS* 波群、*T* 波各代表什么？
4. *PR* 间期、*QT* 间期、*PR* 段和 *ST* 段指的是什么？

分析：

由空间心电向量环经过第一次投影在额面、横面、侧面上形成平面心电向量环，即向量心电图，第二次投影是把向量心电图投影到各导联轴上形成标量心电图。利用环体分割投影法可以描绘出平面心电向量环在任一导联轴上某点的电位变化波形。*P* 波是心房除极时产生的 *P* 环在导联轴上的投影所形成的心房的除极波，*QRS* 波群是左、右心室除极时产生的 *QRS* 环在导联轴上的投影所形成的心室除极波的总称，*T* 波是 *T* 环在导联轴上的投影形成的心室的复极波。*PR* 间期代表心房开始除极至心室开始除极的时间，即由窦房结产生的兴奋经由心房、房室交界和房室束到达心室，并引起心室开始兴奋所需的时间；*QT* 间期从 *QRS* 波群起点到 *T* 波终点的时间，反映心室除极和复极的总时间；*PR* 段代表心房激动通过房室交界区下传至心室的时间；*ST* 段是从 *QRS* 波群终点到 *T* 波起点的线段，反映心室早期复极过程电位和时间的变化；*ST* 段代表心室各部分已全部进入去极化状态，心室各部分之间没有电位差存在，曲线又恢复到基线水平。

笔记栏

一、心肌细胞的除极与复极

心肌细胞（myocardial cell）具有细长的形状，每个细胞都被一层厚度为 $8 \sim 10$ nm 的细胞膜所包围，膜内有导电的细胞内液，膜外为导电的细胞间液。心肌细胞与其他可激细胞一样，含有大量的正离子和负离子，由于正、负离子的数量相等，所以是中性的电荷体系，它对外所建立的电场可以等效地归结为跨膜电偶层所建立的电场。下面我们讨论心肌细胞在静息、除极和复极状态下对外所建立电场中的电位。

（一）静息的心肌细胞电场中的电位

处在静息状态下的心肌细胞，相当于一个闭合的电偶层，细胞膜内带负电荷，膜外带正电荷。如图 7-13 所示，若将整个闭合曲面分为 S_1 和 S_2 两部分，它们对 P 点所张立体角 Ω 相等，但这两部分电偶极矩的方向相反，因此在 P 点的总电位为零。即

$$U = U_1 + U_2$$
$$= \frac{1}{4\pi\varepsilon_0} P_S\Omega - \frac{1}{4\pi\varepsilon_0} P_S\Omega = 0$$

因此，在无刺激时心肌细胞对外不显示电性。

（二）正在除极的心肌细胞电场中的电位

如图 7-14 所示，假设 S_1 部分为除极膜，细胞膜内带正电荷、细胞膜外带负电荷，S_2 部分是尚未除极的静息膜，细胞膜内带负电荷、细胞膜外带正电荷。它们对 P 点所张立体角相等，两部分电偶极矩的方向相同（指向 P 点），所以 P 点的总电位大于零，而 S_3 与 S_4 部分，S_5 与 S_6 部分各对应的立体角相等，但电偶极矩的方向相反，它们在 P 点的总电位为零。即

$$U = U_1 + U_2 + \cdots + U_6$$
$$= \frac{1}{4\pi\varepsilon_0} P_S(\Omega_1 + \Omega_2) > 0$$

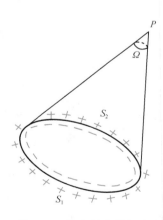

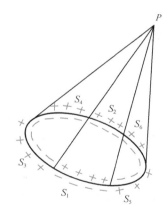

图 7-13 静息的心肌细胞电场中的电位　　图 7-14 正在除极的心肌细胞电场中的电位

因此，正在除极的心肌细胞对外显示出电性。除极完毕，整个心肌细胞膜都成为除极膜，细胞膜内带正电荷、细胞膜外带负电荷，这种状态叫反极化。这时 P 点的电位仍等于零，道理与静息时的心肌细胞类似。

（三）正在复极的心肌细胞电场中的电位

复极是指细胞由反极化状态恢复到极化状态。复极的早晚、快慢与心肌细胞所处的代谢条件有关（如温度、压力、供血状况）。如果我们暂且忽略其他条件，单从时间因素来说，早除极的部位早复极，晚除极的部位晚复极。如图 7-15 所示，S_1 部分为复极膜，细胞膜内带负电荷膜外带正电荷，S_2 部分为除极膜，细胞膜内带正电荷膜外带负电荷。它们对 P 点所张立体角相等，两部分电偶极矩

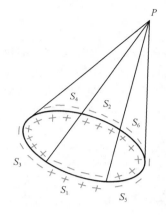

图 7-15　正在复极的心肌细胞电场中的电位

的方向相同（背离 P 点），所以 P 点的总电位小于零，而 S_3 与 S_4 部分，S_5 与 S_6 部分各对应的立体角相等，但电偶极矩的方向相反，它们在 P 点的总电位为零。即

$$U = U_1 + U_2 + \cdots + U_6$$
$$= \frac{1}{4\pi\varepsilon_0} P_S(\Omega_1 + \Omega_2) > 0$$

因此，正在复极的心肌细胞对外也显示出电性。复极完毕，整个心肌细胞与静息时的心肌细胞相同，这时在 P 点的电位为零。

综上所述，心肌细胞在除极与复极过程中，细胞膜内、外正负电荷的分布是不匀称的而对外显示出电性。此时正、负离子的电性可等效为两个位置不重合的点电荷，而整个心肌细胞等效于一个电偶极子，其所形成的电偶极矩对外显示电场，并引起空间电位的变化。这时的电偶极矩可以用向量（即矢量）表示，这个向量称为心肌细胞的极化向量，它的方向与心肌细胞除极、复极的方位有关。

二、空间心电向量环与平面心电向量环

（一）瞬时心电向量

由于心脏是由几块心肌组成的，而心肌又是由大量的心肌细胞所组成，因此，一块心肌的除极与复极过程，实质是大量心肌细胞的同时除极与复极过程。大量心肌细胞除极与未除极部分的交界面称为除极面。心肌除极是以除极面向前扩展的形式进行的，每个心肌细胞极化向量的方向总是与除极面相垂直的。所谓瞬时心电向量（twinkling electrocardiovector）是指当除极波在某一瞬时传播到某一处时，除极波面上所有正在除极的心肌细胞极化向量的矢量和。如果用 P_S 表示心肌细胞的极化向量，M 表示瞬时心电向量，则 $M = \sum P_S$。瞬时心电向量代表的大电偶称为心电偶（cardio-electric dipole），心电偶在空间产生的电场称为心电场（cardio-electric field）。

（二）空间心电向量环

心肌分为两类，一类是具有收缩功能的普通心肌；另一类是具有产生和传递兴奋刺激功能的特殊心肌，它们构成了心传导系统（conduction system of heart）。兴奋传导系统主要由窦房结、结间束、房室结、房室束、左右室束支、浦肯野纤维等组成，其中窦房结是传导兴奋的起源。心脏的兴奋传导系统的结构如图 7-16 所示。

心脏按兴奋传导系统的程序以及一般心肌细胞传递兴奋的纵向、横向扩展，以除极波面的形式向前传播，各瞬间除极波面的方位以及波面上极化向量的数目都不相同。因此，瞬时心电向量的方向和大小都是随时间和空间变化的。为了描述瞬时心电向量随时间和空间的变化规律，我们将瞬时心电向量相继平移，使向量尾集中在一点上，对向量头的坐标按时间、空间的顺序加以描记形成空间心电向量环（spatial electrocardiovector loop），如图 7-17 所示。可用矢量方程表示为

$$M(t) = x(t)\,i + y(t)\,j + z(t)\,k \qquad (7\text{-}30)$$

空间心电向量环可分为心房除极心电向量环（P 环），心室除极心电向量环（QRS 环），心室复极心电向量环（T 环）。

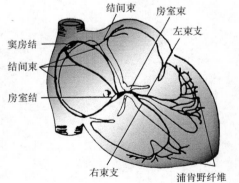

图 7-16　心脏的兴奋传导系统

（结间束、房室束、左束支、窦房结、结间束、房室结、右束支、浦肯野纤维）

（三）平面心电向量环

空间心电向量环在 xy（横面）、yz（额面）、zx（侧面）三个平面上的投影所形成的曲线称其

为平面心电向量环（planar electrocardiovector loop），如图 7-17 所示，它们的矢量方程分别为

$$M_{xy}(t) = x(t)\,i + y(t)\,j$$
$$M_{yz}(t) = y(t)\,j + z(t)\,k \tag{7-31}$$
$$M_{zx}(t) = z(t)\,k + x(t)\,i$$

　　平面心电向量环又叫向量心电图，如图 7-18 所示。它可分为平面 P 环、平面 QRS 环和平面 T 环三种。这三种环每一种又都包括横面 P 环、QRS 环、T 环，额面 P 环、QRS 环、T 环及侧面 P 环、QRS 环、T 环。

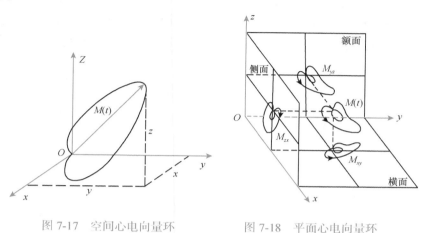

图 7-17　空间心电向量环　　　　　　图 7-18　平面心电向量环

第六节　心电图的形成与描记

一、心电导联

　　人体的组织液均含有电解质，是一个容积导体，心脏就处在这一导体内部。当兴奋在心肌中传播时，人体内的心电偶便会形成一个心电场。心电场使人体表面各点均具有一定的电位，称为体表电位。图 7-19 所示的是人体心脏附近的等势线分布。由于心电偶的大小和方向都在不断地变化，因此体表各点电位也在不断变化。将两电极放在体表指定位置，并与心电图机相连接，就可以将体表两点间的电位差或一点的电位变化导入心电图机。导入体表电位差或体表电位的线路连接方式称为心电导联。所记录下的心电变化曲线称为心电图（electrocardiogram，ECG）。这里我们首先介绍导联轴的概念，然后再介绍常用的心电导联方式。

（一）导联轴

　　由心电图机的负极（无关电极）所连接部位到心电图机的正极（探测电极）所连接部位画一条由负极指向正极的矢线，称其为导联轴。一般情况下心电图机的负极接在零电位点上，以零电位为界由心电图机负极到正极所画的矢线称为导联轴正侧，相反方向称为导联轴的负侧，如图 7-20 所示。

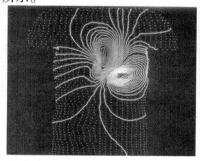 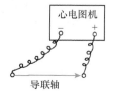 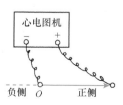

图 7-19　人体心脏附近的等势线分布　　　　图 7-20　导联轴

（二）标量心电图导联

标量心电图的导联方式主要有：双极肢体导联，习惯称之为标准导联（standard leads）；单极加压肢体导联（augmented unipolar limb lead），简称加压导联；单极心前区导联（precordial unipolar lead），简称胸导联。如果以 R 代表右上肢，L 代表左上肢，F 代表左下肢，那么 RL 是标准导联 I 的导联轴，RF 与 LF 则是标准导联 II、III 的导联轴，如图 7-21（a）所示。加压导联的三个导联轴分别是 aVR、aVL、aVF，它们相交于 O 点（零电位点），如图 7-21（b）所示。O 点称为中心电端（central terminal），它在体内相当于心电偶的中心，在体外是将 R、L、F 三肢各通过一个 5～300 kΩ 的高电阻用导线连接于一点，使其稳定在零电位上（我们将在后面证明中心电端的零电位）。将三个标准导联的导联轴保持原方向平移到加压导联的零电位点上就组成了额面六轴系统，如图 7-22 所示。胸导联的导联轴 V_1、V_2、V_3、V_4、V_5、V_6 分别表示心电图机的正极接在心前区胸部的位置，负极接在中心电端上。胸导联组成横面六轴系统，如图 7-23 所示。

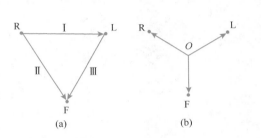
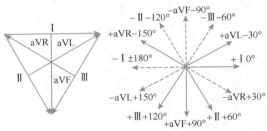

图 7-21　标准导联、加压导联的导联轴　　　图 7-22　额面六轴系统

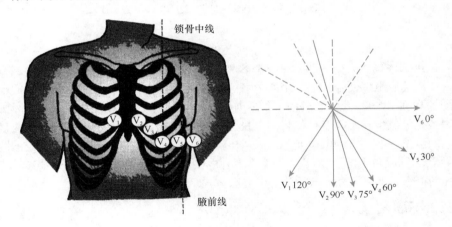

图 7-23　胸导联及横面六轴系统

这里需要明确指出，标准导联所测量的是体表两点之间的电位变化；加压导联可认为是各肢体电位随时间的变化；胸导联所测量的是体表一点的电位变化。

目前，有一种新的心电检查技术正在慢慢开始使用，那就是 18 导联心电图检查。18 导联心电图是在常规 12 导联的基础上加做 6 个导联，这六个导联分别是：右胸导联：V_3R、V_4R、V_5R（与相应左胸导联关于胸骨轴对称）和左后胸壁导联：V_7（左侧腋后线 V_4 水平）、V_8（左侧肩胛线 V_4 水平）、V_9（左侧脊柱旁线 V_4 水平）。18 导联动态心电图可获得大量全面动态心电资料来实现对冠心病心肌缺血、心律失常诊断中的应用价值。当然临床上用到的远远不止这 18 个导联，根据情况可以加做其他地方的导联以得到更加完善的心电结果。

二、中心电端零电位的证明

在一个均匀导电体中，以心电偶中心为圆心作圆，在圆周上任取 R、L、F 三点，使三点对心电偶中心均呈 120°，如图 7-24（a）所示。根据电偶极子电场中的电位公式可知，L、R、F 三点的电位分别为

$$U_{\mathrm{L}} = \frac{1}{4\pi\varepsilon_0} \frac{P\cos\theta}{r^2}, \quad U_{\mathrm{R}} = \frac{1}{4\pi\varepsilon_0} \frac{P\cos(\theta + 120°)}{r^2}, \quad U_{\mathrm{F}} = \frac{1}{4\pi\varepsilon_0} \frac{P\cos(\theta + 240°)}{r^2}$$

R、L、F 三点通过高值电阻 R_0 联结于 O 点，O 点即为中心电端（central terminal），其电位必然是三点电位的平均值，即

$$\begin{aligned}
U_O &= \frac{U_{\mathrm{L}} + U_{\mathrm{R}} + U_{\mathrm{F}}}{3} = \frac{1}{3} \cdot \frac{1}{4\pi\varepsilon_0} \left[\frac{P\cos\theta}{r^2} + \frac{P\cos(\theta + 120°)}{r^2} + \frac{P\cos(\theta + 240°)}{r^2} \right] \\
&= \frac{1}{4\pi\varepsilon_0} \cdot \frac{P}{3r^2} \left[\cos\theta + \cos(\theta + 120°) + \cos(\theta + 240°) \right] \\
&= \frac{1}{4\pi\varepsilon_0} \cdot \frac{P}{3r^2} [\cos\theta + 2\cos60°\cos(180° + \theta)] \\
&= \frac{1}{4\pi\varepsilon_0} \cdot \frac{P}{3r^2} (\cos\theta - \cos\theta) \\
&= 0
\end{aligned}$$

值得注意的是：其一，人体的躯干并非均匀导体，从心脏（心电偶）到肢体 R、L、F 之间的电阻不等，但通过联结高值电阻基本上可以消除这种差别。其二，R、L、F 对心脏并不满足 120° 均称性条件，因此 O 点的电位不正好等于零，但实际上接近于零，而且在心脏激动过程中保持不变，这就是体外零电位点，如图 7-24（b）所示。

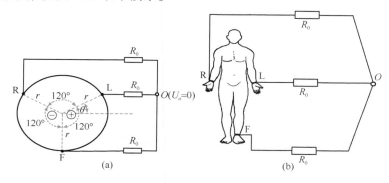

图 7-24　中心电端及体外零电位

三、心电图的形成与描记

空间心电向量环经过第一次投影在额面、横面、侧面上形成平面心电向量环，即向量心电图，第二次投影是把向量心电图投影到各导联轴上形成标量心电图，即心电图。图 7-25 示意性地给出了这一过程。

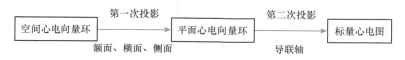

图 7-25　心电图的形成过程

（一）环体分割投影法

环体分割投影法是平面心电向量环在导联轴上的投影形成标量心电图的方法。设平面 QRS 心电向量环，如图 7-26（a）所示，现在求与环同平面内某一探查点 P 的电位波形，方法如下：首先从心电偶中心（零电位点）作导联轴 OP，然后再经 O 点作导联轴 OP 的垂线，称为分割线。分割线把环体分为左右两部分。环体在分割线右侧的部分，其所有向量都投影在导联轴 OP 的正侧，故 P 点的电位都是正值，且投影值越大，电位越高；环体在分割线左侧的部分，其向量都投影在导联轴 OP 的负侧，这时 P 点的电位均为负值，且投影越长，电位越低。当心电向量自 O 点开始按心电向量环上箭头所示方向变化时，P 点的电位变化所描绘出的心电波形是：OL 段向量的投影在导联轴 OP 的负侧，故电位为负值，与之对应的是从零开始的一个小的负波 Q；LMN 段向量的投影均在

微课 7-2

导联轴 *OP* 的正侧，故电位均为正值，与之对应的是一个较大的正波 *R*；*NO* 段向量的投影在导联轴 *OP* 的负侧，电位为负，对应的是一个小的负波 *S*。这一结果相当于心电图的 I 导联，如图 7-26（b）所示。若将探查点 *P* 改在 *z* 轴上，则参照上述的方法可求出如图 7-26（c）所示的结果，相当于心电图的 aVF 导联。可见，同样的平面向量环在不同的观察点波形不同。

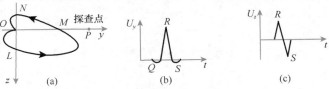

图 7-26　环体分割投影法

（二）标量心电图的形成

标准导联和加压导联，其心电图是额面心电向量环在额面六轴系统各导联轴上的投影所形成，如图 7-27 所示；胸导联心电图是横面心电向量环在心前区各导联轴上的投影所形成，如图 7-28 所示。在一个心动周期内，平面心电向量环的 *P*、*QRS*、*T* 环与投影到导联轴上所形成心电图的 *P*、*QRS*、*T* 波是相互对应的。心电图的波形反映心肌传导功能是否正常，广泛用于心脏疾病的诊断。

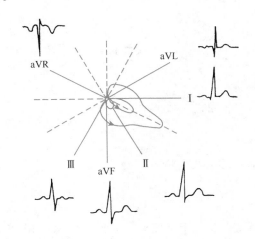
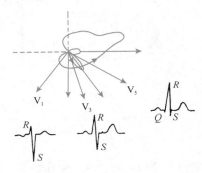

图 7-27　额面肢体导联心电图的形成　　　　图 7-28　胸导联心电图的形成

（三）心电轴

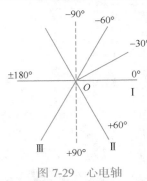

图 7-29　心电轴

临床上把心室除极过程中 *QRS* 波群的综合向量在额面上投影的方向称为心电轴。通常以该向量与 I 导联轴正侧段所构成的角度来标记心电轴的度数（0°），如图 7-29 所示。规定 +30°～+90° 为心电轴不偏；+30°～0° 为轻度左偏；0°～−30° 为中度左偏；超过 −30° 为重度左偏。+90°～+120° 为轻度右偏；+120°～+180° 为中度右偏；超过 +180° 为重度右偏。正常心电轴的变化范围较大，一般在 0°～+90°，但左偏可达 −30°，右偏可达 +110°。心脏在胸腔中的解剖位置，心室增大，左束支阻滞，部分心室肌梗死或萎缩都是影响心电轴偏移的原因。

（四）心电图的描记

心电图的描记用心电图机，一般心电图机均有五根不同颜色的导联线，分为红、白、黄、绿、黑，分别连接在右上肢、胸部、左上肢、左下肢、右下肢。为防止交流电干扰，右下肢通过心电图机接地，如图 7-30 所示。这五根导联线通过导联选择器变换导联方式，可描记出标准导联、加压导联、胸导联的心电图，共 12 导联，图 7-31 给出了一个正常人的 12 导联心电图。

　　除了上面介绍的常规心电图机之外，动态心电图（dynamic electrocardiogram，DECG）也称Holter，在临床上的使用也已非常普遍。装置由记录器、计算机控制的重放和分析系统组成，可连续记录 24h 的心电活动，用于心律失常与缺血性心脏病的检查，以及特殊环境下心电图的监测。

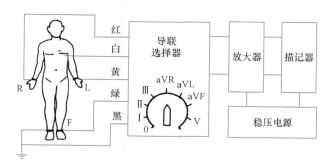

图 7-30　心电图机使用方法示意

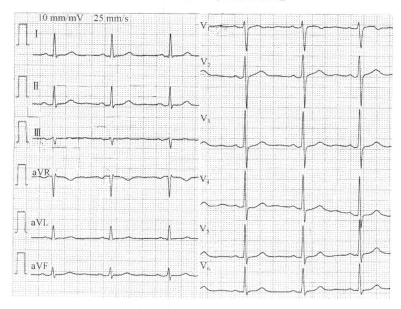

图 7-31　正常人的 12 导联心电图

案例 7-4
　　心电图诊断的临床意义及其局限性。
问题：
　　1. 心电图有决定性诊断意义的疾病。
　　2. 心电图在协助临床诊断、治疗和病情观察中的作用及心电图检查的局限性。
分析：
　　心电图对与心肌电生理密切相关的疾病，包括各种心律失常、激动起源异常和各种传导障碍、心肌梗死、急性冠状动脉供血不足的诊断具有决定性意义。
　　慢性冠状动脉供血不足、心房及心室增大、心包疾病、药物作用及电解质紊乱、心电监护、心脏手术、心导管检查、心脏骤停等危重病的抢救，通过连续观察心电图，可及时了解心律的变化与心肌供血等状况，有利于做出相应的处理。
　　心电图的局限性在于：①某些心电图的改变并无特异性，同样的心电图改变可见于多种疾病，如左室增大可见于高血压、主动脉瓣关闭不全、冠心病等；②某些心脏病变，心电图结果可以在正常范围内，如轻度瓣膜疾病、双侧心室增大或一些心血管疾病的早期，在这些情况下心电图并不能排除心脏的病变；③不能对心脏病的病因做出诊断；④不能反映心脏的机械特性，如储备功能，也不能反映心排血量、血流途径等血流动力学方面的改变。

笔记栏

习 题 七

7-1 电场强度和电势是如何定义的？它们之间的关系如何？

7-2 如图 7-32 所示，一无限大的均匀带电薄平板，电荷面密度为 σ，求其电场强度 E 的分布。

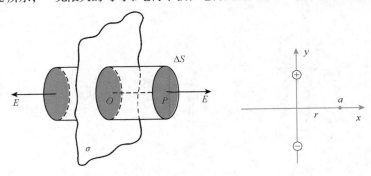

图 7-32　习题 7-2　　　　　　图 7-33　习题 7-3

7-3 电偶极子电场周围的电势分布与什么有关？如图 7-33 所示，电偶极矩 P 指向 y 轴的正方向，轴线中心和坐标原点重合。如果电偶极子以匀角速度 ω 绕其中心做顺时针转动一周，对某一观察点来说，该点的电势将作何变化？设观察点 a 位于 x 轴正方向，距电偶极子中心的距离为 r，试画出 $U_a \sim \omega t$ 的函数图。

7-4 在氢原子中，电子与质子的距离为 5.29×10^{-11} m，求：

（1）某一时刻的电偶极矩；

（2）电子围绕质子做圆周运动，求出整个轨道上电偶极矩的平均值。

7-5 真空中两个面积为 S 的平板平行放置，相距为 a 带电量分别为 $+Q$、$-Q$，求两板间储存的电场能量是多少？

7-6 简述膜电位的形成机制。膜电位的值与哪些因素有关？

7-7 动作电位是如何形成的？以神经细胞为例说明动作电位的传导。

7-8 如果每个离子所带电荷的电量为 $+1.6 \times 10^{-19}$ C，在轴突内、外这种离子的浓度分别为 10 mol·m^{-3} 与 160 mol·m^{-3}，求在 37℃时离子的静息电位。

7-9 标准导联的 Ⅰ、Ⅱ、Ⅲ 及加压导联的 aVR、aVL、aVF 是如何与肢体连接的？中心电端是如何确定的？从物理学的角度证明中心电端的电位 $U_O = 0$。

7-10 标准导联、加压导联、胸导联所记录的电位变化有什么不同？试画出额面六轴系统及横面六轴系统。

7-11 简述向量心电图、标量心电图的形成过程以及 P 环、QRS 环和 T 环的含义。

（丁晓东）

第八章　直　流　电

第 八 章
数字资源

教学要求

1. 掌握基尔霍夫第一、第二定律。
2. 理解电容器的充、放电特性。
3. 了解直流电在医学中的应用。

案例 8-1

电荷在电场力的作用下做定向移动形成电流。直流电（direct current，DC）是指电流强度的大小和方向不随时间而变化的稳恒电流。欧姆于 1827 年在他所著的《伽戈尼电路的数学研究》中对欧姆定律作了详细的理论推导；基尔霍夫所建立的定律为解决复杂电路的计算问题奠定了理论基础；惠斯通了解到准确地测量电阻的必要性，发明了惠斯通电桥，利用它的基本原理制成的仪器在诸多方面都有应用。例如，在临床和生理学实验中被用于测量静脉血压、心内压、颅内压，以及测量张力、位移、振动等的换能器，核心部件就是桥式应变片压力转换电路。

人体中细胞膜的电特性以及神经传导等，常常被模拟为 RC 电路；直流电在临床上被用于多种疾病的治疗，如心脏除颤、静脉血栓、肿瘤、骨折等。

问题：

1. 电流强度、电流密度、欧姆定律微分形式的物理意义是什么？
2. 如何利用基尔霍夫定律解决复杂电路的计算问题。
3. 电容器充、放电有何特点？
4. 直流电在医学上有哪些应用？

电流（electric current）不仅可以传输能量，还可以传递信息。许多生命活动都伴随着电流的产生。它不仅与人们的日常生活密切相关，而且在生命活动的过程中也起着重要的作用。本章主要讨论直流电的性质、规律；复杂电路的计算；电路的暂态过程以及直流电在医学中的应用。

第一节　欧姆定律的微分形式

一、电流与电流密度

导体（conductor）中含有大量的载流子（carrier），如金属中的自由电子，电离气体中的正、负离子。导体内部的载流子在无外电场作用时做无规则的热运动，不能形成电流。但是，当在导体两端维持一定电势差时，载流子将在电场力作用下做定向移动形成电流。

电流可以由正电荷的定向运动形成，也可以由负电荷的定向运动形成，习惯上规定为正电荷在电场力作用下的移动方向为电流方向。电流大小则用电流强度（current intensity）来描述，用字母 I 表示，定义为单位时间内通过导体截面的电量。设在 Δt 时间内通过导体某一截面的电量为 ΔI，则电流强度为

$$I = \frac{\Delta Q}{\Delta t} \tag{8-1}$$

如果导体中电流强度的大小和方向不随时间而变化，这种电流称为稳恒电流（steady current）。若电流的大小和方向随时间而变化，则称为瞬时电流，用 i 表示

$$i = \lim_{\Delta t \to 0} \frac{\Delta Q}{\Delta t} = \frac{dQ}{dt} \tag{8-2}$$

电流强度是标量，其单位是安培（A），$1\,A = 1\,C \cdot s^{-1}$，常用的单位还有毫安（mA）和微安（μA）。

$$1\,A = 10^3\,mA = 10^6\,μA$$

当电流在导体中流动时，通常情况下，认为流经导体各处的电流强度相同。但是，当电流通过任意形状的大块导体（如人体躯干、任意容器中的电解液

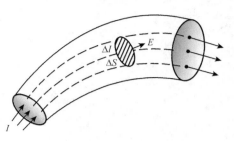

图 8-1　电流密度矢量

等）时，导体中各处电流强度的大小和方向就不完全相同，这样的导体称为容积导体（volume conductor）。为了确切地描述导体内部各点的电流分布情况，我们还必须引入新的物理量电流密度（current density）。

如图 8-1 所示，在通有电流强度为 I 的导体内任取一面积元 ΔS，使 ΔS 的法线方向与所在处场强 E 的方向相同。如果通过 ΔS 的电流强度为 ΔI，则电流密度 J 定义为垂直通过单位截面积的电流强度，其数值表示为

$$J = \lim_{\Delta S \to 0} \frac{\Delta I}{\Delta S} = \frac{dI}{dS} \tag{8-3}$$

电流密度 J 是矢量，其方向与该点场强 E 的方向相同，单位是安培·米$^{-2}$（A·m^{-2}），它是描述电流分布的基本物理量。

导体中的载流子在无外电场作用时，均做无规则的热运动，朝各个方向运动的概率大体相同，当有外电场时，载流子除做热运动外，同时还在电场作用下做定向运动，这个定向运动的平均速度称为漂移速度（drift velocity），在 Δt 时间内，通过单位面积 ΔS 的载流子数为 $\Delta S \bar{v} n \Delta t$，电量 $\Delta Q = Zen \cdot \bar{v} \Delta t \cdot \Delta S$，或者 $\Delta I = \Delta Q / \Delta t = Zen \cdot \bar{v} \cdot \Delta S$，将 ΔI 值代入式（8-3）并取极限，得

$$J = \lim_{\Delta S \to 0} \frac{\Delta I}{\Delta S} = Zen \cdot \bar{v}$$

J 和 $\bar{v}$ 都是矢量，故上式可写成矢量式

$$J = Zen \cdot \bar{v} \tag{8-4}$$

案例 8-2

电路中电键一接通，离电源很远的电灯会立刻亮起来。

问题：

1. 解释上述现象。

2. 分析电流产生原因。

分析：

虽然自由电子的平均漂移速度远小于热运动的平均速度，但是电键一接通，以光速传播的电场就迅速地在导线中建立起来，驱使所有的自由电子做定向漂移，因此导线中的电流几乎同时产生。

二、欧姆定律的微分形式

欧姆定律（Ohm's law）的一般形式为

$$I = \frac{U_1 - U_2}{R} = \frac{\Delta U}{R}$$

它说明在温度一定时，通过粗细均匀导体中的电流与导体两端电势差的关系。上式中的 R 为导体的电阻，它与导体的材料和几何形状有关。

对于不均匀导体，我们必须了解导体内部各点的导电情况。如图 8-2 所示，设在导体内沿电流方向取长度为 dl、底面积为 dS 的小圆柱形体积元，两端的电势分别为 U 和 $U + dU$。由欧姆定律可知，通过圆柱体元的电流强度为

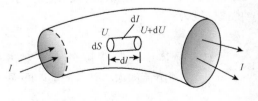

图 8-2　欧姆定律的微分形式

$$dI = \frac{U - (U + dU)}{R} = -\frac{dU}{R}$$

而圆柱体元的电阻可表示为 $R = \rho \dfrac{dl}{dS}$，代入上式可得

$$dI = -\frac{dU}{R} = -\frac{1}{\rho} \frac{dU}{dl} dS$$

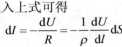

或

$$\frac{\mathrm{d}I}{\mathrm{d}S} = -\frac{1}{\rho}\frac{\mathrm{d}U}{\mathrm{d}l}$$

因为 $\dfrac{\mathrm{d}I}{\mathrm{d}S} = J$，$E = -\dfrac{\mathrm{d}U}{\mathrm{d}l}$，所以

$$J = \frac{E}{\rho} = \gamma E \qquad\qquad (8\text{-}5)$$

电阻率的倒数 $\gamma = \dfrac{1}{\rho}$，称为电导率（conductivity），单位是西门子·米$^{-1}$（S·m^{-1}）。由于电流密度 J 和场强 E 都是矢量，且方向相同，因此式（8-5）可写成矢量式

$$\boldsymbol{J} = \frac{\boldsymbol{E}}{\rho} = \gamma \boldsymbol{E} \qquad\qquad (8\text{-}6)$$

式（8-5）、式（8-6）都是欧姆定律的微分形式（differential formulation of Ohm's law），它表明通过导体中任一点的电流密度与该点的电场强度成正比。这一关系常用来分析容积导体中的电流分布，揭示了大块导体中的电场和电流分布之间的函数关系，比一般形式的欧姆定律（$I=U/R$）具有更深刻的意义，它适用于任何导体及非稳恒电场。

<h2 style="text-align:center">三、含源电路的欧姆定律</h2>

（一）电源和电动势

要维持导体内有稳恒电流，必须在导体两端维持恒定的电势差，而恒定的电势差不能由静电场建立。因此必须有一种本质完全不同于静电力的力，它能反抗电场力做功把到达负极板的正电荷送回正极板，使两极板间保持恒定的电势差，这种能够把正电荷从低电势移到高电势的作用力称为非静电力，它可以把化学能、机械能、光能转换为电能。这种能提供非静电力的装置叫电源（power source）。如图 8-3 所示，电源 A 端为高电势称正极（positive pole），B 端为低电势称负极（negative pole），于是在导体内有电流由 A 流向 B。通常把电源以外导体组成部分称为外电路，电源内部的电路称为内电路，外电路和内电路连接则构成闭合电路。在电源作用下，电荷在闭合回路中不断流动，形成稳恒电流，外电路中电场做功把正电荷从

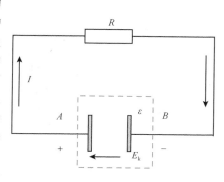

图 8-3　电源的作用

正极移到负极，内电路中非静电力（同电场力方向相反）反抗电场力做功把正电荷从负极移到正极。

我们把单位正电荷绕闭合回路一周时电源中非静电力所做的功定义为电源的电动势（electromotive force，EMF），用 ε 表示，有

$$\varepsilon = \frac{W}{q} = \oint E_k \cos\theta \mathrm{d}l$$

式中，E_k 为内电路场强，在外电路中 E_k 为零，因此可以说，电源的电动势等于把单位正电荷从负极经电源内部移到正极时非静电力所做的功。电动势为标量，单位同电势。θ 为 E_k 与 $\mathrm{d}l$ 间的夹角。

（二）含源电路的欧姆定律

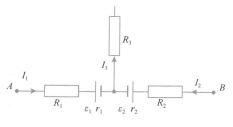

图 8-4　一段含源电路

一个复杂电路通常由多个电源和多个电阻连接而成。在图 8-4 电路中任取一段含源电路，讨论 A、B 两点间的电势差。先假定电流方向和绕行方向，然后按照如下规则确定电势降落的符号：如果电阻上假设电流方向与选定的绕行方向一致，则电势降落为 $+IR$，相反时为 $-IR$；如果电动势的方向（电源内指向由负极到正极）与选定的绕行方向相同，则电势降落为 $-\varepsilon$，相反时为 $+\varepsilon$。所以 AB 这段含源电路的总电势降落为

$$U_{AB} = U_A - U_B$$

$$U_{AB} = I_1R_1 + \varepsilon_1 + I_1r_1 - \varepsilon_2 - I_2r_2 - I_2R_2 = (\varepsilon_1 - \varepsilon_2) + (I_1R_1 + I_1r_1 - I_2R_2 - I_2r_2)$$

写成通用式为

$$U_{AB} = U_A - U_B = \sum \varepsilon_i + \sum IR$$

这就是一段含源电路的欧姆定律。

第二节　基尔霍夫定律

微课 8-2

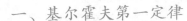

图 8-5　支路和节点

在分析简单的电路时，应用欧姆定律就可以解决问题。然而，对于多个电源和电阻组成的复杂电路，应用欧姆定律是不够的，可以采用基尔霍夫定律（Kirchhoff's law）。

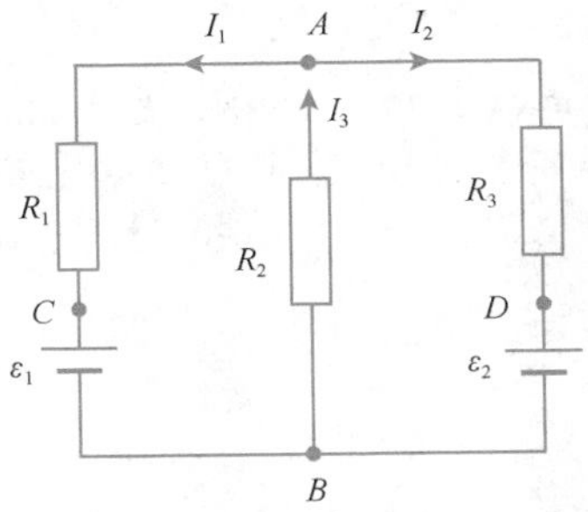

复杂电路通常都是由许多支路组成。电路中的每一分支都称为支路（branch），支路可由一个元件或若干个元件组成，特点是同支路上各处的电流都相同。图 8-5 中的电路就是由 ACB、ADB 和 AB 三条支路组成的。电路中三条或三条以上支路的汇合点称为节点（node），图 8-5 中的 A、B 都是节点。电路愈复杂，所包含的支路和节点也愈多。电路中任一闭合路径称为回路（loop），图 8-5 中的 ABCA、ABDA、ADBCA 都称为回路。

一、基尔霍夫第一定律

基尔霍夫第一定律（Kirchhoff's first law）也称为节点电流定律（node current law）。它是用来确定电路中任一节点处电流之间关系的定律，是根据电流的连续性原理得到的。对于任一节点而言，在任一时刻，流入节点的电流之和等于流出该节点的电流之和。若规定流入节点的电流为正，流出节点的电流为负，则汇于任一节点处电流的代数和等于零，即

$$\sum I_i = 0 \qquad\qquad (8\text{-}7)$$

式（8-7）所表示的就是基尔霍夫第一定律。

对于图 8-5 中的节点 A 根据基尔霍夫第一定律可列出电流方程

$$I_1 + I_2 = I_3$$

上式又可写成

$$I_1 + I_2 - I_3 = 0$$

在实际应用中，由于电路中各支路电流方向很难判定，因此，在列方程时可以先任意假设电流方向，当计算结果为正时，说明电流的实际方向与假设的方向一致；当计算结果为负时，说明电流的实际方向与假设的方向相反。

节点电流定律适用于电路中的每个节点。对于有 n 个节点的复杂电路，可得到 n 个电路方程，但只有（$n-1$）个方程是独立的。

基尔霍夫第一定律通常是应用于节点的，但它对于包围 n 个节点的部分电路的闭合面也是适用的。如图 8-6 所示，闭合面 S 包围的电路有三个节点，由于电流的连续性，通过该闭合面的电流的代数和也恒等于零。其数学表达式为

$$I_1 - I_2 + I_3 = 0$$

案例 8-3

如图 8-7 所示，我们假定用一个闭合面 S 将晶体管包围起来，则流出闭合面的电流应等于流入闭合面的电流。即晶体管的基极电流、集电极电流和发射极电流之间满足关系：$I_c + I_b = I_e$。

问题：

1. 用节点电流定律分析三极管中三个极的电流之间的分配关系。
2. 列节点电流方程的规则是什么？

笔记栏

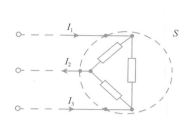
图 8-6　包围部分电路的闭合面

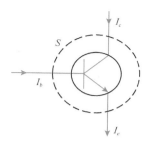
图 8-7　包围晶体管的闭合面

二、基尔霍夫第二定律

基尔霍夫第二定律（Kirchhoff 's second law）又称为回路电压定律（loop voltage law），它是用来确定回路中各段电压之间关系的定律。在一个闭合回路中，从任一点出发，绕回路一周，回到该点时电势变化为零。根据这一原理可得出基尔霍夫第二定律，即沿闭合回路一周，电势降落的代数和等于零。其数学表达式为

$$\sum \varepsilon_i + \sum I_i R_i = 0 \tag{8-8}$$

式（8-8）所表示的就是基尔霍夫第二定律。

在具体列回路电压方程时，首先要假设一个绕行方向（顺时针方向或逆时针方向），然后再确定各段的电势降落。式中 ε_i 和 $I_i R_i$ 的符号选取规则为：对于任意选定的绕行方向，电流方向与其相同时，电势降落为 $+IR$，相反时，电势降落为 $-IR$；ε 的方向与回路绕行方向相反时，电动势为 $+\varepsilon$，相同时，电动势为 $-\varepsilon$。

如图 8-8 所示，该电路共有三个回路，$ABCA$、$ACDA$、$ABCDA$。对于每个回路均可用基尔霍夫第二定律列出一个方程，故可列出三个回路电压方程。设三个回路的绕行方向均为顺时针，则三个回路的电压方程分别如下

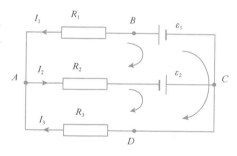
图 8-8　多回路电路

对于 $ABCA$ 回路

$$-I_1 R_1 + \varepsilon_1 + \varepsilon_2 - I_2 R_2 = 0$$

对于 $ACDA$ 回路

$$I_2 R_2 - \varepsilon_2 + I_3 R_3 = 0$$

对于 $ABCDA$ 回路

$$-I_1 R_1 + \varepsilon_1 + I_3 R_3 = 0$$

应当指出的，在选取回路列电压方程时，至少应有一段电路是在已选回路中未曾出现过的，这样才能保证列回路电压方程的独立性。上面三个方程式中只有两个是独立的，因为它们中的任意两个方程式相加减，均可得出第三个方程式。对于支路数为 m，节点数为 n 的电路，可列出 $m-(n-1)$ 个独立的回路电压方程。也就是说 n 个节点可建立（$n-1$）个独立方程，其余的独立方程则由基尔霍夫第二定律给出。

例 8-1　如图 8-9 所示，此电路有一特点，就是只有两个节点 A 和 B，V 称为节点电压，其正方向由 A 指向 B，求 V 的表达式。

解　根据基尔霍夫第二定律，列各支路电压方程求支路电流

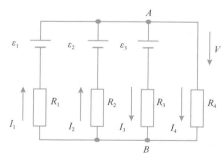
图 8-9　具有两个节点的复杂电路

$$I_1 = \frac{\varepsilon_1 - V}{R_1}, \quad I_2 = \frac{\varepsilon_2 - V}{R_2}$$

$$I_3 = \frac{-\varepsilon_3 + V}{R_3}, \quad I_4 = \frac{V}{R_4}$$

由上面各式可知，在已知电动势和电阻的情况下，只要先求出节点电压 V，就可以计算各支路电流。根据基尔霍夫第一定律，对于节点 A 可列出方程

$$I_1 + I_2 - I_3 - I_4 = 0$$

即

$$\frac{\varepsilon_1 - V}{R_1} + \frac{\varepsilon_2 - V}{R_2} - \frac{-\varepsilon_3 + V}{R_3} - \frac{V}{R_4} = 0$$

经整理后，得出节点电压的公式

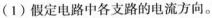

$$V = \frac{\dfrac{\varepsilon_1}{R_1} + \dfrac{\varepsilon_2}{R_2} + \dfrac{\varepsilon_3}{R_3}}{\dfrac{1}{R_1} + \dfrac{1}{R_2} + \dfrac{1}{R_3} + \dfrac{1}{R_4}} = \frac{\sum \dfrac{\varepsilon_i}{R_i}}{\sum \dfrac{1}{R_i}} \tag{8-9}$$

求出节点电压后，可用欧姆定律计算各支路电流，这种方法称为节点电压法。式（8-9）称为弥尔曼定理，它适用于两个节点多个支路的网络计算，如计算机中的加法电路，也可用于细胞膜离子通道电流的分析。

三、基尔霍夫定律的应用

对于复杂电路，应用基尔霍夫定律来解决问题是比较方便的。求解时应按照具体的步骤进行：

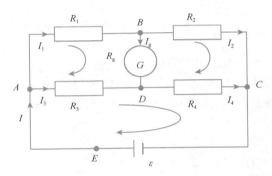

图 8-10　惠斯通电桥

（1）假定电路中各支路的电流方向。

（2）若有 n 个节点，根据基尔霍夫第一定律列出 $(n–1)$ 个独立的节点电流方程。

（3）任意选定各个回路的绕行方向。

（4）设支路个数为 m，按照基尔霍夫第二定律列出 $m–(n–1)$ 个独立的回路电压方程。

（5）对 m 个联立方程求解，根据所得电流值的正负，确定各支路电流的实际方向。

例 8-2　如图 8-10 所示惠斯通电桥，设 $\varepsilon = 12\ V$，$R_1 = R_2 = 5\ \Omega$，$R_3 = 10\ \Omega$，$R_4 = 5\ \Omega$，中间支路检流计的内阻 $R_g = 10\ \Omega$。试求电流计中的电流 I_g。

解　本题中电桥处于非平衡态，电路中有 6 个支路，假设电流大小和方向如图 8-10 所示。结点数 $n = 4$，根据基尔霍夫第一定律，可列出三个独立的结点方程。

对于结点 A：$I - I_1 - I_3 = 0$

对于结点 B：$I_1 - I_2 - I_g = 0$

对于结点 C：$I_2 + I_4 - I = 0$

设回路绕行方向如图 8-10，根据基尔霍夫第二定律，可列出三个回路电压方程。

对于回路 $ABDA$：$I_1 R_1 + I_g R_g - I_3 R_3 = 0$

对于回路 $BCDB$：$I_2 R_2 - I_4 R_4 - I_g R_g = 0$

对于回路 $ABCEA$：$I_1 R_1 + I_2 R_2 - \varepsilon = 0$

解上述联立方程组，得

$$I_g = \frac{(R_2 R_3 - R_1 R_4)\varepsilon}{R_1 R_2 R_3 + R_2 R_3 R_4 + R_3 R_4 R_1 + R_4 R_1 R_2 + (R_1 + R_2)(R_3 + R_4)R_g}$$

将已知数值代入，得

$$I_g = 0.126A$$

从上式可看出，如果 $I_g = 0$，则电桥处于平衡状态，此时 $R_2 R_3 - R_1 R_4 = 0$，这是惠斯通电桥的平衡原理。如果 $I_g \neq 0$，则电桥处于非平衡态。

微课 8-1

第三节　电容器的充电和放电

电路从一个稳定状态（稳态）转变到另一个稳态的过程称为过渡过程。电路的过渡过程与稳态相比，时间短暂，通常是瞬间进行的，这种瞬间的电路状态称为暂态。暂态过程（transient state process）是由电容器的充、放电来完成的，主要是利用电容器储存电荷的本领。

笔记栏

案例 8-4

电容器具有通交流、隔直流的作用，这与充电、放电有什么关系？

问题：

1. 为什么电容器具有通交流、隔直流的特性？
2. 解释电容器充电、放电过程中电流、电压是如何变化的？

一、*RC* 电路的充电过程

图 8-11 为电容器的充、放电电路。当开关 K 扳向 1 时，电动势为 ε 的电源通过电阻 R 向电容 C 充电，充电电流为 i_c，充电电压为 u_c。由基尔霍夫定律可知

$$\varepsilon = i_cR + u_c \tag{8-10}$$

根据电流定义式 $i_c = \dfrac{dq}{dt} = C\dfrac{du_c}{dt}$，代入上式，得

$$\varepsilon = RC\frac{du_c}{dt} + u_c \tag{8-11}$$

图 8-11　*RC* 电路

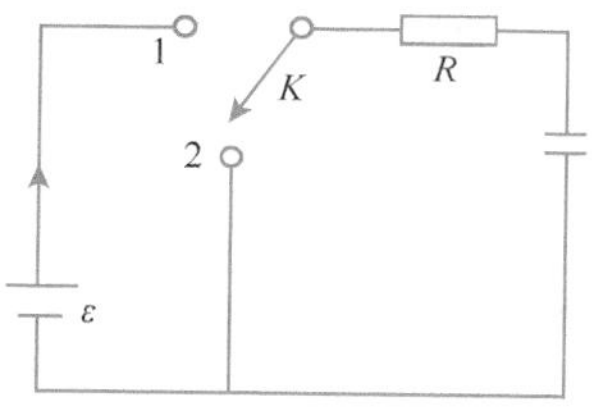

式（8-11）为 *RC* 电路在充电过程中电容器两端电压所满足的微分方程，这个方程的解为

$$u_c = \varepsilon + Ae^{-\frac{t}{RC}} \tag{8-12}$$

式中，常数 A 由初始条件确定，即 $t = 0$，$u_c = 0$ 时，代入上式得 $A = -\varepsilon$，所以

$$u_c = \varepsilon(1 - e^{-\frac{t}{RC}}) \tag{8-13}$$

式（8-13）说明，在 *RC* 电路的充电过程中电容器 C 两端的电压 u_c 随时间 t 按指数规律上升。

将式（8-13）代入式（8-10）可得充电电流为

$$i_c = \frac{\varepsilon - u_c}{R} = \frac{\varepsilon}{R}e^{-\frac{t}{RC}} \tag{8-14}$$

式（8-14）说明，*RC* 电路的充电电流 i_c 随时间 t 按指数规律下降。

图 8-12 和图 8-13 给出了 *RC* 电路充电时的 $u_c \sim t$ 曲线和 $i_c \sim t$ 曲线。由图可见，$t = 0$ 时电路中的电流最大，随着充电时间的延续，电容器上积累的电荷逐渐增加，电容器两端的电压 u_c 也逐渐增大，而这时的充电电流 i_c 则随 u_c 的增大而减小，而当 $u_c = \varepsilon$ 时，$i_c = 0$，充电过程结束。

由上面的分析可知，电容器充电快慢由电路参数 R 和 C 决定，我们把 R 和 C 的乘积称为电路的时间常数（time constant），用 τ 来表示，$\tau = RC$。R 单位为欧姆（Ω），C 的单位为法拉（F），τ 的单位为秒（s）。τ 越大，充电越慢；反之，充电越快。当 $t = \tau$ 时，有

$$u_c = \varepsilon(1 - e^{-1}) = 0.63\varepsilon$$

$$i = \frac{\varepsilon}{R}e^{-1} = 0.37\frac{\varepsilon}{R}$$

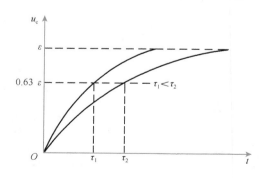

图 8-12　*RC* 电路充电时的 $u_c \sim t$ 曲线

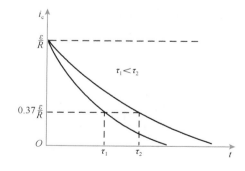

图 8-13　*RC* 电路充电时的 $i_c \sim t$ 曲线

由以上两式可知，τ 是 *RC* 电路充电时电容器上的电压从零上升到 ε 的 63% 所经历的时间，或充电电流下降到最大值的 37% 时所经历的时间。

根据式（8-13）可知，$t = \infty$ 时，$u_c = \varepsilon$，表明只有当充电时间足够长时，电容器两端电压 u_c 才能与电源电动势 ε 相等。但实际上，$t = 3\tau$ 时，$u_c = 0.95\varepsilon$，当 $t = 5\tau$ 时，$u_c = 0.99\varepsilon$。这时 u_c 与 ε 已基

本接近，因此，一般经过 $3\tau \sim 5\tau$ 的时间，充电过程就已基本结束。此时充电电流 $i_c = 0$，相当于开路，我们通常所说的电容有隔直作用就是指这种状态。

二、RC 电路的放电过程

在图 8-11 所示的电路中，如果把开关 K 与 2 接通，电容器 C 将通过电阻 R 放电。刚开始的瞬间，电容器极板上的电荷将随时间的增加而逐渐减少。根据基尔霍夫定律可得

$$u_c = i_c R \tag{8-15}$$

由于电容器放电过程电荷逐渐减少，故电荷变化率为负，因此 $i_c = -\dfrac{\mathrm{d}q}{\mathrm{d}t} = -C\dfrac{\mathrm{d}u_c}{\mathrm{d}t}$ 将其代入上式得

$$\frac{\mathrm{d}u_c}{\mathrm{d}t} + \frac{u_c}{RC} = 0$$

这个一阶微分方程的解为

$$u_c = A\mathrm{e}^{-\frac{t}{RC}}$$

将初始条件 $t = 0$，$u_c = \varepsilon$ 代入上式，可得 $A = \varepsilon$，则上式变为

$$u_c = \varepsilon\mathrm{e}^{-\frac{t}{RC}} \tag{8-16}$$

利用放电过程中电压与电流的关系，将式（8-16）代入式（8-15），得放电电流 i_c 为

$$i_c = \frac{u_c}{R} = \frac{\varepsilon}{R}\mathrm{e}^{-\frac{t}{RC}} \tag{8-17}$$

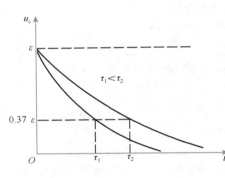

图 8-14 电容器放电时的 $u_c \sim t$ 曲线

由式（8-16）和式（8-17）可知，在 RC 电路的放电过程中，u_c、i_c 均随时间 t 按指数规律衰减。衰减的快慢取决于时间常数 $\tau = RC$，τ 越大衰减越慢，如图 8-14 所示。当 $t = \tau$ 时，$u_c = 0.37\varepsilon$，按理论分析，只有 $t = \infty$ 时，$u_c = 0$ 放电才结束。但实际中，当放电时间经过 $3\tau \sim 5\tau$ 时，放电便基本结束。

从上面分析可知，不论是在充电或放电过程中，电容器上的电压都不能突变，只能逐渐变化。这就是 RC 电路暂态过程的特性，这一特性在医学工程中有着广泛的应用。人体中的电传导常常被模拟为 RC 电路，如细胞膜的电特性以及神经传导等。

案例 8-5

利用心脏除颤器治疗严重心律失常，特别是消除心室颤动。除颤时，将充电后的电容器通过电极接至人体，用放电电流对心脏进行电击。瞬间的强电流电击心脏后，使心肌纤维处于除极状态，造成暂时性心脏停搏，消除杂乱兴奋，以使自律性最强的窦房结重新成为起搏点并控制整个心搏，从而恢复窦性心律的正常状态。

问题：

1. 心脏除颤器治疗严重心律失常的机制。

2. 选择何种电路对心脏除颤效果较好？

分析：

心脏除颤器的电路原理为电容充放电电路。纯 RC 电路放电时能量过分集中，易对心肌组织造成损伤，除颤效果也不好。一般采用电容直流电阻尼放电法，即在放电回路中用电感线圈 L 代替电阻 R，与电容串联组成 LC 放电回路。LC 电路放电电流比 RC 电路放电电流的脉冲宽，能量相对分散，所以对组织的损伤小，还可以通过选择 L 值来控制放电时间，除颤效果好。

第四节　直流电在医学中的应用

一、电流对机体的作用

人体是由各种组织器官构成的。人体是电的导体。当人体成为电路的一部分时，就有电流通过人体，从而对机体产生作用。

人体的导电性质非常复杂，皮肤的导电能力很差；体液属于电解质，导电能力最强；而人体的致密组织主要是由蛋白质、脂肪及糖类组成，它们属于电介质。因此，人体导电主要表现为电解质导电和电介质导电。在直流和低频电作用时，主要是靠皮肤和体液的电解质导电，这时可把人体看作纯电阻，皮肤的电阻比体液大得多，有时就把它当作全身电阻；电介质导电只在高频电的作用下才表现明显，所以在精确研究中，不能把人体当作纯电阻，而应等效为阻抗（impedance）。

当直流电作用于活的机体时，能引起机体发生物理化学变化，并引起多种复杂生理效应，在临床诊断和治疗方面有着重要和广泛的作用。直流电对机体的基本作用主要有以下几点。

（一）热效应

任何形式的电流通过人体组织都能产生热量，使组织温度升高。如果温度达到很高，组织就被烧伤、炭化。电流的烧伤和一般烧伤不同，它能引起深层组织的严重损伤，而皮肤表面反而损伤较小。低频电和直流电热效应的微观机制是人体组织中的离子在电场作用下不断加速，动能增加，而获得动能的离子又不断与其他中性分子碰撞，把动能转化为热运动的内能。这样产生的热量称为焦耳热，这种产热形式称为电阻损耗。高频电除了电阻损耗外，还有介质损耗。

（二）刺激效应

足够大的电流作用于人体能在人体组织中形成局部电位,这个电位能刺激神经和激发动作电位,动作电位在神经中传播，从而引起组织的反应。我们称这种现象为刺激效应，通电则称为刺激。

当通电刺激感觉神经时，在一定条件下能引起痛觉。如果刺激运动神经或肌肉，则能使受影响的肌肉或肌肉群的纤维发生收缩。足够强的低频刺激能使肌肉强直，在强直的肌肉中，所有可能的肌纤维都收缩，使肌肉处于极度紧张状态，结果是产生过度疲劳和可能的生理功能损伤。

（三）电极化作用

生物体内细胞对正、负离子迁移运动的阻力比组织液大得多，在直流电作用下，细胞膜两端会产生正、负离子的堆积现象，一端堆积正离子，另一端堆积负离子，这种现象称为电极化。各类组织中最易发生电极化的是皮肤和末梢神经纤维。由于电极化产生了与外加直流电压相反的电势差，通电电流减小。

电极化产生了和外加直流电方向相反的电势差，这将阻碍直流电的通过。因此，在用直流电进行电疗时，发现通电后不到 1 ms，电流强度便急剧下降到最初的 1/10 到 1/100。由于电极化的形成需要一定的时间，因此若在电极化尚未形成之前改变电流的方向，将不会产生电极化，这就是细胞膜对高频电的阻抗小的原因。

（四）使机体内离子的浓度发生变化

直流电通过机体时，将使机体内的离子浓度发生变化。细胞膜上离子浓度的变化是引起生理作用的基础。K^+、Na^+、Ca^{2+}、Mg^{2+} 浓度的变化所引起的生理效应极为明显。当直流电作用于机体时，由于 K^+、Na^+ 的迁移速度比 Ca^{2+}、Mg^{2+} 的迁移速度大，所以在阴极 K^+、Na^+ 的浓度相对增加，使该处胶体的溶解度增加，因而细胞膜变得疏松，通透性变大，平时不能通过细胞膜的物质也能进入细胞内，影响了细胞的机能，在生理上表现为兴奋性升高。在阳极侧，由于 Ca^{2+}、Mg^{2+} 的浓度增加，细胞膜胶体凝缩，细胞膜变得致密，通透性降低，甚至终止细胞内的新陈代谢，结果使兴奋性降低。

H^+ 和 OH^- 浓度的变化可直接引起机体内的 pH 的变化，从而影响蛋白质胶体的结构，相应地改变细胞的机能。

（五）电解作用

人体组织中的所有细胞都浸没在淋巴液、血液和其他体液中。组织液是含有水和 K^+、Na^+、Cl^- 等各种正、负离子的电解质溶液。在直流电作用下，组织液内的离子将分别向异性电极移动，在电极处形成新物质，这就是电解。有些电解质生成物往往是酸碱之类的腐蚀性物质，因此对皮肤有刺激和损伤作用。所以在电疗时不应将电极直接放在皮肤上，应在电极和皮肤之间衬上几层容易润湿的棉织物，如法兰绒布等。

案例 8-6

　　体内的重要成分氯化钠，在直流电的作用下，Na^+ 向阴极移动，在阴极发生中和反应生成钠原子，钠原子和水作用，生成碱和氢气；而 Cl^- 向阳极移动生成氯，氯进一步和水作用生成酸和氢，对皮肤有损伤作用。

问题：

　　1. 什么是电解？

　　2. 电解治疗时需要注意哪些问题？

（六）电渗作用

　　电泳和电渗是直流电通过胶体时同时出现的两种现象。在直流电作用下，分散质和分散剂分别向相反的极性移动，分散质的移动称为电泳；分散剂的移动称为电渗。因此对于蛋白质溶液，带负电的蛋白质向阳极移动就是电泳；水向阴极移动就是电渗。当颗粒的泳动方向与电渗方向一致时，则加快了颗粒移动的泳动速度；当颗粒的泳动方向与电渗方向相反时，则降低了颗粒的泳动速度。

案例 8-7

　　人体内的细胞膜含有大量微孔，这些微孔相当于毛细管，当直流电作用在机体上时就会发生电渗。膜的微孔壁能够选择地吸附离子，若水中的负离子 OH^- 被微孔壁吸附显负电性，则水显正电性，在电场力作用下，水将透过膜流向负极侧。相反，若细胞膜的微孔壁吸附水中的正离子 H^+ 而显正电性，则使水带负电，在电场力作用下，水透过膜流向正电极侧。人体内发生的电渗现象造成细胞膜两侧水分变化。水分减少的区域，细胞膜变致密，通透性降低；水分增加的区域，细胞膜变疏松，通透性增高。细胞膜通透性的变化产生生理效应。

问题：

　　1. 何为电渗？

　　2. 当微孔壁的电性改变或增减时，电渗的方向与强弱是否发生变化。

二、电　泳

　　人体中的细胞外液（组织液和血浆）中除了有正、负离子外，还有带电或不带电的悬浮胶粒，带电胶粒有细胞、病毒、球蛋白质分子或合成的粒子。在电场作用下，带电胶粒将发生迁移，胶粒在电场作用下的迁移现象称为电泳（electrophoresis）。由于不同胶粒的分子量、体积及所带电量不同，在电场作用下它们的迁移速度一般是不相同的。因此，可以用电泳的方法将标本中的不同成分分开，这种方法已成为生物化学研究、制药及临床检验的常用手段。例如，血浆中包含有好几种蛋白质，有血清蛋白、球蛋白、纤维蛋白原等。在外电场作用下对血液进行电泳就可

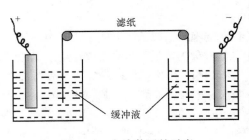

图 8-15　电泳装置的示意

以把这一混合物的成分分开，较精细的电泳技术可以把人体血浆中多达 40 种的蛋白分开。电泳技术有不用支持介质的自由电泳技术和用支持介质以水平和垂直方向进行分离的区带电泳等。下面以区带电泳为例进行介绍。

　　图 8-15 是一种简单的电泳装置示意，两个电极分别放在盛有缓冲液的两个容器内，把滤纸条的两端分别浸在缓冲液中，待滤纸全部被缓冲液润湿后将少量待测标本滴在滤纸上，然后将两电极与直流电源接通。在电场的作用下，标本中的带电胶粒开始泳动，由于不同胶粒的迁移速度不同，经过一段时间后，它们的距离就逐渐拉开。最后把滤纸烘干，进行染色。根据颜色的深浅来求得各种胶粒成分的浓度和所占的比例。例如，血清蛋白中含有清蛋白，α_1、α_2、β、γ 球蛋白等各种蛋白质，

利用电泳技术就可以把这几种蛋白质分开，图 8-16、图 8-17 是正常血清电泳图谱和光密度扫描后电泳图谱。通过比色测定的方法，可求得各种蛋白质占蛋白质总量的百分率。

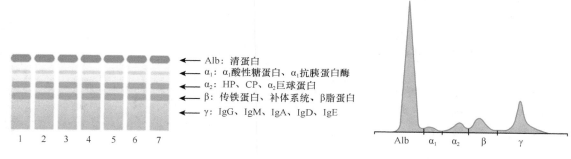

图 8-16　正常血清电泳图谱　　　　　图 8-17　光密度扫描后的正常血清电泳图谱

案例 8-8

　　新鲜血清经电泳后可精确地描绘出患者蛋白质的全貌，常见的是清蛋白降低、某个球蛋白区域升高，提示不同的临床意义。如图 8-18 所示，（a）是双清蛋白血清电泳图，此时 Alb 呈现双峰。急性炎症时，可见 α₁、α₂ 区百分率升高，肾病综合征、慢性肾小球肾炎时呈现清蛋白下降，α₂ 球蛋白升高，β 球蛋白也升高；（b）是慢性肝病或肝硬化血清电泳图，清蛋白显著降低，球蛋白升高，免疫球蛋白（polyclonal）多克隆增高，可见融合的 β-γ 桥连现象；（c）是免疫球蛋白寡克隆增生型，γ 区呈现细而密的寡克隆（oligoclonal）区带；（d）是 M 蛋白血清型（IgA），呈现出致密而深染且高度集中的蛋白克隆增生区带，称为 M 蛋白（monoclonal protein，MP）区带，扫描后形成高而狭窄的单株峰，此峰在 γ 区其峰高与峰底之比大于 2：1。

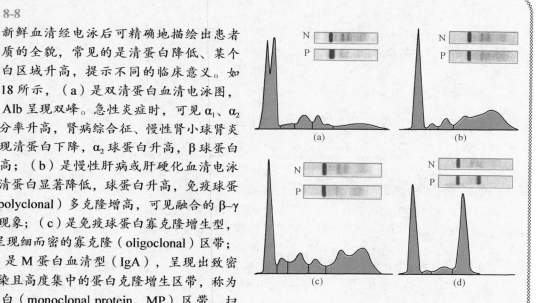

图 8-18　几种常见血清蛋白图谱
（a）双清蛋白血清电泳图；（b）慢性肝病或肝硬化血清电泳图；（c）免疫球蛋白寡克隆增生型；（d）M 蛋白血清型（IgA）。
N：正常对照血清；P：患者血清

问题：
　　1. 了解电泳的基本原理。
　　2. 新鲜血清电泳图提示不同临床意义的主要指标是什么？

三、电　疗

在临床上，利用直流电可以达到治疗某些疾病的作用的方法称为电疗（electrotherapeutics）。

（一）直流电疗法

给机体通以较低电压的直流电来治疗疾病的方法称为直流电疗法。其治疗作用主要有：扩张血管，促进局部血液循环；改变组织含水量；改善局部营养和代谢；对自主神经或内脏功能的调节作用；消炎镇痛作用；对静脉血栓有独特的作用；对骨愈合有显著疗效；使神经兴奋性增强；电解拔毛和除去皮肤赘生物等。

案例 8-9

　　直流电对深、浅静脉内形成的血栓有独特的作用。在直流电作用下血栓先从阳极侧松脱，然后向阴极侧退缩，当退缩到一定程度的时候，血管即重新开放。

问题：

　　直流电疗治疗静脉血栓的机制。

分析：

　　直流电作用后 2 天，成纤维细胞已开始增殖，接着在内膜和内膜下层的表面形成肉芽，5 天后毛细血管和成纤维细胞自内膜长入血凝块中，最后血栓机化，体积皱缩，离开阳极侧，退向阴极侧，血管重新开放。

案例 8-10

　　取一青蛙，破坏其脑、脊髓，将青蛙挂在三脚架上，后肢各浸入两个盛水的烧杯中，水平面达小腿下中 1/3 交点处，杯内浸入金属或碳电极，分别连直流电疗机的正极和负极，注意电极不要接触皮肤。通电 10 mA，40 min，关闭仪器，取下青蛙。发现阴极侧脚掌上附有一层黏液，很易抹去，局部肌肉肿胀，说明水分增多；阳极下脚掌皮肤干燥，容易剥除，肌肉干瘪，说明是水分减少或脱水的结果。

问题：

　　分析青蛙出现上述反应的机制。

分析：

　　利用电渗的作用使阴极下的水分增多，由于蛋白质的亲水性质，水分增多后，蛋白质易于吸收水分而分散、膨胀和变得松软，所以阴极常用来使疤痕软化或使干燥的组织变软。

■（二）直流电离子导入疗法

　　利用直流电场将药物离子从皮肤引入机体的方法称为直流电离子导入疗法。这种方法兼有直流电和药物的双重治疗作用。直流电药物离子导入疗法的基本原理是，利用正负电极在人体外形成一个直流电场，在直流电场中加入带阴阳离子的药物，利用电学上"同性相斥"的原理，使药物中的阳离子从阳极，阴离子从阴极导入体内，达到治疗疾病的目的。如导入氯化钾（KCl），K^+ 为阳离子，可以提高神经肌肉的兴奋性，用于治疗周围神经炎和神经麻痹。再如，治疗骨质增生最常用的方法是将食用醋作为导入的药物，其主要成分是醋酸（CH_3COOH），CH_3COO^- 为阴离子。醋酸离子在电场的作用下，通过皮肤进入体内，与骨骼中的钙离子（Ca^{2+}）相互作用，从而减少钙盐的沉着，消炎止痛，达到治疗骨质增生的目的。

案例 8-11

　　取 3cm×3 cm 的衬垫两个，同样大小的滤纸两张，将滤纸分别用 1/1000 的盐酸肾上腺素和磷酸组织胺各 2 mL 浸湿。如图 8-19 所示，它们分别放在前臂上中 1/3 交点 A 和前臂下中 1/3 交点 B 上，滤纸上各放一个衬垫，上放电极板，共同连在直流电疗机的正极上，另取一个 50 cm^2 的衬垫、电极放在前臂外侧中部，连电疗机负极。通电 7～8 mA，时间为 10 min。取下电极和滤纸，5 min 后观察，A 处皮肤明显苍白，B 处皮肤出现红肿、充血、隆起、荨麻疹。若在另一臂上放上同样药物和电极，但不通电，则无任何反应。

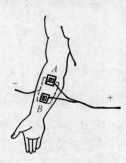

图 8-19　肾上腺素导入人体试验

问题：

　　分析 A、B 两处出现反应的原因。

分析：

　　A 处皮肤苍白说明有血管收缩作用的肾上腺素已经进入体内并引起反应；B 处皮肤红肿说明有扩张血管和增加毛细血管渗透性的组织胺已进入人体。另一臂无反应证明没有电流的作用。

（三）心脏除颤器

正常情况下，心脏有节律地搏动，保证人体进行正常的血液循环，但由于心肌冲动起源异常，或存在多源性兴奋灶等原因，会引起心房扑动和颤动、心室扑动和颤动及心动过速等间歇性或持续性心律失常。尤其是心室颤动时，心室无整体收缩力，会导致血液循环的终止。心脏除颤器就是用电能治疗严重心律失常，消除心室颤动的仪器。

习 题 八

8-1　两根长度相等、截面积不同的铜棒串联起来，两端加上一定电压。

（1）通过两棒的电流强度是否相同？

（2）两棒内的电流密度是否相同？

（3）两棒内电场强度是否相同？

（4）两棒内自由电子的平均漂移速度是否相同？

8-2　截面相等的铜棒和铁棒串联在一起后接到电路中，用公式推导哪种导体里面的电场强度大？

8-3　在一个横截面积为 $2.4 \times 10^{-6} \ m^2$ 的铜导线中，通过 4.5 A 的电流，设铜导线内的电子密度 $n = 8.4 \times 10^{28} \ m^{-3}$，求电子的漂移速度。

8-4　在直流电疗时，通过人体的电流为 2.0 mA，如果电疗电极的面积为 8 cm^2，求通过电极的电流密度的大小。

8-5　如图 8-20 所示，电路中 $\varepsilon_1 = 18$ V，$\varepsilon_2 = 9$ V，$R_1 = R_2 = 1 \ \Omega$，$R_3 = 4 \ \Omega$，求各支路电流。

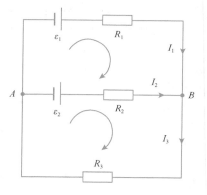

图 8-20　习题 8-5 示意

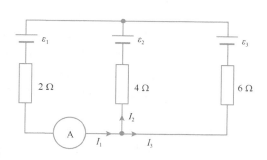

图 8-21　习题 8-6 示意

8-6　在图 8-21 所示的电路中，已知 $\varepsilon_2 = 12$ V、$\varepsilon_3 = 4$ V；安培计的读数为 0.5 A，其内阻可忽略不计，电流方向如图中所示，求电源 ε_1 的电动势。

8-7　电容器在充电、放电过程中，为什么电路里会出现电流？电容器的隔直流作用怎样解释？

8-8　如图 8-22 所示，当电路达到稳定状态时（$t \rightarrow \infty$），求：

（1）电容器上的电压；

（2）各支路电流；

（3）时间常数。

8-9　电泳和电渗的主要差别是什么？

8-10　直流电对生物体的基本作用有哪些？

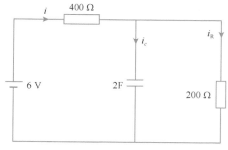

图 8-22　习题 8-8 示意

（孙　超）

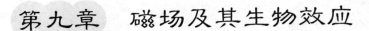

第九章　磁场及其生物效应

教学要求

1. 掌握磁感应强度、磁场的毕奥－萨伐尔定律、高斯定理、安培环路定理。
2. 理解霍尔效应、磁介质、超导的电磁学性质、磁场的生物效应。
3. 了解生物医学电磁传感器、磁技术在医学上的应用。

案例 9-1

　　很早以前，人们就发现有一种矿石（含有 Fe_3O_4）能够吸引铁片，并将其这种性质称为磁性。有关磁现象的认识和研究始于永磁体之间的相互作用，磁体有南（S）、北（N）两个磁极，同性的磁极互相排斥，异性的磁极互相吸引。地球是一个大磁体，它的 N 极位于地理南极附近，S 极位于地理北极附近。指南针正是借助于地球是个大磁体和利用了磁的相互作用规律而制成的。

　　1820 年，奥斯特首先发现了载流导线的周围空间也有磁效应，表明磁效应可由运动电荷产生。1822 年，安培提出关于磁现象本质的假说，认为一切磁现象都起源于电流。法拉第发现了电磁感应现象，表明电流可由磁场的变化产生。这些现象揭示了磁和电之间的内在联系。

　　生物体也具有磁性，家养的鸽子可从千里外飞回；候鸟每年的迁徙；海龟洄游到原栖息处等。这些生物之所以远行后能回到原居处，是与它们头部含有少量强磁性物质，能识别地球磁场的方位有关。

　　磁场对生物体所产生的影响，称为磁场的生物效应。人体生物磁场的测量是了解人体组织和器官的功能和健康情况的一个重要方面。例如，心磁图的检测对右心房、左心室增大，心肌劳损的诊断具有重要意义；利用脑磁图推断癫痫患者的病灶部位，其特异性明显优于脑电图；肺磁图可比 X 射线更早地发现肺部受到粉尘污染的职业患者。

问题：

　　1. 磁现象的本质是什么？
　　2. 了解人体生物磁场的形成和特点及磁学研究在医学上的应用？

　　磁铁的周围存在着磁场，运动电荷和载流导线的周围也存在着磁场，磁场是一种特殊物质，它具有能量，空间上也有一定的分布规律。磁现象的本质是电荷的运动。对磁现象的研究和应用涉及多个领域，在医学方面，磁技术的应用为临床诊断和治疗开辟了新的途径。本章将首先讨论磁场的性质、磁场对运动电荷和电流的作用、物质的磁性等相关内容，然后介绍生物磁学、磁技术的有关知识。

第一节　磁场　磁感应强度

一、磁　场

　　磁性物质的分子中存在着回路电流——分子电流（molecular current），这是一切磁现象的来源，不论是永磁体的磁性，还是电流的磁性，都来源于电荷的运动。电流之间相互作用时，它们并没有直接接触，而是通过一种特殊形式的物质——磁场（magnetic field）来传递的。磁铁周围存在着磁场，运动电荷和载流导线的周围也存在着磁场。磁场的物质性表现在对磁场中的运动电荷和载流导线有力的作用；当载流导线在磁场中运动时，磁场力要做功，表明磁场具有能量。

二、磁感应强度

　　为了定量地描述磁场，我们引入了磁感应强度（magnetic induction）这个物理量，用符号 B 表示，它是矢量，可用检验电荷在磁场中的受力情况来定义磁感应强度的大小和方向。

在磁场中引入一个正的检验电荷 q，当它以任意速度 v 通过磁场中 P 点时，发现如下规律：

（1）运动电荷通过 P 点时，在一般情况下都要受到磁场力的作用，但当其沿着或逆着某一特定取向通过 P 点时，运动电荷便不受力，$F=0$。这一特定取向定义为磁感应强度 B 的方向。

（2）无论运动电荷以多大速率和什么方向通过 P 点，运动电荷所受到的力 F 总是既垂直于该点 B 的方向（$F \perp B$），又垂直于运动电荷的速度方向（$F \perp v$）。可见，磁场给运动电荷的作用力为侧向力，它只改变运动电荷速度的方向，而不改变其速度的量值。

（3）当运动电荷的速度垂直于磁场方向（$v \perp B$）时，运动电荷受到最大的磁场力 F_m，并且 F_m 与该电荷电量和运动速度成正比，这个比值一般不相同，但对磁场中一确定点，它是一个确定值，可见这个比值反映了该点磁场的特性。因此，可用这一比值作为磁感应强度 B 的大小量度，即

$$B = \frac{F_m}{qv} \tag{9-1}$$

对于该点磁感应强度 B 的方向，可以根据右手螺旋定则，由正电荷 q 在该点所受的最大磁力 F_m 和速度 v 的方向来确定。如图 9-1 所示，右手拇指伸直，四指沿 F_m 的方向经小于 π 的角度转向速度 v 的方向，则拇指的指向即为磁感应强度 B 的方向。

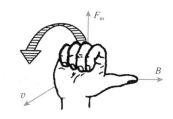

综上所述，磁感应强度 B 是描述磁场性质的物理量。磁场中某点的磁感应强度，在数值上等于单位正电荷以单位速度通过该点时所受到的最大磁场力。它的方向由右手定则给出。

图 9-1　磁感应强度方向的规定

在 SI 单位中，磁感应强度 B 的单位是特斯拉（T），即

$$1\,T = 1\,N \cdot C^{-1} \cdot m^{-1} \cdot s = 1\,N \cdot A^{-1} \cdot m^{-1}$$

T 是一个较大的单位，因此，常用较小的单位高斯（Gs），$1\,Gs = 10^{-4}\,T$。

地球表面地磁场约为 $0.5 \times 10^{-4}\,T$，人体中的生物磁场大约是 $10^{-10} \sim 10^{-12}\,T$，核磁共振装置的超导磁体约 2 T，大型电磁铁可产生 30 T 的磁场。

三、磁通量　磁场中的高斯定理

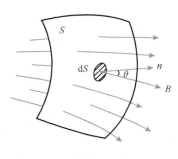

在描述电场时，我们引入了电力线这一描述量。同样，在描述磁场时也可以引用磁感应线（magnetic induction line）来形象描述。磁感应线是磁场中的一些假想曲线，这些曲线上任何一点切线的方向与该处的磁感应强度 B 的方向相同。应该注意的是，与静电场中电力线始于正电荷而终止于负电荷的情况不同，磁感应线是环绕电流的闭合曲线，无起点和终点，好像涡旋一样。因此，磁场是涡旋场。

为使磁感应线能表示某点磁场的强弱，规定垂直通过磁感应强度 B 的单位面积上的磁感应线的条数等于该处的磁感应强度 B 的量值。

图 9-2　磁通量

（一）磁通量

通过磁场中一个给定面积的磁感应线的总数，定义为通过这个面积的磁通量（magnetic flux），用 Φ 表示。如图 9-2 所示，设 S 是磁场中任意一曲面，在曲面上取一小面积元 dS，其法线方向 n 与该处磁感应强度 B 的方向之间的夹角为 θ，则通过面积元 dS 的磁通量为

$$d\Phi = B_n dS = B\cos\theta dS \tag{9-2}$$

式中，B_n 为磁感应强度 B 在面积元 dS 法线方向上的分量，通过曲面 S 的磁通量可由积分求得

$$\Phi = \int d\Phi = \iint\limits_S B_n dS = \iint\limits_S B\cos\theta dS \tag{9-3}$$

在 SI 单位中，磁通量的单位是韦伯（Wb），$1\,Wb = 1\,T \cdot m^2$。

（二）磁场中的高斯定理

在计算通过闭合曲面的磁通量时，通常取垂直曲面向外的方向为该处曲面的法线方向。因此，穿入曲面的磁通量为负，穿出曲面的磁通量为正。由于磁场中的每一条磁感应线都是闭合的，有几条磁感应线穿入闭合曲面，必然有相同数量的磁感应线穿出，所以，通过任何闭合曲面的磁通量必为零，即

$$\oint_S B dS = \oint_S B\cos\theta dS = 0 \qquad (9\text{-}4)$$

式（9-4）称为真空中磁场的高斯定理，它从理论上证实了磁场是涡旋场。

第二节 电流的磁场

运动电荷所激发的磁场，最有实际意义的是稳恒电流所激发的磁场，称其为稳恒磁场。下面我们就介绍反映稳恒磁场的两个基本定律。

一、毕奥－萨伐尔定律

案例 9-2

奥斯特在 1820 年发现电流的磁效应后不久，毕奥和萨伐尔用实验方法得出长直电流对磁极的作用力同距离成反比。在此基础上，拉普拉斯把载流回路对磁极的作用看成是其各个电流元作用的矢量和，推出电流元的磁场公式。由于该定律的主要实验工作由毕奥、萨伐尔完成，所以通常称它为毕奥－萨伐尔定律。奥斯特、安培、毕奥和萨伐尔等初步揭示了电现象与磁现象之间的联系，第一次从物质的电结构性质探讨了物质磁性的起源。

问题：

毕奥－萨伐尔定律与安培环路定理所阐述的内容及它们之间的关系是什么？

在图 9-3 中，为求任意电流 I 所产生的磁场，可先将其分成许多小的电流元（current element）Idl，它是矢量，其方向为电流强度 I 的方向。毕奥－萨伐尔定律（Biot-Savart law）是关于电流元 Idl 与其所产生的磁场 dB 间关系的实验定律。它指出，电流元 Idl 在空间某点 P 处产生的磁感应强度 dB 的大小与电流元 Idl 的大小成正比，与电流元到 P 点的距离 r 的平方成反比，与 Idl 和 r 之间小于 π 的夹角 θ 的正弦成正比。其数学表达式为

$$dB = \frac{\mu_0}{4\pi}\frac{Idl\sin\theta}{r^2} \qquad (9\text{-}5)$$

式中，$\mu_0 = 4\pi \times 10^{-7}$ T·m·A^{-1}，称为真空磁导率（permeability of vacuum）。

dB 的方向垂直于 Idl 和 r 所组成的平面，其指向可由右手螺旋定则来确定。伸开右手，让四指沿 Idl 的方向经小于 π 的角转向 r 时，大拇指的指向就是 dB 的方向。

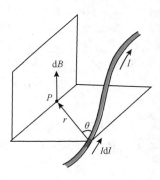

图 9-3 电流元的磁场

由毕奥－萨伐尔定律可知：任意形状的电流所产生的磁场等于各段电流元产生磁场的矢量和，据此可计算电流的磁场。

（一）真空中载流长直导线的磁场

在图 9-4 所示的长直载流导线中，电流 I 由下向上流动，求这个电流周围磁场中 P 点的磁感应强度。在长直导线上任取一电流元 Idl，由式（9-5）得，该电流元在 P 点所产生的磁感应强度的大小为

$$dB = \frac{\mu_0}{4\pi}\frac{Idl\sin\theta}{r^2}$$

dB 的方向垂直于 Idl 和 r 所确定的平面，指向纸面里。长直导线上各电流元在 P 点所产生的磁

感应强度的方向都相同，所以，P 点磁感应强度的大小就等于各电流元在该点所产生的磁感应强度的代数和。对上式积分得

$$B = \int_L dB = \frac{\mu_0}{4\pi} \int_L \frac{Idl\sin\theta}{r^2}$$

把上式在积分中的三个变量 r、Idl 和 θ 统一。由图 9-4 可知，

$$l = r_0\cot(\pi-\theta) = -r_0\cot\theta \ , \quad dl = r_0 d\theta/\sin^2\theta \ ;$$

$$r = r_0/\sin(\pi-\theta) = r_0/\sin\theta \ ;$$

其中，θ_1、θ_2 分别是 A_1、A_2 端对 P 点的张角。据此得

$$B = \frac{\mu_0}{4\pi} \int_{\theta_1}^{\theta_2} \frac{I\sin\theta d\theta}{r_0} = \frac{\mu_0 I}{4\pi r_0}(\cos\theta_1 - \cos\theta_2) \qquad （9\text{-}6）$$

若导线为无限长，则 $\theta_1 = 0$，$\theta_2 = \pi$，由式（9-6）可以得

$$B = \frac{\mu_0 I}{2\pi r_0} \qquad （9\text{-}7）$$

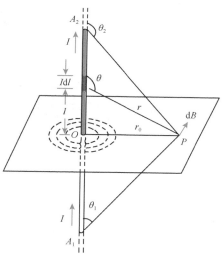

图 9-4　长直电流的磁场

可见，长直电流周围的磁感应强度 B 与导线中的电流成正比，与距离成反比。磁感应线是一组围绕导线的同心圆。用右手握住直导线，使拇指的方向与电流方向一致，则四指的环绕方向就是磁感应强度的方向。

（二）圆电流轴线上的磁场

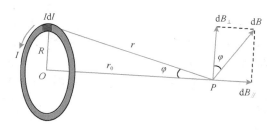

图 9-5　圆电流的磁场

圆电流周围也存在着磁场。如图 9-5 所示的圆电流其半径为 R，电流强度为 I，求圆电流轴线上任一点 P 处的磁感应强度。设 $OP = r_0$，圆电流上任一点 A 处的电流元 Idl 在 P 点产生的磁感应强度为 dB。由于 Idl 与 r 互相垂直，根据毕奥-萨伐尔定律得

$$dB = \frac{\mu_0}{4\pi} \frac{Idl}{r^2}$$

由于轴对称性，P 点的磁感应强度在垂直于轴线方向的分量 $dB_\perp$ 互相抵消，因此，总的磁感应强度将沿轴线方向，其大小等于 $dB_{//} = dB\sin\varphi$ 的代数和，即

$$B = \oint dB_{//} = \oint dB\sin\varphi = \oint \frac{\mu_0}{4\pi} \cdot \frac{Idl}{r^2}\sin\varphi = \frac{\mu_0 I}{4\pi r^2}\sin\varphi \oint dl$$

因为 $\sin\varphi = \dfrac{R}{r}$，$\oint dl = 2\pi R$，所以

$$B = \frac{\mu_0 R^2 I}{2r^3} \qquad （9\text{-}8）$$

考虑到 $r^2 = r_0^2 + R^2$ 和圆电流的面积 $S = \pi R^2$，上式可写成

$$B = \frac{\mu_0 R^2 I}{2r^3} = \frac{\mu_0}{2\pi} \frac{IS}{(r_0^2 + R^2)^{\frac{3}{2}}} \qquad （9\text{-}9）$$

磁感应强度 B 的方向垂直与圆电流的平面，沿轴线正方向。

在圆心处，$r = 0$，磁感应强度为

$$B = \frac{\mu_0 I}{2R} \qquad （9\text{-}10）$$

当 $r \gg R$，$r_0 \approx r$ 时，磁感应强度近似为

$$B = \frac{\mu_0 IS}{2\pi r^3} \qquad （9\text{-}11）$$

圆电流轴线上的磁感应强度方向也可以用右手螺旋定则来判断，即用右手弯曲的四指代表圆线圈中的电流方向，伸直拇指的指向就是轴线上 B 的方向。

（三）载流直螺线管的磁场

密绕载流直螺线管如图 9-6（a）所示，下面我们计算其轴线上任一点 P 处磁感应强度。图 9-6（b）是半径为 R，载有电流 I 的密绕直螺线管的截面图。设 dl 在 P 点产生的磁感应强度为 dB，螺线管

单位长度上的匝数为 n，则 $\mathrm{d}l$ 相当于一个电流强度为 $n I \mathrm{d}l$ 的圆电流。根据式（9-8），它在 P 点产生的磁感应强度为

$$\mathrm{d}B = \frac{\mu_0 R^2}{2r^3} n I \mathrm{d}l$$

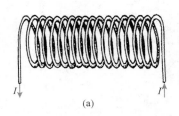 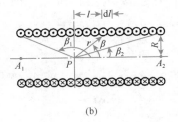

(a)   (b)

图 9-6   载流直螺线管的磁场

从图 9-6（b）中可知 $l = R\cos\beta$，对 l 微分得 $\mathrm{d}l = -\dfrac{R}{\sin^2\beta}\mathrm{d}\beta$，又因为 $r = \dfrac{R}{\sin\beta}$，所以上式可改写成

$$\mathrm{d}B = -\frac{\mu_0}{2} n I \sin\beta \mathrm{d}\beta$$

从 A_1 端到 A_2 端积分，得

$$B = \int_{\beta_1}^{\beta_2} -\frac{\mu_0}{2} n \sin\beta \mathrm{d}\beta = \frac{\mu_0}{2} n I(\cos\beta_2 - \cos\beta_1) \tag{9-12}$$

P 点磁感应强度 B 的方向沿着轴线向右。

若螺线管为无限长，$\beta_1 = \pi$，$\beta_2 = 0$，这时有

$$B = \mu_0 n I \tag{9-13}$$

可见，B 的大小与考察点的位置无关，这表明密绕无限长螺线管轴线上磁场是均匀的。理论分析指出，密绕螺线管中磁感应线泄漏管外很少，其内部空间的磁场都是均匀的。

在长直螺线管任一端的轴线上，如图 9-6（b）中的 A_1 点，$\beta_1 = \dfrac{\pi}{2}$，$\beta_2 = 0$，将其代入式（9-12）得

$$B = \frac{1}{2}\mu_0 n I \tag{9-14}$$

说明在长直螺线管端点轴线上的磁感应强度为管内的一半。

二、安培环路定理

毕奥–萨伐尔定律表示的电流和磁场之间的关系，可以用另一种形式表示出来，这就是安培环路定理（Ampere circuital theorem），即磁场中的环流定理。可表述为：在稳恒电流的磁场中，磁感应强度 B 沿任意闭合路径 L 的线积分（环流）等于通过这个环路包围面积的所有电流强度代数和的 μ_0 倍。数学表达式为

$$\oint B \mathrm{d}l = \mu_0 \sum I \tag{9-15}$$

电流的正负规定为：当电流方向与闭合路径的绕行方向服从右手螺旋定则，即四指弯曲的方向为闭合路径的绕行方向，电流方向为拇指所指方向，电流为正；反之电流为负。如果闭合路径中不包含电流或包含等值反向电流，式（9-15）右边为零。

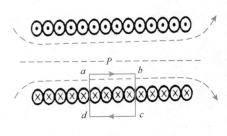

图 9-7   长直螺线管内的磁场

下面求长直螺线管内的磁场。图 9-7 是一紧密缠绕的长直螺线管，通过的电流是 I，它内部中间部分的磁场是均匀的，方向与管的轴线平行。管外的磁场很弱，可忽略。在螺线管内选一点 P，过 P 点作一矩形封闭回路 $abcd$，对该闭合路径应用安培环路定理得

$$\oint B\cos\theta \mathrm{d}l = \int_a^b B\cos\theta \mathrm{d}l + \int_b^c B\cos\theta \mathrm{d}l + \int_c^d B\cos\theta \mathrm{d}l + \int_d^a B\cos\theta \mathrm{d}l = \mu_0 \sum I$$

由于 cd 在螺线管外，$B = 0$，所以 $\int_c^d B\cos\theta \mathrm{d}l = 0$；$bc$ 和 da 两条线上各对应点上 B 相同，而积分路径相反，所以 $\int_b^c B\cos\theta \mathrm{d}l + \int_d^a B\cos\theta \mathrm{d}l = 0$。$ab$ 在螺线管内，管内为均匀磁场，且 B 的方向自 a 到 b，故

$$\oint B\cos\theta dl = \int_a^b Bdl = B\overline{ab} = \mu_0\sum I = \mu_0\overline{ab}nI \tag{9-16}$$

式（9-16）是从安培环路定理得出的，它和用毕奥－萨伐尔定律得出的结论完全相同，但方法较简便，所以在有些情况下常用安培环路定律来求电流的磁场。

第三节　磁场对电流的作用

电流可以形成磁场，反之置于磁场中的电流也会受到磁场力的作用，本节我们就讨论运动电荷、载流导线和载流线圈在磁场中的受力情况。

微课 9-1

一、磁场对运动电荷的作用

电荷在磁场中运动会受到磁场力的作用，这个力称为洛伦兹力（Lorentz force）。如图 9-8 所示，电荷的运动速度与磁场方向平行时，洛伦兹力为零，与磁场方向垂直时洛伦兹力最大。当电荷的运动速度 v 与磁感应强度 B 之间成任意角度 θ 时，可将速度分解成与磁感应强度方向平行的分量 $v_{//} = v\cos\theta$ 和垂直分量 $v_\perp = v\sin\theta$ 两部分。因为平行方向上电荷受力为零，所以运动电荷 q 在磁场中受到的洛伦兹力的大小为

$$F = qv_\perp B = qvB\sin\theta \tag{9-17}$$

洛伦兹力的方向符合右手螺旋定则，即右手四指由 v 的方向沿着小于 π 的角度转向 B，则拇指的指向就是力 F 的方向。如果是负电荷，洛伦兹力的方向与此相反。

由于洛伦兹力的方向总是与运动电荷的速度方向垂直，因此它对运动电荷不做功，不会改变电荷运动速度的大小，只能改变它的运动方向。

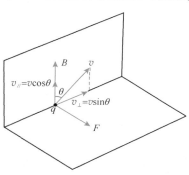

图 9-8　运动电荷在磁场中的受力

案例 9-3

质谱仪（mass spectrograph）是利用磁场对运动电荷的作用力，把电量相等而质量不同的带电粒子分离的一种仪器。它可以分离质量相差只有 1 u 的轻粒子，用它来测量质量的准确度可以达到千万分之一，是研究同位素的重要仪器。

问题：

1. 质谱仪是如何实现同位素分离的？
2. 什么是质谱？

分析：

图 9-9 示意性地给出了质谱仪的工作原理。设一束离子经电场加速后进入由磁场 B_1 和与它垂直的电场 E 所组成的速度选择器，离子在通过时受到洛伦兹力 B_1qv 和电场力 qE 的作用，当两力相等且方向相反时，即 $B_1qv = qE$，$v = \dfrac{E}{B_1}$

此时离子所受合外力为零，只有满足 $v = E/B_1$ 的离子才能沿直线通过狭缝，其余的则向两侧偏移，不能通过狭缝。因此，通过狭缝的离子带有同一种电荷且速度相同，垂直进入另一个磁场 B_2，在洛伦兹力的作用下做圆周运动，其半径为

$$r = \frac{m}{q}\cdot\frac{v}{B_2}$$

式中，v 和 B_2 都是不变的量，因此 r 与离子的质量电荷比 m/q 成比例。在离子的电荷相等时，r 与 m 成正比，即不同质量的离子做圆周运动的半径不同，从而将电荷相等而质量不同的离子分离。这些离子在磁场中运动半周后落在照相底片上，使其感光，形成质谱。根据谱线的感光位置和浓度可以测出不同离子的质量数和丰度。

笔记栏

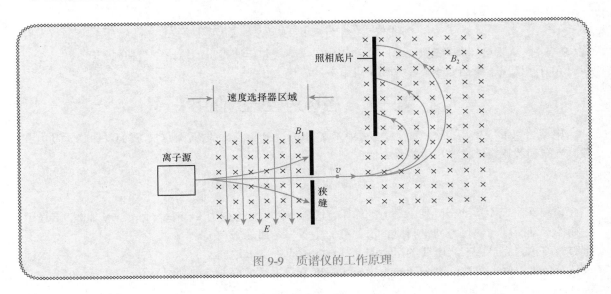

图 9-9 质谱仪的工作原理

二、磁场对载流导线的作用

案例 9-4

在心脏和动脉手术中，用于测量血管中血液流速的电磁流量计（electromagnetic flow meter）是一种侵入式的流速计。它的灵敏度为 0.1 ～ 5 L·min⁻¹，配以 ID 1 ～ 16 mm 的流量探头，LED 数字仪器可显示平均流量、每分流量、每搏量（通过 JF-271S 同步信号发生器实现），还可与 RM-6000 系列生理记录仪连机，记录 ECG、PCG、CPT 等波型。

问题：

解释电磁流量计的工作原理。

分析：

电磁流量计的工作原理是基于磁场对运动电荷（血液中的带电粒子）的作用。如图 9-10（a）所示，血液沿着直径为 D 的血管中以速度 v 运动，它的流向与外加磁场 B 互相垂直。血液中的正粒子 +q、负粒子 −q 分别受到向左和向右的洛伦兹力的作用，聚集于血管两侧的管壁上，于是在血液中形成电场 E，如图 9-10（b）所示。离子在电场中同时受到电场力和洛伦兹力的作用，当两力平衡时，有

$$qE = qvB , \quad E = \frac{U}{D}$$

得

$$v = \frac{U}{DB}$$

例如，测得某人动脉血管直径是 2.0 mm，磁场为 0.08 T，测出的电压为 0.1 mV，代入上式可求出血管内的血流速度是 0.63 m·s⁻¹。临床上根据显示的结果，可获悉血液的流动状况。EMF 的结构如图 9-10（c）所示，使用时将带有电极与磁场线圈的框架固定在血管上即可。

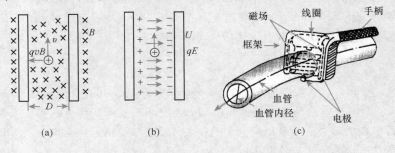

(a)   (b)   (c)

图 9-10 电磁流量计原理示意

案例 9-5

　　电磁泵是一种输送血液或导电液体的装置，有植入式和非植入式两种。其工作原理都是通过外加电磁场的作用，把电磁推力（安培力）直接作用在血液或导电液体上，使之定向流动。这种泵可用于帮助心脏病人辅助泵送血液，因此也称为血泵。植入式血泵是将"叶轮 – 永磁转子体"植入动脉腔，在体外通过可控交变磁场穿透人体的主动脉壁来驱动，不断地将血液由左心室提升到主动脉，以达到辅助心脏供血的目的。由于血泵的非接触式动力传递，因而避免了密封、渗漏等问题及人体的排异性；没有经皮导线，可避免内外贯通，降低了感染机会。非植入式血泵可用在人工心肺机、人工肾中。

问题：

　　1. 电磁泵的工作原理是什么？在医学上有哪些用途？

　　2. 作用在血液或导电液体上安培力的大小如何计算？

　　导线中自由电荷的定向运动形成电流，载流导线在磁场中所受到的力，就是这些电荷所受洛伦兹力的总和，由此可计算出磁场对电流的作用。

　　如图 9-11 所示，在载流导线上取一电流元 Idl。设电流元所处的磁感应强度为 B，两者的夹角为 θ，导线的横截面积为 S，单位体积内的电荷数为 n，则电流元中电荷的总数为 $nSdl$，通过导线的电流强度 $I = nq\upsilon S$。导体中每个电荷所受的洛伦兹力为

$$f = q\upsilon B\sin\theta$$

故电流元受到的合力大小为

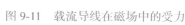

$$dF = nSdlq\upsilon B\sin\theta = IB\sin\theta dl \qquad (9\text{-}18)$$

式（9-18）称为安培公式，dF 就是电流元在磁场中受到的安培力。安培力的方向亦可由右手螺旋定则确定，即右手四指由 Idl 方向经小于 π 的角度转向 B 的方向，则拇指的指向就是安培力 dF 的方向。

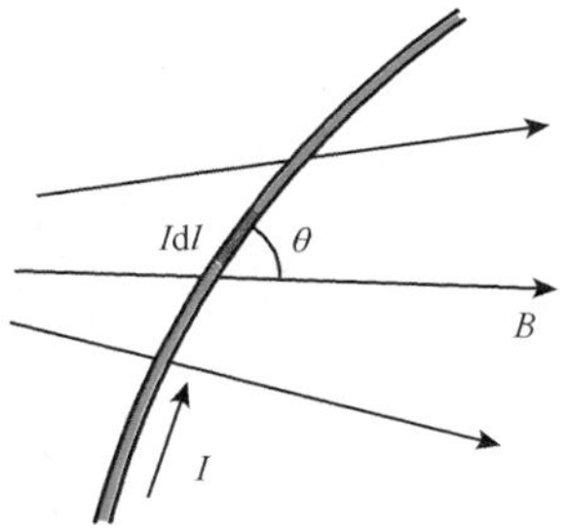

图 9-11　载流导线在磁场中的受力

　　在匀强磁场中，长为 L 载有电流 I 的导线所受的安培力等于各电流元安培力的叠加，即

$$F = \int_L dF = \int_L IB\sin\theta dl = BIL\sin\theta \qquad (9\text{-}19)$$

　　洛伦兹力和安培力两者的本质是相同的，洛伦兹力的宏观表现就是作用在载流导线上的安培力，安培力的微观本质就是洛伦兹力。

三、磁场对载流线圈的作用

　　设有一矩形平面线圈 $abcd$，其边长分别为 l_1 和 l_2，通过的电流强度为 I，处在磁感应强度为 B 的匀强磁场中，线圈平面与 B 之间的夹角为 θ，如图 9-12（a）所示。下面我们来讨论线圈的四个边所受到的安培力。

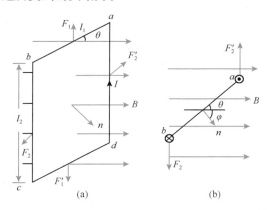

图 9-12　平面载流线圈在磁场中的受力

　　ab 边和 cd 边受力分别为

$$F_1 = Il_1B\sin(\pi-\theta) = Il_1B\sin\theta, \quad F_1' = Il_1B\sin\theta$$

可见 F_1 与 F_1' 大小相等，方向相反且共轴，所以这两个力互相抵消。

　　bc 边和 da 边受力分别为

$$F_2 = F_2' = IBl_2$$

F_2 与 F_2' 大小相等，方向相反但不共轴，故形成一对力偶，如图 9-12（b）所示。由于力臂为 $l_2\cos\theta$，因此磁场作用在平面线圈上的力矩为

$$M = IBl_1l_2\cos\theta = IBS\cos\theta \qquad (9\text{-}20)$$

式中，$S = l_1l_2$，M 称为载流线圈的磁力矩。

　　我们常用平面线圈的法线方向 n 表示线圈的取向。让

右手四指弯曲的方向与线圈中电流的环绕方向一致，这时拇指的指向为线圈法线的正方向。设 n 与 B 的夹角为 φ，则 $\varphi + \theta = \pi / 2$，磁力矩的大小可表示为

$$M = IBS\sin\varphi$$

如果线圈有 N 匝，则

$$M = NIBS\sin\varphi = P_\text{m}B\sin\varphi \tag{9-21}$$

式中，$P_\text{m} = NIS$，称为线圈的磁矩（magnetic moment）。

磁矩是由载流线圈本身的条件 N、I、S 决定，与外磁场的情况无关，因此它是描述载流线圈本身特性的物理量，其 SI 单位为安培·米^2（A·m^2）。磁矩是矢量，它的方向是载流线圈的法线方向。

载流线圈在磁场中的表现与电偶极子在电场中的表现非常相似，所以也称它为磁偶极子（magnetic dipole）。

四、霍尔效应

案例 9-6

利用霍尔效应原理制造的高斯计（Gaussmeter）可用来测量磁感应强度。高斯计的探头是半导体材料的霍尔器件，由四根导线引出，其中两根与外电源连接，另外两根用来引出霍尔电势差。在电流一定时，由于霍尔片的厚度以及其中载流子所带电量、载流子密度均不变，故霍尔电势差与探头所在处的磁感应强度成正比。

问题：

1. 用高斯计测量磁感应强度的原理是什么？
2. 霍尔电势差的大小由哪些因素决定？

在均匀磁场 B 中放入通有电流 I 的导体或半导体薄片，使薄片平面垂直于磁场方向，这时在薄片的两侧产生一个电势差，这种现象叫霍尔效应（Hall effect），产生的电势差称为霍尔电势差。

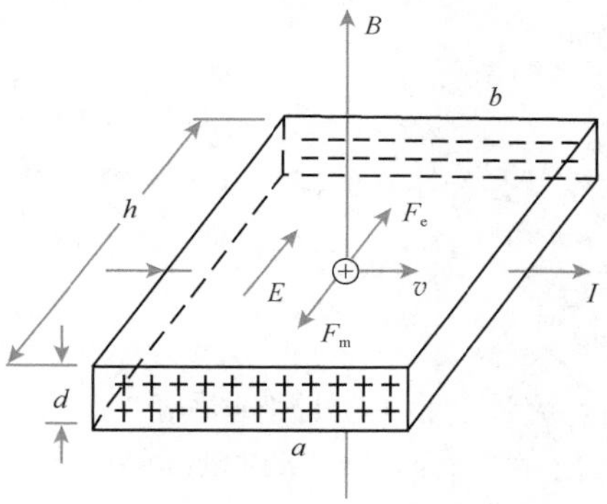

图 9-13 霍尔效应

下面我们来讨论霍尔电势差的大小。在图 9-13 中，设薄片中载流子的电量为 $+q$，以与电流方向一致的速度 v 漂移，磁场 B 由下至上与薄片垂直。电荷 $+q$ 受到 $F_\text{m} = qvB$ 的洛伦兹力，因此正电荷向前表面 a 聚集；负电荷向后表面 b 聚集，形成一个方向由前至后的电场 E，则 $+q$ 又受到电场力 $F_\text{e} = qE$ 的作用。随着两侧电荷的积累，电场逐渐加强，当电场力与洛伦兹力相等达到平衡时，则有

$$qE = qvB$$

即薄片中形成稳定电场的场强为

$$E = vB$$

设薄片的宽度为 h，薄片内的电场可视为均匀电场，由电势梯度与电场强度的关系可得

$$E = \frac{U_a - U_b}{h} = vB \ , \quad U_{ab} = U_a - U_b = vBh$$

由于电流强度为 $I = JS = nqvhd$，式中 J 为电流密度，n 为单位体积内的载流子数，d 表示薄片的厚度，所以 $v = I / nqhd$，则

$$U_{ab} = \frac{1}{nq} \cdot \frac{IB}{d}$$

令 $K = \dfrac{1}{nq}$，上式变为

$$U_{ab} = K \cdot \frac{IB}{d} \tag{9-22}$$

式（9-22）为霍尔电势差的计算公式，式中 K 称为霍尔系数，它与薄片的材料有关，材料的载流子密度 n 越大，K 就越小。

第四节 磁 介 质

很多磁性物质在生命活动的过程中都具有重要的功能。例如，含铁的血红蛋白主要参与氧输运；含钴的核糖核苷酸氧化酶可参与 DNA 合成；铁的利用与含铜的血清蛋白相关等。血红蛋白和肌红蛋白在没有与氧结合时表现为顺磁性（paramagnetism），但在与氧结合后则具有抗磁性（diamagnetism），这种磁性的相互转变反映了生物体内的氧化和还原过程。因此，通过研究生物体的磁性变化，测量其磁化率，便可以了解生物体结构与功能关系的一些信息。

一、介质中的磁场

案例 9-7

临床上在除掉血液中特殊细胞时，首先对血液作化学处理，使生理细胞黏附超微磁性颗粒，从而使红细胞磁化，然后在强磁场梯度的作用下分离出红细胞，从而将特殊细胞（肿瘤、白血病等细胞）除掉。该项技术在白血病的治疗中，已成功地用于人体的骨髓移植。

问题：

解释利用磁化现象进行物质分离的基本原理。

分析：

磁性液体用于分离技术的原理是：把两种密度不同需要分离的非磁性材料放入磁性液体中，然后在外加磁场的作用下使磁性液体的密度为上述两种物质密度的平均值，其中密度大于磁性液体的物质下沉，而另一种密度小于磁性液体的物质就会浮起来，从而实现将密度不同的物质分离。

（一）磁化

从微观上看，组成物质的分子或原子中的任何一个电子，都同时参与环绕原子核的轨道运动及本身的自旋，两种运动都产生磁效应。如果把分子或原子看成一个整体，内部各电子对外界产生磁效应的总和就可用一个等效的圆电流来表示，称为分子电流，相应的磁矩称为分子磁矩。在没有外磁场时，物质中各个分子磁矩的方向杂乱无章，大量分子的磁矩相互抵消，所以宏观上不显磁性。当外磁场存在时，分子磁矩不同程度地沿外磁场方向排列起来，显出磁性，即物质被磁化（magnetization）。被磁化的物质称为磁介质（magnetic medium）。

（二）磁介质对磁场的影响

磁介质对磁场的影响体现在磁化电流的形成，因为磁化电流可以产生磁介质的附加磁场 B'。由于附加磁场的存在，介质中的磁感应强度 B 应为附加磁场 B' 与真空中磁场 B_0 的矢量和，即

$$B = B_0 + B' \tag{9-23}$$

不同介质在磁场中的磁化程度也不同，用 B/B_0 可表征介质的磁化程度，即

$$\mu_r = \frac{B}{B_0} \tag{9-24}$$

式中，μ_r 称为介质的相对磁导率（relative permeability），是一个无量纲的纯数。

表 9-1 给出了一些物质的相对磁导率。

表 9-1 一些物质的相对磁导率

	物质	μ_r
顺磁质	铝	$1 + 0.21 \times 10^{-4}$
	氧（标准状况）	$1 + 17.9 \times 10^{-7}$
	空气（标准状况）	$1 + 3.6 \times 10^{-7}$
	铂	$1 + 2.9 \times 10^{-4}$

续表

物质		μ_r
抗磁质	锑	$1-7.0\times10^{-5}$
	铜	$1-0.94\times10^{-5}$
	水	$1-0.88\times10^{-5}$
	氢（标准状况）	$1-0.21\times10^{-6}$
铁磁质	铸钢	$500\sim2200$
	硅钢	7000（最大值）
	纯铁（99.95%）	1800（最大值）
	坡莫合金	100 000（最大值）

在充满相对磁导率为 μ_r 的均匀磁介质中，毕奥 – 萨伐尔定律可表示为

$$dB = \mu_r dB_0 = \frac{\mu_r \mu_0}{4\pi} \cdot \frac{Idl\sin\theta}{r^2}$$

或

$$dB = \frac{\mu}{4\pi} \cdot \frac{Idl\sin\theta}{r^2} \tag{9-25}$$

式中，$\mu = \mu_r \mu_0$，称为介质的绝对磁导率，简称磁导率（permeability）。它与 μ_0 有相同的单位，在 SI 单位都是特斯拉·米·安培$^{-1}$（T·m·A^{-1}）。

如果将式（9-25）改写为

$$d\left(\frac{B}{\mu}\right) = \frac{1}{4\pi} \cdot \frac{Idl\sin\theta}{r^2}$$

令 $H = \frac{B}{\mu}$，称其为磁场强度（magnetic field intensity）。它也是矢量，其 SI 单位是安培·米$^{-1}$（A·m^{-1}）。这样，上式可变为

$$dH = \frac{1}{4\pi} \cdot \frac{Idl\sin\theta}{r^2} \tag{9-26}$$

式（9-26）说明，当起磁电流 I 给定后，介质中各处的磁场就确定了。H 与介质的种类无关，在各向同性的介质中，H 与 B 的方向相同。用 H 来处理有介质存在时的磁场，会使问题变得简单。

二、磁介质的分类

我们可用 μ_r 来描述物质的磁性，其大小决定了磁介质在磁场中磁化的不同效果。据此，磁介质可分为顺磁质（paramagnetic substance）、抗磁质（diamagnetic substance）、铁磁质（ferromagnetic substance）三类。

（一）顺磁质

案例 9-8

患者李某，男，44 岁，自诉胃部有疼痛感，曾经用硫酸钡做过 X 射线造影，未发现异常。医生建议其用磁性造影剂做 X 射线造影，经检查，发现胃前壁分布有溃疡面，随后服用治疗胃溃疡的药物，短期治愈。

问题：

1. 什么是磁性造影剂？
2. 解释磁性造影剂在临床上的应用。

分析：

在众多的造影剂中，临床应用最为普遍的是顺磁性造影剂，如枸橼酸铁铵（FAC）。顺磁性造影剂是一种新型的液体磁性材料，它由铁、镍、钴等金属物质的超细粉末，均匀地弥散在水、润滑油、硅油及氟醚油中，经研磨后混合而成的胶体物质。由于每一个粒子的表面都可形成一

层很薄的分子弹性薄膜，因而在重力、强磁场、离心力等的作用下，微粒都不会发生聚合沉淀，铁粒子之间也不会相互黏合。用铁氧体制成的磁性液体，不仅磁性能好，而且对 X 射线吸收也十分好，在胃液中停留时间长、几乎不被稀释溶解，用于进行 X 射线造影，比传统的硫酸钡造影剂有着更好的黏着性。同时利用外磁场可有效控制造影剂的吸附部位和吸附量，使病变部位显示清晰，对局部病变可反复观察，提高诊断的准确率。

在顺磁质中分子内部各电子的磁矩不完全抵消，具有分子磁矩。当这类磁介质处在外磁场 B_0 中时，各分子磁矩受到磁力矩的作用而转向外磁场方向，形成一个与外磁场方向相同的附加磁场 B'，结果使 $B > B_0$，$\mu_r > 1$。绝大多数物质属于这一类，如氧、锰、铂等。顺磁质所具有的磁性称为顺磁性。含有过渡族元素的生物大分子在一定条件下表现为顺磁性，如含铁的血红蛋白、含钴的维生素 B_{12}、含铜的肝铜蛋白等。由于过渡族金属元素的不成对电子在 d 轨道内，从而使一些蛋白质和酶在外加磁场中呈现各向异性的顺磁性。以脱氧血红蛋白和脱氧肌红蛋白为例，这些蛋白质中存有过渡金属离子 Fe^{2+} 的组分，因此表现为顺磁性，其顺磁化率与温度成正比，与磁场强度成正比。此外，在生物体内的一些生化反应中，会产生短寿命的具有未配对电子的自由基，因而也呈现出顺磁性。

（二）抗磁质

抗磁质的分子内部各电子的磁矩都互相抵消，分子磁矩为零。当这类磁介质处在外磁场 B_0 中时，每个电子除绕轨道运动和自旋外，还要附加以外磁场方向为轴线的进动。电子的进动也相当一个等效的圆电流，其磁矩的方向与外磁场的方向相反，产生的附加磁场 B' 也与外磁场的方向相反，结果使 $B < B_0$，$\mu_r < 1$。常见的抗磁质有铋、铜、汞及惰性气体等。组成生物体的分子中大部分表现为抗磁性，例如水分子、DNA 分子。抗磁质的一个重要特点是磁化率不随温度变化，抗磁质具有的磁性称为抗磁性。物质抗磁性的应用主要有：由物质的磁化率研究相关的物质结构是磁化学的一个重要研究内容；一些物质（如半导体中的载流子）在恒定磁场和高频磁场同时作用下会发生抗磁共振，由此可测定半导体中载流子的符号和有效质量；由生物抗磁组织的磁化率异常变化可推测该组织的病变。

（三）铁磁质

案例 9-9

将非晶铁磁热籽植入肿瘤患者的瘤体内，采用频率为 100 kHz、磁场强度为 15 kA·m^{-1} 的交变电磁场定向加热，由于铁磁热籽是从瘤体内部加热肿瘤组织，所以定位准确，加热均匀，治疗效果较好。铁磁热籽具有对加热温度的自动调节功能，因此无需复杂的控温和测温设备。

问题：

1. 解释铁磁热籽治疗肿瘤的基本原理。
2. 加热治疗肿瘤的关键是什么？铁磁热籽治疗肿瘤的温度如何自动调节？

分析：

加热治疗肿瘤的基本原理是利用肿瘤组织的毛细血管畸形、热曲、散热能力低，含氧不足的肿瘤细胞比正常细胞容易受到热损伤这一差别，加热至 42℃ 就可显著破坏或减弱肿瘤细胞的代谢和分裂需要的酶系统及其 DNA 和 RNA 的合成，但不损害周围的正常细胞。可见控制温度是疗效好坏的关键。

加热治疗肿瘤所使用的铁磁热籽多为铁铂合金和镍铜合金，其居里点温度在 40 ～ 65 ℃ 范围。铁磁热籽受到一定的电磁场的持续作用，可因为涡流损耗而不断产热，由于采用材料的居里点温度较低，当热籽温度升高到居里点温度时，其铁磁性便消失而停止产热，需降至居里点温度以下方能恢复，因此铁磁热籽具有对加热温度的自动调节功能。

铁磁质内部存在许多自发的饱和磁化的小区域称为"磁畴"（magnetic domain）。铁磁质在外磁场 B_0 的作用下"磁畴"都转向外磁场的方向，磁化达到饱和，从而产生很强的与外磁场方向一致的附加磁场 B'，因此 $B \gg B_0$，$\mu_r \gg 1$。常见的铁磁质有铁、镍、钴及某些合金。铁磁质所具有的磁性称为铁磁性（ferromagnetism）。铁磁质对磁场影响很大，当外磁场减小时，各磁畴的界壁很难恢复到原有的形状，使得介质内部保留一定数量的剩磁（remanent magnetization），如果消除这些剩磁，必须加以适当的反向磁场，即矫顽力（coercive force），这就是铁磁质所特有的磁滞现象。对于任何铁磁质，都存在一个特定的温度，当铁磁质的温度高于该值时，铁磁性完全消失，变为普通的顺磁质，这一温度称为居里点（Curie point）。

三、超导体及其电磁学特征

（一）超导体

物质的电阻与温度有关，金属的电阻率会随着温度的降低而变小。但是有一类物质，当温度降到某一特定值 T_C 时，电阻等于零。这意味着这类物质具有超常的导电能力，因此称其为超导体（superconductor）。把开始进入超导状态的温度 T_C，称为超导转变温度（superconducting transition temperature）或临界温度。当物质的温度低于 T_C 时具有超导性，高于 T_C 时失去超导性。实际上，由正常态向超导态的过渡是在一个温度间隔内完成的，我们把这个温度间隔称为转变宽度（width of transition），用符号 ΔT_C 表示。不同性质的材料，它们的转变宽度是不一样的。在一般情况下，纯净的单晶样品转变宽度很小；而多晶体或含有机械应变和杂质的样品转变宽度较大。

案例 9-10

1911 年，荷兰科学家昂尼斯和他的助手在测量汞的低温电阻时发现，当温度降到 4.2 K 时，汞的电阻突然消失，也就是电阻变为零，以后还发现某些材料，当降到某一温度时，电阻也会变为零，这种现象称为超导现象（superconductivity）。昂尼斯因发现超导现象于 1913 年获得诺贝尔物理学奖。在此之后近一个世纪的历程中，超导材料的研究又取得了新的突破。

1986 年 12 月 23 日，日本宣布研制出 37.5 K 的超导材料；1986 年 12 月 25 日，美国贝尔实验室获得 40 K 的超导材料；1986 年 12 月 26 日，中国科学院获得 48.6 K 的超导材料；1987 年 2 月 16 日，休斯敦大学美籍华人朱经武获得 98 K 的超导材料；1987 年 2 月 14 日，中国物理学家赵忠贤获得 110 K 的超导材料；1987 年 3 月 9 日，日本宣布获得 175 K 的超导材料；1987 年 3 月，中国科学技术大学获得 215 K 的超导材料。

问题：

1. 什么是超导现象？超导材料的研究取得那些进展？
2. 简述超导体三个重要临界参量的意义。

（二）超导体的电磁学性质

实验表明，物质的超导电性不仅与温度有关，还与通过超导体的电流和外磁场强度有关。温度低于 T_C 的超导体，当通过它的电流超过一定数值 I_C 后，超导态被破坏，而转变为正常态；而外加磁场超过了某一数值 H_C，超导电性也会被破坏。这说明通过超导体的电流和外加磁场同样制约着超导电性，也存在一个临界数值。所以，超导体有三个重要的临界参量，即临界温度 T_C、临界电流 I_C 和临界磁场 H_C。

不管超导体内原来有无磁场，一旦进入超导态，超导体内的磁场一定等于零，即具有完全抗磁性。这一现象是迈斯纳于 1933 年研究超导体的磁学性质时发现的，因而称为迈斯纳效应（Meissner effect）。磁性超导体的完全抗磁性会产生磁悬浮现象，利用超导体产生的强磁场研制的磁悬浮列车，不受地面阻力的影响，运行速度可达 500 km·h^{-1} 以上。

笔记栏

第五节 生物磁场

在生物学和医学的研究领域中，磁技术已被广泛应用。本节我们主要探讨生物磁场的产生与测量，磁场的生物效应，磁诊断技术和磁场疗法。

一、人体中的生物磁信号

生物自身可产生微弱的生物磁场，原因如下。

原因之一，来源于生物体内的电活动。在物质输运、能量转换和信息传递过程中，会发生电荷的传递或离子的迁移。例如，心脏搏动、骨骼肌运动、神经系统感知和调控过程中，这些组织的细胞膜对各种离子的通透性会发生瞬时变化，出现脉冲式的离子电流，导致细胞膜电位的改变，形成动作电位。动作电位的传播在生物组织中形成生物电流，同时产生相应的生物磁场。例如，人的心磁场为 10^{-10} T，脑磁场为 10^{-12} T。

原因之二，强磁性物质（如 Fe_3O_4）的侵入。由于环境污染等原因，吸入人体的铁磁性物质的粉尘，会沉积于肺部或进入胃肠系统，经外加磁场磁化后，在体内产生一定的生物磁场。

原因之三，在外界因素的刺激下，生物机体的某些部位可产生一定的诱发电位，同时产生一定的诱发电场，如 10 μV 的诱发脑电位可引起 10^{-13} T 的诱发脑磁场，这种诱发的磁信号也是生物磁场。

生物磁场都相当微弱，表 9-2 给出了人体一些器官和组织的磁感应强度。

表 9-2 人体一些器官和组织的磁场

磁场来源	磁感应强度 /T	磁场频率 /Hz
正常心脏	$\leqslant 10^{-10}$	$0.4 \sim 40$
受伤心脏	$\leqslant 5 \times 10^{-11}$	
正常脑（ α 节律）	$\leqslant 5 \times 10^{-15}$	交变
正常脑（睡眠时）	$\leqslant 5 \times 10^{-17}$	交变
骨骼肌	$\leqslant 10^{-12}$	$1 \sim 100$
石棉矿工肺部	$\leqslant 5 \times 10^{-8}$	

这些微弱的生物磁场及其变化与生物的生命活动、生理和病理状态密切相关。因此，生物磁场的测量具有一定的价值。

二、生物磁场的测量

地磁场约为 5×10^{-5} T，城市环境磁噪声约为 5×10^{-7} T。可见，微弱的人体磁信号会淹没在地磁和环境磁噪声中。因此，在测量人体磁场时，需要使用性能良好的磁屏蔽阻挡地磁场的影响，也可应用高灵敏度的磁场梯度计以消除局部范围内外磁场干扰。

（一）约瑟夫森效应

1962 年约瑟夫森从理论上证明，如果在两块超导体（S）之间夹一薄绝缘层（I），构成超导体—绝缘体—超导体（S-I-S），超导电子能流过薄绝缘层，这就是约瑟夫森效应（Josephson effect）。该结论于 1963 年被实验所证实，并称 S-I-S 结构为约瑟夫森结（Josephson junction）。若用 I 表示通过约瑟夫森结的直流偏置电流，I_C 为约瑟夫森结的临界电流，则 $I < I_C$ 时结上的电压为零，约瑟夫森结处于超导状态；$I > I_C$ 时结上出现电阻，电压不为零，约瑟夫森结处于非超导状态。另外，I_C 不是外磁场 H 的单调函数，而是随外磁场的增大出现如图 9-14 所示的周期性变化。没有外磁场 H 时，I_C 最大；随

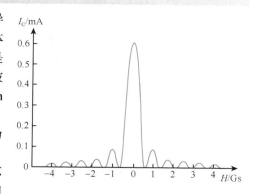

图 9-14 Sn-SnOₓ-Sn 约瑟夫森结的干涉效应

着外磁场 H 的增大 I_C 逐渐变小，甚至为零；当外磁场 H 继续增大时，I_C 又恢复到较小的最大值。I_C 随外磁场 H 如此反复周期性的变化，即可被用来测量磁场。

（二）超导量子干涉仪

超导量子干涉仪（superconducting quantum interference device，SQUID）也称 SQUID 磁强计，是一种测量微弱磁场的精密仪器，灵敏度可达 10^{-15} T。SQUID 磁强计是将磁通量转化为电通量的磁电传感器，其工作原理是基于约瑟夫森效应和磁通量子化现象。SQUID 磁强计的核心部件是超导环，它由约瑟夫森结组成。以低频直流型 dc-SQUID 磁强计为例，它的超导环为环形结构，有两个约瑟夫森结，如图 9-15 所示。当有一定的直流偏置电流通过时，产生量子干涉效应，约瑟夫森结处于非超导状态，即可利用 I_C 随 H 的周期性变化来测量微弱磁场。其他部件包括用来探测磁场的检测线圈和杜瓦瓶。为提高抗干扰性将检测线圈制作成梯度仪；杜瓦瓶中装有液氦，密封超导环的超导屏蔽盒和梯度仪也被置于其中，以保证所需的超导温度 4 K（−269 ～ −273℃）。SQUID 磁强计的结构如图 9-16（a）所示，其中（b）和（c）分别表示一阶微分梯度仪和二阶微分梯度仪；（d）表示一个倾斜 45° 的梯度仪，当其沿长轴动时可连续测出磁场在坐标上的两个分量值。

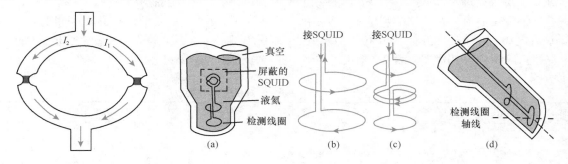

图 9-15　dc-SQUID 的超导环　　　　　　图 9-16　SQUID 磁强计的结构示意

SQUID 磁强计在使用时不需与被测量部位直接接触，可间隔 3 ～ 5 cm，最好是在磁屏蔽室中测量，这样可避免磁噪的干扰，得出更真实准确的结果。

上面所介绍的是低温单频道的 SQUID 磁强计，一次只能测一个点。现在已有 32 个、64 个和 256 个检出频道的 SQUID 磁强计。除此，在比较高的液氦温度 106 K（−167 ℃）下，用含 O_2 化合物的高温超导体材料制成的 16 个和 32 个检测频道的高温 SQUID 磁强计也已研制成功。

生物磁测量与生物电测量比较，具有明显的优点：

（1）磁探测器不与人体直接接触，可避免电极与体表接触产生的干扰；

（2）磁测量可得到人体恒定和交变的磁场成分，电测量只能得到交流成分；

（3）磁场探测器可在空间改变探测部位，能得到三维的磁场分布图，并能对源电流产生部位进行准确定位。因此，生物磁的测量已成为当今生命科学研究的重要组成部分。

三、磁场的生物效应

> **案例 9-11**
>
> 　　25 例慢性小腿溃疡患者，治疗过程中有 14 例采用常规疗法，另外 11 例在常规疗法的基础上，增添磁场治疗。用磁感应强度为 0.06 ～ 0.08 T，直径为 50 mm 的磁片，N 极对准创面进行治疗。15 天后即出现小血管和毛细血管显著增生，血管扩张、充血和内皮细胞肿胀；没有进行磁场治疗的患者到 35 天才出现近似现象。而此时进行磁疗的患者，溃疡边缘表皮增生，与皮面平行，已近痊愈。说明磁场有促进小血管与毛细血管增生，加速表皮生长，从而促进溃疡愈合的功效。
>
> 问题：
>
> 　　1. 什么是磁场的生物效应？
>
> 　　2. 磁场生物效应主要表现在哪几个方面？

生物都是具有一定的磁性，因此外加磁场、环境磁场和生物体内的磁场都会对生物体的组织和生命活动产生影响，我们把这种影响称为磁场生物效应（biomagnetic effect of external magnetic field）。

（一）与磁场生物效应相关的物理因素

（1）磁场强度。研究发现，旋转磁场可以增加血清超氧化物歧化酶与铜锌超氧化物歧化酶的活性。结果显示，使超氧化物歧化酶活性增加的最佳旋转磁感应强度为 30 mT，最佳作用时间为 30 min，超过这一强度数值，表现出效应减弱。这与磁场作用于生物体后引起生物效应的磁感应强度阈值有关。

（2）磁场的均匀性。均匀磁场与非均匀磁场对生物的作用不同，0.15 Gs 以下恒定的均匀磁场产生的生物效应很少；1 Gs 左右非均匀磁场性的恒定磁场则对组织生长及白细胞形成有影响。

（3）磁场类型。恒定磁场对组织的再生和愈合有抑制作用；而脉冲磁场对骨质的愈合有良好的治疗效果。

（4）磁场的方向及作用时间。在应用峰值为 15 T 的脉冲强磁场作用于人的 T 淋巴细胞、白血病 MT-2 细胞及正常人的淋巴细胞的体外处理效应过程中，使磁力线垂直通过细胞培养板，每天处理 10 次，连续处理 4 天。结果发现，脉冲磁场对正常人的淋巴细胞无任何不良影响；对 MT-2 细胞的增加呈减弱的趋势，对 MT-2 细胞释放 sIL-2R 呈现抑制效应，使其释放减少。当以每天磁场处理 20 次时，MT-2 细胞的上述变化最为明显，说明脉冲强磁场能选择性地抑制白血病细胞生长繁殖。

（5）磁场的频率。交变磁场的频率对机体有影响，对血液作用时，发现频率为 50 Hz ～ 20 kHz 的脉冲磁中，只有频率为 1 ～ 2 kHz 的磁场会促进血液的纤溶性质，其他频率的磁场对纤溶性有抑制作用。

值得注意的是，上面所讨论的物理因素对于不同的生物、不同的个体以及从活体到生物大分子的不同层次，即便是在完全相同的条件下，所产生的生物效应也是有所差异甚至完全不同。

（二）磁场生物效应的形成机制

磁场作用于生物体后，在生物体内引起一系列的生物效应，其作用机制主要有下面几方面。

（1）电子的传递。生物体中的氧化还原反应、神经冲动的传递都与生物材料中的电子传递有关，磁场对运动电子产生洛伦兹力的作用，因此与之相关的生命过程也受到影响。

（2）自由基、蛋白质和酶的活性。生物体内含有电子未配对的自由基和含有磁性原子的蛋白质和酶，它们都具有顺磁性，在磁场作用下活性改变。

（3）生物膜通透性的变化。生物膜有渗透性，膜内外的带电粒子可选择性的渗透，以此交换物质、能量和信息。在渗透过程中若离子受磁场作用，膜内外离子的分布状态将会改变，影响代谢的进行。

（4）遗传物质的变化。磁场可以引起生物高分子氢键的变化，改变碱基的构型，影响 H^+ 的隧道效应，导致遗传分子的变化。

总之，对于生物体组织、器官、细胞、分子的磁性研究，使人们从另一个角度去认识生物体的结构及其功能，对疾病的发生和生命活动过程的微观机制有了新的了解，使我们可以利用各种类型的磁场来控制、调节生命活动的过程，治疗某些疾病等等，使其更好地为人类健康服务。

第六节　磁诊断技术和磁场疗法

生物磁场在不同的生理和病理状态下会发生变化，利用这些变化可检查和诊断疾病，这种诊断方法称为磁场诊断技术。磁场诊断技术以定位准确、灵敏度高、无创等优点在临床上受到高度重视，本节我们就介绍这方面的相关情况。

一、心磁图

案例 9-12

　　48 例患者，平均年龄（55±10）岁，有胸痛史。经检查，静息心电图正常，超声心动图及 X 射线胸片检查正常，无心肌梗死史，无心律失常，无肥厚型心肌病及心肌疾患。随后进行心磁图（MCG）检查，检测范围为前胸部包含心脏范围的 20cm×20cm 大小的正方形。对

笔记栏

检测到的图形进行分析发现：主矢量有明显病理指向，环形结构混乱分布，没有偶极结构等表象，确诊为心肌缺血冠状动脉病变。

问题：

1. 解释心磁图的形成原理及检测方法。

2. 心磁图有哪些优点与不足？

心磁图（magnetocardiogram，MCG）是经胸部多点检测心脏电活动所产生的微弱磁场的技术。20 世纪 70 年代之后，SQUID 磁强计的问世和进展推动了 MCG 技术的进步与应用。

（一）心磁图的测量部位和测量方法

与心电图的记录方法不同，心磁图的记录是在前胸壁选 36 点作为记录部位，横向从胸骨上缘至剑突（$A \sim F$）；纵向从心电图的 V_3R、$V_1 \sim V_4$ 至 V_5（0、1～4、4′）为止，它们的交叉点即为测量点，如图 9-17 所示。心磁图也采用爱因托芬命名法，分为 P 波，主要反映心房的除极过程；QRS 波，主要反映心室的除极过程；T 波，反映心室的复极过程。

心磁图是一种无创性检测方法，所测量的是法线方向的磁场变化，由于胸壁内切线方向的电流产生法线方向的磁场，所以利用 SQUID 磁强计检测时，杜瓦瓶应与前胸壁垂直，以保证记录到法线方向的磁场，但不需与皮肤接触。记录内容包括磁感应强度的时间曲线、等磁图、及电位图等。图 9-18 为一例 I 期高血压患者的检测结果。其中，（a）为心电图，（b）为心磁图，（c）为电位图，（d）为等磁图。I 期高血压患者的心电图往往没有改变，但等磁图却提示心室肌复极异常，即心肌损伤。

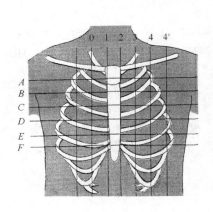

图 9-17 心磁图的测量

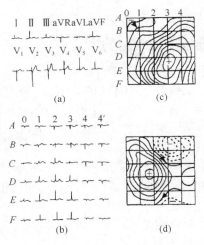

图 9-18 I 期高血压的心电图、
心磁图、电位图和等磁图

（二）心磁图的优势与不足

（1）非接触性的记录方法，不必考虑皮肤表面电流的影响，适合对 ST 段直流部分的波形判断，能区分其绝对移位和相对移位，对心肌劳损的诊断具有重要意义。

（2）因容积电流产生的磁场互相抵消，所以心磁图所测磁场主要是偶极子信号源磁场，是心脏生物电本质的反映。通过分析可推导出信号源的位置和强弱，对浦肯野纤维系统异常传导通路等引起的异常节律的诊断有一定意义。

（3）当有环形电流和复数相等的逆向电流二重极存在时，因电压相互抵消，心电图不能记录，而心磁图却能记录到大幅度的变化信号，复数电流二重极对右心房、左心室负荷增大，陈旧性心肌梗死、心肌缺血的诊断比心电图更有意义。

心磁图在临床上的应用并不普遍，主要表现在各种心磁图仪的信号采集、分析方法、通道数量、观察指标不统一；缺乏正常值和各种疾病的诊断标准，因此需要大规模的临床试验和总结才能使其更加完善。

<h2 style="text-align:center">二、脑　磁　图</h2>

案例 9-13

脑瘤患者一例，经检查初步确定肿瘤部位处于皮质区，且病变较大有水肿现象，脑功能区偏离正常的位置，但仅凭 CT 影像的解剖结构加以判断功能区尚显不足。随后用 MEG 进行手术前的脑功能区定位，因定位准确，手术顺利进行，且患者术后无伤残。

问题：

简述脑磁图的种类、检测方法和临床应用。

脑磁图术（magnetoencephalography，MEG）是从头部多点检测脑磁场变化并可判断脑功能的检查技术。

（一）脑磁图的种类

（1）无外界刺激的自发性脑磁图。在自发性脑磁场中，除正常神经所引起的 α 波外，神经细胞的异常放电，如癫痫病时出现的棘波也会引起自发的脑磁场。

（2）有外界刺激的诱发性脑磁图。诱发性脑磁场是由大脑皮质以及其他部位产生的，如听觉诱发的脑磁场发生源在听性脑干；脊髓神经诱发的脑磁场，发生源就在脊髓。

（3）依赖于意识的内因性脑磁图。内因性脑磁场依赖意识，在脑的高级中枢神经相对应的部位得到应答。

（二）脑磁图的检测方法

脑磁图仪器的核心部件是多通道的 SQUID 磁强计，目前已有 306 通道的专用头盔，其传感器的阵列分布如图 9-19 所示。脑磁图探测仪不需要固定，患者只需将头部伸进头盔即可。受检者没有进入磁屏蔽室前，为了使 MEG 信号源与 MRI 影像的坐标系重叠，并在检查过程中对头颅定位，需在受检者头上安置定位线圈，并在鼻根处作上标记。受检者进入磁屏蔽室后要用头型数字化仪记录所有定位线圈，EEG 线圈和鼻根标记。医生可在磁屏蔽室外通过计算机可视系统观察采集到的 MEG 信号、EEG 信号，并控制检测过程。图 9-20 给出了癫痫发作时记录到的脑磁图、脑电图。

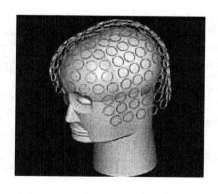
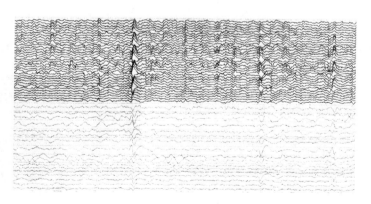

图 9-19　多通道 MEG 的传感器阵列分布　　　　图 9-20　癫痫发作时记录到的脑磁图、脑电图

（三）脑磁图的临床应用

脑磁图在临床上最为成熟的应用是癫痫灶的精确定位，除此还用于脑肿瘤、脑血管畸形、帕金森病等手术前的脑功能性诊断，进行功能区定位，其空间定位精度可在 2 mm 范围内，时间分辨

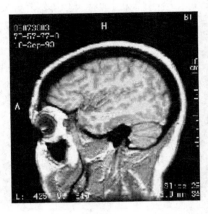

图 9-21　磁源性成像

率可达 1 ms。功能区定位是指把 MEG 信号与 MRI 所获得的解剖结构图像叠加，即磁源性成像（magnetic source imaging, MSI），如图 9-21 所示。目前，利用脑磁图对大脑皮质功能的局限定位与生理学、解剖学已达到非常一致的结果。此外，把脑磁图的检测结果投影到功能性磁共振成像（functional MRI, fMRI）上，还可反映信号源处血流量。

脑磁图是一种无创性的检测，但由于技术含量高，所需检测时间长，约 2 h，所以其应用还受到一定程度的制约。另外，由于仪器昂贵，国内仅有为数不多的几家医院开展此项工作，临床上的普遍应用还有待时日。

三、肺磁图

用探测器在人的胸部和背部表面扫描，或者按规定的网格分别定点测量磁化后的剩磁场，而得到肺部各部位的磁场分布，称为肺磁图（magnetopneumogram, MPG）。

（一）肺磁图的测量方法

（1）测量装置。肺磁场的测量装置主要有：①磁化器，用 5×10^{-3} T 的磁场对全肺进行磁化；②磁通门式磁强计，用来测量肺产生的微弱磁场；③检查床，可前后、左右移动；④计算机系统，在肺表面设定若干个测定点，根据测量数据计算出积蓄的粉尘量和分布。

（2）测量方法。肺磁图的体表测定点是以胸骨剑突上窝为上界的中点，向下每隔 4 cm 作一横线，共七条，再以 4 cm 为间隔，在这些横线上水平移动，共得到 49 个测定点，如图 9-22 所示。测量时，病人脱去外衣，除去金属物品，经 5×10^{-3} T 的磁场磁化 10 s，然后仰卧于检查床，上下左右移动 5 min 完成第一次检测。初次检测后在同一场合，对相同的测定点让病人俯卧，用同样的方法进行第二次检测。将第二次检测数据与第一次检测数据相减，得到如图 9-23 所示的肺磁图。图中黑块表示受粉尘侵害的部位，黑块的大小代表磁化强度的高低。

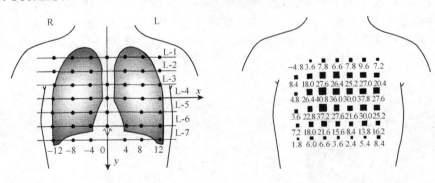

图 9-22　肺磁场的体表测量　　　　图 9-23　肺磁图

（二）肺磁图的应用

（1）肺磁图主要用于肺尘埃沉着病的检查，特别是 X 射线片不能诊断的早期肺尘埃沉着病，肺磁图可快速正确地做出诊断。

（2）用肺磁场的检测判断肺功能：①利用缓和特性曲线的衰减快慢判断，一般来说，健康者衰减快，肺内粉尘积聚者衰减慢；②通过二次磁化曲线的形状判断肺内的黏滞性；③肺内粉尘排出量的测量，借助微量磁性物质载体把定量粉尘导入肺，然后用磁强计来测量其变化，进而推算粉尘的排出量。

（3）对于肺部的其他疾病，如肺纤维化病，X 射线片仅呈现点状阴影改变，在不能确定其性质的情况下，可用肺磁图进行鉴别诊断。

四、磁场疗法

磁场疗法，又称"磁疗法"、"磁穴疗法"，是让磁场作用于人体一定部位或穴位，使磁力线进入人体组织深处，用来治疗疾病的一种方法。磁场作为一种物理治疗因素，作用于人体后，可以产生一系列的生物效应，引起体内组织器官发生相应的变化。磁疗可用于治疗多种疾病，如高血压、神经性头痛、失眠、类风湿关节炎、肥大性脊椎炎、心绞痛等多种疾病，而无明显的副作用和禁忌证。

磁疗的作用主要有以下几个方面。

（1）镇痛。磁疗的镇痛作用是多方面的：第一，磁疗能改善血液组织营养，因而能克服由缺铁、缺氧、炎性渗出、肿胀压迫神经末梢和致痛物质聚集等引起的疼痛；第二，磁场能提高致痛物质水解酶的活性，使致痛物质水解或转化，达到止痛的目的；第三，磁场可刺激穴位，疏通经络，调和气血，通过穴位下的神经反射来降低末梢神经的兴奋性，进而达到镇痛效果。

（2）消炎消肿。磁场可以使局部血液循环加快，组织通透性改善，有利于渗出物的消散、吸收；加之磁场还能提高肌体的非特异免疫力，使白细胞活跃，吞噬能力增强，故而磁疗对非生物性炎症（由低温、高温、各种毒性、机械创伤等引起）疗效显著。

（3）降压降脂。磁场能加强大脑皮层的抑制过程，对自主神经有调节作用，使肌体微循环功能加强，引起血压下降。同时，磁场能使胆固醇的碳氢长链变成短链，成为多结晶中心，加上红细胞转动，使胆固醇易沉着于血管壁上，而易于排出，所以有降血脂功效。

（4）安眠镇静。磁疗对经络和神经、体液等有一定的调节作用，从而能改善睡眠，并具有一定的镇静作用。

习 题 九

9-1　一条载有电流 I 的无穷长直导线，在一处弯折成半径为 R 的 $\frac{1}{4}$ 圆弧，如图 9-24 所示，试求这 $\frac{1}{4}$ 圆弧中心 O 点的磁感应强度 B。

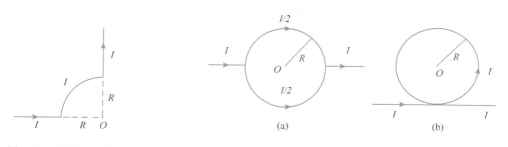

图 9-24　习题 9-1 示意

图 9-25　习题 9-2 示意

9-2　一条载有电流 I 的无穷长直导线在一处分叉成两路后又合而为一。这两条路是半径为 R 的圆，如图 9-25（a）所示，求：

（1）圆心处的磁感应强度 B；

（2）这条导线如果弯成半径为 R 的圆形，如图 9-25（b）所示，（由于导线表面有绝缘层，所以接触处不会短路）试求圆心处的磁感应强度 B。

9-3　如图 9-26 所示，把 2.0×10^3 eV 的一个正电子射入磁感应强度 $B = 0.1$ T 的匀强磁场中，其速度 v 与 B 成 89°，路径成螺旋线，其轴在 B 的方向。试求这螺旋线运动的周期 T、螺距 h 和半径 r。

9-4　在图 9-27 中，一块半导体样品的体积为 $a \times b \times c$，沿 X 方向有电流 I，在 Z 轴方向加有均匀磁场 B，这时实验得出的数据 $a = 0.10$ cm，$b = 0.35$ cm，$c = 1.0$ cm，$I = 1.0$ mA，$B = 3000$ Gs，片两侧的电势差 $U_{AA'} = 6.55$ mV。求：

（1）该半导体是 p 型还是 n 型?

（2）每立方米体积中载流子的数目。

9-5　一螺线管长 1.0 m，平均直径为 3.0 cm，它有五层绕组，每层有 850 匝，导线中的电流为 5.0 A。

（1）求管中心的磁感应强度 B 的大小；

（2）设管中心横截面上 B 是均匀的，求通过该截面的磁通量。

9-6 一无限长圆柱形铜导线，半径为 R，通有均匀分布的电流 I，今取一矩形平面 S（长为 1 m，宽为 $2R$），如图 9-28 所示，求通过该矩形平面的磁通量。

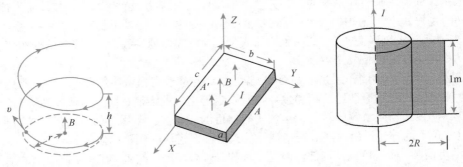

图 9-26　习题 9-3 示意　　　　图 9-27　习题 9-4 示意　　　　图 9-28　习题 9-6 示意

9-7 在通有电流 I 的长直导线近旁放置一矩形线圈并与其共面，线圈各边分别与长直导线平行和垂直，线圈长为 L，宽为 b，近边与长直导线的距离为 a。当矩形线圈中通有电流 I_1 时，求它受到的磁力和磁力矩。

9-8 一质量为 m 的粒子所带电量为 q，以速度 v 射入磁感应强度为 B 的均匀磁场，v 与 B 垂直，粒子从磁场中出来后继续前进，已知磁场区域在 v 方向上的宽度为 L，当粒子从磁场中出来后，在 X 方向前进了 $L-1/2$ 时，求它的偏转 y。

9-9 一台用来加速氘核的回旋加速器的 D 盒直径为 75 cm，两磁极可以产生 1.5 T 的均匀磁场，氘核的质量为 3.34 kg，问：

（1）所用交流电的频率为多大？

（2）氘核由此加速器射出时的能量是多少 MeV？

9-10 磁介质分几种，它们都具有什么特点？说明真空中的磁场与介质中的磁场之间的关系？

9-11 什么是磁场的生物效应？它包括哪几个方面的作用机制？

9-12 什么是超导现象？超导体有几个重要的临界参数？并说明其物理意义。

9-13 心磁图、脑磁图、肺磁图记录的都是什么？它们在医学诊断上有哪些应用？

（王保芳）

第十章 几何光学

教学要求

1. 掌握单球面和共轴球面折射系统的折射规律、薄透镜的成像规律、显微镜的放大率及分辨本领的概念。

2. 熟悉眼睛的成像特点，掌握非正常眼屈光不正的矫正理论。

3. 了解厚透镜成像特点、几种特殊显微镜原理和医用内镜的工作原理。

案例 10-1

光是人们产生视觉的物质基础，眼睛是人体极其重要的一个视觉器官。但人眼有很大的局限性，在某些方面还不能完全满足人类的客观需要。例如，对太远或太近的物体都看不见或看不清，太小的物体也看不见；不能对所观察的物体的大小和形状做出数量上的精确计量，不能对红外线和紫外线产生光的感觉等。

为了弥补眼睛的局限性，很早以前人们就开始利用以透镜、反射镜和棱镜等构成的光学仪器，来改善视觉器官的不足。各种用来矫正视力的眼镜就是薄透镜；而在医学研究和临床实践中，所使用的各种光学仪器，如光学显微镜、特种显微镜以及内镜等都要求具有较高的灵敏度和分辨率，这些都是在几何光学研究的基础上发明和发展起来的。

问题：

1. 单球面成像具有什么规律？怎样求解共轴球面系统的成像问题？

2. 薄透镜的焦距与哪些因素有关？

3. 人眼是怎样的光学系统？

4. 显微镜的成像原理如何？其分辨本领与什么因素有关？

5. 几何光学在医学研究和临床实践中有哪些应用？

在光的传播过程中，如果光的波长远小于它所遇到的障碍物的线度大小，光的衍射现象不明显，我们就可以忽略光的波动本质，认为光是沿直线传播的。几何光学（geometrical optics）就是以光的直线传播性质为基础，用几何作图的方法来研究光在透明介质中的传播规律。在几何光学中光线是形象表示光的传播方向的几何线，同力学中的质点一样，光线仅是一种抽象的数学模型。它具有光能，有长度，有起点、终点，但无粗细之分，仅代表光的传播方向。任何想从实际装置（如无限小的孔）中得到"光线"的想法均是徒劳的。几何光学的理论基础是光的直线传播定律、光的独立传播定律及光的反射和折射定律，如图 10-1 所示。

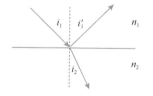

图 10-1 光的反射与折射

（1）直线传播定律：在均匀介质中，光总是沿直线传播的。

（2）独立传播定律：自不同方向或不同物体发出的光线相交时，对每一光线的传播不发生影响，即各自保持自己原有的特性，沿原方向继续传播，互不影响。

（3）反射定律：反射光线在入射光线和法线决定的平面内；反射光线、入射光线分居法线两侧；$\sin i_1 = \sin i'_1$。

（4）折射定律：折射光线在入射光线和法线决定的平面内；折射光线、入射光线分居法线两侧；$n_1 \sin i_1 = n_2 \sin i_2$。

由几何光学理论可以得到与实际基本相符的结果，而且用几何光学处理很多实际问题时非常简便，因此在光学仪器的初级设计中得到了广泛的应用。

本章主要利用几何光学的原理和方法来研究跟医学关系密切的球面成像规律、透镜成像原理、眼屈光、光纤、光学显微镜及几种特殊显微镜的结构和成像原理。

微课 10-1

第一节 球面折射

一、单球面折射

当光线从一种介质射向另一种介质时，会发生折射现象。如果两种介质的分界面是球面的一部分，在此折射面上所产生的折射现象称作单球面折射（refraction at a simple spherical surface）。单球面折射是研究透镜、眼睛等各种光学系统成像的基础。

下面我们先介绍几个基本概念。

如图 10-2 所示，入射光线的交点称为物点，若入射光线真实地交于一点，则称该物点为实物点；若物点是由光的延长线相交而成，则该物点称为虚物点。出射光线的交点称为像点，若出射光线真实地交于一点，则称该像点为实像；若出射光线的反向延长线相交于一点，则称该像点为虚像。

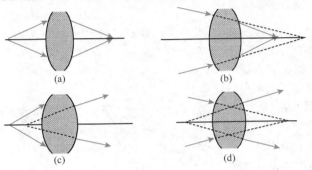

图 10-2 单球面折射示意

（a）实物，实像；（b）虚物，实像；（c）实物，虚像；（d）虚物，虚像

（一）单球面折射系统

单球面折射系统如图 10-3 所示，MN 是球状折射面，球面的曲率半径为 r，C 为曲率中心，通过曲率中心 C 的直线 OCI 称为主光轴（principal optical axis），P 点为球面 MN 与主光轴的交点，称为折射面的顶点。n_1 和 n_2 是左右两侧透明介质的折射率，假设 $n_1 < n_2$。主光轴上一点光源 O 所发的近轴光线，经单球面折射后在主光轴上的 I 点成像。物点 O 到球面顶点 P 的距离，称为物距（object distance），用 u 表示；像点 I 到球面顶 P 的距离称为像距（image distance），用 v 表示。

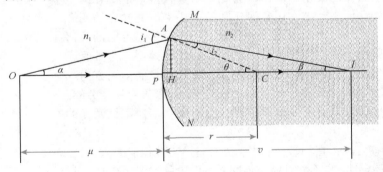

图 10-3 单球面折射系统

（二）单球面折射公式

现在我们来研究由物点 O 发出的近轴光线（paraxial ray）经折射面后的成像规律。如图 10-3 所示，取两条入射光线作为研究对象，一条是沿主光轴入射到折射面顶点的 OP 光线，经折射后其方向不改变；另一条是沿靠近光轴的任一方向入射的 OA 光线，它经折射后与主光轴交于 I 点，I 点就是物点 O 的像，过 A 点作法线 AC，i_1 和 i_2 为入射角和折射角。

由折射定律有

$$n_1 \sin i_1 = n_2 \sin i_2$$

由于 OA 是近轴光线，因此角度 i_1 和 i_2 都很小，可取 $\sin i_1 \approx i_1$，$\sin i_2 \approx i_2$，于是折射定律可以写为

$$n_1 i_1 = n_2 i_2$$

根据图中三角形 OAC 和 IAC 的内外角关系，有

$$i_1 = \alpha + \theta$$
$$i_2 = \theta - \beta$$

代入上式，得

$$n_1(\alpha + \theta) = n_2(\theta - \beta)$$

移项整理后得

$$n_1\alpha + n_2\beta = (n_2 - n_1)\theta$$

过 A 点向光轴引垂线交于 H 点，由于 α、β、θ 均很小，故其角度的弧度值可以用正切值来代替，即

$$\alpha = \frac{AH}{u}, \beta = \frac{AH}{v}, \theta = \frac{AH}{r}$$

代入上式，并消去 AH，可得

$$\frac{n_1}{u} + \frac{n_2}{v} = \frac{n_2 - n_1}{r} \tag{10-1}$$

式（10-1）称为单球面折射公式，它适用于一切近轴条件下凸、凹球面的成像。应用式（10-1）时，u、v、r 的取值必须遵守一个统一的符号规则：

（1）如果从物点到折射面的方向与入射光的方向相同，则物距为正，反之为负，即实物的物距取正值，虚物的物距取负值；

（2）如果从折射面到像点的方向与折射光的方向相同，则像距为正，反之为负，即实像的像距取正值，虚像的像距取负值；

（3）若实际入射光线对着凸球面，则 r 取正值，反之，若实际入射光线对着凹球面，则 r 取负值；

（4）n_1、n_2 的顺序以实际入射光线的行进为准。

下面，我们进一步推导球面折射成像的放大率表达式。以图 10-4 为例，从垂轴物体 y 的端点 A 发出的光线，在通过曲率中心 C 的方向上为一直线，在球面顶点入射的光线，其折射光线的方向服从折射定律，此两条光线的交点 A' 即为像 y' 的端点。在近轴条件下有

$$\tan i_1 = \frac{y}{u} \approx \sin i_1, \quad \tan i_2 = \frac{y'}{v} \approx \sin i_2$$

再由折射定律 $n_1 \sin i_1 = n_2 \sin i_2$，联立解得

$$n_1 \frac{y}{u} = n_2 \frac{y'}{v}$$

则球面折射成像的横向放大率表达式为

$$M = \frac{y'}{y} = \frac{n_1 v}{n_2 u} \tag{10-2}$$

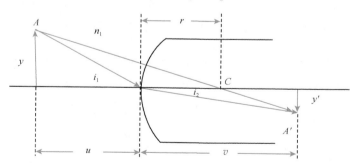

图 10-4 单球面成像系统的放大率

微课 10-2

（三）焦度、焦点和焦距

在单球面折射公式（10-1）中，右端的 $\frac{n_2 - n_1}{r}$ 只与球面两侧介质的折射率和球面的曲率有关，也就是说，对于给定的介质和球面，此式是一个恒量，它表示球面的折射本领，称为折射面的焦度（focal power），用 Φ 表示

$$\Phi = \frac{n_2 - n_1}{r} \qquad (10\text{-}3)$$

如果式中 r 的单位是米（m），则 Φ 的单位为屈光度（diopter），以 m^{-1} 表示。例如，对于 $r=10\mathrm{cm}$ 的单球面，若 $n_2 = 1.5$，$n_1 = 1.3$，则其焦度为 2 屈光度，记作 $2\,\mathrm{m}^{-1}$。由式（10-3）可知，r 越大，Φ 越小，折射本领越小；n_1、n_2 之差越大，Φ 越大，折射本领越强。

当点光源位于主光轴上某点 F_1 时，如果它发出的光束经折射后变成平行光束（即成像于无穷远处），如图 10-5（a）所示，那么点 F_1 称为折射系统的第一焦点（primary focal point），从 F_1 到折射面顶点 P 的距离称为折射系统的第一焦距（primary focal length），以 f_1 表示。将 $v = \infty$ 代入式（10-1）得到单球面折射系统的第一焦距为

$$f_1 = \frac{n_1}{n_2 - n_1} r \qquad (10\text{-}4)$$

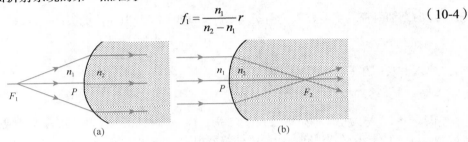

图 10-5　单球面系统的焦点和焦距

如图 10-5（b）所示，平行于主轴的光线（即物在无穷远处）经单球面折射后会聚于主光轴上一点 F_2，点 F_2 称为折射系统的第二焦点（secondary focal point），从 F_2 到折射面顶点 P 的距离称为折射系统的第二焦距（secondary focal length），以 f_2 表示。将 $u = \infty$ 代入式（10-1）得单球面折射系统的第二焦距为

$$f_2 = \frac{n_2}{n_2 - n_1} r \qquad (10\text{-}5)$$

从式（10-4）和式（10-5）可以看出，一般的情况下，第一焦距 f_1 和第二焦距 f_2 是不等的，可能是正值也可能是负值，主要取决于 n_2、n_1 的大小和 r 的正负。当 f_1 和 f_2 为正值时，F_1 和 F_2 为实焦点，折射系统有会聚光线的作用；当 f_1 和 f_2 为负值时，F_1 和 F_2 为虚焦点，折射系统有发散光线的作用。

比较式（10-4）和式（10-5），可得

$$\frac{f_1}{f_2} = \frac{n_1}{n_2} \qquad (10\text{-}6)$$

由式（10-3）和式（10-6）可得单球面折射系统的两焦距和焦度间的关系为

$$\Phi = \frac{n_2 - n_1}{r} = \frac{n_1}{f_1} = \frac{n_2}{f_2} \qquad (10\text{-}7)$$

由式（10-7）可知，对于同一单球面折射系统，尽管其两焦距可以不等，但其焦度是相等的。

例 10-1　如图 10-6 所示，有一折射率 1.50 的玻璃棒，一端为 $r = 30\ \mathrm{cm}$ 的抛光凸球面，另一端为磨砂的平面。试问该棒长为多少时，正好使无限远处物体经球面后清晰地成像在磨砂平面上时。

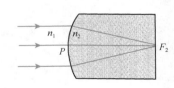

图 10-6　例题 10-1 图

解　由题意可知 $n_1 = 1$，$n_2 = 1.50$，$u = \infty$，因实际入射光线对着凸球面，所以 $r = 30\ \mathrm{cm}$，取正值，据式（10-1）得

$$\frac{1}{\infty} + \frac{1.50}{v} = \frac{1.50 - 1}{30}$$

解得

$$v = 390\ (\mathrm{cm})$$

因为像距为正值，是实像点，即成像位置在凸球面后 90 cm 处，所以棒长应为 90 cm。

二、共轴球面系统

共轴球面系统（coaxial spherical system）由两个或两个以上的折射球面组成，而且这些球面的曲率中心和各球面的顶点都在同一条直线上，这条直线称为共轴球面系统的主光轴。人眼就可以简单地看作是一个共轴球面系统。

光通过共轴球面系统所成的像，取决于入射光线依次在每一个折射面上折射的结果，在成像过

程中，前一个折射面所成的像，即为相邻的后一个折射面的物。因此，在共轴球面系统中解决成像问题，可以采用顺次成像法，即先求出物体通过第一折射面后所成的像，再以这个像作为第二折射面的物，求出通过第二折射面后所成的像，然后再以第二个像作为第三折射面的物，求出通过第三折射面所成的像……，以此类推，直到求出最后一个折射面所成的像。

例 10-2 如图 10-7 所示，一点光源放在一玻璃球前 40 cm 处，已知玻璃球的直径为 20 cm，折射率 $n_2 = 1.5$。求近轴光线通过玻璃球后所成的像的位置。

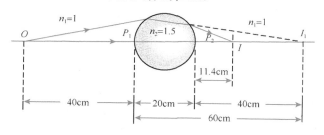

图 10-7 例 10-2 玻璃球成像

解 对第一折射面 $n_1 = 1.0$，$n_2 = 1.5$，$u_1 = 40 \text{cm}$，$r = 10 \text{cm}$，代入式（10-1），有

$$\frac{1.0}{40} + \frac{1.5}{v_1} = \frac{1.5 - 1.0}{10}$$

解得

$$v_1 = 60 \text{（cm）}$$

如果没有第二折射面，I_1 应在 P_1 后 60 cm 处，但由于 I_1 是在第二折射面的后面，因此对第二折射面来说是一虚物，物距为 $u_2 = -(60-20) = -40 \text{ cm}$，$n_1 = 1.5$，$n_2 = 1.0$，$r = -10 \text{ cm}$，代入式（10-1）有

$$\frac{1.5}{-40} + \frac{1.0}{v_2} = \frac{1.0 - 1.5}{-10}$$

解得 $v_2 = 11.4 \text{ cm}$，最后所成的像在玻璃球右侧 11.4 cm 处 I 点。

第二节 透 镜

透镜（lens）是仅由两个折射面组成且其中至少有一个表面是曲面的共轴光学系统，两个折射面之间是均匀的透明介质。常用透镜的两个折射面都是球面（或者一个是球面，另一个是平面），称球面透镜（spherical lens），但也有由柱面、椭球面等其他形式的折射面组成的透镜，在本书中，若没有特别说明，一般都是指球面透镜。

若透镜中央部分的厚度（两顶点间的距离）与物距、像距及两个球面的半径相比很小，则这种透镜称为薄透镜（thin lens）。此时，可以认为两折射面的顶点是重合的，其重合点称为透镜的光心。通过光心的任何近轴光线，不发生折射。通过光心的直线称为透镜的轴。其中通过两个折射面曲率中心的轴称为主轴，其余的为辅轴。薄透镜按结构分，可分为凸透镜（convex lens）和凹透镜（concave lens）；按光学性质分，可分为会聚透镜（converging lens）和发散透镜（diverging lens）。透镜的会聚与发散不仅与其形状有关，还与镜外介质的折射率有关。如果组成透镜材料的折射率大于镜外介质的折射率，凸透镜就是会聚透镜（如空气中的凸透镜），凹透镜就是发散透镜。

案例 10-2

200 度的近视眼镜，所用的是焦距为 -0.5 m，焦度为 -2 m^{-1} 的凹透镜片；而 400 度的远视眼镜，所用的是焦距为 0.25 m，焦度为 4 m^{-1} 的凸透镜片。

问题：

1. 透镜的焦距与焦度是什么关系？

2. 一般说眼镜的度数与透镜片的焦度是什么关系？

3. 凸透镜和凹透镜的光学性质有什么不同？

一、薄透镜成像公式

如图 10-8 所示，折射率为 n 的薄透镜置于折射率为 n_0 的介质中。光轴上的物点 O 发出的光线经透镜折射后成像于 I 处，用 u_1、v_1、r_1 及 u_2、v_2、r_2 分别表示第一折射面和第二折射面的物距、像距和曲率半径；用 u、v 表示透镜的物距和像距。由于薄透镜的厚度可以忽略，所以这些量均可从光心也就是两顶点的中心算起，于是有 $u_1 = u$，$v_1 = -u_2$，$v_2 = v$。代入单球面折射公式（10-1），对第一折射面，有

$$\frac{n_0}{u} + \frac{n}{v_1} = \frac{n - n_0}{r_1}$$

对第二折射面，有

$$\frac{n}{-v_1} + \frac{n_0}{v} = \frac{n_0 - n}{r_2}$$

把上两式相加并整理可得

$$\frac{1}{u} + \frac{1}{v} = \frac{n - n_0}{n_0}\left(\frac{1}{r_1} - \frac{1}{r_2}\right) \tag{10-8}$$

如果透镜两端的介质是空气，即 $n_0 = 1$，则

$$\frac{1}{u} + \frac{1}{v} = (n-1)\left(\frac{1}{r_1} - \frac{1}{r_2}\right) \tag{10-9}$$

式（10-8）、式（10-9）同称为薄透镜成像公式。公式既适用于凸透镜也适用于凹透镜，u、v、r_1、r_2 的正、负依照单球面折射的相关规定。

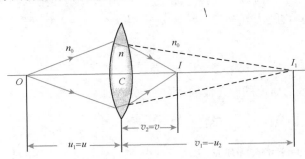

图 10-8　薄透镜成像

作为折射系统，薄透镜也有两个焦点，当透镜前后的介质相同时，由式（10-8）可以证明薄透镜的两个焦距是相等的，即 $f_1 = f_2 = f$，其值为

$$f = \left[\frac{n - n_0}{n_0}\left(\frac{1}{r_1} - \frac{1}{r_2}\right)\right]^{-1} \tag{10-10}$$

若透镜处于空气中，$n_0 = 1$，上式变为

$$f = \left[(n-1)\left(\frac{1}{r_1} - \frac{1}{r_2}\right)\right]^{-1} \tag{10-11}$$

可以看出，薄透镜的焦距与透镜材料的折射率、折射面的曲率半径及所处介质有关。这是设计和制造薄透镜的理论依据，因此，该式通常又称为透镜制造方程。把式（10-10）代入式（10-8）可得

$$\frac{1}{u} + \frac{1}{v} = \frac{1}{f} \tag{10-12}$$

式（10-12）就是常用的薄透镜成像公式的高斯形式，它适用于薄透镜两侧介质相同的情况，物距和像距的符号规则同前。

透镜焦距 f 的大小表征透镜对光线的会聚或发散的本领，会聚透镜的焦距为正，发散透镜的焦距为负。焦距越短，透镜对光线的会聚或发散的本领越强。因此我们用焦距的倒数来表示透镜的会聚或发散本领，称为透镜的焦度，用符号 Φ 表示，即

$$\Phi = \frac{1}{f} \tag{10-13}$$

如果取焦距的单位为米（m），则焦度的单位为屈光度（m^{-1}）。在眼镜行业使用的焦度单位是度，它是屈光度的 100 倍，即 1 屈光度 =100 度。例如，某人戴的眼镜为 200 度，说明该镜片的焦度为 $\Phi = 2\ m^{-1}$，焦距为 $f = 0.5\ m$。远视镜的焦度为正，近视镜的焦度为负。

例 10-3 用折射率为 1.5 的玻璃制成的平凹透镜，凹面的曲率半径为 20 cm，置于水中，令光线分别从两边入射，求该透镜的焦距。（水的折射率取 1.33）

解 假设凹面对着入射光，则 $r_1 = -20cm$，$r_2 = \infty$，代入式（10-10）得

$$f = \left[\frac{1.5 - 1.33}{1.33} \left(\frac{1}{-20} - \frac{1}{\infty} \right) \right]^{-1}$$

解得

$$f = -156.5（cm）$$

再假设平面对着入射光，则 $r_1 = \infty$，$r_2 = 20cm$，代入式（10-10）得

$$f = \left[\frac{1.5 - 1.33}{1.33} \left(\frac{1}{\infty} - \frac{1}{20} \right) \right]^{-1}$$

解得

$$f = -156.5（cm）$$

可见，对于结构一定的薄透镜来说，无论光线从哪一方入射，只要透镜两侧介质相同，焦距都是一样的。

二、薄透镜的组合

案例 10-3

在眼镜行业中，要测定一个凸透镜的焦度时，可以用不同的已知焦度的凹透镜和它密接，当等效焦度为零时，凸透镜的焦度在数值上等于和它密接的凹透镜的焦度。

问题：

1. 薄透镜组可否定义焦距与焦度？
2. 薄透镜组的成像公式是什么？
3. 薄透镜组的成像公式的使用条件是什么？

单独的薄透镜只适于作眼镜或简单的放大镜，而大多实际的光学仪器中所用的透镜都是由两片或更多的透镜组合。由两个或两个以上的透镜组成的共轴系统，称为透镜组。透镜组的成像规律与单个透镜没有本质区别，可以用对每一个透镜依次成像的方法来解决，即先求物经过第一透镜折射后所成的像，然后将它作为第二个透镜的物，再求经第二个透镜折射后所成的像……，依次成像，直到求出最后的像。用这种方法时，同样要遵守单透镜成像时凹透镜的焦距为负值、虚像的像距为负值的符号规则，并且要注意下述有关实物和虚物的含义及物距的符号规则：若前一个透镜所成的像在后一个透镜的前方，则将这个像作为后一个透镜的实物，它到后一个透镜的距离（物距）取正值；若前一个透镜所成的像在后一个透镜的后方，则称这个像为后一个透镜的虚物，它到后一个透镜的距离（物距）取负值。

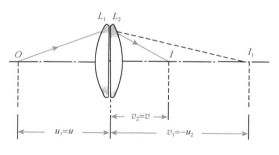

图 10-9 薄透镜组成像

当薄透镜之间的距离小到一定程度特别是密切接触时，其成像规律可以用一个类似于式（10-12）的简单公式来表示。

如图 10-9 所示，焦距分别为 f_1 和 f_2 的两个薄透镜 L_1、L_2 放在空气中，两个透镜之间的距离 d 很小，比起它们各自的物距、像矩和焦距可以忽略。物点 O 位于主光轴上，经第一个薄透镜折射，成像于 I_1 点，物距和像距分别为 u_1 和 v_1，经第二个薄透镜折射，成像于 I 点，物距和像距分别为 u_2 和 v_2。根据薄透镜成像公式（10-12），对于 L_1 和 L_2，可以分别写出

$$\frac{1}{u_1}+\frac{1}{v_1}=\frac{1}{f_1}, \qquad \frac{1}{u_2}+\frac{1}{v_2}=\frac{1}{f_2}$$

设透镜组的物距和像距分别为 u、v，则 $u=u_1$，$v=v_2$，又由于 d 很小，$u_2=d-v_1\approx-v_1$，上面两式成为

$$\frac{1}{u}+\frac{1}{v_1}=\frac{1}{f_1}, \qquad \frac{1}{-v_1}+\frac{1}{v}=\frac{1}{f_2}$$

将两式相加，整理后可得

$$\frac{1}{u}+\frac{1}{v}=\frac{1}{f_1}+\frac{1}{f_2} \tag{10-14}$$

可写成

$$\frac{1}{u}+\frac{1}{v}=\frac{1}{f} \tag{10-15}$$

式中，f 为透镜组的等效焦距，它与两个薄透镜的焦距的关系为

$$\frac{1}{f}=\frac{1}{f_1}+\frac{1}{f_2} \tag{10-16}$$

如果用 Φ_1 和 Φ_2 分别表示两个薄透镜的焦度，用 Φ 表示薄透镜组的焦度，则由式（10-16）可得

$$\Phi=\Phi_1+\Phi_2 \tag{10-17}$$

对于由 n 个薄透镜组成的透镜组则有

$$\Phi=\Phi_1+\Phi_2+\cdots+\Phi_n$$

由上式还可得知，同类透镜密接时会聚或发散的本领加强，异类透镜密接时会聚或发散的本领减弱，如果光线经过密接的两个透镜后既不会聚也不发散，说明此透镜组的等效焦度为零，两透镜会聚和发散的程度相同，即

$$\Phi_1+\Phi_2=0, \qquad \Phi_1=-\Phi_2$$

如案例 10-3 中给出，由此式可以测定透镜的焦度。

例 10-4　折射率为 1.5 的玻璃做成的平凹透镜，一面是平面，另一面是半径为 0.2 m 的凹球面，将此透镜水平放置，凹球面一方充满水，放在空气中，求整个系统的焦度及焦距（水的折射率为 4/3）。

解　把整个系统看成是由一个置于空气中的玻璃透镜和一个置于空气中的水透镜密切接触组成的。

因为无论光线从哪一方入射，都不会改变系统的焦距，故设光线从透镜平面一侧入射。由于透镜外的介质为空气，所以 $n_0=1$，依据透镜的焦度公式有

$$\Phi=\frac{1}{f}=(n-1)\left(\frac{1}{r_1}-\frac{1}{r_2}\right)$$

对玻璃透镜，将 $r_1=\infty$，$r_2=0.2$ m，$n=1.5$ 代入上式有

$$\Phi_1=(1.5-1)\left(\frac{1}{\infty}-\frac{1}{0.2}\right)$$

解得

$$\Phi_1=-2.5 \ (\text{m}^{-1})$$

对水透镜，将 $r_1=0.2$ m，$r_2=\infty$，$n=4/3$ 代入焦度公式有

$$\Phi_2=\left(\frac{4}{3}-1\right)\left(\frac{1}{0.2}-\frac{1}{\infty}\right)$$

解得

$$\Phi_2 = 1.67 \; (\mathrm{m}^{-1})$$

所以，整个系统的焦度为

$$\Phi = \Phi_1 + \Phi_2 = -0.83 (\mathrm{m}^{-1})$$

整个系统的焦距为

$$f = -1.20 \; (\mathrm{m})$$

三、共轴球面系统的三对基点及作图成像法

对于厚度不能忽略的厚透镜（thick lens），或是若干块单透镜胶合而成的复合透镜，可以依据前面的顺次成像法来研究它的成像规律，这对简单的光路系统不算困难，但对复杂的光路系统，如多片透镜密接而成的透镜组，求解过程就变得相当复杂。若利用共轴系统的三对基点（cardinal point），就会大大简化求解过程，而且快捷清晰地给出整个系统的成像特征。共轴系统的三对基点是两个焦点、两个主点（principal point）和两个节点（nodal point）。

（一）两焦点

如图 10-10 所示，把点光源放在系统主光轴上的某一点，使它发出的光束通过折射系统后变为平行光束，如图中光线①，则这一点称为共轴球面系统的第一主焦点，用 F_1 表示；由物空间发出的平行于主光轴的光束，如图中光线②，经系统折射后与主光轴的交点称为共轴球面系统的第二主焦点，用 F_2 表示。

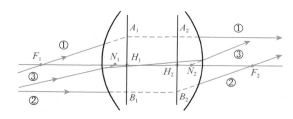

图 10-10 共轴球面系统的三对基点

（二）两主点

在图 10-10 中，作通过 F_1 的入射线①的延长线，再作它通过整个折射系统后的出射线的反向延长线，两线相交于点 A_1，过 A_1 点作一垂直于主光轴的平面，交主光轴于 H_1 点，称 H_1 为共轴球面系统的第一主点，平面 $A_1H_1B_1$ 称为第一主平面；同样，作平行于主光轴的入射光线②的延长线与其出射光线的反向延长线，两线相交于点 B_2，过 B_2 点作一垂直于主光轴的平面，交主光轴于 H_2 点，称 H_2 为共轴球面系统的第二主点，平面 $A_2H_2B_2$ 称为第二主平面。

（三）两节点

如图 10-10 所示，在共轴系统的主光轴上总可以找到这样两个点 N_1 和 N_2，以任何角度从 N_1 入射的光线③都可看作以同样的角度从 N_2 射出。N_1 和 N_2 分别称为共轴球面系统的第一节点和第二节点。N_1 和 N_2 的特性类似于薄透镜的光心。

由上面作图过程可知，不管光线在折射系统中经过怎样曲折的路径，就折射总效果来看都可以等效为在主平面上发生折射，而且通过一个主平面上任意点的光线一定通过另一主平面上位置完全相同的对应点（如 A_1 和 A_2，B_1 和 B_2）射出。我们定义第一焦点 F_1 到第一主点 H_1 的距离为第一焦距 f_1，物点到第一主点 H_1 的距离为物距 u，第二焦点 F_2 到第二主点 H_2 的距离称为第二焦距 f_2，像点到第二主点 H_2 的距离称为像距 v。

（四）共轴球面系统的作图成像法

共轴球面系统如图 10-11 所示，P 为任取的一物点，求其像点 Q。只要知道三对基点在共轴球

面系统中的位置，依据基点的特性，就可以利用下列三条光线中的任意两条，采用作图的方法求像。

（1）通过第一主焦点 F_1 的光线①在第一主平面上折射，平行于主光轴射出；

（2）平行于主光轴的光线②在第二主平面上折射，通过第二主焦点 F_2 射出；

（3）通过第一节点 N_1 的光线③从第二节点 N_2 平行于入射光线的方向射出。

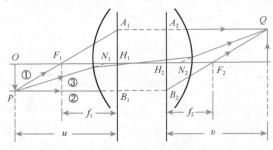

图 10-11　用作图法求厚透镜成像

（五）成像公式

基点的位置决定了折射系统的性质。可以证明，如果折射系统前后介质的折射率相同（例如将厚透镜放在空气中），则 $f_1 = f_2 = f$，且 N_1 与 H_1 重合，N_2 与 H_2 重合。在这种情况下，u、v 和 f 的关系和薄透镜具有相同的高斯形式，即

$$\frac{1}{u} + \frac{1}{v} = \frac{1}{f}$$

要注意的是，u、v 和 f 的值都是从相应的主平面算起的。

四、非对称折射系统与柱面透镜

在光学系统中，我们通常将包含主光轴在内的平面称为子午面，将子午面与折射面的交线称为子午线。对于球面透镜来说，其折射面在各个子午平面上的截面都是半径相同的圆的一部分，子午线的曲率都相同，所以是对称性折射系统。如果折射面在各个方向上的子午线的曲率半径不同，称为非对称折射面，由这种折射面组成的共轴系统称为非对称折射系统（asymmetrical refractive system）。柱面透镜就是一种常用的非对称折射系统。

透镜的两个折射面不是球面而是柱面的一部分，称为柱面透镜（cylindrical lens）。如图 10-12 所示，柱面透镜的两个折射面可以都是圆柱面，也可以一面是圆柱面，另一面是平面。同其他透镜一样，柱面透镜也有凸透镜和凹透镜两种。它在眼科临床和眼镜店配镜工作中，用来矫正非正视眼中的规则散光，因此了解柱面透镜的成像特点是十分必要的。

柱面透镜任一横截面和球面透镜的截面一样，对于同一水平面上入射的光束有会聚或发散作用，如图 10-13（a）所示。但纵向截面却为矩形，因此在纵截面内的入射光线通过透镜不改变行进方向，如图 10-13（b）所示。因此，点光源经会聚柱面透镜折射后，所成的像不是一个亮点，而是一条铅直线，如图 10-13（c）所示。

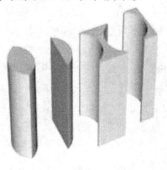

图 10-12　柱面透镜

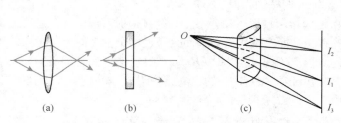

图 10-13　柱面透镜的成像

五、透镜的像差

实际应用中，物体经过透镜后所成的像常存在一些缺陷，使得像的形状和颜色与理论预期的像总有一定的偏差，这种差别叫作透镜的像差（aberration）。产生像差的原因很多，下面我们介绍主要的两种，即球面像差和色像差。

（一）球面像差

在本章第一节研究球面折射问题时，我们限定入射光线是近轴光线，才得出一系列的成像规律，也就是说，从一个点光源发出的通过球面透镜中央部分的光线才能在光轴上会聚于一点。但在实际使用中，常包含有远轴光线，如图 10-14（a）所示，它们通过球面透镜的边缘部分折射时，比近轴光线经透镜后的折射角要大，因此，这两部分光线经过透镜折射后不能相交在一点上，这样一个光点经透镜成像后在任一个面上得到的都不是一个亮点，而是一个边缘模糊的亮斑，这种现象是由球面折射而产生的，称为球面像差（spherical aberration）。

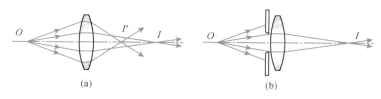

图 10-14 球面像差及其矫正

矫正球面像差的最简单方法是在透镜的前面加上一个光阑，如图 10-14（b）所示，光阑遮断了远轴光线，只允许近轴光线通过，这样便可得到较清晰的像，但由于通过透镜的光能减少，因而像的亮度减弱；减小像差的另一种方法是在会聚透镜之后放置一发散透镜，因为二者具有相反的球面像差，可以互相抵消，这样组成的透镜组减小了球面像差，但降低了焦度；近年来在精密光学仪器中应用越来越多的是非球面透镜，如图 10-15 所示，经过特殊设计制造的非球面透镜其镜中央部位与边缘部分的曲率半径不同，可以维持良好的像差修正，以获得所需要的性能，随着制造工艺的提高，非球面透镜的应用越来越广泛。

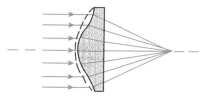

图 10-15 非球面透镜

（二）色像差

由式（10-10）可知，薄透镜的焦距与透镜材料的折射率 n、两折射面的曲率半径 r_1、r_2 及所处介质有关。当曲率半径和所处介质确定后，透镜的光学特性就由透镜折射率来决定了。由于同种材料对不同波长的光折射率不同，因此不同颜色的光经过透镜后折射程度也不同，如图 10-16（a）所示，平行于主光轴的白光射向透镜，波长短的紫光偏折多，波长长的红光偏折少，它们经透镜折射后不能会聚在同一点，在任一个面上得到的都不是一个亮点，而是一个边缘模糊的亮斑，这种现象是由于不同波长的光经过透镜折射后不能成像在同一点而产生的，称为色像差（chromatic aberration），透镜越厚，色像差越明显。

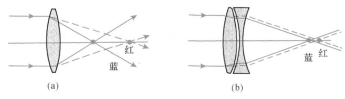

图 10-16 色像差及其矫正

使用单色光作光源可以避免色像差的产生；减少色像差的常用方法是把折射率不同的会聚透

镜和发散透镜适当搭配，使得一个透镜产生的色像差被另一个透镜所产生的色像差所抵消，如图 10-16（b）所示。

在比较精密的光学仪器中，透镜系统都比较复杂，原因就是要利用各种透镜组合在最大限度内消除各种像差。但在讨论其工作原理时，我们又可以根据共轴球面系统的成像规律，用简化的透镜模型来代替复杂的系统。

案例 10-4

验光时，可用红绿视标来确定球镜矫正的精确度，其方法是：让患眼注视红底黑字和绿底黑字两个视标。对配近视镜者，红底上的黑字比绿底上的黑字清楚表示欠矫正，绿底上的黑字比红底上的黑字清楚则表示过矫正；对远视镜则相反。相应的配镜指导是"红加负，绿加正"，即红底的清楚加负球镜，绿底的清楚加正球镜。当二者一样清楚时，该眼的球镜完全矫正。

问题：

1. 红绿视标法的工作原理是什么？
2. 何为色差？
3. 红色光与绿色光在同一透镜系统中能在同一点成像吗？

分析：

眼睛作为一个共轴球面光学系统，也具有色差。绿光形成的焦点位于正视眼的视网膜之前，红光形成的焦点位于正视眼的视网膜之后。也就是说，正视眼对绿光呈近视状态，对红光呈远视状态。

第三节 眼 屈 光

人眼是人们接受外界信息的重要感官，它能够把远近不同的物体清晰地成像在视网膜上，可看成是一个复杂的光学系统。本节从几何光学的角度来研究人眼的成像原理和规律。

一、眼 的 结 构

眼睛的主体是眼球，其外形呈球状，如图 10-17 所示。眼球的前面是一层凸出透明的膜，称为角膜（cornea），光线通过它进入眼内。从侧面作切面看，其形状为一凸凹透镜，角膜的屈光作用是使光线会聚。角膜在整个屈光系统中起着重要的作用，它的曲率稍有改变，眼的总焦度就会产生明显的变化，所以许多以矫正屈光不正为目的的手术都以角膜为对象，如角膜切开术、准分子激光角膜切削手术等角膜矫形术。

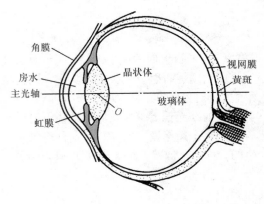

图 10-17 眼球水平剖面图

角膜的后面是虹膜（iris），虹膜呈圆盘形，中央有一个圆孔，称为瞳孔（pupil）。虹膜是一个可调节的隔膜，可以根据外界光线的强弱调节瞳孔的大小以控制进光量，同时还有光阑的作用，可以减小像差。

虹膜后面的晶状体（crystalline lens）是一个透明而又富有弹性的组织，两面凸出像一个凸透镜，它的折射率不均匀，皮质低而核高，其表面的曲率可以调节，人眼在看远近不同的物体时进行的自动调焦就是通过改变晶状体的表面曲率来完成的。

视网膜（retina）是眼的感光部分，位于眼球壁的最内层，上面布满了视觉神经，是成像的地方。在视网膜的中央正对瞳孔处有一个黄色区域，称为黄斑。黄斑中央有一个凹陷处称为中央凹，这是视觉最敏感的地方。

在角膜、虹膜和晶状体之间充满了透明的水状液称为房水。晶状体和视网膜之间充满了另一种无色透明的胶质体——玻璃体(vitreous body),玻璃体占眼球总体积的80%。其主要作用是填充眼球,保持眼球的外形,并对眼球起减振作用。眼内各种折射媒质的折射率与界面的曲率半径见表10-1,其中晶状体的折射率取将它看作是均匀物质时的等效值。

表 10-1　眼内各种物质的折射率和界面曲率半径

折射界面		折射率	在光轴上的位置 /mm	曲率半径 /mm	
				未调节	最大调节
角膜	前面	1.376	0	7.8	7.8
	后面		0.5	6.8	6.8
房水		1.336			
玻璃体		1.336			
晶状体 皮质	前面	1.386	3.6	10.0	5.33
	后面		7.2	-6.0	-5.33
体核	前面	1.406	4.15	7.9	
	后面		6.57	-5.8	

外界物体发出的光线,经角膜、虹膜和晶状体等折射后成像在人的视网膜上,刺激视神经细胞而产生视觉。物体在视网膜上所成的像实际上是倒立的像,而我们看到的万物却是正立的,这是因为视网膜像传至大脑后,人通过手和脚与外界物体接触,大脑根据感觉和经验进行分析判断,逐渐将像倒过来变成了正像。这一过程还没等到我们有记忆就已经完成了,所以我们并未"感觉"到。

二、眼的光学性质

知识链接

　　正常人在水中能否看清东西?为什么?什么样的人眼能在水中比较正常看东西?水和人眼的折射率相近,水中光线的焦点在视网膜后很远,所以看不清。但潜水镜使人眼和水之间有空气相隔,视力变得正常,高度近视的人才能在水中比较正常地看物体。

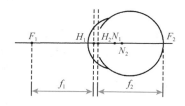

图 10-18　古氏平均眼

从几何光学的角度看,眼睛可以看作是由多种介质组成的共轴球面折射系统,这一系统使被观测物体在视网膜上成一清晰的像。古氏建立了古氏平均眼模型并计算了这一系统的光学性质常数,如表10-2所示,古氏平均眼的三对基点如图10-18所示。

表 10-2　古氏平均眼常数

	未调节	最大调节
焦度 /m^{-1}	58.64	70.54
第一主点 H_1 距离 /mm	1.348	1.772
第二主点 H_2 距离 /mm	1.902	2.089
第一焦点 F_1 距离 /mm	-15.707	-12.367
第二焦点 F_2 距离 /mm	24.387	21.019

续表

	未调节	最大调节
第一节点 N_1 距离 /mm	9.9	6.5
第二节点 N_2 距离 /mm	7.3	6.9
第一焦距 f_1/mm	17.055	14.166
第二焦距 f_2/mm	22.785	18.630

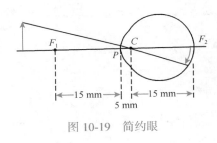

图 10-19 简约眼

在大多数情况下，用古氏平均眼模型作各种近似计算仍不方便。当外界光线进入眼球时，最大的折射发生在空气与角膜的交界面上，因此生理学上常常把眼睛进一步简化为一个单球面折射系统，称为简约眼，其光学结构如图 10-19 所示。凸球面（代表角膜）的曲率半径 $r = 5$ mm，像空间介质的折射率为 1.33，视网膜为系统的焦平面。由此可以得出 $f_1 = 15$ mm，$f_2 = 20$ mm。

三、眼的调节

人眼不同于任何光学系统，它的焦度能在一定范围内自动改变，使远近不同距离的物体都能清晰地成像在视网膜上。调节是通过睫状肌的收缩舒张从而改变晶状体的形状和表面的曲率来实现的。

当睫状肌处于松弛无张力状态时，晶状体扁平，其曲率半径最大，这种屈光状态称为无调节，此时眼的焦度最小，所能看清的物点称为眼的远点（far point）。视力正常的人远点在无穷远处，即平行光线进入人眼后刚好成像在视网膜上。

当观察近处物体时，睫状肌收缩，晶状体变凸，其曲率半径减小，眼睛的焦度相应变大。当睫状肌处于最大张力状态时，晶状体的表面曲率最大（晶状体最凸），此时眼的焦度最大，这种屈光状态称为最大调节。但这种调节是有一定限度的。眼睛通过最大调节能够看清物体的最近距离，称为近点（near point）。视力正常的人的近点为 10 ～ 12 cm，而远视眼的近点则远一些。可见对于正常的眼睛，无论看远还是看近都能看得很清楚，就是因为眼对不同距离的物体可以通过改变晶状体的形状来改变眼的焦度，使物体成像在视网膜上，眼的这种功能称为眼的调节（accommodation）。

在观察距离较近的物体时，因为需要高度调节，眼睛容易感到疲劳。最适宜的、不致引起眼睛过分疲劳的距离大约是 25 cm，这个距离称为明视距离（visual distance）。

案例 10-5

某近视者站在离视力表前 3 m 处才看清第一行 E 字，他的视力为 3.8。

问题：

1. 视力是怎样定量描述的？
2. 什么是视角？
3. 怎样测视力？

眼睛看得清物体的首要条件是物体成像于视网膜上，但要分清物体的细节，还必须使视角达到某一值。所谓视角（visual angle），就是从物体的两端对古氏平均眼模型中的第一节点所夹的角，如图 10-20 所示。视角的大小决定了物体在视网膜上所成像的大小，视角越大，所成的像也越大，眼睛看到物体的细节就越清楚。实验验证，正常的眼睛在看两个物点时，如果视角小于 1′，就分不清是两个物点，而感到是一个物点。与此对应，在明视距离处两个物点

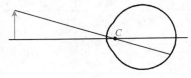

图 10-20 视角

笔记栏

能被分辨的最小距离约是 0.1 mm。不同的人，眼睛所能分辨的最小视角是不同的，能分辨的最小视角愈小，分辨能力就愈高。辨别注视目标的能力，称为视力（vision），视力有不同的表现方法，1990 年 5 月以前检查视力用的国际标准视力表，用 V_S 表示视力，它是眼睛能分辨的最小视角 α 的倒数，即

$$V_S = \frac{1}{能分辨的最小视角} = \frac{1}{\alpha}$$

式中，最小视角以分为单位。国内近年来常用国家标准对数视力表，即五分法视力表，五分法视力用 V_L 示，它与 V_S 的关系为

$$V_L = 5 + \lg V_S$$

两种视力记录法的视力数值及最小视角对照见表 10-3。

表 10-3　两种视力记录法的视力数值及最小视角对照表

能分辨的最小视角 /（′）	国家标准对数视力	国际标准视力
10	4.0	0.1
7.943	4.1	0.12
6.310	4.2	0.15
5.012	4.3	0.2
3.981	4.4	0.25
3.162	4.5	0.3
2.512	4.6	0.4
1.995	4.7	0.5
1.585	4.8	0.6
1.259	4.9	0.8
1.0	5.0	1.0
0.794	5.1	1.2
0.631	5.2	1.5
1.501	5.3	2.0

四、眼的屈光不正及其矫正

如果眼睛不需要调节，就能使平行入射的光线正好在视网膜上形成一清晰的像，如图 10-21（a）所示，这就是屈光正常的眼睛，称为正常眼，否则称为非正常眼，又称屈光不正。屈光不正常的眼睛包括近视、远视和散光三种。

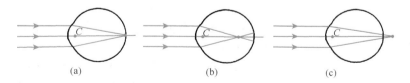

图 10-21　正常眼、近视眼和远视眼

（一）近视

若眼睛不调节时，平行入射的光线，经眼的光学系统折射后会聚于视网膜前，如图 10-21（b）所示，这种眼称为近视（myopia）。由于光线会聚后又散开投射到视网膜上，视网膜上所成的像模糊不清，因而近视患者看不清远方的物体，但若把物体移近到眼前某一点，眼睛不调节也能看清，这一点称为近视的远点。近视的远点和近点都比正视眼近。在近点和远点之间的物体，近视都可以

通过调节看清。

近视的原因是由于角膜和晶状体的曲率过大，系统焦度过大，对光线的偏折太强（屈光性近视）；另一类是眼球的前后直径太长（轴性近视）。除少数高度近视与遗传有关外，多数近视的发生是不注意用眼卫生所致。

近视的矫正方法是佩戴一副合适焦度的凹透镜，让光线经凹透镜适当发散，再经眼睛折射后恰好会聚在视网膜上形成清晰的像，也就是要使来自远处的平行光线经凹透镜后成虚像于近视的远点处。这时，近视与正视眼一样，不调节也能看清。如图 10-22 所示，（a）表示近视的远点；（b）表示近视的矫正。

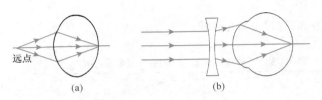

图 10-22　近视眼的矫正

例 10-5　一近视眼的远点在眼前 0.4 m 处，欲使其能看清无穷远处的物体，问应配多少度的什么眼镜？

解　所配的眼镜应使无穷远处的物体通过它后在该患者的远点处成一虚像，该患者不必调节眼睛便可看清物体。设眼镜的焦距为 f，物距为 $u = \infty$，像距为 $v = -0.4$ m，代入薄透镜公式，可得

$$\frac{1}{\infty} + \frac{1}{-0.4} = \frac{1}{f}$$

解得

$$\Phi = \frac{1}{f} = \frac{1}{-0.4} = -2.5 \text{m}^{-1} = -250 \text{ 度}$$

即该患者应配 250 度的凹透镜。

（二）远视

若眼睛不调节时，平行入射的光线经眼的光学系统折射后会聚于视网膜的后边，如图 10-21（c）所示，这种眼称为远视（hyperopia）。由于光线抵达视网膜时还没有聚于一点，因此物体在视网膜上所成的像也是模糊的。远视眼看远处物体时，必须进行调节才能看清楚，物体越近调节越甚。眼睛的调节能力是有限的，物体太近，远视眼即使调节到最大程度，仍不能成像在视网膜上，所以必须把近物放远些才能看清。故远视眼的近点比正视眼的远。

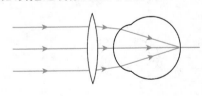

图 10-23　远视眼的矫正

远视的原因是：由于角膜或晶状体的曲率变小，焦度过小（屈光性远视）；有的是眼球的前后直径太短（轴性远视）；远视也与遗传有关；此外，婴儿由于晶状体发育尚不完全，多为远视。

远视的矫正方法是戴一副适当焦度的凸透镜，以增补眼睛焦度的不足，使来自远处的平行光经透镜后会聚，再经眼睛折射后会聚于视网膜上，如图 10-23 所示。远视的近点较正常眼远，因此，远视眼所选择的凸透镜应使在明视距离处的物体经透镜折射后，在远视的近点处成一虚像。戴上这样的眼镜后，眼睛不调节，就可以看清近处的物体。

例 10-6　一远视眼的近点在眼前 0.4 m 处，欲使其能看清 0.25 m 处的物体，问应配多少度的什么眼镜？

解　配镜的效果是使 0.25 m 处的物体通过所佩戴的眼镜后在该患者的近点处即 0.4 m 处成一虚像。设眼镜的焦距为 f，物距为 $u = 0.25$m，像距为 $v = -0.4$m，代入薄透镜公式，可得

$$\frac{1}{0.25} + \frac{1}{-0.4} = \frac{1}{f}$$

解得

$$\Phi = \frac{1}{f} = 1.5 \text{m}^{-1} = 150 \text{ 度}$$

即该患者应配 150 度的凸透镜。

（三）散光

正常眼的角膜和晶状体的折射面是球面的一部分，眼睛可看作是对称的球面系统，因此，光线经过眼睛折射后会成像于一点。即便是一般的远视眼和近视眼也是如此，只不过像点的位置不合适，不能落在视网膜上而已。散光（astigmatism）的问题在于角膜不是理想的球面，眼睛是非对称折射系统，其眼球折射面在不同方向上的子午线曲率不完全相同，眼睛在不同截面有不同的焦度。这样，不但对平行光不能形成焦点，而且对任何点物都不能形成点像。因此散光眼无论看远处物体还是看近处物体都不能在视网膜上成清晰像。图 10-24 表示一个非对称折射系统（散光）的成像情况，假设纵子午面（通过 CD 的子午面）上焦度最大，横子午面（通过 AB 的子午面）上的焦度最小，其他子午面的焦度介于二者之间。于是平行光线经系统折射后，纵向

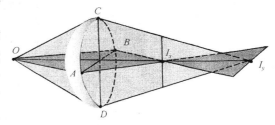

图 10-24 散光眼成像

子午面内的光线会聚于 I_x 处；横向子午面内的光线会聚于 I_y 处。在 I_x 和 I_y 处像是直线；在 I_x 和 I_y 之间可以得到大小不等的椭圆或圆形的像。因此散光常把一个点物看成一条短线，看物体时当然会感到模糊不清。

散光的矫正方法是佩戴适当焦度的柱面透镜以矫正不正常子午面的焦度，如果该眼的视网膜在 I_x 处，表示水平子午面屈光正常，而垂直子午面则会聚能力不足，这叫单纯远视散光，矫正时应加强垂直子午面的会聚能力；如果视网膜在 I_y 处，表示垂直子午面屈光正常，而水平子午面会聚能力过强，这叫单纯近视散光，矫正时就要减弱水平子午面的会聚能力。实际上，散光眼的情况一般都比这复杂得多，测量和矫正起来尚比较困难，用框架眼镜很难达到比较好的视觉矫正效果。另一种矫正方法是戴硬性透氧性角膜接触镜，它的矫正原理是在镜片和眼球角膜之间产生泪液镜，以弥补角膜表面的不规则形态，从而达到矫正的目的。

案例 10-6

验光时，可用对照定轴定量法来检测患眼是否散光，并确定散光轴向和度数。其方法是：让患眼注视如图 10-25 所示的散光表，如发现有一些辐射线清楚和颜色深，一些辐射线模糊和颜色浅就表示有散光。然后将柱镜放在辐射线上，让柱镜的轴向与看得清楚的辐射线平行，调整其度数，直至各线都清楚颜色差不多为止。可找出最好视力的轴向和度数。

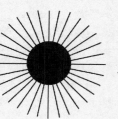

图 10-25 散光表

问题：

1. 散光眼的本质问题是什么？
2. 用什么方法来矫正散光？
3. 柱镜的特点是什么？

老视（presbyopia）是人们步入老年后必然出现的生理现象。产生的原因是晶状体变硬，原有的可塑性变差，于是，眼睛的调节力变小，调节范围缩小，近点逐渐远移，因此出现视近困难等问题。一般是用适当的凸透镜来矫正。

第四节　放大镜和显微镜

一、放 大 镜

（一）成像原理

　　眼睛所看到的物体的大小由它在视网膜上所成像的大小来决定，而成像的大小又是由物体对眼睛所张视角的大小来决定的，因此为了看清微小物体的细节，必须增大物体对眼睛的视角。增大视角的常用方法是将物体移近眼睛，使物体在视网膜上产生较大的像。但是，人眼的调节能力是有限度的，看近点的物体时眼睛的折光能力已经达到了会聚光线的极限，再靠近反而看不清。显然对眼睛来说，视角和距离这两个要求是相互制约的，因此必须借助于光学仪器来观察物体。如图 10-26 所示，在眼睛前面配置一个适当的凸透镜便能解决这一问题，它可以有效地增强对光线的会聚作用，增加视角。用于这一目的的凸透镜称为放大镜，是帮助眼睛观察微小物体或细节的简单的光学仪器。

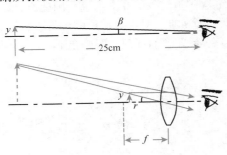

图 10-26　放大镜成像原理

　　在利用放大镜观察物体时，通常把物体放在它的焦点以内靠近焦点处，由透镜成像的规律可知，当物体放在凸透镜焦点以内时，成放大的、正立的虚像，像与物在透镜的同一侧，通过放大镜的光束成近似平行光进入眼内，此时眼睛几乎不需要调节便能在视网膜上得到清晰的像，这就是放大镜的成像原理。

（二）角放大率

　　描述光学仪器放大能力的一个重要物理量是角放大率（angular magnification）。如图 10-26 所示，把物体放在明视距离（25 cm）处，用眼睛直接观察物体时的视角为 β，利用放大镜观察同一物体时的视角为 γ，这两个视角的比值 γ/β 表示放大镜的角放大率。用 a 表示，即

$$a = \frac{\gamma}{\beta}$$
（10-18）

一般用放大镜观察的物体的线度 y 都很小，故 γ、β 均很小，因此有

$$\gamma \approx \tan\gamma = \frac{y}{f}, \quad \beta \approx \tan\beta = \frac{y}{25}$$

代入式（10-18）得

$$a = \frac{y/f}{y/25} = \frac{25}{f}$$
（10-19）

式（10-19）表明，放大率 α 与放大镜的焦距 f 成反比，即焦距越小，角放大率越大。但焦距也不能太小，一是焦距很短的透镜很难磨制，二是焦距太短的透镜会很凸、很厚，这样的透镜像差会比较大，所以单一放大镜的角放大率一般都小于 3 倍，由透镜组构成的放大镜，其角放大率可大到几十倍。

二、光学显微镜

　　案例 10-7

　　直接显微镜检查对真菌病的诊断较细菌更为重要，凭借镜检所见菌丝和孢子形态可快速、简便地检测真菌，对浅部真菌病、隐球菌病、皮肤病等具有诊断意义。直接显微镜检查所见的真菌形态即为该真菌组织形态，且能确定某些致病菌的真菌属何种。

　　问题：

　　1.光学显微镜的工作原理是什么？

　　2.光学显微镜的分辨本领与哪些因素有关？

　　3.一般的光学显微镜能看到多大的真菌？

笔记栏

（一）成像原理

显微镜（microscope）是生物学和医学中必不可少的重要仪器，也是用来增大视角的。普通光学显微镜由两组会聚透镜组成，其光路如图 10-27 所示，左边的一组透镜 L_1 焦距较短，称为物镜（objective），焦距为 f_1；右边的一组透镜 L_2 焦距较长，称为目镜（eyepiece），焦距为 f_2。

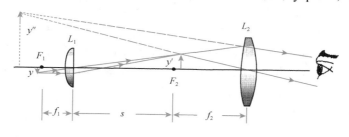

图 10-27　显微镜的光路图

把被观察物体 y 置于物镜焦点以外靠近焦点处，则物体通过它成一个倒立放大的实像 y'，调节目镜与物镜间的距离使 y' 位于目镜焦点以内靠近焦点处，经目镜再次放大成正立的虚像 y''，且出射光线几乎是平行光线。由图可见，被观察物体经物镜、目镜两次放大，其放大倍数比放大镜大得多。显微镜中目镜和物镜作用相同，目的都是使眼睛能靠近实像 y'，以增加视角。所以，实际使用的目镜和物镜都是由多片透镜组成的透镜组。

（二）显微镜的放大率

依据角放大率的定义，设使用显微镜后所成虚像对眼所张视角为 γ，不用显微镜而把物体放在明视距离处时物体对眼所张视角为 β，则显微镜的放大率应是

$$M = \frac{\gamma}{\beta} \approx \frac{\tan\gamma}{\tan\beta}$$

由图 10-27 可知，$\tan\gamma \approx \dfrac{y'}{f_2}$，$f_2$ 为目镜的焦距；$\tan\beta = \dfrac{y}{25}$，代入上式得

$$M = \frac{y'}{f_2} \cdot \frac{25}{y} = \frac{y'}{y} \cdot \frac{25}{f_2}$$

式中，y'/y 为线放大率，记为 m；$25/f_2$ 为目镜的角放大率，记为 a。则显微镜的放大率也可写成

$$M = m \cdot a \tag{10-20}$$

式（10-20）表明，显微镜的放大率等于物镜的线放大率与目镜的角放大率的乘积。显微镜常附有几个可供选择的物镜和目镜，适当配合可获得不同的放大率。

由于物体放在靠近物镜的第一焦点处，因此，物镜的线放大率 y'/y 近似地等于 s/f_1，s 是像 y' 到物镜的距离，即物镜的像距，因此，显微镜的放大率又可表示为

$$M = \frac{s}{f_1} \cdot \frac{25}{f_2} = \frac{25s}{f_1 f_2} \tag{10-21}$$

通常显微镜的物镜与目镜的焦距 f_1 和 f_2 与镜筒的长度相比很小，所以 s 可以近似地看作显微镜镜筒的长度。由式（10-21）可见，显微镜的放大率与镜筒长度成正比，与目镜和物镜的焦距成反比。

（三）显微镜的分辨本领

使用显微镜的目的就是为了观察微小物体，看清它的细节。从几何光学的角度来看，只要消除显微镜光学系统的各种像差，则被观察物体上的每一个物点都会有一个像点与之相对应，物上任何细节，都可在像上详尽地反映出来。但是，实际情况并非如此，因为透光面积很小，显微镜的物镜一般可看作是一个圆孔。根据光的衍射理论，点光源发出的光线经圆孔时产生圆孔衍射，在屏上得到的不再是一个点像，而是一个中央亮斑（艾里斑）、周围有一些明暗相间条纹的环状衍射光斑。如果把被观察的物体看成是由许多不同亮度、不同位置的物点所组成，则每个物点在物镜的像平面上都产生自己的衍射光斑，如果物点靠得很近，它们所成的光斑会彼此重叠，物体的细节就会变得

模糊不清，因此，衍射现象限制了光学系统分辨物体细节的能力。用显微镜观察物体时，只有在所观察的标本细节能分辨清楚的前提下，放大才有意义。

瑞利给出了光学仪器分辨物体细节的依据，称瑞利判据。当一个物点的衍射亮斑的第一暗环与另一个衍射亮斑的中央点重合时，这两点恰好处于可以分辨的极限位置，这个条件就是瑞利判据（Rayleigh criterion）。图 10-28 表示两个衍射像的亮度分布曲线的叠加。其中实线表示每个亮斑单独存在时光强的空间分布，虚线表示这两个亮斑同时存在时合光强的空间分布。图 10-28（a）表示两点的像能够分辨。图 10-28（b）表示当一个像的第一暗环恰与另一个像的中央亮斑重合，即满足瑞利判据。理论表明，满足瑞利判据时，两个衍射亮斑重叠区中心的光强约为每个衍射亮斑中心最亮处光强的 80%，一般人的眼睛刚好能够分辨光强的这种差别。图 10-28（c）表示两个点的距离不满足瑞利判据，两点太近，像重叠得很厉害，合成光强只有一个峰值，看起来是一个大亮斑，因此眼睛已经不能分辨出这是两个点的像了。

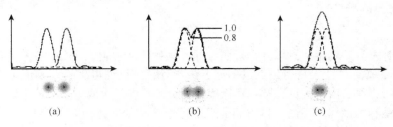

$$(a) \qquad\qquad (b) \qquad\qquad (c)$$

图 10-28　两个衍射像的亮度分布曲线的叠加

通过显微镜的目镜看到的标本的细节，实际上是来自物镜所成的像，因此只有物镜决定显微镜的分辨细节的能力。显微镜刚能分辨清楚的两个物点之间的最短距离称为显微镜的最小分辨距离，用 Z 表示，其倒数称为显微镜的分辨本领（resolving power），它表示显微镜能分辨被观察物体细节的本领。阿贝根据瑞利判据、圆孔衍射的定量描述和显微镜使用情况，得出物镜所能分辨的两点之间的最小分辨距离为

$$Z = \frac{0.61\lambda n'}{n\sin\beta} \tag{10-22}$$

式中，n 为透镜前物空间介质的折射率，n' 为像空间介质的折射率，λ 为所用光波的波长，β 为物空间孔径角，即物点发出的光线与物镜边缘所成锥角的一半，β' 为像空间孔径角，即物点发出的光线与物镜边缘所成锥角的一半。对于空气介质 $n' = 1$，上式简化为

$$Z = \frac{0.61\lambda}{n\sin\beta} \tag{10-23}$$

式中，$n\sin\beta$ 称为物镜的数值孔径（numerical aperture），用 $N \cdot A$ 表示，则上式又可写成

$$Z = \frac{0.61\lambda}{N \cdot A} \tag{10-24}$$

式（10-24）表明，物镜的孔径数越大、照射光的波长越短，能够分辨的两点距离越近，显微镜的分辨本领越高，越能看清标本的细节。

根据式（10-24）可知，要提高显微镜的分辨本领，途径之一是利用波长短的光来照射标本。但在可见光范围内波长 λ 的变化是有限的。若用紫外线（$\lambda = 0.275\ \mu m$）来代替可见光（平均波长是 $\lambda = 0.55\ \mu m$），就能把分辨本领提高一倍，但是这种显微镜不能用肉眼观看，只能用拍摄的方式得到图像。电子显微镜利用电子束的波动性成像，而电子波的波长可以小到可见光的数万分之一，从而极大地提高了显微镜的分辨本领。

案例 10-8

显微镜的油浸物镜的孔径数为 1.5，用波长 546 nm 的光源时，显微镜可分辨的最小距离为 222 nm；用波长 250 nm 的紫外光源时，显微镜可分辨的最小距离为 101.7 nm。

问题：

1. 简述油浸镜头的结构。

2. 使用油浸镜头的目的是什么？

提高显微镜的分辨本领的另一种途径是增加孔径数 $N \cdot A$，即增大 n 与 β 的值。在孔径数 $n\sin\beta$ 中，$\sin\beta$ 的最大值是 1.0，通常使用的干物镜（物镜与标本间的介质为空气），$n = 1$，因此 $N \cdot A$ 的最大理论值也就是 1，实际上只能达到 0.95 左右。如果在物镜和标本间加入折射率近似等于玻璃的液体，例如折射率 $n = 1.515$ 的香柏油，则 $N \cdot A$ 的最大值可增加到 1.5 左右，从而使分辨本领相应提高。这就是所谓的油浸物镜。在提高分辨本领的同时，油浸物镜的合理使用还可以增加成像的亮度。图 10-29 表示干物镜和油浸物镜的比较，图中 A 为物镜，T 是载玻片，B 是盖玻片，P 点是要观察的标本的某点。其中，（a）表示干物镜的情况，来自 P 点的光束到达盖玻片与空气的界面时，入射角大于 42° 的光束被全反射了，因此进入物镜的光束锥角较小；（b）是使用油浸物镜的情况，在盖玻片和物镜之间充满了香柏油，因为香柏油的折射率近似等于盖玻片的折射率，避免了全反射，由物点 P 进入物镜的光束锥角较大，β 角增大，不仅数值孔径 $n\sin\beta$ 增大到接近 1.5，而且像的亮度增加。

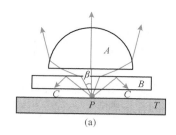 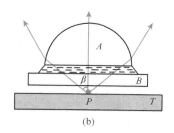

图 10-29　干物镜和油浸物镜的比较

显微镜的分辨本领和放大率是两个不同的概念。放大率是指物体经显微镜后被放大的倍数，而分辨本领则是分辨物体细节的能力。前者等于物镜的线放大率和目镜的角放大率的乘积，而后者只取决于物镜。因此如果只使用高倍目镜，虽可以提高显微镜的放大率，但对分辨本领的提高却没有帮助。例如，用一个 40×（$N \cdot A$ 为 0.65）的物镜配一个 20× 的目镜和用一个 100×（$N \cdot A$ 为 1.30）的物镜配一个 8× 的目镜，虽然放大率都是 800 倍，但后者的分辨本领却较前者高一倍，从而能够看清物体更微小的细节。

三、几种特殊的显微镜简介

（一）暗视野显微镜

式（10-24）表明，显微镜的分辨本领取决于照射光的波长及物镜的数值孔径，物镜的数值孔径的最大值是 1.6，可以推算出在白光下的最大分辨率为 0.2 μm。注意日常生活中的一个现象：一般情况下室内飞扬的微粒灰尘很难被我们注意到，但在稍暗些的房间中若有一束阳光从门缝斜射进来，光柱中的灰尘便粒粒可见了，这是因为当强光投射到微粒上时要发生散射，由于衍射环的存在，以每个微粒为中心形成了一个较亮的衍射斑，这就是光学上的丁铎尔现象。暗视野显微镜（dark field microscope）就是利用此原理设计的。

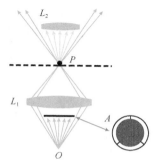

图 10-30　暗视野显微镜原理

暗视野显微镜的结构特点如图 10-30 所示，聚光镜 L_1 中央有挡光片 A，使光源 O 的中央光束被阻挡，不能由下而上地通过标本 P 进入物镜 L_2，从而使光线改变途径，倾斜地照射在被观察的标本上，标本遇光发生反射或散射，散射的光线投入物镜内。因为没有直射光进入物镜，为观察丁铎尔衍射环提供了具有一定反差的暗背景，视野的背景是黑的，物体的边缘是亮的。

暗视野显微镜分辨率可比普通显微镜高 50 倍。线径大于 0.3 μm 的粒子可见其大小和结构，线径小于 0.1 μm 的超显粒子在暗视野中所观察到的是被检物体的衍射光图像，并非物体的本身，所以只能看到物体的存在和运动，不能辨清物体的细微结构。一般暗视野显微镜虽看不清物体的细微结构，但却可分辨 0.004 μm 以上的微粒的存在和运动，这是普通显微镜（最大的分辨力为 0.2 μm）所不具有的特性，它可用以观察活细胞的结构和细胞内微粒的运动等。当被检物体为非均质，并大于 1/2 波长时，各级衍射光线同时进入物镜，在某种程度上可观察物体的构造。

观察暗视野显微镜下的活细胞。在黑暗的背景里，可见细胞、细胞核和细胞器的衍射光图像。

普通显微镜只要聚光器是可以拆卸的，支架的口径适于安装暗视野聚光器，即可改装成暗视野显微镜。在无暗视野聚光器时，可用厚黑纸片制作一个中央遮光板，放在普通显微镜的聚光器下方的滤光片框上，也能得到暗视野效果。

（二）紫外光显微镜

显微镜的分辨本领取决于照射光的波长及物镜的数值孔径，由式（10-24）可知，使用波长小的紫外光作光源可将显微镜的最小分辨距离降低一半，以此提高显微镜的分辨率。

在医学上，对于生物样品使用紫外光照明还具有独特的效果。生物细胞中的原生质对可见光几乎是不吸收（完全透明）的，而蛋白质和核酸等生物大分子对紫外光却具有特殊的吸收作用。因此，使用紫外光显微镜（ultraviolet microscope）可以观察研究这类化合物的存在与分布，从而观察单个细胞的组成与变化情况。例如，细胞内核酸的分布状况和在细胞发育过程中核酸的变化，未被染色的活细胞中细胞质和细胞核的区分等。

当然由于紫外光不可见，所以必须配备光电或影像记录系统。

由于光源为紫外光，所以这种显微镜的调焦系统是区别于普通显微镜的，其方法有两种，一是先作用可见光调焦，然后再将物镜移动一个固定的距离便能保证对紫外光的合适调焦；二是直接用紫外光在荧光屏上调焦。

紫外线对眼睛有损害，所以设计和使用中的防护措施很重要。

（三）荧光显微镜

案例 10-9

血管壁的通透性测定：对实验动物以伊文思蓝活体染色，再用显微荧光光度术测定动脉壁单位面积内伊文思蓝相对荧光强度，观察伊文思蓝与白蛋白复合物向血管壁渗透、排除的动态过程，以及药物等对血管壁通透性的影响。

问题：

1. 荧光显微镜的工作原理是什么？
2. 伊文思蓝在此测定中起何作用？
3. 用作激发的荧光是怎样得到的？

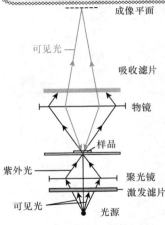

图 10-31　荧光显微镜原理

有些物质（如叶绿素、维生素 A、核黄素、硫胺素等）受紫外线照射后可发出荧光；另有一些物质（如细菌）本身虽不能发荧光，但如果用荧光染料或荧光抗体染色后，经紫外线照射也可以发出荧光，荧光显微镜就是对这类物质进行定性和定量研究的工具之一。

如图 10-31 所示，荧光显微镜（fluorescence microscope）是利用一个高发光效率的点光源，经过滤色系统发出一定波长的光（如紫外光或紫蓝光）作为激发光，激发标本内的荧光物质发射出各种不同颜色的荧光，再通过物镜和目镜得到放大后标本的荧光图像。荧光显微镜的特点是灵敏度高，由于紫外光是不可见光，因此视野中可见到的辐射荧光的标本与背景的反差很明显，样品的细节在暗视野中显得很亮，即使荧光很微弱也易辨认，用很低浓度的荧光染色，就可得到很高的对比度，可用于细胞结构和功能以及化学成分等的研究。

　　荧光显微镜的基本构造是由普通光学显微镜加上一些附件——荧光光源、激发滤片、双色束分离器和阻断滤片等的基础上组成的。荧光光源一般采用超高压汞灯，它可发出各种波长的光。但每种荧光物质都有一个产生最强荧光的激发光波长，所以需加用激发滤片（一般有紫外、紫色、蓝色和绿色激发滤片），仅使一定波长的紫外光透过，照射到标本上，而将其他光都吸收掉。每种物质被激发光照射后，在极短时间内发射出较照射波长更长的可见荧光。荧光一般都比激发弱，为能观察到专一的荧光，在物镜后面需加阻断（或压制）滤光片，用于滤除紫外线，只让激发荧光通过，用以保护眼睛。

（四）偏光显微镜

　　偏光显微镜（polarizing microscope）是利用光的偏振特性鉴别具有双折射性能需求和旋光性的物质，观察它们的细微结构的一种显微镜。生物体中具有双折射性的物质有纤维丝、纺锤体、胶原、染色体等。

　　偏光显微镜与普通显微镜的主要不同点是光源前有偏振片 A 作为起偏器，使进入显微镜的光线为偏振光，镜筒中有偏振片 B 作为检偏器，如图 10-32 所示。起偏器装在载物台的下面，检偏器是装在镜筒中位于目镜 L_2 和物镜 L_1 之间。起偏器和检偏器中至少有一个是可以转动的。自然光通过空气或玻璃等各向同性物质时，在与光线垂直的平面内的各个方向以同一振幅进行振动，但进入各向异性物质时，振动的方向就可能受到限制，称为光的偏振现象。从同一光源射出的光线进入双折射体时，就形成两种平面偏振光，二者的方向互相垂直，其速度、折射率和波长等原则上都不相同，让完全线偏振光通过待检物质，透过检偏器观察光强就可以分辨待检物质是不是具有双折射性质。检测双折射物质的工作原理是：检测光线通过偏光显微镜中的起偏器，只能形成在一个平面上振动的偏振光。若使起偏器和检偏器的偏振面处于平行位置，则由起偏器产生的平面光能全部通过检偏器，所以视野明亮，称平行检偏位；若使起偏器和检偏器的偏振面处于垂直位置，则由起偏器产生的平面光完全不能通过检偏器，所以视野黑暗，称正交检偏位；当起偏器和检偏器的偏振面夹一非特殊角度时，则由起偏器产生的平面光部分通过检偏器，视野的明亮程度与这个角度有关。

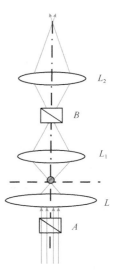

图 10-32　偏光显微镜原理

　　在使用时，先使起偏器和检偏器处于正交检偏位置，这时显微镜中的视野是暗的。将标本置于载物台上，旋转载物台，如果被检物是单折射物体，则视野始终是黑的；如果被检物是双折射物体，则视野会随着载物台的旋转发生明暗不同的变化，这是因为双折射物质使起偏器产生的平面偏振光分解为振动方向互相垂直的两种偏振光，在不同的角度上，通过检偏器的光强是不同的。

　　偏光显微镜在医学上有广泛的用途，如观察牙齿、骨骼、毛发及活细胞等的结晶内含物；神经纤维、肌肉纤维、植物纤维等的结构细节，以分析病变过程；也可以观察无机化学中各种盐类的结晶状况。

（五）相差显微镜

　　相差显微镜（phase contrast microscope）由 P.Zernike 于 1935 年发明，并因此获得 1953 年诺贝尔物理学奖。这种显微镜最大的特点是可以观察未经染色的标本和活细胞。

　　光波有振幅（亮度）、波长（颜色）及相位的不同。当光通过物体时，如波长发生变化，则颜色发生变化，如振幅发生变化，则亮度发生变化，这是人们的眼睛可以观察到的，也是普通显微镜下能够观察到标本的道理。而活细胞和未经染色的生物标本，其各部分微细结构的折射率和厚度略有不同，光波通过不同部分后，波长和振幅并无明显变化，但通过各部分的光的相位（指在某一时间上光的波动所能达到的位置）是有变化的，这种微小的变化是人眼无法直接鉴别的，故在普通显微镜下观察不到。相差显微镜能够改变直射光或衍射光的相位，并且利用光的衍射和干涉现象，把通过细胞各部分的光的相位差变成振幅差（明暗差），同时它还吸收部分直射光线，以增大其明暗的反差。因此可用以观察活细胞或未染色标本。

（六）激光扫描共聚焦显微镜

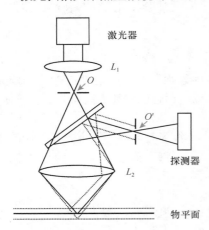

激光扫描共聚焦显微镜（laser scanning confocal microscope，LSCM），如图10-33所示，是20世纪80年代发展起来的新技术，它的光源是激光，利用计算机进行图像处理，从而得到细胞或组织内部微细结构的荧光图像，分辨率在0.1 μm左右，能观察细胞的形态变化或生理功能的改变，能产生真正具有三维清晰度的图像，成为形态学、分子细胞生物学、神经科学、药理学和遗传学等领域中新的有力研究工具，在基因芯片、克隆技术中都有较好的应用。

普通光学显微镜使用的光源光谱范围宽，成像时样品上每个光点都会受到色差影响，受到由照射光引起的散射和衍射的干扰，影响成像质量。激光扫描共聚焦显微镜在荧光显微镜基础上配置了激光光源、扫描装置、共扼聚焦装置的检测系统，在结构上采用双针孔装置，其成像原理如图10-33所示，激光光源发出单色性极好的平行光，基本上避免了色差的发生，激光通过聚光镜 L_1 聚焦后在焦平

图10-33 激光扫描共聚焦显微镜原理

面上 O 点所示的针孔处形成点光源，发出的光经物镜 L_2 在物镜焦平面上对样品进行逐点扫描，样品上每个反射的光再经物镜折射到像焦平面上 O' 点探测针孔处成像，图中虚线所示的是同焦平面上非测量光点形成的杂散荧光和样品上的不同焦平面发来的干扰荧光，它们被抑制了，不能通过探测针孔。因为光学系统物像共轭，只有物镜焦平面上的点经针孔空间滤波才能形成光点图像，扫描后可得到信噪比极高的光学横断面。激光扫描共聚焦显微镜可无损伤地对样品作不同深度的层扫描和荧光强度测量，得到的不同焦平面的光学切片经三维重建后就可以做出被测样品的三维立体结构，这种功能被形象地称为"显微CT"。

（七）电子显微镜

电子显微镜(electron microscope)是用波长很短的电子射线代替可见光做成的显微镜，简称电镜。由式（10-24）可知，光学显微镜的分辨本领由于受到所用光波为可见光的波长限制，最大为2 μm，放大倍数也因此受到一定的制约，一般不超过2000倍。所以，人们希望用波长比可见光的波长短得多的电子射线来代替光波，设计出分辨本领更高、放大倍数更大的电子显微镜。

根据德布罗意理论，微观粒子具有波动性，其波长 λ 与粒子质量 m，粒子运动速度 v 之间的关系为

$$\lambda = h / mv \qquad (10\text{-}25)$$

显然，为了使电子射线的波长很短，必须使电子具有很大的速度，为此使用100 kV以上的加速电压。由上式可知，当电子通过100 kV的加速电压时，其物质波长为0.0039 nm，这一波长仅为可见光波长的十万分之一。若用这种电子射线做光源，就可以大大提高显微镜的分辨本领。目前我国制成的电子显微镜的放大倍数可达80万～100万倍，可分辨的最小距离可达0.144 nm。

在电镜中用来实现对电子束进行折射和聚焦作用的是电磁透镜，分为静电透镜和电磁透镜。静电透镜是利用静电场对电荷的作用力使电子射线会聚或发散；电磁透镜是利用磁场对运动电子的洛伦兹力使电子会聚或发散。电子透镜对电子射线的作用与光学透镜对光线的作用结果是相同的。

常用的电子显微镜有两种，一种是透射式电子显微镜，主要用来观察标本内部的结构，另一种是扫描式电子显微镜，主要用来显示标本的表面微观形貌。

（1）透射式电子显微镜。透射式电子显微镜（transmission electron microscope，TEM）的结构

与光学显微镜很相似，也有会聚透镜、物镜和目镜，如图 10-34 所示。它的光源是电子枪，电子经高压加速，成为高速电子射线。电子透镜对电子射线的作用与光学透镜对光线的作用相同。在用电子显微镜观察标本时，利用的是标本对电子射线的散射作用，即标本使电子改变运动方向，标本中密度愈大或愈厚的部分，电子散射愈甚，被散射的电子不能透过光阑，在最后像上相应部分就愈暗；反之，最后成像这部分就强。因此，对于不同密度、不同厚度的物质，在荧光屏上形成明暗程度不同的黑白影像。JEM-2010（HR）型透射电子显微镜，其最高加速电压为 200 kV；点分辨率为 0.23 nm；晶格分辨率为 0.14 nm；最大放大倍数达 150 万倍。

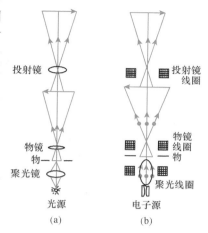

图 10-34 光学显微镜（a）和透射式电子显微镜（b）的对照图

（2）扫描式电子显微镜（scanning electron microscope, SEM）是利用二次电子信号成像观察样品的表面形态，对成像做出贡献的不是直接穿透和散射的电子，而是背射散射电子和二次发射电子。由电子枪产生的电子受阳极高压加速，再经透镜聚焦成一很细的电子束，称为电子探针，电子探针发出的电子打在样品表面上，会使样品表面原子的外层电子脱离原子，发射出来成为"二次电子"。二次电子的发射率取决于电子束流的能流密度、样品的原子序数以及入射角。对于给定的电子束流和材料均一的样品表面，二次发射率就主要随入射角的变化而变化了。电子束是平行入射的，如果样品的表面凹凸不平，表面法线方向各处不同，电子束会具有不同的入射角因而被测点具有不同的二次电子发射率。用高亮度的极小束斑逐点逐行地对表面进行扫描，并用探测器测定二次电子的发射率，经过能量转换和信息处理，在显示器上形成二维像素组成的可视图像，就能反映出样品表面的形貌特征（图 10-35）。

JSM-6330F 型场发射扫描电子显微镜，可以分辨的细节达 1.5 nm（15kV）～ 5 nm（5 kV）。

电子显微镜可以研究光学显微镜下所不能分辨的微小细节，迅速确定生物分子及脱氧核糖核酸（DNA）的详细结构，也可以看到病毒和细菌的内部结构等，对医学、生物学及现代科学技术的发展起着重要作用，使基础医学研究从细胞水平进入到分子水平。因此电子显微镜已成为医学基础研究不可缺少的有力工具。

案例 10-10

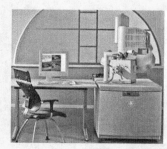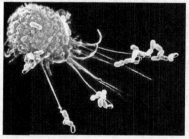

图 10-35 扫描式电子显微镜及扫描式电子显微镜下观察到的巨噬细胞

问题：

1. 扫描式电子显微镜的工作原理是什么？

2. 扫描式电子显微镜所拍摄的细胞为什么有强烈的立体感？

3. 扫描式电子显微镜所拍摄细胞的颜色是真实的吗？

第五节　内　镜

一、全　反　射

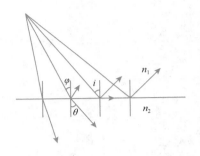

图 10-36　光在平面上的反射和折射

当光线传播到两种均匀介质分界面上时，必然会伴随光线的反射和折射，且随着光线入射角的增大，反射光线的强度逐渐增强，而折射光线的强度则逐渐减弱。如图 10-36 所示，设光线由光密介质进入光疏介质，即 $n_1 > n_2$，根据折射定律知折射角 θ 大于入射角 φ，而且当入射角 φ 增大时，相应的折射角 θ 也增大，同时，反射光线的强度随之增大，而折射光线的强度逐渐减小。当入射角增大到某一角度 i 时，折射光线沿分界面掠射出，即折射角 $\theta = 90°$。如果入射角 $\varphi > i$，折射光线不再存在，入射光线全部反射回原介质中。此现象即称为全反射（total reflection）。折射角 $\theta = 90°$ 时所对应的入射角 i 称为临界角（critical angle），它可由下式求出

$$n_1 \sin i = n_2 \sin 90°$$
$$i = \arcsin\left(\frac{n_2}{n_1}\right) \tag{10-26}$$

由此得知，产生全反射现象必须满足两个条件：第一，入射光线必须由光密介质射向光疏介质，即 $n_1 > n_2$；第二，入射角必须大于临界角，即 $\varphi > i$。

二、光　导　纤　维

光导纤维（optical fiber）简称光纤，是由透明度很好的玻璃或塑料抽拉成半径不超过 10 μm 的细丝，并将低折射率的外层材料包在高折射率的内层纤维芯线上，使两层之间形成良好的光学界面。

如图 10-37 所示，光线由折射率为 n_0 的介质中以入射角 φ 射入光纤芯内，折射角 θ 又以入射角 i 投射到光纤的侧壁，光纤覆盖层的折射率 n_2 小于光纤芯的折射率 n_1，当 i 为临界角时，光线在光纤的侧壁发生全反射。根据折射定律有 $n_1 \sin i = n_2$，当玻璃纤维的弯曲不大时有 $\theta + i = \pi/2$，所以

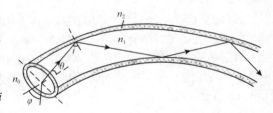

图 10-37　光学纤维导光原理

$$n_1 \cos \theta = n_2$$

由于光线是由折射率为 n_0 的介质中以入射角 φ 射入光纤芯内，根据折射定律

$$n_0 \sin \varphi = n_1 \sin \theta$$

由上两式可得

$$n_0 \sin \varphi = \sqrt{n_1^2 - n_2^2} \tag{10-27}$$

式中，$n_0 \sin \varphi$ 称为光纤的数值孔径；φ 为光束沿光纤传播不外泄的条件下射向端面的最大临界角。

若将多根光学纤维有规则地排列在一起，使每根纤维都有良好的光学绝缘，能独立传光，并使纤维束各根纤维在两端的排列顺序完全相同，就构成了能传递图像的传像束，如图 10-38 所示，传像束中每根光纤分别传递图像的一个像元，整个图像就被这些光纤分解后传送到另一端面。

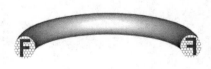

图 10-38　光纤导像示意图

三、医用内镜

在医学上，用柔软可弯且具有一定机械强度的光导纤维束传像和导光的内窥镜称为纤维内镜（fiber scope），或称医用内镜。用它可直接观察内脏器官腔壁的病况。现以胃镜为例，介绍其基本结构，如图 10-39 所示。先端部为最先插入体腔的部分。其上设有导光窗口、观察窗口、吸引口、送气送水喷出孔；导像管内有导像束、送气送水管道、吸引管等；操作部是控制和观察中心，上面装有上下和左右调节钮，送气送水按钮，吸引按钮，活栓钳抬起调节钮以及目镜及照相、摄像系统；导光管内装有导光束和各种电缆，结构与蛇形管相似；导光管接头与冷光源连接，一般还装有水瓶连接嘴、光束罩及吸引嘴。除以上部分外，纤维内镜还备有多种配件，如冷光源、液体容量器、活检钳、细胞刷、照相机、教学镜等。

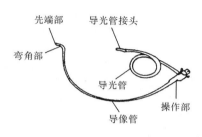

图 10-39 纤维胃镜

临床应用时，外部的高强度冷光源所发出的光通过导光束传至内镜的先端部，光线经导光窗射出，照亮体腔内欲观察的部位，被观察的图像通过观察窗棱镜调整入射方向，由物镜成像在传像束的端面上，然后经蛇形管中的传像束传至目镜，供医生观看。

由于纤维内镜的纤维束细软易弯曲，能够方便、安全地插入人体的复杂腔体，病人的痛苦小；检查的盲点少；能获得清晰的图像；因采用的是冷光源，从而避免了对黏膜的灼伤；如需取活检，则可利用活检装置在直视下进行钳取；如配上教学镜，可供几人同时观看；可用照相机拍照，还可用电视摄像装置进行观察和记录。

纤维内镜的种类很多，常用的有胃镜、食道镜、十二指肠镜、子宫镜、膀胱镜等。新纤维内镜也不断出现，如胆道纤镜、关节纤镜、血管心脏纤镜等，已广泛地应用于消化道、呼吸道、泌尿生殖道、胸腔、腹腔、耳鼻咽喉腔、关节腔甚至脑室等部位疾病的诊断。

目前，内镜的功能已从单一的诊断功能发展成集诊断、治疗、功能检查等多种功能为一身的能力。而调频电、激光、微波等技术的引入以及材料科学的配合，使内镜治疗在临床上得到了广泛的开展，并显示出很大的优越性。在微创外科领域中，内镜不仅可以用于腹腔或盆腔手术，而且在心胸外科、妇产科、小儿科、泌尿外科等领域均得到了广泛的应用。

习 题 十

10-1 一个透明的介质球半径为 R，位于空气中。若以平行光入射，当介质的折射率为何值时，会聚点恰好落在球的后表面上？

10-2 某种液体（$n_1 = 1.3$）和玻璃（$n_2 = 1.5$）的分界面是球面。在液体中有一物体放在球面的轴线上离球面 40 cm 处，它在球面前 32 cm 处成一虚像。求球面的曲率半径，并指出哪一种媒质处于球面的凸侧。

10-3 眼的角膜可看作是曲率半径为 7.8 mm 的单球面，其后是 $n = 4/3$ 的屈光介质，如果瞳孔看起来像在角膜后 3.6 mm 处，试求瞳孔在眼中的实际位置。

10-4 折射率为 1.5 的平凸透镜，在空气中的焦距为 50 cm。求凸面的曲率半径。

10-5 某透镜用 $n = 1.50$ 的玻璃制成，它在空气中的焦距为 10.0 cm，在水中的焦距为多少（水的折射率为 4/3）？

10-6 一个焦距为 15 cm 的凸透镜与一个焦距为 10 cm 的凹透镜相隔 5 cm。物体发出的光线先通过凸透镜，再通过凹透镜，最后成像于凸透镜前 15 cm 处。问该物体位于凸透镜前多远？

10-7 使焦距为 20 cm 的凸透镜与焦距为 40 cm 的凹透镜密接，求密接后的焦度。

10-8 眼科医生对甲配 +2.0 m^{-1} 的眼镜，对乙配 −4.0 m^{-1} 的眼镜。问谁是近视，谁是远视？近视眼的远点和远视眼的近点距离各是多少？

10-9 一近视眼的远点在眼前 0.5 cm 处，欲使其能看清远方物体，问应配多少度的什么眼镜？

10-10　一远视眼的近点在眼前 0.5 m 处，欲使其能看清 0.25 m 处的物体，问应配多少度的什么眼镜?

10-11　一油浸显微镜恰可分辨每毫米 4000 条线的明暗相间的线组，已知照明光的波长为 435 nm，并假定任意相邻线条都是非相干的，求物镜的数值孔径。

10-12　显微镜的油浸镜头的孔径数为 1.5，用波长 250 nm 的紫外光源时，可分辨的最小距离为多少? 若改用波长为 546 nm 的光源呢，可分辨的最小距离为多少?

（李秀珍）

第十一章 光的波动性

教学要求

1. 掌握杨氏双缝干涉、薄膜干涉、夫琅禾费单缝衍射、光栅衍射的实验规律及条纹位置的分析、计算，马吕斯定律。

2. 熟悉光程、光程差的概念，自然光和偏振光，线偏振光的获得方法和检验方法。

3. 了解惠更斯－菲涅耳原理，双折射现象、旋光现象。

案例 11-1

波动光学以麦克斯韦电磁理论为基础，研究光在介质中的传播以及光与物质相互作用的规律，是光学的重要组成部分，内容包括光的干涉、光的衍射、光的偏振等。

可见光波的波长为 $3.9 \times 10^{-7} \sim 7.6 \times 10^{-7} \mathrm{m}$，大于一般的障碍物或孔隙的尺寸，因而通常都表现为光的直线传播。17 世纪，格里马第首先观察到光的衍射现象。胡克也观察到衍射现象，并且和玻意耳分别独立地研究了薄膜所产生的彩色干涉条纹。17 世纪下半叶，牛顿的棱镜分光实验以及牛顿环的发现，拉开了光的波动说与微粒说之争的帷幕。

惠更斯最早比较明确地提出了光的波动说。1801 年，英国医生、物理学家托马斯·杨演示了光的干涉现象并用干涉理论解释了"薄膜颜色"。1815 年，菲涅耳以杨氏干涉理论补充了惠更斯原理，形成了今天人们所熟知的惠更斯－菲涅耳原理。惠更斯－菲涅耳原理与菲涅耳半波带相结合，完美地解释了光的衍射现象。在杨氏的启发下，菲涅耳与阿拉果合作完成了一系列实验，于 1819 年提出了光是横波的假设，解释了马吕斯发现的光的偏振现象。光是横波的观点，使光的波动理论完成了它的最后形式。

问题：

什么是光的干涉？什么是光的衍射？它们之间有什么异同点？

分析：

干涉和衍射两者的本质都是波的相干叠加的结果，只是干涉是有限几束光的叠加，而衍射则是无穷多次波的相干叠加，前者是粗略叠加，后者是精细叠加。因而干涉和衍射的花样都是明暗相间的条纹，但其光强分布、间距不同。根据惠更斯－菲涅耳原理可得出，光的直线传播是衍射现象的近似。

第一节 光 的 干 涉

两列频率相同、振动方向相同的波在空间相遇，若相遇点的相位差在观察时间内恒定，则在相交的区域内有些地方振动互相加强，有些地方振动互相减弱，表现出波的干涉（interference）现象。干涉现象是波动的重要特征之一。

一、相干光源光程

（一）相干光源

案例 11-2

机械波的干涉现象容易观察到，因为其相干条件易于满足，只要波源的频率相同、振动方向相同、在观察时间内连续即可。光波在相遇空间的叠加与机械波的叠加完全一样，但即使两个光源的大小、形状、强度都相同，通常情况下依然很难观察到光的干涉现象。

问题：

1. 相干条件中：两个相干波源的振动方向相同，是指两个相干波源在同一振动平面内振动方向相同或相反吗？

2. 实验室内两个相同的灯泡照明、两个相同单色光源（如钠光灯）相叠加，同样观察不到明暗条纹稳定分布的干涉现象，为什么？

3. 怎样才能获得相干光源？

两列波相遇产生干涉现象，参与叠加的两列波必须满足相干条件（coherent condition）：频率相同、振动方向相同、有固定的相位差。这些条件对机械波来说容易满足，但是对于普通光源来说却很难满足，这是物质发光的特殊机制造成的。普通光源的发光是大量原子（或分子）在能级间进行的随机自发辐射的过程。光源中的原子（或分子）吸收外界能量而处于激发态，激发态的原子不稳定，会自发地跃迁到低激发态或者基态，将能量以电磁波的形式辐射出来。单个原子的电磁辐射是间歇的，每次发光的持续时间极短，约 10^{-8} s。一个原子一次辐射出一个长度有限、频率一定、振动方向一定的光波波列（wave train），如图 11-1 所示。

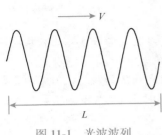

图 11-1　光波波列

光源发出的光波是由大量原子辐射出的一段有限长度的波列组成。一般情况，各个原子的电磁辐射是彼此独立的、随机的、间歇进行的，每个原子辐射的不同波列，以及不同原子辐射的各个波列，彼此之间在振动方向和相位上没有任何联系，完全是随机的。实际光源所发射的光波是在观察时间内所有原子辐射的波列的总和，光的振动在所有可能方向上的概率相等，即所谓的自然光。两列自然光在空间叠加时，由于相位差随时间变化，相遇点的光强亦随时间迅速变化，观察到的只是一段时间内的平均值。

要观察到光的干涉现象，必须设法使参与叠加的光波满足相干条件。由普通光源获得相干光，基本思路是：从同一光源的同一点发出的光波中分出两束光，当这两束光经过不同的路径再次相遇时，就能实现光的干涉。因为参与叠加的两束光波来自光源中同一批原子的同一次发光，因此它们的频率相同，振动方向相同，且在相遇点的相位差恒定不变，所以这两束光波满足相干条件，在相遇区域内可以观察到干涉现象。

实验室中一般采用波振面分割法和振幅分割法两种方法获得相干光波。

（1）波振面分割法。如图 11-2 所示，从光源 S 发出的单色光波，波阵面同时到达平行狭缝 S_1 和 S_2 处。由惠更斯原理，S_1、S_2 是同一波阵面上的两个子波源，所发出的次级光波的振幅、频率、振动方向以及相位完全相同，所以是相干光源，当它们发出的次波在空间相遇时，就会产生干涉现象。

（2）振幅分割法。如图 11-3 所示，单色光入射到介质薄膜上，a 和 b 两条光线是同一条光线 S 经薄膜的上、下表面反射得到的，因此是相干光。透射光线 c、d 同样是相干光。

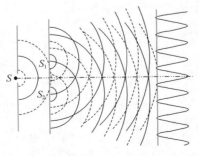

图 11-2　波振面分割法

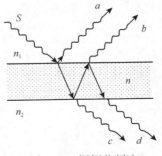

图 11-3　振幅分割法

（二）光程

案例 11-3

　　相位差的计算对于波动光学中的定量分析尤为重要。为了方便地比较、计算光经过不同介质时所引起的相位差，引入光程和光程差的概念。

问题：

　　1. 什么是光程和光程差？

　　2. 如何利用光程差来计算相位差？

　　相干光源 S_1、S_2 发出的频率相同、振动方向相同的两列光波在空间相遇，如图 11-4 所示。由波的干涉理论（参见第二章第五节），S_1、S_2 到达 P 点时的相位差为

$$\Delta\varphi = (\varphi_2 - \varphi_1) + \frac{2\pi}{\lambda}(r_1 - r_2) \tag{11-1}$$

由波的干涉理论

$$\Delta\varphi = \pm 2k\pi, \qquad k = 0, 1, 2, \cdots, \qquad 干涉加强 \tag{11-2}$$

$$\Delta\varphi = \pm(2k-1)\pi, \qquad k = 1, 2, \cdots, \qquad 干涉减弱（或相消） \tag{11-3}$$

可见，相位差的计算在讨论光的干涉现象时非常重要，为了方便地比较和计算光经过不同介质时引起的相位差，我们引入光程的概念。

　　频率为 ν 的单色光，在真空中的传播速度为 c，在真空中的波长 $\lambda = \dfrac{c}{\nu}$。当它在折射率为 n 的介质中传播时，传播速度 $v = \dfrac{c}{n}$，那么光在介质中的波长

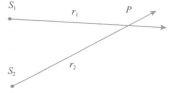

图 11-4　光波的叠加

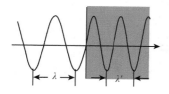

图 11-5　光在真空中和介质中的波长

$$\lambda' = \frac{v}{\nu} = \frac{c}{n}\frac{1}{\nu} = \frac{\lambda}{n}$$

这说明一定频率的光在折射率为 n 的介质中传播时，其波长为真空中波长的 $\dfrac{1}{n}$（图 11-5）。

　　波传播一个波长的距离，相位变化为 2π，若光波在介质中传播的几何路程为 r，则相位变化为

$$\Delta\varphi = 2\pi\frac{r}{\lambda'} = 2\pi\frac{nr}{\lambda} \tag{11-4}$$

上式表明，光波在介质中传播时，其相位的变化不仅与光波传播的几何路程 r 及光在真空中的波长 λ 有关，而且还与介质的折射率 n 有关。如果对于任意介质，都采用真空中的波长 λ 来计算相位的变化，那么就需要用介质中的几何路程 r 去乘以折射率 n。换言之，单色光在折射率为 n 的介质中通过几何路程 r，相当于在真空中通过 nr 的几何路程。我们把折射率 n 与几何路程 r 的乘积 nr 定义为光程（optical path）。显然，决定光波相位变化的不是几何路程之差，而是光程之差，即光程差（optical path difference）。引入光程和光程差的概念以后，就可以方便地比较和计算出光经过不同介质时所引起的相位变化，并把单色光在不同介质中传播的光程统一折算成光在真空中的传播路程。

　　结合式（11-2）、式（11-3）和式（11-4）得

$$\Delta\varphi = \pm 2k\pi 时，\delta = \pm k\lambda, \qquad k = 0, 1, 2, \cdots, 干涉加强 \tag{11-5}$$

$$\Delta\varphi = \pm(2k-1)\pi 时，\delta = \pm(2k-1)\frac{\lambda}{2}, \qquad k = 1, 2, 3, \cdots, 干涉减弱 \tag{11-6}$$

　　在图 11-6 中，从光源 S_1 和 S_2 发出的两束同相位的相干光波在 P 点相遇，其中一束光波经过空气，而另一束光波还要经过厚度为 x、折射率为 n 的介质。虽然两束光波的几何路程都是 r，但两者光程

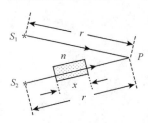

却不同。光由 S_1 到 P 点的光程就是几何路程 r，而由 S_2 到 P 点的光程却是 $r-x+nx$，二者的光程差

$$\delta = (n-1)x$$

在光学中常常用到透镜，尽管经过透镜不同部位的光线，物像间的几何路程并不相等，但可以证明各光线的光程是相等的，这就是薄透镜物点和像点之间的等光程性，所以使用透镜不会引起附加的光程差。

图 11-6　光程和光程差

微课 11-2

二、杨氏双缝干涉

案例 11-4

1801 年，英国医生、物理学家托马斯•杨利用单色光成功地完成了著名的杨氏双缝干涉实验，在屏幕上获得了等距离的明暗相间的条纹。通过该实验，杨氏首次确定了光的波动性并且精确地测出了光的波长。

问题：

1. 杨氏实验中获得的明、暗条纹的分布有何特点？
2. 如何通过杨氏实验测定光波波长？
3. 如果是普通光源，杨氏双缝干涉实验会有什么样的结果？

杨氏双缝干涉实验装置如图 11-7 所示。用单色光照射单狭缝 S 作为线光源，狭缝长度与纸面垂直，S_1、S_2 为遮光屏上的平行双缝，其长度方向与 S 平行，且 S 到 S_1、S_2 的距离相等。双缝 S_1、S_2 之间的距离为 d，遮光屏到像屏的距离为 L（$L \gg d$）。由 S_1、S_2 发出的相干光波到达像屏，形成明暗相间的干涉条纹（interference fringe）。

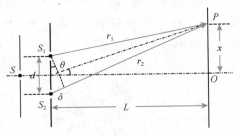

图 11-7　杨氏双缝干涉实验装置

设 S_1、S_2 到像屏上任意一点 P 的距离分别为 r_1 和 r_2，两光波到达 P 点时光程差为

$$\delta = r_2 - r_1 \approx d\sin\theta \tag{11-7}$$

由图可知，O 点为 0 级明条纹（中央明条纹）的位置，设 P 点到 O 点的距离为 x，在通常的观测条件下 θ 很小，则

$$\sin\theta \approx \tan\theta = \frac{x}{L}$$

所以

$$\delta = r_2 - r_1 \approx d\sin\theta \approx d\tan\theta = d\frac{x}{L}$$

那么

$$x = \frac{L}{d}\delta$$

当 $\delta = \pm k\lambda$ 时，

$$x = \pm k\lambda\frac{L}{d}, \quad k=0,\ 1,\ 2,\ \cdots,\ \text{明条纹位置} \tag{11-8}$$

与 k 相应的明条纹称 0 级，1 级，2 级，…，明条纹；

当 $\delta = \pm(2k-1)\frac{\lambda}{2}$ 时，

$$x = \pm(2k-1)\frac{\lambda}{2}\cdot\frac{L}{d}, \quad k=1,\ 2,\ 3,\ \cdots,\ \text{暗条纹位置} \tag{11-9}$$

与 k 相应的暗条纹称 1 级，2 级，3 级，…，暗条纹。

式中的正负号表示条纹在中央明条纹两侧对称分布。

笔记栏

相邻两明条纹（或暗条纹）之间的距离为

$$\Delta x = x_{k+1} - x_k = \frac{L}{d}\lambda \qquad (11\text{-}10)$$

Δx 与 k 无关，与 λ 成正比，与 λd 成反比。

（1）条纹是等宽、等间距的。

（2）由于光波的波长 λ 很小，两缝间的距离 d 必须足够小，从两缝到像屏的距离 L 必须足够大，才能使条纹间隔 Δx 大到可以用眼睛分辨清楚。

（3）对于已知 d 和 L 的杨氏实验装置，可以通过测量干涉条纹宽度 Δx 来测定光波的波长 λ。

（4）波长越长的光波，其干涉条纹间的距离越大。若采用白光作光源，除中央明条纹为白色外，其余各级明条纹都是按波长大小排列的彩色条带，稍高级次亮条纹可能发生重叠。

例 11-1 杨氏双缝干涉实验中，双缝间距为 0.4 mm，光源波长为 600 nm，问：

（1）要使屏幕上干涉条纹间距为 3.0 mm，屏幕应该距离双缝多远？

（2）若用折射率为 $n = 1.5$、厚度为 6.0 μm 的薄玻璃片遮盖狭缝 S_1，屏幕上的干涉条纹会发生怎样的变化？

解 （1）干涉条纹间距为 $\Delta x = \dfrac{L}{d}\lambda$，则屏幕与双缝的距离为

$$L = \frac{d\Delta x}{\lambda} = \frac{0.40\times10^{-3}\times3.0\times10^{-3}}{600\times10^{-9}} = 2\,(\text{m})$$

（2）S_1 被玻璃片遮盖后，中央亮条纹上移至 O' 处，如图 11-8 所示。

设薄玻璃片的厚度为 e，S_1、S_2 到 P 的光程分别为 $r_1 - e + ne$ 和 r_2，光程差

$$\delta = r_2 - (r_1 - e + ne) = (r_2 - r_1) - (n-1)e$$

$$r_2 - r_1 \approx d\sin\theta \approx d\tan\theta = d\frac{x}{L}$$

所以

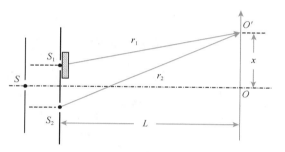

图 11-8 例 11-1 示意

$$\delta = \frac{d}{L}x - e(n-1)$$

若 O' 点为中央亮条纹，则

$$\delta = \frac{d}{L}x - (n-1)e = 0$$

那么

$$x = \frac{n-1}{d}eL = \frac{(1.5-1)\times6.0\times10^{-6}\times2}{0.40\times10^{-3}} = 15\times10^{-3}\,(\text{m})$$

可见，屏幕上的干涉条纹整体向上平移了 15 mm。

三、劳埃德镜

劳埃德于 1834 年提出了一种更为简单的干涉装置——劳埃德镜（Lloyd's mirror），如图

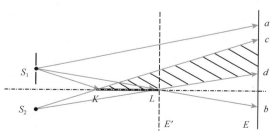

图 11-9 劳埃德镜

11-9 所示。KL 是一块下表面涂黑的平玻璃片或金属平板，从线光源 S_1 发出的光线，一部分直接照射到屏幕上（ab 部分），另一部分以掠入射角（接近 90° 的入射角）射向 KL，然后反射到屏幕上（cd 部分）。反射光的反向延长线相交于 S_2，S_2 是 S_1 在平面镜 KL 中的虚像，即 S_2 为反射光束的虚光源，虚光源 S_2 与实光源 S_1 构成一对相干光源。图中斜线部分为两相干光束的叠加区域，即相干区域。在屏幕上的相干区域 cd 中可以看到

明、暗相间的干涉条纹。

劳埃德镜实验揭示了"半波损失"这一重要事实。当把屏幕 E 左移到平面镜边缘相接触时，发现屏幕 E′ 上的 L 处出现暗条纹，而 S_1 与 S_2 到该位置的光程相等，L 处应出现明条纹。其他的条纹也如此，即按光程差计算应该出现明条纹的位置实际观察到的是暗条纹；而应该出现暗条纹的位置实际观察到的却是明条纹。这说明直接照射到屏幕上的光波和从镜面反射到屏幕上的光波，二者之间必有其一发生了"π"的相位变化。由于直接照射到屏幕上的光波不会有这种变化，所以可以肯定，是反射光存在"π"的相位变化。这一变化等效于反射光的光程在反射过程中增加或损失了半个波长，此现象称为半波损失（half-wave loss）。实验表明，当光波从光疏介质入射到光密介质而被反射时，都会产生半波损失，故在计算光程时，要特别注意将其考虑在内。

四、薄 膜 干 涉

案例 11-5

阳光下蝴蝶翅膀上闪动的美丽花纹，肥皂泡上呈现出的变化多端的彩色图样，车窗贴膜后的半透光性等，这些现象的产生都是缘于光的薄膜干涉。

问题：

1. 薄膜干涉现象产生的原因是什么？

2. 干涉加强和减弱的条件是什么？

薄膜是指透明介质形成的厚度很薄的一层介质膜，如肥皂液膜、水面上的油膜、透镜表面所镀的膜层等。当光线照射到薄膜表面时，会呈现出美丽的彩色条纹，这就是薄膜干涉（film interference）。薄膜干涉是一种最常见的分振幅干涉。

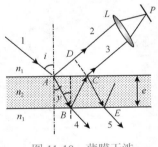

图 11-10　薄膜干涉

如图 11-10 所示，表面互相平行的平面透明薄膜置于折射率为 n_1 的介质中，薄膜的厚度为 e、折射率为 n_2（假设 $n_2 > n_1$）。单色光源发出的光线 1 以入射角 i 入射到薄膜的上表面，在 A 点被分成反射光 2 和折射光 AB。AB 经薄膜下表面的 B 点反射后的光线 BC 在薄膜上表面的 C 点折射出薄膜，即光线 3。光线 2 和光线 3 经透镜 L 会聚于像屏。由于光线 2、光线 3 来自同一光源，因此是相干光，在相遇空间会产生干涉，P 点的干涉情况取决于光线 2 和光线 3 到达 P 点时的光程差。

显然，光程差是由 $\overline{AD}$ 和 $\overline{ABC}$ 两段路程引起的（透镜不产生附加的光程），即

$$\delta = n_2\left(\overline{AB} + \overline{BC}\right) - \left(n_1 \overline{AD} - \frac{\lambda}{2}\right)$$

式中，$\frac{\lambda}{2}$ 是光线 1 从光疏介质 n_1 入射到光密介质 n_2，在 A 点发生反射时产生的半波损失。由图中的几何关系可知

$$\overline{AB} = \overline{BC} = \frac{e}{\cos\gamma}$$

$$\overline{AD} = \overline{AC}\sin i = 2e\tan\gamma \cdot \sin i$$

则

$$\delta = \frac{2n_2 e}{\cos\gamma} - 2n_1 e\tan\gamma \cdot \sin i + \frac{\lambda}{2}$$

根据折射定律

$$n_1 \sin i = n_2 \sin\gamma$$

可得光程差

$$\delta = 2e\sqrt{n_2^2 - n_1^2 \sin^2 i} + \frac{\lambda}{2} \qquad (11\text{-}11)$$

（一）等倾干涉

厚度 e 均匀的薄膜，光程差 δ 由薄膜表面的入射角 i 决定。具有相同倾角的入射光，经薄膜两个表面反射到达相遇点的光程差相同，对应同一级干涉条纹，所以把这种干涉称为等倾干涉（equal inclination interference）。

实际应用中，通常使光线垂直入射膜面，即 $i=0$。

$$\delta = 2n_2e + \frac{\lambda}{2} \tag{11-12}$$

产生明、暗干涉条纹的条件为

$$\delta = 2n_2e + \frac{\lambda}{2} = k\lambda，\quad k = 1，2，3，\cdots，\text{明条纹条件} \tag{11-13}$$

$$\delta = 2n_2e + \frac{\lambda}{2} = (2k+1)\frac{\lambda}{2}，\quad k = 1，2，3，\cdots，\text{暗条纹条件} \tag{11-14}$$

应该注意的是，光程差中是否附加半波损失 $\frac{\lambda}{2}$，应根据具体情况确定。比如在薄膜的另一侧，透射光线 4 和 5 也产生干涉，但光线在 B 点和 C 点的反射均是由光密介质射向光疏介质，不存在半波损失，所以透射光线 4 与 5 的光程差为

$$\delta = 2e\sqrt{n_2^2 - n_1^2\sin^2 i}$$

透射光的光程差与反射光的光程差之间相差 $\frac{\lambda}{2}$，因而它们的干涉条纹明、暗恰好相反，形成互补，这从能量守恒的角度来看，也是很自然的结果。

在图 11-10 中，若 $n_1 > n_2$，请同学们自己分析一下半波损失问题。

案例 11-6

普通玻璃的反射系数约为 4%，一个透镜有前、后两个反射面，当光学仪器由多个透镜组成时，由于反射将会产生很高的能量损失。例如，高级照相机的镜头由六七个透镜组成，反射损失的光能约占入射光能的 50%，同时反射的杂散光还会影响成像的质量。解决问题的办法是在镜面上镀一层适当厚度的透明薄膜——增透膜，使反射光强减少，增强透射光强。

有些光学器件需要减小其透射率，以增加反射光的强度。如氦氖激光器中的谐振腔反射镜，要求对波长 $\lambda = 632.8\text{nm}$ 的单色光的反射率达 99% 以上。如果镀适当厚度的透明薄膜——高反射膜，可使反射光增强而透射光减弱。

问题：

增透膜和高反射膜的设计原理是什么？

例 11-2　照相机的镜头常镀上一层透明薄膜，使更多的光进入透镜，常用的镀膜物质是氟化镁 MgF_2，它的折射率 $n_2 = 1.38$，如图 11-11 所示。为了使可见光谱中 $\lambda = 550\text{nm}$ 的光有最小反射，求膜的最小厚度。

解　要想使玻璃镜头对入射光的反射最大限度地减小，应使 MgF_2 膜层的上、下两个表面反射的光干涉相消。假设光线垂直入射，根据光线在不同介质界面反射产生半波损失的规律，在膜层的上表面反射时有半波损失（$n_2 > n_1$），在膜层的下表面反射时也有半波损失（$n_3 > n_2$），结果两束反射光之间的光程差为 $\delta = 2n_2e$。若反射光干涉相消，则

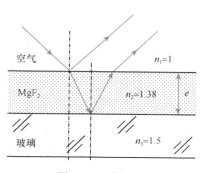

图 11-11　例 11-2

$$\delta = 2n_2e = (2k+1)\frac{\lambda}{2}，$$

所以

$$e = \frac{2k+1}{4n_2}\lambda$$

按题意要求，当 $k = 0$ 时，膜的厚度最小。

$$e_{min} = \frac{\lambda}{4n_2} = \frac{550}{4 \times 1.38} = 99.6(nm)$$

（二）等厚干涉

如果薄膜的厚度不均匀，同时光源离薄膜较远，入射角 i 可认为不变，则上、下两表面反射光的光程差只决定于薄膜的厚度，薄膜厚度相同的地方两表面的反射光在相遇点处的光程差相同，必定处在同一级条纹上，所以把这种干涉称为等厚干涉（equal thickness interference）。劈尖干涉和牛顿环就是典型的等厚干涉。

1. 劈尖干涉

劈尖：楔形介质薄片或膜，它的两个表面都是平面，其间有很小的夹角 θ，如图 11-12（a）所示，两表面的交线称为劈尖的棱边。

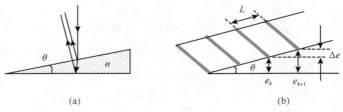

图 11-12　劈尖干涉

平行单色光垂直入射到劈面上，从劈尖上、下表面反射的光，在劈尖的上表面附近相遇而发生干涉，就会看到干涉条纹。如果入射点处劈尖的厚度为 e，劈尖介质的折射率为 n，两束反射光的光程差为

$$\delta = 2ne + \frac{\lambda}{2}$$

由于各处劈尖厚度 e 不同，所以光程差也不同，出现明暗条纹的条件为

$$\delta = 2ne + \frac{\lambda}{2} = k\lambda, \quad k = 1, 2, 3, \cdots, 明条纹$$

$$\delta = 2ne + \frac{\lambda}{2} = (2k+1)\frac{\lambda}{2}, \quad k = 0, 1, 2, \cdots, 暗条纹$$

上式表明每一条明纹或暗纹都与一定的劈尖厚度相对应，由于劈尖的等厚线是一些平行棱边的直线，所以干涉条纹是一些与棱边平行的、明暗相间的直条纹，在棱边处形成暗条纹，如图 11-12（b）所示。

相邻两暗条纹（或明条纹）对应的厚度差

$$\Delta e = e_{k+1} - e_k = \frac{\lambda}{2n} \tag{11-15}$$

相邻两暗条纹（或明条纹）在劈面上的距离 L 为

$$L = \frac{\Delta e}{\sin \theta} = \frac{\lambda}{2n \sin \theta} \tag{11-16}$$

通常 θ 很小，$\sin \theta \approx \theta$，

$$L = \frac{\lambda}{2n\theta} \tag{11-17}$$

可见，条纹是等间距的，且与 θ 角有关，θ 越大，条纹间距越小，条纹越密。

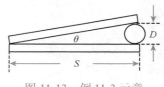

图 11-13　例 11-3 示意

例 11-3　为了测量一根金属细丝的直径，把金属细丝夹在两块平板玻璃之间，形成空气劈尖，如图 11-13 所示。单色光照射劈面，得到等厚干涉条纹，用读数显微镜测出干涉明条纹的间距，就可以计算出 D。已知单色光波长 $\lambda = 589.3 \, nm$，某次测量结果为：金属丝与劈尖顶点距离 $S = 28.880 \, mm$，第 1 条明条纹和第 31 条明条纹之间的距

离为 4.295 mm，求金属细丝的直径 D。

解 相邻两明条纹在劈面上的距离

$$L = \frac{4.295}{31-1} = 0.1432 \, (\text{mm})$$

θ 角很小，故可取

$$\sin\theta \approx \tan\theta \approx \frac{D}{S}$$

代入式 $L = \frac{\lambda}{2n\sin\theta}$，得到

$$D = \frac{\lambda S}{2nL}$$

代入数据得

$$D = 5.94 \times 10^{-5} \, (\text{m}) = 0.059 \, (\text{mm})$$

2. 牛顿环

在一块光学平板玻璃上放置一个曲率半径 R 很大的平凸透镜，二者之间形成一薄的空气层，如图 11-14 所示。当平行光垂直入射平凸透镜时，在空气层的上、下两表面发生反射，形成两束向上的相干光，这两束相干光在平凸透镜的凸表面处相遇而发生干涉。于是，在透镜的凸表面上可以观察到一组以接触点 O 为圆心的同心圆环，这样的干涉图样称牛顿环（Newton ring）。

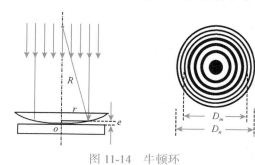

图 11-14 牛顿环

两束相干光的光程差为

$$\delta = 2ne + \frac{\lambda}{2}$$

式中，e 为空气层的厚度，n 为空气层的折射率，$\frac{\lambda}{2}$ 为半波损失。显然 δ 由厚度 e 决定，因而牛顿环也是等厚干涉，由于空气层的等厚线是以 O 为中心的同心圆，所以干涉条纹为明暗相间的同心圆环。

$$2ne + \frac{\lambda}{2} = k\lambda, \quad k = 1, 2, 3, \cdots, \text{明环} \tag{11-18}$$

$$2ne + \frac{\lambda}{2} = (2k+1)\frac{\lambda}{2}, \quad k = 0, 1, 2, \cdots, \text{暗环} \tag{11-19}$$

由图可知

$$r^2 = R^2 - (R-e)^2 = 2Re - e^2$$

由于 $R \gg e$，略去高次项 e^2 得

$$e = \frac{r^2}{2R}$$

代入式（11-18）和式（11-19）得

$$r = \sqrt{\frac{(2k-1)R\lambda}{2n}}, \quad k = 1, 2, 3, \cdots, \text{明环半径} \tag{11-20}$$

$$r = \sqrt{\frac{kR\lambda}{n}}, \quad k = 0, 1, 2, \cdots, \text{暗环半径} \tag{11-21}$$

由上式可知，条纹半径 r 与条纹级数 k 的平方根成正比，所以条纹间距是不均匀的，越往外（k 越大），条纹越密。

在实验室，常用牛顿环测量平凸透镜的曲率半径 R，在工业生产中常用牛顿环来检验透镜的质量。

第二节　光的衍射

案例 11-7

　　1818 年，法国科学院提出征文竞赛题目：①利用精确的实验确定光线的衍射效应；②根据实验用数学归纳法推出光通过物体附近时的运动情况。在阿拉果的鼓励和支持下，菲涅耳向评判委员提交了论文。文中他以惠更斯 – 菲涅耳原理为基础讨论了几种情况的衍射：衍射体为一个单缝、一个窄而不透光的物体和一个很长的直边。菲涅耳通过积分计算衍射体的几何阴影外任意一点的光强和几何阴影边缘以及阴影区的光强，各种不同的衍射情况通过积分的不同限制表示出来。他建立在波动理论基础上的严密的数学推理，推导出和实验非常一致的结果。然而，菲涅耳的波动理论却遭到了光的粒子论者的激烈反对，泊松根据菲涅耳的方程推导出一个关于圆盘衍射的奇怪结论：当把一个小圆盘放在光束中时，就会在小圆盘后面一定距离处的屏幕上出现一个亮斑，这是令人难以置信的，因此泊松认为这个计算结果足以证明光的波动说的荒谬。菲涅耳和阿拉果随即用实验检验了这个理论预言——影子中心的确出现了一个亮点。随后菲涅耳又用复杂的理论计算证明，只有当圆片的半径很小时，这个亮点才比较明显。菲涅耳荣获了这一届的科学奖，而后人却戏剧性地称这个亮点为"泊松亮斑"。

问题：

　　1. 惠更斯 – 菲涅耳原理的基本内容是什么？

　　2. 光的衍射有怎样的特点？

　　3. 衍射条纹的分布如何计算？

　　机械波（如声波、水波）在传播过程中，若遇到障碍物，会偏离直线传播而绕到障碍物的后面去，表现出机械波的衍射现象。衍射是波动的另一基本特征，电磁波同样不能例外。光是电磁波，但通常总是沿直线传播，遇到障碍物后会投射出障碍物清晰的影子。光的直线传播和电磁波的衍射之间似乎相互矛盾，其实不然，光也能发生衍射现象。当障碍物的线度与光波的波长在数量级上相近时，我们才能观察到明显的光的衍射（diffraction of light）现象。

一、惠更斯 – 菲涅耳原理

　　惠更斯原理可以定性地解释光的衍射现象，但不能定量地解释光的衍射图样中光强的分布。1815 年，法国科学家菲涅耳基于光的干涉原理，对惠更斯原理作了补充，形成了惠更斯 – 菲涅耳原理（Huygens-Fresnel principle）：波前上每一点都可以看作是发射子波的新波源，空间任一点的光振动就是传播到这一点的所有子波相干叠加的结果。

　　惠更斯 – 菲涅耳原理是波动光学的基本原理，为研究衍射奠定了基础。应用该原理原则上可以解决一般的衍射问题，但数学过程相当复杂。在后面的讨论中，我们将采用变通的简便方法进行近似处理。

二、光的衍射

　　观察衍射现象的装置一般由光源、衍射屏和像屏三部分组成，按照它们之间相互距离的不同，通常把衍射现象分为菲涅耳衍射（Fresnel diffraction）（近场衍射）和夫琅禾费衍射（Fraunhofer diffraction）（远场衍射）两大类。

　　衍射屏到光源和像屏的距离为有限远时发生的衍射，称为菲涅耳衍射，如图 11-15 所示。衍射屏到光源和像屏的距离均为无限远时发生的衍射，称为夫琅禾费衍射，如图 11-16 所示。

　　夫琅禾费衍射处理起来比较简单，实验室中用透镜将入射光变成平行光，在衍射屏后面再用透镜使平行光会聚于焦面，这样便可实现夫琅禾费衍射。

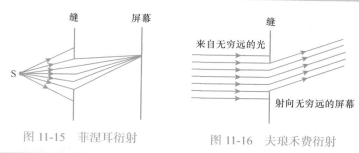

图 11-15 菲涅耳衍射　　　　　图 11-16 夫琅禾费衍射

（一）夫琅禾费单缝衍射

夫琅禾费单缝衍射的实验装置如图 11-17 所示。单色平行光垂直照射在狭缝上，狭缝宽度为 a。由惠更斯原理，AB 波面上各子波源将发出球面次波向各个方向传播。沿某一方向传播的光与衍射屏的法线之间的夹角 θ 称为衍射角。沿光轴方向传播的光线经透镜 L_2 会聚于像屏上的 O 点，各子波到达 O 点时相位相同（初相位相同、光程相同），叠加后互相加强，形成一条亮条纹（中央明条纹）。衍射角为 θ 的平行光线经 L_2 会聚于 P 点，该点是明是暗，由这束光线所满足的干涉条件决定。

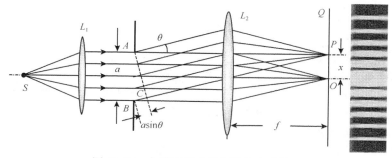

图 11-17 夫琅禾费单缝衍射的实验装置

下面用"菲涅耳半波带"法分析衍射条纹的分布。

衍射角为 θ 的这束光线中，狭缝边缘的两条光线 AP 和 BP 之间的光程差 BC 为最大

$$BC = a\sin\theta$$

显然，衍射角 θ 增大时 BC 随之增大。

用相距为半个波长、平行于 AC 的一系列平面把 BC 划分成若干个相等的部分，同时这些平面也把狭缝的波阵面 AB 分割成同样数量的、等宽的、并且与狭缝平行的窄带，这些窄带就叫作菲涅耳半波带（half wave zone）。其特点是：相邻的两个半波带上的对应点（如最上点、或是中点、或是最下点）发出的衍射角均为 θ 的光线，经透镜会聚于像屏上的某点时，其光程差为"半个波长"。衍射角 θ 不同，分割出的半波带的数目也不同，即半波带的数目取决于光程差。

如果对应于某一衍射角的一组平行光，其光程差 $BC = 2\times\dfrac{\lambda}{2}$，相应地，波阵面 AB 被分成两个半波带，如图 11-18（a）所示。由于从每个半波带上对应点发出的光线到达屏幕的光程差都是 $\dfrac{\lambda}{2}$，因此，两个半波带上的对应点在该方向上的光彼此相互抵消，结果在屏幕上的相应位置出现一条暗纹。

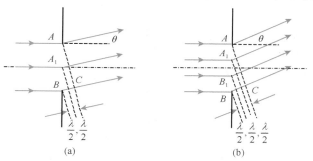

图 11-18 菲涅耳半波带

对应于另一衍射角的另一组平行光，如果其光程差 $BC = 3 \times \dfrac{\lambda}{2}$，则波阵面 AB 被分割为三个半波带，如图 11-18（b）所示。三个半波带中相邻两个半波带发出的光彼此相消，剩下一个半波带的光到达像屏上的相应点，形成一条明条纹。

概括地说，若 BC 等于 $\dfrac{\lambda}{2}$ 的偶数倍，波阵面可分为偶数个半波带，所有半波带成对地干涉相消，相应点为暗条纹中心。即

$$a\sin\theta = \pm 2k\dfrac{\lambda}{2} = \pm k\lambda，\quad k = 1，2，3，\cdots，\text{暗条纹中心} \qquad （11\text{-}22）$$

若 BC 等于 $\dfrac{\lambda}{2}$ 的奇数倍，波阵面被分为奇数个半波带，当半波带两两相消后，还剩余一个半波带，对应点为明条纹中心。即

$$a\sin\theta = \pm(2k+1)\dfrac{\lambda}{2}，\quad k = 1，2，3，\cdots，\text{明条纹中心} \qquad （11\text{-}23）$$

考虑到衍射角 θ 一般较小，$\sin\theta \approx \tan\theta$。由图 11-17 可知，屏上各级暗纹中心的坐标 $x = f\tan\theta$，结合式（11-22）得各级暗条纹中心的坐标

$$x = \pm k\dfrac{\lambda}{a}f，\quad k = 1，2，3，\cdots \qquad （11\text{-}24）$$

夫琅禾费单缝衍射具有以下特点：

（1）衍射图样是一组明暗相间、平行于狭缝的条纹。

（2）中央明条纹（$\theta = 0$）的光强最大，这是因为整个 AB 波面发出的子波，在 O 点处都加强。

（3）中央明条纹的宽度为其他明条纹宽度的两倍。

明条纹的宽度（即相邻两暗条纹间的距离）为

$$\Delta x = x_{k+1} - x_k = \dfrac{\lambda}{a}f \qquad （11\text{-}25）$$

中央亮条纹的宽度是第一级暗条纹到 O 点距离的两倍，即

$$\Delta x_0 = 2x_1 = 2\dfrac{\lambda}{a}f$$

中央亮条纹的中心最亮，其光强自中心向两侧连续递减，直到第一级暗条纹。常用第一暗条纹的衍射角 表示中央亮条纹的半角宽度，即

$$\theta = \arcsin\dfrac{\lambda}{a}$$

（4）明条纹宽度反比于狭缝宽度 a，狭缝越窄，条纹分布越宽，衍射现象越显著。当 $a \gg \lambda$ 时，Δx 趋于零，中央明条纹收缩为一条线，其他各级明条纹也收缩于中央明条纹附近而无法分辨，只能观察到一条亮线，表现为光沿直线传播。

（5）当缝宽 a 一定时，入射光波长 λ 越大，衍射角也越大。如果用白光照射，中央明条纹仍是白色的，而在其两侧将出现一系列由紫到红的彩色条纹。

例 11-4　平行单色光垂直入射到宽度为 0.4 mm 的狭缝上，狭缝后放置一焦距为 40 cm 的凸透镜。若在像屏上距中央明条纹的中心 1.1 mm 处的 P 点观察到一条暗纹，求：

（1）该暗条纹的级数；

（2）单色光的波长；

（3）在 P 点看来，单缝处的波面可分成几个半波带；

（4）中央极大的角宽度；

（5）第二级暗条纹中心的衍射角。

解　（1）产生暗条纹的条件：$a\sin\theta = k\lambda$，则

$$\sin\theta = k\dfrac{\lambda}{d}$$

由于 θ 很小，所以 $\sin\theta \approx \tan\theta = \dfrac{x}{f}$，则 $\dfrac{x}{f} = k\dfrac{\lambda}{a}$，有

$$k = \frac{ax}{f\lambda} = \frac{0.4 \times 10^{-3} \times 1.1 \times 10^{-3}}{40 \times 10^{-2} \lambda} = \frac{1.1 \times 10^{-6}}{\lambda}$$

对可见光的上、下限值，有

$$\lambda_{min} = 400 \text{ nm 时，} \qquad k_{max} = 2.75$$
$$\lambda_{max} = 760 \text{ nm 时，} \qquad k_{min} = 1.45$$

在可见光范围内，$k = 2$，即该条纹为 2 级暗条纹。

（2）由 $\frac{x}{f} = k\frac{\lambda}{a}$，单色光的波长为

$$\lambda = \frac{1}{k} \cdot \frac{ax}{f}$$

当 $k = 2$ 时，$\lambda = \frac{0.4 \times 10^{-3} \times 1.1 \times 10^{-3}}{2 \times 40 \times 10^{-2}} = 5.5 \times 10^{-7} (\text{m}) = 550 (\text{nm})$

（3）根据菲涅耳半波带法，出现暗条纹时，狭缝的波面可分成偶数个半波带，即 $N = 2k$。对 P 点来说，$k = 2$，则可分成的波带数为

$$N = 2k = 2 \times 2 = 4$$

（4）对于式 $a\sin\theta = k\lambda$，当 $k = 1$ 时，θ 角为中央极大的半角宽度，因此

$$\theta \approx \sin\theta = \frac{\lambda}{a} = \frac{550 \times 10^{-9}}{0.4 \times 10^{-3}} = 1.375 \times 10^{-3} (\text{rad})$$

中央极大的角宽度为 θ 的 2 倍，即 $\theta_0 = 2\theta = 2.75 \times 10^{-3} (\text{rad})$。

（5）由式 $a\sin\theta = k\lambda$，对第二级暗条纹有

$$a\sin\theta_2 = 2\lambda$$

所以

$$\theta_2 \approx 2\frac{\lambda}{a} = 2 \times \frac{550 \times 10^{-9}}{0.4 \times 10^{-3}} = 2.75 \times 10^{-3} (\text{rad})$$

（二）夫琅禾费圆孔衍射

案例 11-8

大多数光学仪器的通光孔都是圆形的（如光阑、透镜），点光源发出的光通过这些孔径时，光束受到限制的结果不是成点像，而是成一衍射亮斑（艾里斑）。例如，遥远夜空的一颗星星（可视为点光源），经望远镜的物镜所成的像并不是几何光学中的一个点，而是一个衍射斑，像斑的大小与物镜的孔径、光波波长有关。当两个星体过分靠近时，经物镜所成的像斑之间的距离过近，大部分重叠在一起，这时两个星体的像就难以分辨了。用显微镜观察一个物体上相距极近的两点时，同样会出现难以分辨的情形。所以研究夫琅禾费圆孔衍射，对评价光学仪器的成像质量有重要的实际意义。

问题：

1. 点像的大小如何计算？

2. 两个物点的最小距离是多少，才能被光学仪器分辨呢？

如果把图 11-17 中的狭缝改为小圆孔，在像屏上将得到夫琅禾费圆孔衍射图样，如图 11-19 所示。衍射图样的中央为一明亮的圆斑，称为艾里斑（Airy disk），它集中了绝大部分（84%）的光强，艾里斑之外为一组明暗相间的同心圆环，艾里斑的中心是几何光学的像点。

理论上可以计算出第一暗环的衍射角为

$$\theta = \arcsin 0.61\frac{\lambda}{a} \quad \text{或} \quad \theta = \arcsin 1.22\frac{\lambda}{D} \approx 1.22\frac{\lambda}{D} \tag{11-26}$$

式中，a 是小孔的半径，$D = 2a$ 是小孔直径。常用上式表示艾里斑的半角宽度。

若透镜的焦距为 f，则艾里斑的半径为

$$r \approx \theta f = 1.22\frac{\lambda}{D}f \tag{11-27}$$

由此可见，艾里斑的大小和衍射孔的孔径成反比。

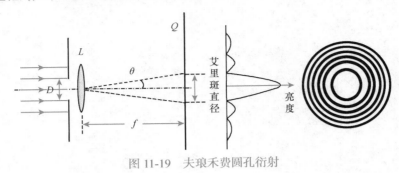

图 11-19 夫琅禾费圆孔衍射

用显微镜观察一个物体上相距极近的两点时，由于衍射光斑会重叠，成像难以分辨。那么两个衍射光斑之间的距离怎样才能被分辨呢？根据瑞利判据，最小分辨角 θ_{min} 恰好等于艾里斑的角半径，即

$$\theta_{min} = 1.22\frac{\lambda}{D}$$

如果两物点对透镜光心的张角 $\theta \geqslant \theta_{min}$，这两个物点就能够被分辨。

在光学中，通常把最小分辨角的倒数 $1/\theta_{min}$ 定义为光学仪器的分辨本领（resolving power），用 R 表示。

$$R = \frac{D}{1.22\lambda} \tag{11-28}$$

由式（11-28）可知，为了提高光学仪器的分辨本领，通常采用增大透镜的孔径或者减小入射光波长的方法。例如，哈勃望远镜的凹面物镜的直径为 2.4 m，它可观察到 130 亿光年的太空深处，发现了 5000 亿个星系。

微课 11-1

（三）衍射光栅

案例 11-9

1786 年，美国天文学家里顿豪斯在两根由钟表匠制作的细牙螺丝之间，平行地绕上细丝，做成了透射光栅。1821 年，夫琅禾费第一个定量地研究了衍射光栅，并用其测量了光的波长，之后又给出了光栅方程。1867 年，卢瑟福在 50 mm 宽的反射镜上用金刚石刻刀刻划出 3500 条槽，这是世界上第一块与棱镜相当的光栅。19 世纪末，美国物理学家罗兰发明衍射光栅刻划机和凹面光栅，光栅成为光谱分析领域的核心元件。

问题：

1. 什么是光栅？
2. 光栅的原理是什么？
3. 衍射光栅的明暗条纹分布有什么特点？

由许多等宽的狭缝平行地、等间距地排列起来，所组成的光学器件叫作光栅（grating）。原刻的透射式平面衍射光栅是用一块玻璃片制成的，在玻璃片上刻有一系列等宽、等间距的平行刻痕，刻痕处不易透光，两刻痕间的光滑部分相当一条狭缝，可以透光。简易的光栅可用照相的方法制成，一系列平行、等距、等宽的黑色条纹的照相底片就是透射光栅。如果光栅的透光部分的宽度为 a，不透光部分的宽度为 b，则 $a+b=d$ 叫作光栅常数（grating constant），为相邻两缝之间的距离。实用光栅 d 的数量级可达 $10^{-6} \sim 10^{-5}$ m，即 1 cm 宽度内有几千条乃至上万条刻痕。

1. 光栅衍射图样

一束单色平行光垂直照射在光栅上，每一条狭缝都发生单缝衍射，N 条狭缝形成 N 套特征完全相同的单缝衍射条纹。同时，各缝发出的光是相干光，还会发生缝与缝之间的干涉效应。因此，每

条狭缝的单缝衍射和各缝之间的多缝干涉共同决定了光栅衍射条纹的分布特征,即在大片暗区的背景上分布着一些分立的亮线,狭缝的数目越多,亮条纹就越细、越亮,分得也越开。

2. 光栅方程

如图 11-20 所示,单色平行光垂直入射光栅面,平行于主光轴的光线经透镜 L 会聚于 O 点,O 点为亮条纹,因为单缝衍射和多缝干涉的 0 级亮纹都在 O 点。与光轴成 θ 角的平行光线经 L 会聚于 P 点,P 点的明暗取决于到达 P 点时各光线之间的光程差。

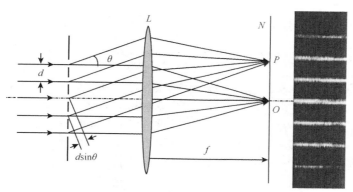

图 11-20 光栅衍射

光栅任意两个相邻狭缝发出的光线,到达 P 点时的光程差均为 $d\sin\theta$,当这一光程差为入射光波长的整数倍时,光栅上任意两个不相邻狭缝发出的沿 θ 角方向的平行光线到达 P 点的光程差也一定是波长的整数倍,光栅上所有狭缝发出的光在 P 点都是同相位(或相位差为 $\pm 2k\pi$),缝间干涉将形成明条纹。即

$$d\sin\theta = \pm k\lambda , \quad k = 0, 1, 2, \cdots \tag{11-29}$$

显然,式(11-29)是形成明条纹的必要条件,称为光栅方程(grating equation)。

由光栅方程,光栅常数 d 越小,入射光波长 λ 越大,对应各级明条纹的衍射角就越大,各级明条纹间距也越大。当 d 一定时,如果入射光为复色光(如白光),各单色光的同一级明条纹的 θ 角各不相同,除中央明条纹重合外,其余各级明条纹均为按波长大小排列的彩色光带,即光栅光谱(grating spectrum)。在级次较高的光谱中,部分谱线可能会彼此重叠。

3. 谱线的缺级

如果衍射角 θ 的某些值既满足光栅方程(11-29),同时又满足单缝衍射的暗条纹条件式(11-22),单缝衍射的暗条纹恰好落在光栅衍射的明条纹上,那么光栅衍射的这些明条纹将不会出现,这一现象称为光栅的缺级(missing order)。即 θ 同时满足

$$d\sin\theta = \pm k\lambda , \quad k = 0, 1, 2, \cdots$$
$$a\sin\theta = \pm k'\lambda , \quad k' = 1, 2, 3, \cdots$$

所缺的级数为

$$k = \pm\frac{d}{a}k' , \quad k' = 1, 2, 3, \cdots \tag{11-30}$$

例如,当 $d = a+b = 3a$ 时,$k = \pm 3, \pm 6, \pm 9, \cdots$ 的各级明条纹都不出现。

例 11-5 用白光垂直照射在每厘米有 6500 条刻线的平面光栅上,求第三级光谱的张角。

解 白光是由紫光($\lambda_1 = 400\text{nm}$)到红光($\lambda_2 = 760\text{nm}$)之间的各种色光组成,已知光栅常数 $d = \frac{1}{6500}\text{cm}$。

设第三级紫光和红光的衍射角分别为 θ_1 和 θ_2,由光栅方程得

$$\sin\theta_1 = k\frac{\lambda_1}{d} = 3\times 400\times 10^{-7}\times 6500 = 0.78 , \quad \theta_1 = 51.26°$$

$$\sin\theta_2 = k\frac{\lambda_2}{d} = 3\times 760\times 10^{-7}\times 6500 = 1.48$$

这说明不存在第三级红色明条纹，即第三级光谱只能出现一部分谱线。这一部分光谱的张角为 $90.00° - 51.26°$ $= 38.74°$。

设第三级光谱所能出现的最大波长为 λ'（其对应的衍射角 $\theta' = 90°$），

$$\lambda' = \frac{d}{k}\sin\theta' = \frac{d}{k}\sin 90° = \frac{d}{3} = \frac{1}{3 \times 6500} \text{ cm} = 513 \text{ nm}$$

所以在第三级光谱中只能看到紫、蓝、青、绿等色光，波长比 513 nm 长的黄、橙、红等色光则看不到。

第三节　光的偏振

案例 11-10

在观看立体电影时，观众要戴上一副特制的眼镜，这副眼镜就是一对偏振化方向互相垂直的偏振片。立体电影是用两个摄影机从两个不同方向同时拍摄下景物的像，制成电影胶片。放映时，通过两个放映机把两组胶片同步放映，使略有差别的两幅图像重叠在银幕上。这时如果用眼睛直接观看，看到的画面是模糊不清的。要看到立体电影，需要在每架放映机前装一块偏振片，左右两块偏振片的偏振化方向互相垂直。从放映机射出的光通过偏振片后，成为两束振动方向互相垂直的偏振光。这两束偏振光投射到银幕上再反射到观众处，观众用偏振眼镜观看，每只眼睛只看到相应的偏振光图像，即左眼只能看到左机映出的画面，右眼只能看到右机映出的画面，这样就会产生立体视觉。

问题：

1. 什么是光的偏振？
2. 偏振光和自然光有什么不同？

一、自然光与偏振光

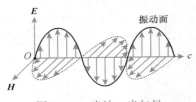

图 11-21　光波、光矢量

麦克斯韦电磁理论指出电磁波是横波，其电场强度矢量 E 和磁场强度矢量 H 均与电磁波的传播方向 c 垂直。光是特定频率范围内的电磁波，光的干涉和衍射现象为光的波动性提供了有力的证明，而光的偏振现象则证实了光的横波性质。由于光波中可以引起人的视觉和使照相底片感光的均是电场强度 E，因此常用矢量 E 表示光振动矢量。光矢量 E 与传播方向 c 所构成的平面称为振动面（图 11-21）。

光的横波性只表明光矢量 E 与光的传播方向垂直，在与传播方向垂直的二维空间里光矢量还可能有各种各样的振动状态，称之为光的偏振态。实际中最常见的光的偏振态大体可分为五种，即自然光、线偏振光、部分偏振光、圆偏振光和椭圆偏振光。

（一）自然光

由于原子、分子发光的独立性和间歇性，普通光源发出的光波中包含各个方向的光矢量，没有哪个方向比其他方向更占优势，也就是说，在垂直于光的传播方向的平面内，E 矢量在所有可能方向上均匀分布，且振幅相等。所以，普通光源发出的光，光矢量相对于传播方向成轴对称分布，这种光称为自然光（natural light），如图 11-22（a）所示。由于任何一个方向的振动都可以分解为某两个相互垂直方向的振动，因此可以把自然光分解成两个相互独立、等振幅、相互垂直的振动，如图 11-22（b）所示。自然光亦可用图 11-22（c）的方法表示。

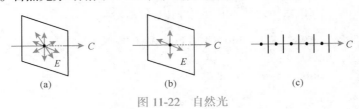

图 11-22　自然光

（二）偏振光

如果光矢量 E 相对于光的传播方向表现出非轴对称分布，这样的光就叫作偏振光（polarized light）。

采用某种光学方法，把自然光的两个相互垂直、独立振动分量中的一个完全消除或移走，则光矢量 E 只限于某一固定方向，这种光叫作线偏振光（linear polarized light）（或平面偏振光），如图 11-23 所示。

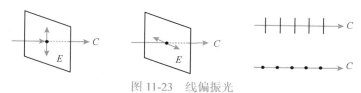

图 11-23　线偏振光

如果只把自然光的两个相互垂直、独立振动分量中的一个部分地消除或移走，使得相互垂直的两个独立分量不相等，得到的则是部分偏振光（partial polarized light），如图 11-24 所示。

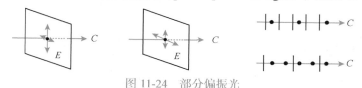

图 11-24　部分偏振光

如果光矢量 E 的大小不变，而方向以角速度 ω（即波的圆频率）在波面内匀速旋转，换句话说，光矢量的端点描绘的轨迹为一圆，这种光称为圆偏振光（circularly polarized light）；若光矢量的端点在波面内描绘的轨迹为一椭圆，则称之为椭圆偏振光（elliptically polarized light）。

二、起偏和检偏

案例 11-11

普通光源所发出的光为自然光，要获得偏振光，就要保留其中的一个振动方向而去掉其他方向的振动。利用某些晶体的双折射现象和二向色性可以产生偏振光。

人眼不能区分自然光和偏振光，是否为偏振光，需要特殊装置来检验。

问题：

1. 怎样获得偏振光？怎样检验光的偏振性？

2. 什么是双折射现象？什么是晶体的二向色性？

3. 光的偏振现象有哪些应用？

（一）起偏和检偏

使自然光变成偏振光的过程叫起偏，有起偏作用的光学器件或装置称起偏器（polarizer）。起偏器的种类很多，如偏振片、尼科耳棱镜等。起偏器的作用就像一个滤板，它只允许光波中沿某一特定方向的光矢量通过，因此通过起偏器的光波就是沿该特定方向振动的偏振光。起偏器允许光矢量通过的方向叫作偏振化方向。

如果入射自然光强度为 I_0，当起偏器以光的传播方向为轴转动时，透过起偏器后的偏振光的强度不发生变化，始终为入射自然光强度的二分之一（$\frac{I_0}{2}$），如图 11-25 所示。

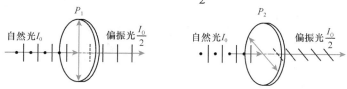

图 11-25　起偏

人眼无法辨别自然光和偏振光，用于检测光波是否偏振并确定其振动方向的装置叫检偏器（analyzer），任何起偏器都可以作为检偏器。在图11-26中，自然光通过起偏器后成为沿起偏器偏振化方向振动的线偏振光，线偏振光入射于检偏器。如果检偏器的偏振化方向与起偏器的偏振化方向之间的夹角为 θ，当 $\theta = 0°$ 时，偏振光可完全通过检偏器，视野为亮场。当 $\theta = 90°$ 时，偏振光完全不能通过检偏器，视野为暗场。当 θ 为其他角度时，偏振光只能部分地通过检偏器，视场介于亮场和暗场之间。

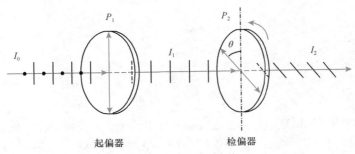

图 11-26　起偏和检偏

（二）双折射现象

当一束光在两种各向同性的介质（如玻璃、水等）的分界面上折射时，通常折射光只有一束，且遵从光的折射定律。但是，当光束射向各向异性介质（如方解石晶体 $CaCO_3$）时，会产生两束折射光，这种现象称双折射（birefringence）。如图11-27所示。

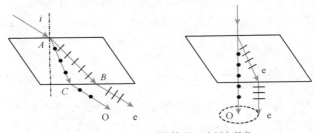

图 11-27　方解石晶体的双折射现象

实验表明，两束折射光具有以下特征：

（1）一束光恒满足折射定律，称为寻常光（ordinary ray），简称 o 光；另一束光不遵从折射定律，称为非常光（extraordinary ray），简称 e 光。入射角 $i = 0$ 时，o 光沿着法线方向前进，而 e 光则沿偏离法线某一角度的方向前进。以入射光为轴旋转晶体时，o 光不动，e 光则随着晶体的旋转而绕着 o 光转动。

（2）o 光和 e 光是振动方向近似垂直的线偏振光。

产生双折射的原因是 o 光和 e 光在晶体中的传播速度不同。

尼科耳棱镜就是利用晶体的双折射现象来获得偏振光的仪器。如图11-28所示，尼科耳棱镜由两块直角的方解石棱镜用加拿大树胶黏合而成，加拿大树胶的折射率为1.550。方解石对 o 光的折射率为1.6584，对 e 光的折射率为1.4864。当一束自然光进入尼科耳棱镜，分裂成 o 光和 e 光，o 光在黏合面上发生全反射，而后被棱镜的侧壁吸收；e 光几乎无偏转地透过棱镜，从而得到线偏振光。

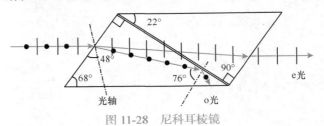

图 11-28　尼科耳棱镜

（三）二向色性

有些晶体不仅能产生双折射现象，对 o 光和 e 光的吸收程度也有很大的不同，例如，电气石晶体强烈吸收 o 光，对 e 光吸收却很少。当自然光入射电气石晶体时，在 1 cm 厚度的晶体内部 o 光几乎全部被吸收，e 光只略微被吸收。晶体对相互垂直的两个光振动具有选择吸收的性能称为晶体的二向色性（dichroism）。一些有机化合物（如碘化硫酸奎宁晶体等）也具有二向色性，利用二向色性晶体可以做成起偏和检偏器件。

光的偏振现象在生活中有很多应用。例如，拍摄水下的景物或展览橱窗中的陈列品的照片时，由于水面或玻璃会产生很强的反射光，水面下的景物和橱窗中的陈列品看不清楚，拍摄出的照片也不清楚。如果在照相机镜头上加一个偏振片，使偏振片的偏振化方向与反射光的偏振方向垂直，就可以把这些反射光滤掉，从而获得清晰的照片；此外，使用偏振眼镜消除车灯眩光、观看立体电影等，都是偏振现象应用的实例。

三、马吕斯定律

如图 11-29 所示，线偏振光强度为 I_1，其光矢量振幅为 E_1，光矢量方向与检偏器偏振化方向的夹角为 θ。将光矢量 E_1 分解为平行于偏振化方向和垂直于偏振化方向的两个分量 $E_1\cos\theta$ 和 $E_1\sin\theta$。只有平行分量可以通过检偏器，所以透射光的光矢量振幅为

$$E_2 = E_1 \cos\theta$$

光强与振幅的平方成正比，即

$$I \propto E^2$$

所以透射光强度为

$$I_2 = I_1 \cos^2\theta \qquad\qquad （11-31）$$

式（11-31）称为马吕斯定律（Malus law）。当 $\theta = 0$ 或 π 时，$I_2 = I_1$，透射光强最大；当 $\theta = \dfrac{\pi}{2}$ 或 $\dfrac{3\pi}{2}$ 时，$I_2 = 0$，透射光强最小，这就是两个消光位置。

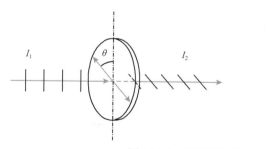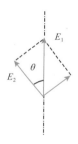

图 11-29　马吕斯定律

例 11-6　在两块偏振化方向正交的偏振片 P_1、P_3 之间插入另一块偏振片 P_2，P_2 与 P_1 偏振化方向之间的夹角为 α。光强为 I_0 的自然光垂直射向 P_1，求：转动 P_2 时透过 P_3 的光强与角 α 之间的关系。

解　自然光通过 P_1 后，光强 $I_1 = \dfrac{I_0}{2}$；

I_1 以 α 通过 P_2，光强 $I_2 = I_1 \cos^2\alpha = \dfrac{I_0}{2}\cos^2\alpha$；

I_2 以 $\dfrac{\pi}{2}-\alpha$ 通过 P_3，光强

$$I_3 = I_2 \cos^2\left(\frac{\pi}{2}-\alpha\right) = \frac{I_0}{2}\cos^2\alpha\cos^2\left(\frac{\pi}{2}-\alpha\right)$$

$$= \frac{I_0}{2}\cos^2\alpha\sin^2\alpha = \frac{1}{8}I_0\sin^2 2\alpha$$

在 P_2 旋转一周的过程中，α 由 $0 \to \pi$，透过 P_3 的光强有 4 个极大值和 4 个极小值。

当 $\alpha = 0$、$\frac{\pi}{2}$、π、$\frac{3\pi}{2}$ 时，$I_3 = 0$；当 $\alpha = \frac{\pi}{4}$、$\frac{3\pi}{4}$、$\frac{5\pi}{4}$、$\frac{7\pi}{4}$ 时，$I_3 = \frac{I_0}{8}$。

四、物质的旋光性

案例 11-12

1811 年，法国物理学家阿拉果发现，当偏振光通过石英晶体时，偏振光的振动面会发生旋转。随后又在其他一些晶体以及液体中发现了同样的现象。具有这种作用的物质称为旋光性物质。有些物质能使光的振动面向右旋转，称为右旋物质；有些物质能使光的振动面向左旋转，称为左旋物质。石英和许多有机物都具有左、右旋两种旋光异构体，天然的蔗糖和葡萄糖都是右旋的；某些药物也有左、右旋之分，且左旋药物和右旋药物的疗效不同。例如，天然氯霉素是左旋的，而人工合成的"合霉素"则是左、右旋各半的混合物，其中只有左旋成分有疗效；一些生物物质，如不同的氨基酸和 DNA 等也有左、右旋的不同。

问题：

1. 什么是旋光现象？旋光现象产生的原因是什么？
2. 物质的旋光性有什么规律？
3. 物质的旋光性在医学中有哪些应用？

当线偏振光通过某些透明物质时，其振动面将以光的传播方向为轴发生旋转，这种现象称为旋光现象（roto-optic phenomena）。

实验表明，对于单色线偏振光，旋光物质使振动面旋转的角度 φ 与偏振光通过的物质的厚度 L 成正比，即

$$\varphi = \alpha L \tag{11-32}$$

比例系数 α 为物质的旋光率（rotatory power），既与物质性质有关，也与入射光波的波长有关。

旋光物质为溶液时，旋光角 φ 还与溶液的浓度 c 成正比，即

$$\varphi = [\alpha]_\lambda^t cL \tag{11-33}$$

式中，φ（°）；c（g·cm^{-3}）；L（dm）；$[\alpha]_\lambda^t$ [（·）cm^3/（g·dm）]。其中，t 指温度，λ 指偏振光的波长。《中国药典》中，旋光率一般用 $[\alpha]_D^{20}$ 表示，指在 20℃下用 589.3 nm 钠黄光作光源。一些物质的旋光率见表 11-1。

表 11-1　一些物质的旋光率

名称	$[\alpha]_D^{20}$	名称	$[\alpha]_D^{20}$
葡萄糖	+52.5 ～ +53.0	樟脑（乙醇溶液）	+41 ～ +44
蔗糖	+65.9	薄荷油	−24 ～ −17
氯霉素	−27 ～ −17	蓖麻油	+50 以上
维生素 C	+21 ～ +22	薄荷脑（乙醇溶液）	−50 ～ −49

注："+"为右旋物质；"−"为左旋物质。

溶液的旋光性在制糖、制药和化工等方面很有用，例如，测定糖溶液浓度的糖量计（saccharimeter）。如图 11-30 所示，P_1 为起偏器，P_2 为检偏器，T 为盛放待测溶液的玻璃试管。单色光经过 P_1 后成为线偏振光，在放入待测溶液前先调整检偏器 P_2，使 P_2 与 P_1 的偏振化方向垂直，此时视场最暗。放入待测溶液后，由于其旋光作用，视场由暗变亮。旋转检偏器 P_2 使视场重新变到最暗，此时检偏器 P_2 旋转过的角度就是溶液的旋光角 φ，根据式（11-33）可以求出溶液的浓度。此检测方法迅速、可靠，在药检和商检部门有着广泛应用，许多化合物（如可卡因、尼古丁、樟脑等）

的浓度都可用旋光法测定。

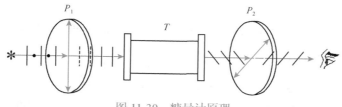

图 11-30 糖量计原理

第四节 光 的 吸 收

光通过介质时，一部分光被介质吸收，另一部分光被散射，从而使沿原传播方向的光强不断减弱，这种现象叫作介质对光的吸收（absorption of light）。本节仅讨论光通过光学性质均匀的介质时，光能量被介质吸收而导致光强不断衰减的情况。

一、朗伯-比尔定律

平行单色光在均匀介质中沿 x 轴正方向传播，在 $x = 0$ 处光强为 I_0，在 x 处光强为 I。取一薄的介质层 $\mathrm{d}x$，光通过 $\mathrm{d}x$ 后强度减弱为 $I - \mathrm{d}I$，如图 11-31 所示。显然，强度减少量 $\mathrm{d}I$ 与介质层厚度 $\mathrm{d}x$ 成正比，即 $-\mathrm{d}I = \mu I \mathrm{d}x$，则有

$$\frac{\mathrm{d}I}{I} = -\mu \mathrm{d}x$$

对上式积分得

$$\int_{I_0}^{I} \frac{\mathrm{d}I}{I} = -\int_{0}^{x} \mu \mathrm{d}x , \qquad \ln \frac{I}{I_0} = -\mu x$$

于是

$$I = I_0 \mathrm{e}^{-\mu x} \tag{11-34}$$

式（11-34）称为朗伯定律（Lambert law）。式中，μ 为物质对光的吸收系数（absorption coefficient）。它由物质的性质决定，并与光的波长有关。μ 愈大，物质对光的吸收越强烈，光强减弱得越迅速，表现为物质对光的透明度降低。

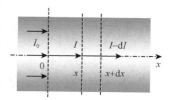

图 11-31 光的吸收

比尔（Beer）在实验中发现，光通过溶液时，吸收系数 μ 与溶液浓度 C 成正比，即

$$\mu = \beta C$$

式中，β 与溶液浓度 C 无关，由吸收物质的分子特性决定，当然也与光的波长有关。由此，朗伯定律写为

$$I = I_0 \mathrm{e}^{-\beta C x} \tag{11-35}$$

式（11-35）称为朗伯 – 比尔定律（Lambert-Beer law）。

值得注意的是：朗伯 – 比尔定律只适用于单色光入射、物质分子的吸收不受邻近分子影响的稀溶液；当溶液浓度很大时，由于溶液分子的相互干扰，该定律不再成立。

所有物质都是对某些波长范围内的光透明，而对另一些波长范围内的光不透明。在某一给定波长范围内，若物质对光的吸收很少且吸收系数几乎不变，这种吸收称为一般吸收；若物质对某些波长的光吸收得很强烈，且吸收系数随波长急剧变化，这种吸收称为选择性吸收。任何物质都存在这两种吸收。

可见光范围内，对一般吸收来讲，光通过物质后只有光强的衰减，颜色不变；但对选择性吸收来说，白光通过物质后将变为彩色，这正是日光照射下物体呈现出不同颜色的原因。

二、光电比色计原理

光强为 I_0 的平行单色光通过厚度为 x 的溶剂，若溶剂对该单色光的吸收系数为 μ，由朗伯－比尔定律可知其透射光强为

$$I = I_0 e^{-\mu x}$$

在溶剂中加入溶质使其变成溶液，光强为 I_0 的同一种平行单色光通过相同厚度的溶液，此时光既被溶剂吸收，也被溶质吸收。若该溶质对该单色光的吸收系数为 βC，则该溶液对该单色光的吸收系数为 $\mu + \beta C$，由朗伯－比尔定律可知其透射光强为 I'

$$I' = I_0 e^{-(\mu + \beta C)x}$$

于是有

$$\frac{I'}{I} = e^{-\beta C x} = T \qquad (11\text{-}36)$$

式中，T 称为溶液的相对透射率（relative transmittance）。两边取自然对数得

$$-\ln T = \beta C x = D \qquad (11\text{-}37)$$

式中，D 称为溶液的光密度（optical density），它可以定量地表示物质对光吸收的程度。溶液的相对透射率 T 越小，溶液的光密度 D 就越大，即物质对光的吸收就越强。

由式（11-37）可知，当使用的平行单色光和吸收溶液的厚度一定时，光密度 D 与溶液浓度 C 成正比。换言之，当光源以及吸收溶液的厚度一定时，若测得同种（β 相同）标准溶液和待测溶液的光密度分别为 D_0 和 D'，则由标准溶液的浓度 C_0 可推得待测溶液的浓度 C' 为

$$C' = \frac{D'}{D_0} C_0 \qquad (11\text{-}38)$$

这种通过比较光密度测定待测溶液浓度的方法称为光度比色法。

比色法常用的仪器是光电比色计，它的结构原理如图 11-32 所示。

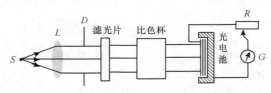

图 11-32　光电比色计的结构原理

光源 S 发出的光经透镜 L 变为平行光，再经滤光片变为单色光后照射至盛有溶液的比色杯，通过溶液后的透射光再照射到光电池上，光电池产生的光电流由电流计 G 检测，其刻度为光密度。测量时先将盛有纯溶剂（$C = 0$）的比色杯放入光路中，调节变阻器 R，使电流计的示值为零，然后在相同的条件下，让比色杯分别盛浓度为 C_0 的标准溶液和浓度未知的待测溶液，从电流计读出它们各自对应的光密度 D_0 和 D'，根据式（11-38）即可计算出待测溶液的浓度 C'。

习 题 十 一

11-1　在杨氏双缝干涉实验中，当发生下列情况时干涉条纹如何变化？

（1）屏幕移近双缝；

（2）光源的波长变大；

（3）双缝间的距离变小。

11-2　杨氏双缝干涉实验中，若有下列变动，干涉条纹将如何变化？

（1）把整个装置浸在水中；

（2）在缝 S_2 处慢慢插入一块楔形玻璃片，如图 11-33 所示；

（3）两缝宽度稍有不等；

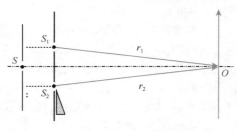

图 11-33　习题 11-2 示意

（4）分别用红、蓝滤色片遮住 S_1 和 S_2；

（5）将光源沿平行于 S_1S_2 连线方向向上做微小移动。

11-3 在杨氏双缝实验中，双缝间距离为 0.30 mm，光源的波长为 600 nm。问：

（1）使像屏上干涉条纹间距为 3.0 mm，像屏应该距离双缝多远？

（2）若用厚度为 4.0 μm、折射率为 1.5 的玻璃片遮盖狭缝 S_1，屏幕上的干涉条纹向哪个方向移动？移动了多远？

11-4 波长 500 nm 的光垂直入射厚度为 1.0 μm 的薄膜，薄膜的折射率为 1.375。

（1）求光在薄膜中的波长；

（2）若膜的两侧为空气，求在膜上表面反射的光与经膜底反射后重出膜上表面的光之间的相位差。

11-5 平面单色光垂直照射在折射率为 1.32、厚度均匀的薄膜上，薄膜覆盖在折射率为 1.50 的玻璃板上，当光源的波长连续变化时，观察到 485 nm 与 679 nm 两个波长的光在反射中消失。试求薄膜的厚度。

11-6 白光垂直照射到空气中 380 nm 厚的肥皂液膜上，液膜的折射率为 1.32。试问在可见光范围内 [λ（400 nm，760 nm）] 该膜的正面呈什么颜色？背面呈什么颜色？

11-7 劈尖干涉中相邻两条纹之间的距离相等，而牛顿环干涉条纹的间距不相等，这是为什么？若要使牛顿环干涉条纹等间距，对透镜应做怎样的处理？

11-8 平行单色光垂直入射到缝宽为 4.0×10^{-4} m 的单狭缝上，缝后放置一焦距为 40 cm 的透镜，在像屏上的 P 点观察到一条明条纹，且 P 点到中央明条纹中心的距离为 1.3 mm，求：

（1）该明条纹的级数；

（2）单色光的波长；

（3）在 P 点看来，单缝处的波面可分成几个半波带；

（4）中央明条纹的角宽度；

（5）第二级明条纹中心的衍射角。

11-9 用波长 $\lambda = 500$ nm 的单色光照射 $d = 2.1$ μm、$a = 0.7$ μm 的光栅（图 11-34），问：

（1）平行光垂直入射时，能看到哪几级光谱线？

（2）平行光以 30º 角斜入射时，能看到哪几级光谱线？

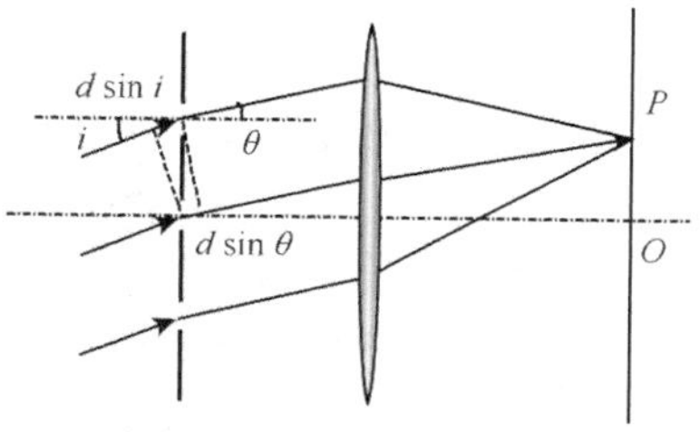

图 11-34 习题 11-9 示意

11-10 波长 600 nm 的单色光垂直照射在光栅上，第 2 级明条纹出现在 $\sin\theta = 0.2$ 处，第 4 级缺级，问：

（1）光栅上相邻两缝的间距 $a+b$ 多大？

（2）光栅上狭缝可能的最小宽度 a 多大？

（3）按上述选定的 a 和 b 值，在屏幕上可观察到的全部谱线级数有哪些？

11-11 间谍卫星上的照相机能识别地面上汽车的车牌号。

（1）如果被识别的车牌上字划间的距离为 5.0 cm，那么在 160 km 高空卫星照相机的角分辨率是多大？

（2）若光波波长按 550 nm 计，卫星照相机的孔径是多大？

11-12 一束光可能是：①线偏振光；②部分偏振光；③自然光。你如何用实验确定这束光究竟是哪一种光？

11-13 使强度为 I_0 的自然光依次通过偏振化方向成 60º 角的两个偏振片 P_1、P_2，透射光强为多少？若在 P_1、P_2 之间插入另一偏振片 P_3，它的偏振化方向与 P_1、P_2 的偏振化方向均成 30º 角，透射光强度又是多少？

11-14 自然光和线偏振光的混合光束通过一偏振片，将偏振片以光的传播方向为轴旋转，透射光的强度也随之变化。如果透射光的最大光强和最小光强之比为 5：1，那么入射光中自然光和线偏振光的强度之比为多大？

11-15 已知盐酸四环素溶液的旋光率 $[\alpha]_{589.3nm}^{20℃} = 250º\cdot cm^3\cdot g^{-1}\cdot dm^{-1}$。测得厚度为 20 cm 的该溶液的旋光角为 15º，求该溶液的浓度。

11-16 用光电比色法测定某溶液的浓度时，已知浓度为 0.5 mol·L^{-1} 的标准溶液的光密度为 0.693，待测溶液的相对透光率为 20%，求待测溶液的浓度。

（曹志峰）

第十二章
数字资源

第十二章 光的粒子性

教学要求

1. 掌握辐射本领、吸收本领的概念，基尔霍夫热辐射定律，普朗克量子假设和爱因斯坦光电效应方程。

2. 熟悉光的波粒二象性、康普顿效应的实验规律和描述实物粒子波粒二象性的德布罗意假说。

3. 了解斯特藩－玻耳兹曼定律、维恩位移定律、波函数及其统计解释。

案例 12-1

19世纪中叶，英国物理学家麦克斯韦建立了电磁场理论，指出光是一种特殊波段的电磁波，达到全盛时期的经典物理学对光的本性给出定论——光是波动。而且，人们从未怀疑过物质能量的连续性，一直认为能量是可以连续变化的，物体之间能量的传递也是以连续的方式进行的。直到1900年，德国物理学家普朗克为了解释黑体辐射的实验规律，摆脱了经典物理学一致认为的电磁波在发射和吸收时的能量连续变化的观念的束缚，提出了不连续的量子假说，开创了物理学革命的新纪元，宣告了量子物理的诞生。1905年，爱因斯坦为了解释光电效应，在普朗克的量子假说的基础上，提出了光子假说——光是一束携带能量的光子流。1923年，美国物理学家康普顿的散射实验进一步证实了光子不但具有能量还具有动量。至此，光的波粒二象性成为不争的客观事实。1924年，法国物理学家德布罗意提出了实物粒子的波动性并于三年后被实验验证。

问题：

1. 简述普朗克的能量量子化假设？
2. 光电效应的规律有哪些？
3. 何为康普顿效应？
4. 若光子波长与电子的德布罗意波长相等，它们的动量和能量是否相等？

光的粒子性不仅具有重要的理论意义，而且在科学技术的许多领域都有着广泛的应用，利用光电效应制成的光电管、光电倍增管和光电成像器件广泛地应用于电子、机械、医疗、物理、生物等学科领域。本章主要讨论了黑体辐射的实验规律、普朗克的量子假说、光电效应的实验规律、光的波粒二象性、康普顿效应和德布罗意波（物质波）。

第一节 黑体辐射 普朗克量子假说

一、热辐射 基尔霍夫热辐射定律

由于物体内部带电粒子的热运动而引起向外辐射电磁波的现象称为热辐射。所有物体在任何温度下都会向外发射电磁波，同时也会接收外界射来的电磁波，接收到的电磁波除一部分被反射外，其余都会被物体吸收。反射和吸收的比例不但与物体本身的温度有关，而且还与电磁波的频率有关。这就是说，任何物体时时刻刻都存在着发射和吸收电磁波的过程。实验表明，不同物体对一定频率范围内的电磁波发射和吸收的能力是不同的。比如，深色物体一般比浅色物体强一些。但是，如果某一物体在一定温度下某一频段的电磁波辐射能力比较强，那么它对该频段电磁波的吸收能力也比较强；反之亦然。

为了定量地描述物体热辐射能量在不同温度下按波长的分布情况，我们引入辐射本领这一物理量。温度为 T 的物体单位时间内从其单位表面积辐射出来的波长在 λ 附近单位波长区间的电磁波能量，称为物体对于波长为 λ 的电磁波的单色辐射本领，也称为单色辐出度（monochromatic radiant exitance），用 $M(\lambda,T)$ 来表示。而 $M(\lambda,T)\mathrm{d}\lambda$ 则表示温度为 T 的物体单位时间内从其单位表面积辐射出来的波长在 $\lambda \sim \lambda+\mathrm{d}\lambda$ 区间的电磁波能量；将温度为 T 的物体单位时间内从其单位表面积辐射出来的包含所有波长的电磁波总能量称为物体的总辐射本领或总辐出度，用 $M(T)$ 来表示。

$$M(T)=\int_0^\infty M(\lambda,T)\mathrm{d}\lambda \tag{12-1}$$

式（12-1）表明，$M(T)$ 不仅与温度有关，还与物体本身的性质和表面情况有关。辐出度的单位是 $\mathrm{W}\cdot\mathrm{m}^{-2}$。

同样，为了定量地描述物体对电磁波的吸收能力，我们引入单色吸收比这个物理量。即物体表面吸收的波长在 λ 附近单位波长区间的辐射能与全部入射的该波长区间的辐射能之比称为该物体的单色吸收本领（monochromatic absorption power），也称单色吸收比，用 $\alpha(\lambda,T)$ 来表示，它是量纲为 1 的纯数，其值应小于等于 1。

事实上，同一物体的辐射本领 $M(\lambda,T)$ 和吸收本领 $\alpha(\lambda,T)$ 之间有着内在联系。1859 年，德国物理学家基尔霍夫从热力学原理出发，通过理想实验的分析，在理论上找到了两者之间的内在关联。设想在密封容器内放置若干由不同材质制成的物体 A_0、A_1、A_2、$\cdots$，如图 12-1 所示。若将容器内部抽成真空，则各物体间只能通过热辐射来交换能量。设容器壁为理想反射体，则容器内的各物体和辐射场一起组成一个系统。由热力学原理可知，该系统的能量守恒，通过内部热交换，最后各物体一定趋于统一温度，即达到热平衡状态，此时在单位时间内从各物体单位表面积上放出的能量必然等于其吸收的能量。

在热平衡条件下，任何物体在同一温度下的单色辐射本领 $M(\lambda,T)$ 与其单色吸收本领 $\alpha(\lambda,T)$ 成正比，即

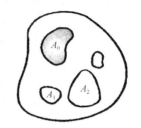

图 12-1 恒温容器内的物体

$$\frac{M_1(\lambda,T)}{\alpha_1(\lambda,T)}=\frac{M_2(\lambda,T)}{\alpha_2(\lambda,T)}=\cdots=\frac{M_0(\lambda,T)}{\alpha_0(\lambda,T)}=M_0(\lambda,T) \tag{12-2}$$

式中，比值 $M_0(\lambda,T)$ 只与波长 λ 和温度 T 有关，与物体的性质无关。

我们设想有一种物体对各种波长的辐射皆强烈吸收，即 $\alpha(\lambda,T)\approx1$，这种物体在白光照射下呈黑色。基尔霍夫将 $\alpha(\lambda,T)=1$ 的理想物体定义为"绝对黑体"（absolute black body），简称为黑体（为一种理想化的物理模型）。式（12-2）表明，任何物体的单色辐出度与单色吸收比的比值，等于同一温度下绝对黑体的单色辐出度，这就是基尔霍夫热辐射定律（Kirchhoff's law of thermal radiation），它揭示了物体热辐射的普遍规律。

总之，一个好的吸收体也是一个好的辐射体，任何物体的辐射本领都小于相同温度下的黑体对相同波长的辐射本领。

二、黑体辐射的实验规律

由黑体的定义和基尔霍夫热辐射定律可知，黑体的单色辐射本领就等于比值 $M_0(\lambda,T)$，也就是说，黑体的单色辐射本领摆脱了对具体物体的依赖关系，只与波长和温度有关，因此研究黑体辐射（black-body radiation）的规律更具有意义。

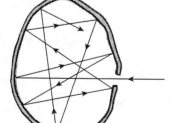

由于自然界中没有真正的黑体，因此，研究黑体辐射必须先建立黑体的理想模型。1895 年，德国物理学家陆末和维恩指出：在一个由任意不透明材料做成的空腔表面所开的一个小孔可以看作是一个黑体，如图 12-2 所示。实际上，经小孔射入空腔的辐射能将在空腔内不断被内壁反射，同时被内壁吸收，很难有机会再从小孔出来，这样的一个小孔实际上就是一个能完全吸收各种波长的入射电磁波的黑体。

图 12-2 绝对黑体模型

将开有小孔的空腔加热到不同温度，则从小孔中发出来的辐射就是黑体辐射，通过色散仪器（光栅摄谱仪或棱镜摄谱仪）将此辐

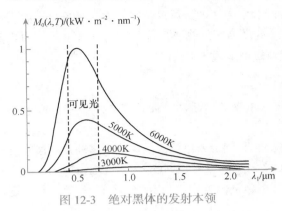

图 12-3　绝对黑体的发射本领

射按波长分开，然后再用涂黑的热电偶探测各波长段辐射能的强度并记录下来，由此即可得到黑体辐射本领 $M_0(\lambda, T)$ 随波长 λ 和温度 T 的变化曲线。图 12-3 给出了不同温度下实测黑体辐射谱，曲线下的面积在数值上等于黑体的总辐射本领。由图 12-3 可以看出：①随着温度的升高，分布曲线下的面积急剧增大，即黑体的总辐射本领急剧增加；②每条分布曲线都有一个辐射本领极大值，随着温度的升高，辐射本领极大值所对应的波长向短波方向移动。上述结果可用以下的两个定律来定量描述。

（一）斯特藩 - 玻耳兹曼定律

斯特藩 - 玻耳兹曼定律（Stefan-Boltzmann law）首先是由奥地利物理学家斯特藩于 1879 年从实验数据的分析中发现，之后玻耳兹曼于 1884 年从热力学理论出发推导出相同的结果。即黑体的总辐射本领 $M_0(T)$ 与其绝对温度 T 的四次方成正比，可表示为

$$M_0(T) = \sigma T^4 \qquad\qquad (12\text{-}3)$$

式中，比例系数 $\sigma = 5.670 \times 10^{-8}\ \mathrm{W \cdot m^{-2} \cdot K^{-4}}$，称为斯特藩 - 玻耳兹曼常量（Stefan-Boltzmann constant）。

案例 12-2

热辐射规律在现代科学技术上的应用极其广泛，它是遥感、红外跟踪、红外热像等技术的物理基础。在医学上，当人体某些部位患病时，通常伴随温度的变化，例如炎症、肿瘤等致使温度升高，而脉管炎、动脉硬化等导致温度降低。红外热像仪（infrared thermograph devices）借助红外成像技术可以清晰、准确、及时地发现人体不同原因而引起的微小温度变化。

问题：
1. 简述红外热像仪的物理学原理、基本结构和检测方法。
2. 红外热像仪的优点及临床应用情况如何？

分析：

红外热像仪的物理学原理就是斯特藩 - 玻耳兹曼公式，人体的总发射本领（人体单位表面积上辐射出的总能量）正比于温度的 4 次方，当温度有较小的变化时，将引起总发射本领的很大变化。

人体表面的局部面积（0.5 cm 直径）上发出的红外辐射能量，被红外热像仪的探测器（处于液氮冷却环境中，具有足够的灵敏度）接收，通过机械装置的运动对整个待测表面进行扫描，探测人体不同部位的温度（热）分布。由光学会聚系统将辐射能聚焦在红外传感器上，把辐射的光信号转变为大小与红外辐射信号成正比的电信号。信号处理系统将电信号放大转换为可见的图像信号。这样，人体每一部分发出的热辐射，从位置到强弱均显示在监视器的屏幕上，称为红外热像图（infrared thermograph），或热图。

人体表面各点间的温度差别主要与皮肤附近的血液循环过程、体内的新陈代谢过程以及体外的物理因素等有关。当人体的器官和体内组织发生病变时，通过热传导在皮肤表面产生温度变化，在其对应的体表出现热区或冷区，通过热辐射被红外热像仪接收，以热图形式表现出来，温度的高低用图像的亮度和色彩来表示。红外热像仪的温度灵敏度极高（温度分辨率可达 0.03℃），能精确给出人体的温度分布，是一种无创的检查手段。它在临床诊断上有广泛的应用，特别对炎症、肿瘤等疾病，可作诊断提示及疗效观察。对疼痛、腹腔不明出血等疑难病症的提示作用尤为突出，对判断是充血性炎症还是缺血性炎症有明显作用。除此之外，红外热像仪还可用于头部血液循环的研究。

（二）维恩位移定律

维恩于 1896 年由电磁理论和热力学理论推导出关于黑体辐射的另一个基本定律：在任何温度下，黑体辐射本领的峰值波长 λ_m 与其绝对温度 T 成反比，可表示为

$$\lambda_m T = b \qquad (12\text{-}4)$$

式（12-4）称为维恩位移定律（Wien displacement law）。式中的比例系数 $b = 2.898 \times 10^{-3}\ \mathrm{m \cdot K}$，称为维恩常数（Wien constant）。上述两个定律只适用于黑体。虽然实际物体都不是真正的黑体，但变化的趋势类似，利用这两个定律可以测定物体的温度。

例 12-1　计算下列问题：

（1）温度为 20℃的黑体，求其单色辐射本领的峰值所对应的波长；

（2）某一黑体单色辐射本领的峰值对应的波长为 $6.50 \times 10^{-7}\mathrm{m}$，求其温度；

（3）求以上两黑体的总辐射本领之比。

解　（1）、（2）可由维恩位移定律求得

$$\lambda_m = \frac{b}{T} = \frac{2.898 \times 10^{-3}}{273 + 20} = 9.89 \times 10^{-6}(\mathrm{m})$$

$$T = \frac{b}{\lambda_m} = \frac{2.898 \times 10^{-3}}{6.50 \times 10^{-7}} = 4.46 \times 10^{3}(\mathrm{K})$$

（3）根据斯特藩－玻耳兹曼定律可得

$$\frac{M(T_2)}{M(T_1)} = \left(\frac{T_2}{T_1}\right)^4 = \left(\frac{4.46 \times 10^3}{273 + 20}\right)^4 = 5.37 \times 10^4$$

三、黑体辐射的经典公式

在实验测得了黑体辐射本领按波长分布的曲线后，物理学家们就试图通过经典电磁学理论和经典统计物理给出解释，即给出与实验结果一致的 $M_0(T)$ 的表达式。其中，最具代表的是维恩、瑞利和金斯按照经典理论给出的 $M_0(T)$ 表达式。

1893 年，维恩假设谐振子的能量按频率的分布类似于麦克斯韦速率分布律，然后用经典统计物理的方法导出了关于黑体辐射本领的维恩公式

$$M_0(\lambda, T) = C_1 \lambda^{-5} \mathrm{e}^{-C_2/\lambda T} \qquad (12\text{-}5)$$

其中，C_1 和 C_2 均为普适常数。如图 12-4 所示，维恩公式在短波区域与实验结果相符，而在长波区域与实验结果有偏差。

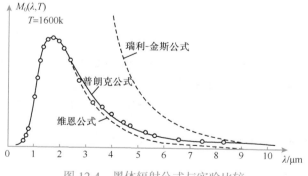

图 12-4　黑体辐射公式与实验比较

1900 年，瑞利和金斯同样沿用经典电磁理论并假设谐振子的能量遵循能量均分定理，导出了关于黑体辐射本领的瑞利－金斯公式（Rayleigh-Jeans formula）。

$$M_0(\lambda, T) = \frac{2\pi c}{\lambda^4} kT \qquad (12\text{-}6)$$

式中，c 为真空中的光速，k 为玻耳兹曼常量。

如图 12-4 所示，瑞利－金斯公式在长波区域与实验结果相符，而在短波区域与实验结果有很大的差异。尤其是，当波长很小并趋于零时，瑞利－金斯公式预言的 $M_0(\lambda, T)$ 竟趋于无穷大，这显然是与实验明显不符的荒谬结论。经典理论与实验结果在短波段的这一严重分歧，在物理学史上被称为"紫外灾难"。尽管维恩公式和瑞利－金斯公式的理论出发点不尽相同，但都是基于经典物理学的普遍规律和连续性观念。理论和实验的严重不符，暴露了经典物理理论的缺陷，预示着黑体辐射问题的解决需要变革经典物理学的传统观念。

四、普朗克量子假说

1900 年 12 月，德国物理学家普朗克为了得到与黑体辐射实验曲线相一致的表达式，提出了一个崭新的概念——能量子，即把黑体看成是由带电的谐振子所组成，并假设这些谐振子的能量不能连续变化，而只能取一些分立值，即波长为 λ 的带电谐振子与辐射场交换的能量 ε 只能是某个最小能量 ε_0 的整数倍，即

$$\varepsilon = n\varepsilon_0 \tag{12-7}$$

这个最小的能量 ε_0 称为能量子，简称量子（quantum），它与谐振子的频率和波长的关系为

$$\varepsilon_0 = h\nu = \frac{hc}{\lambda} \tag{12-8}$$

其中，h 是比例常数。普朗克还假设，h 对所有谐振子都是相同的，后来称 h 为普朗克常量（Planck constant），其值 $h = 6.626 \times 10^{-34}\, \text{J} \cdot \text{s}$。而分立的能量值称为谐振子的能级。上述普朗克能量子假设，与经典理论是根本对立的，因为经典理论认为物体的能量是连续变化的，故谐振子能量的取值就不应该受到任何的限制。但是，普朗克根据自己的假设，并用经典玻耳兹曼统计代替能量均分定理，推出了黑体辐射的正确公式

$$M_0(\lambda, T) = \frac{2\pi hc^2}{\lambda^5 \left(e^{hc/\lambda kT} - 1\right)} \tag{12-9}$$

上式称为普朗克黑体辐射公式。它与实验符合得非常好，如图 12-4 所示，且低频时它可以转换为瑞利－金斯公式，高频时可以转化为维恩公式。

普朗克量子假说圆满地解释了黑体辐射实验，拯救了所谓的"紫外灾难"。不仅如此，其深远意义还在于第一次揭示了在微观物理系统中的演化过程存在着不连续性，标志着近代物理学的诞生，为以后人们对光的认识提供了一种新的途径。由于他对建立量子论方面的贡献，获得了 1918 年的诺贝尔物理学奖。

第二节　光电效应

案例 12-3

1887 年，德国物理学家赫兹在验证电磁波存在的实验中偶然发现受光照射的接收回路火花隙间更容易产生火花。1888 年，德国的霍尔瓦希、意大利的里奇和俄国的斯托列托夫也各自独立地发现金属负电极在光照射下会发出带负电的粒子。1898 年，英国物理学家汤姆孙测定了这种光电流的荷质比，确认光电流即为电子流。

光电效应（photoelectric effect）是指光照射到金属表面上时，有电子从金属表面逸出的现象。

问题：

1. 为什么光的波动理论无法解释光电效应的实验规律？

2. 什么是光量子假说，如何理解爱因斯坦光电效应方程？

一、光电效应的实验规律

光的干涉和衍射实验表明光具有波动性。然而，在 19 世纪末，物理学家发现用光的电磁理论是无法解释光电效应实验规律的。所谓的光电效应是指，当一定频率的光照射到某些金属表面上

时，能从金属表面上打出电子，这种现象称为光电效应，打出的电子称为光电子（photo-electron）。光电效应是在 1888 年首先被赫兹在实验上发现的。直到发现电子以后人们才认识到这种现象实质上是由于金属里面的电子获得了光的能量以后，从金属表面逃逸出来的。但是用当时的经典电磁学理论却又无法解释它的实验规律，直到 1905 年爱因斯坦才在理论上给出了解释。研究光电效应的实验装置如图 12-5 所示。当单色光通过石英窗口照射到抽成真空的光电管内的阴极 K 时，有电子从阴极表面逸出，光电子在电场的加速下向阳极 A 运动，形成光电流。光电效应的实验规律如下所述。

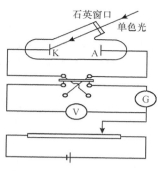

图 12-5　光电效应的实验装置

（一）饱和电流

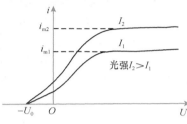

图 12-6　光电效应伏安曲线图

当入射光频率和光强一定时，光电流随电压增大而增大，当电压增至一定值时，光电流不再增大而趋于一饱和值 i_m，如图 12-6 所示。饱和现象说明，此时从阴极逸出的光电子已几乎全部被阳极所接收，故饱和电流的大小 i_m 等于单位时间内从阴极逸出的光电子数 N 与电子电量 e 的乘积，即 $i_m = Ne$。而且实验还表明饱和电流的大小 i_m 与入射光强 I 成正比，说明单位时间内从阴极逸出的光电子数与入射光强成正比。

（二）遏止电压

当加速电压减小到零并逐渐反向增加时，两极间将形成使电子减速的电场，实验表明，当反向电压不太大时，光电流并不为零，说明从阴极逸出的光电子有一定的初动能，可以克服减速电场的阻碍抵达阳极；当反向电压增至一定数值 U_0 时，光电流减小到零，如图 12-6 所示，U_0 称为遏止电压（stopping potential）。遏止电压的存在说明光电子逸出时的初动能有一个上限，并满足

$$\frac{1}{2}mv_m^2 = eU_0 \qquad (12\text{-}10)$$

图 12-6 还提示我们，当入射光频率一定时，不同的入射光强具有相同的 U_0，即遏止电压与光强无关。这说明光电子的最大初动能与光强无关。

（三）截止频率

实验表明，对一给定的金属材料而言，只有当入射光的频率 ν 达到或超过某一阈值频率 ν_0 时，才有光电子从金属表面上逸出。如果入射光的频率小于 ν_0，这时无论光有多么强，照射的时间再长也没有光电子逸出。这里的 ν_0 称为光电效应的截止频率（cutoff frequency），也称红限（red limit）。实验还表明，遏止电压 U_0 与入射光的频率 ν 呈线性关系

$$U_0 = K\nu - U_b \qquad (12\text{-}11)$$

如图 12-7 所示，图中不同曲线对应不同种类的阴极金属。不同曲线具有相同的斜率 K，说明 K 是一个与金属种类无关的普适常量。不同曲线与横轴的交点 ν_0 不同、U_b 不同，说明 U_b 和 ν_0 与金属的种类有关。当 $U_0 = 0$ 时，

$$\nu_0 = \frac{U_b}{K} \qquad (12\text{-}12)$$

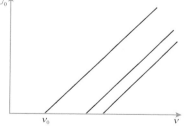

图 12-7　遏止电压与入射光频率的关系

（四）瞬时性

当频率超过截止频率的入射光照射到阴极上，无论光强多么微弱，光电子的逸出几乎是在光照射到阴极的同时发生的，其弛豫时间非常短，不超过 10^{-9} s。

按照经典电磁学理论，光的能量仅仅与光强有关，而与频率无关。光越强，光的能量就越大。

因此，理论上只要用足够强的光去照射金属，金属里的电子会获得足够大的能量便能够逃逸出来，不存在截止频率，而且打出的光电子的初动能也与光强有关，与频率无关。但实验事实却是光电子的逸出初动能与入射光强无关，而是与入射光的频率呈线性关系。

按照光的波动理论，金属中的电子从入射光中吸取的能量必须积累到大于金属逸出功时，才能从金属表面逸出，因而需要一定的弛豫时间。入射光强越弱，弛豫时间越长。而实验结果并非如此，只要频率大于截止频率，无论光强多么微弱，光的照射和光电子的逸出几乎是同时发生的。

二、爱因斯坦光电效应方程

为了解决光的波动理论与光电效应实验规律之间的矛盾，1905 年，爱因斯坦在普朗克量子假设的启发下，提出了光量子假设。他认为光是由能量为 $h\nu$ 的光量子（简称光子）所组成，这就是爱因斯坦光子假说（Einstein photo hypothesis）。按照这一假说，一束频率为 ν 的光可看成是由许多能量均为 $h\nu$ 的光子组成的光子流，其能量为 $E = nh\nu$。很明显，对一束光来说，其能量既与频率有关，也与光子数（光强）有关，且能量为量子化的。但是对于单个光子来说，其能量仅取决于频率。

爱因斯坦用此假设成功地解释了光电效应，他认为：光电效应过程是光子和电子相互作用的过程，金属中的自由电子一次性地完全吸收一个光子的全部能量 $h\nu$，一部分用来克服金属表面对它的束缚力所做的功，简称逸出功（work function）A，其余部分转换为电子逸出金属后的初动能。

根据能量守恒定律

$$h\nu = \frac{1}{2}mv_{\mathrm{m}}^2 + A = eU_0 + A \qquad (12\text{-}13)$$

式（12-13）就是著名的爱因斯坦光电效应方程（Einstein photoelectric effect equation）。逸出功 A 与金属的种类有关，不同的金属材料，对电子的束缚力不同，因此，逸出功亦不同。但对同种材料而言，A 为定值。由式（12-13）可以看出，如果电子吸收光子的能量 $h\nu < A$，则它就不能脱逃出金属表面，就不会产生光电子。因此，要想产生光电子，光子的能量必须满足：$h\nu \geqslant A$。而光强与光子数目有关，增加光强，就是增加光子数目，其结果使得产生的光电子数目增多，光电流增大。这样，光子假设就完全解释了光电效应的实验规律。

1916 年，美国物理学家密立根对光电效应进行了精确的测量，他得到了 U_0 和 ν 间严格的线性关系，利用直线的斜率 K 计算出来的普朗克常量的值与热辐射及其他实验测得的 h 值符合得很好。密立根的实验结果无疑是对爱因斯坦光子理论正确性的一个有力证明。因此，他获得了 1923 年的诺贝尔物理学奖，爱因斯坦也因为在光电效应方面的贡献获得了 1921 年的诺贝尔物理学奖。

三、光的波粒二象性

爱因斯坦的光子假设揭示了光的粒子性，即光是由微粒－光子所组成。而光的干涉、衍射等现象证实了光具有波动性。这样，光具有"波""粒"两种性质称为光的波粒二象性（wave-particle duality）。这种二象性的联系可由光子的能量、动量与其频率、波长的关系式体现出来。

光在真空中的传播速度为 c，即光子的运动速度为 c，其能量为

$$E = h\nu \qquad (12\text{-}14)$$

由相对论的质能与动量的关系式

$$E^2 = m_0^2 c^4 + c^2 p^2 \qquad (12\text{-}15)$$

因为光子的静止质量 $m_0 = 0$，所以一个光子的动量可表示为

$$p = \frac{E}{c} = \frac{h\nu}{c} = \frac{h}{\lambda} \qquad (12\text{-}16)$$

这样，式（12-14）和式（12-16）把光的波动和微粒二象性通过普朗克常量 h 联系起来。E 和 p 是描述粒子性的物理量，而 ν 和 λ 则是反映波动性的物理量。光是粒子性和波动性矛盾的统一体。在不同的条件下表现出不同的性质，一般情况下，光和物质进行相互作用时表现为粒子性，而在干涉、衍射等条件下表现为波动性。

第三节 康普顿效应

案例 12-4

继爱因斯坦用光量子假说成功地解释了光电效应（只涉及光子的能量）之后，1923年，美国物理学家康普顿在研究X射线被物质散射的实验时，证明了X射线的粒子性。在这个实验中，起作用的不仅是光子的能量，而且还有它的动量，同时还涉及光子被电子散射时能量和动量的守恒定律。康普顿效应的理论解释是对光量子假说正确性的进一步肯定。

问题：

1. 何为康普顿效应？
2. 如何理解波长改变量与散射角的关系？

康普顿在研究波长为 λ_0 的单色X射线被石墨、石蜡等较轻物质散射时发现，在散射线谱中除有与原波长 λ_0 相同的X射线外，还有波长大于 λ_0 的X射线 λ；波长差 $\Delta\lambda = \lambda - \lambda_0$，随散射角的增大而增大，这种散射称为康普顿效应（Compton effect）。

一、康普顿效应的实验规律

观察康普顿散射的实验装置如图 12-8 所示，经光阑射出的一束单色X射线为某种物质散射，散射线的波长用晶体的衍射来测量，散射线的强度用检测器来测定。

实验的结果如下：

（1）散射线谱中除了有与原波长 λ_0 相同的X射线外，还有波长 $\lambda > \lambda_0$ 的X射线。

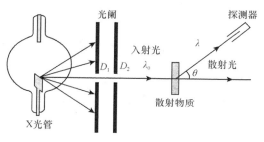

图 12-8 康普顿散射实验装置

（2）波长差 $\Delta\lambda = \lambda - \lambda_0$，随散射角 θ 的增大而增大。散射线中波长为 λ_0 的射线强度随 θ 增大而减小；波长为 λ 的射线强度随 θ 增大而增大，如图 12-9 所示。

（3）对于相同的散射角 θ，不同金属散射物质引起的 $\Delta\lambda$ 相同，与入射X射线波长 λ_0 以及散射物质无关，但波长 λ_0 的强度随原子序数增大而增大，而波长 λ 的强度随原子序数增大而减小，如图 12-10 所示。

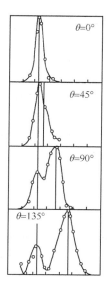

图 12-9 散射角与散射波长的关系
$\lambda_0 = 0.0712605nm$（钼谱线）
散射物质——石墨

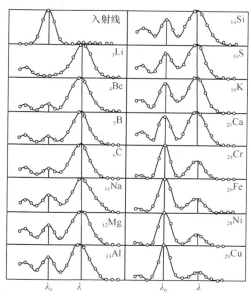

图 12-10 散射角一定时散射波长与原子序数的关系
$\lambda_0 = 0.056267nm$（银谱线）元素符号左下角数字为原子序数

笔记栏

微课 12-1

二、康普顿效应的理论解释

按照经典物理理论，当入射光通过物质时，将引起物质内带电粒子的受迫振动，其频率与入射光频率相同，振动着的带电粒子要向四周发射电磁波，其频率与振动频率相同，也就与入射光频率相同，因此，散射光的波长与入射光的波长相同。可见，经典物理理论无法解释波长变长的康普顿散射。

康普顿根据爱因斯坦的光子理论，将 X 射线被物质散射的过程看成是入射的 X 射线中的光子与物质中的电子作弹性碰撞的过程。

当光子与物质中受原子核束缚较弱的外层电子发生碰撞时，将一部分能量传递给了电子，使得散射光子的能量减少，波长增加。由于碰撞前物质中受原子核束缚较弱的外层电子的热运动平均动能和束缚能与光子能量相比可以忽略，可将碰撞前这些电子看成是静止的、自由的，即 X 射线被物质散射的过程可进一步简化为入射的 X 射线中的光子与物质中一个静止的自由电子作弹性碰撞。

碰撞前光子的能量为 $h\nu_0$，动量的大小为 $h\nu_0/c$；电子的能量为 m_0c^2，动量为零。碰撞后光子的能量为 $h\nu$，动量大小为 $h\nu/c$；电子的能量为 mc^2，动量大小为 $m\upsilon$。碰撞前后光子和电子的动量方向如图 12-11 所示。而电子质量 m 与静止质量 m_0 的关系为 $m = m_0 \Big/ \sqrt{1-\left(\dfrac{\upsilon}{c}\right)^2}$，根据能量守恒和动量守恒，并将动量守恒方程写成两个分量形式，有

$$\begin{cases} h\nu_0 + m_0c^2 = h\nu + mc^2 \\ \dfrac{h\nu_0}{c} = \dfrac{h\nu}{c}\cos\theta + m\upsilon\cos\varphi \\ \dfrac{h\nu}{c}\sin\theta = m\upsilon\sin\varphi \end{cases}$$

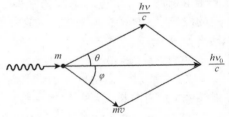

图 12-11　光子与静止自由电子碰撞过程的动量关系

解上述方程组，得

$$\Delta\lambda = \lambda - \lambda_0 = \frac{h}{m_0c}(1-\cos\theta) = \frac{2h}{m_0c}\sin^2\frac{\theta}{2} \qquad (12\text{-}17)$$

由式（12-17）可见，波长的增量 $\Delta\lambda$ 与入射 X 射线波长 λ_0 以及散射物质无关，只与散射角 θ 有关，与实验结果完全符合。另外，式中 $\dfrac{h}{m_0c}$ 具有波长的量纲，称为电子的康普顿波长（Compton wavelength），以 λ_C 表示，$\lambda_C = 2.43\times10^{-3}$ nm，与短波 X 射线的波长相当。

实际上，只有在入射波的波长与电子的康普顿波长可以相比拟时，康普顿散射才显著，这也正是选用 X 射线观察康普顿散射的原因。同时，物质中还有许多被原子核束缚较强的内层电子，光子与这些内层电子及原子核的碰撞实际是光子与整个原子的碰撞。由于原子的质量远大于光子的质量，在弹性碰撞中光子只改变方向，能量不变，因而这些散射光子的波长就与入射线的波长相同。这就是我们在散射线中看到波长分别为 λ 和 λ_0 两种射线的原因。

关于散射线强度随原子序数和散射角 θ 的变化可作如下理解：随着原子序数的增大，电子数增大，内层电子数的相对比例增大，而外层电子数的相对比例减小，从而导致波长为 λ_0 的散射线强度随原子序数增大而增大，波长为 λ 的散射线强度随原子序数增大而减小。当散射角 θ 较小时，光子与电子的碰撞使电子获得的反冲较小，不容易摆脱原子核的束缚，结果发生的是光子与原子的碰撞，故波长为 λ_0 的散射线强度较大；当散射角 θ 较大时，光子与电子的碰撞使电子获得的反冲较大，容易摆脱原子核的束缚，也就是电子容易电离，结果发生的是光子与电子的碰撞，故波长为 λ 的散射线强度较大。

例 12-2　设波长 $\lambda_0 = 1.00\times10^{-10}$ m 的 X 射线光子与自由电子做弹性碰撞，散射 X 射线的散射角 $\theta = 90°$。计算：

（1）散射波长的改变量；

（2）反冲电子的动能；

（3）碰撞过程中光子损失的能量。

解 （1）由式（12-17）可得

$$\Delta\lambda = \frac{h}{m_0 c}(1-\cos\theta) = \lambda_C(1-\cos 90°) = \lambda_C = 2.43\times 10^{-12}\,(\text{m})$$

（2）设反冲电子的动能为 E_k，则

$$E_k = mc^2 - m_0 c^2 = h\nu_0 - h\nu = \frac{hc\Delta\lambda}{\lambda_0(\lambda_0 + \Delta\lambda)} = 4.72\times 10^{-17}\,(\text{J})$$

（3）光子损失的能量为

$$\Delta E = h\nu_0 - h\nu = E_k = 4.72\times 10^{-17}\,(\text{J})$$

康普顿散射的光子理论与实验完全相符，不仅有力地证实了光的粒子性——光子不仅具有能量，还具有动量，而且还证实了光子在和微观粒子相互作用时也严格遵守能量守恒定律和动量守恒定律。

> **案例 12-5**
>
> 光电效应与康普顿效应的共性与区别？
>
> 分析：
>
> 光电效应与康普顿效应都证实了光的粒子性。光电效应揭示了光子能量与频率的关系；康普顿效应则进一步揭示了光子动量与波长的关系。
>
> 它们的区别源于两者的能量范围大不相同。光电效应中的光子波长在光学范围，能量的数量级只有几个电子伏特（eV）；而康普顿效应中的光子波长在 X 射线波段，能量的数量级可达 10^4 eV。所以在康普顿效应里逸出功等因素一律不必考虑，原子的外层电子可被看成是自由的，可直接用动量守恒定律和能量守恒定律去处理问题，但光电效应问题则不能如此处理。

三、德布罗意波

> **案例 12-6**
>
> 1924 年，法国物理学家德布罗意在光的波粒二象性的启发下，指出：如同过去对光的认识比较片面一样，对实物粒子的认识或许也是片面的，二象性并非光所特有，实物粒子也应具有二象性。
>
> 问题：
>
> 1. 德布罗意假设是依据什么思想提出的？
> 2. 为什么说电子具有波动性？

德布罗意在爱因斯坦光子理论的启发下提出实物粒子（静止质量不等于零）也应该具有波粒二象性。即一个质量为 m 以速度 v 做匀速运动的实物粒子，既具有用能量 E 和动量 p 所描述的粒子性，也具有用频率 ν 和波长 λ 所描述的波动性。和光子一样，与一个能量为 E、动量为 p 的实物粒子相联系的波的频率 ν 和波长 λ 可以表示为

$$\nu = \frac{E}{h}, \qquad \lambda = \frac{h}{p} \tag{12-18}$$

式（12-18）称为德布罗意公式（de Broglie formula）。式中，h 为普朗克常量。这种与粒子相联系的波称为物质波（matter wave）或德布罗意波（de Broglie wave）。

例 12-3 计算：

（1）电子经过 25 V 电压加速后的德布罗意波长。

（2）一个质量为 0.01 kg，速度为 500 m·s^{-1} 的子弹的德布罗意波长。

解 （1）经过电压 U 加速后，电子的动能为

$$\frac{1}{2}mv^2 = eU, \qquad v = \sqrt{\frac{2eU}{m}}$$

根据德布罗意公式，该电子的波长为

$$\lambda = \frac{h}{mv} = \frac{h}{\sqrt{2emU}} = \frac{6.63 \times 10^{-34}}{\sqrt{2 \times 1.60 \times 10^{-19} \times 9.11 \times 10^{-31} \times 25}}$$
$$= 2.46 \times 10^{-10} \text{(m)} = 0.246 \text{(nm)}$$

（2）根据德布罗意公式可得

$$\lambda = \frac{h}{mv} = \frac{6.63 \times 10^{-34}}{0.01 \times 500} = 1.33 \times 10^{-34} \text{(m)}$$

可见，电子波的波长与 X 射线的波长相当，而宏观物体的波长小到实验难以测量的程度，因此不需要考虑宏观物体的波动性。

德布罗意提出上述假设时并没有任何实验基础，但他当时预言：当一束电子穿过非常小的孔时，会发生衍射现象。1927 年戴维孙和革末以及汤姆孙分别用类似 X 射线晶体衍射的方法成功地获得了电子在单晶和多晶上的衍射图样，如图 12-12（a）和（b）所示，从而用实验证实了电子具有波动性。之后的实验又陆续证实了中子、质子、原子甚至分子等都具有波动性。至此，可以得出这样一个结论：自然界里的一切粒子，不管其静止质量是否为零，都具有波粒二象性。德布罗意公式就是描述微观粒子波粒二象性的基本公式。

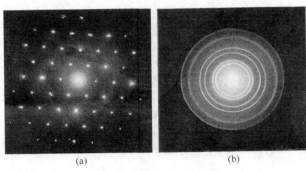

(a)　　　　　　　　(b)

图 12-12　电子衍射图像

四、不确定关系

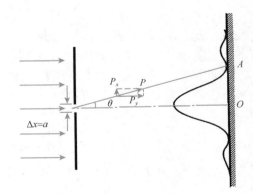

图 12-13　电子的单缝衍射实验

在经典力学中，描述一个质点的运动状态用位置和动量这两个物理量，而且这两个物理量可以同时准确地测定。但是对于具有波粒二象性的微观粒子来说，这两个物理量不可能同时准确测定。由于微观粒子具有波动性，对于单个粒子，在空间没有确定的轨迹，只能以一定的概率出现。也就是说，它不能同时具有确定的坐标和动量。

如图 12-13 所示，设单缝宽度为 a，一束动量相等的电子水平射入狭缝后，在屏上形成单缝衍射条纹。但是，一个电子通过狭缝的瞬间，它究竟从哪一点通过？显然我们无法确定，根据德布罗意的理论，这个电子从单缝的哪一点通过是随机的。但是我们可以确定，电子的坐标在狭缝的宽度之内，即坐标不确定量 $\Delta x = a$。在同一时刻，由于衍射的原因，电子动量的方向要发生变化，如果我们只考虑 A 处的中央明条纹区域，也就是电子被限制在第一级极小的衍射角 θ 的范围内，则有 $\sin\theta = \frac{\lambda}{a} = \frac{\lambda}{\Delta x}$。这样，电子动量在 x 轴的不确定量 Δp_x 为

$$\Delta p_x = p\sin\theta = p \cdot \frac{\lambda}{\Delta x} \tag{12-19}$$

将德布罗意公式 $\lambda = h/p$ 代入式（12-19），整理后得

$$\Delta x \cdot \Delta p_x = h$$

这个结果仅考虑了中央明条纹区，如果考虑衍射图样的第二级、第三级···，实际上动量的不确定度是大于这个值的，即

$$\Delta x \cdot \Delta p_x \geqslant h \qquad (12\text{-}20)$$

式（12-20）是作了十分粗略的近似以后得到的，更严格、更全面地表述为

$$\Delta x \cdot \Delta p_x \geqslant \frac{h}{2}, \quad \Delta y \cdot \Delta p_y \geqslant \frac{h}{2}, \quad \Delta z \cdot \Delta p_z \geqslant \frac{h}{2}; \quad h = \frac{h}{2\pi} \qquad (12\text{-}21)$$

式（12-21）称为坐标与动量的不确定关系（uncertainty relation）。

　　不确定关系是海森伯首先提出来的，它反映了量子力学规律的特点，规定了经典力学轨道概念的适用限度。式（12-20）表明粒子的位置越确定（Δx 越小），动量的涨落 ΔP_x 就越大；反之，如果粒子的动量被确定，粒子具体在那个位置（即那个坐标点）就越不确定。不确定关系是微观粒子波粒二象性的必然结果。

习 题 十 二

12-1　黑体在加热过程中其辐射本领的最大值所对应的波长由 0.90 μm 变化到 0.45 μm，求总辐射本领增加了几倍。

12-2　热核爆炸时火球的瞬时温度可达到 1.0×10^7，求：

（1）辐射最强的波长；

（2）这种波长的光子能量。

12-3　波长为 500 nm 的单色光入射到逸出功为 2.46 eV 的 Na 表面上，问：

（1）光电子的最大初动能是多少？

（2）在正负极之间施加多大的电压才能使光电流降低为零？

12-4　在理想条件下，正常人的眼睛接收到 550 nm 的可见光时，每秒光子数达 100 个时就有光感，与此相当的功率是多少？

12-5　入射的 X 射线光子的能量为 0.60 MeV，被自由电子散射后波长变化了 40%，求反冲电子的动能。

12-6　能量为 0.622 MeV 的光子，该光子与物质发生康普顿散射时，求散射角为 180° 的反散射光子的能量及此时反冲电子的能量。

12-7　设电子和中子的动能均为 1.0×10^4 eV，忽略相对论效应，求其相应的德布罗意波长。

12-8　实物粒子的德布罗意波与电磁波、机械波有什么区别？

（郑海波）

第十三章
数字资源

第十三章　量子力学基础

教学要求

　　1. 掌握波函数和薛定谔方程等基本概念和规律。

　　2. 熟悉氢原子光谱的形成及玻尔的氢原子理论。

　　3. 了解量子力学在近代物理中的应用。

　　1900 年普朗克提出的能量量子化假设，开创了量子物理的新纪元。1905 年爱因斯坦提出光子假设，揭示了光的波粒二象性。1913 年玻尔把量子概念引入原子领域，提出量子态的概念，使氢光谱规律得到很好的解释。在这些假设的基础上，薛定谔、海森伯等建立起了量子力学的理论体系，这是人类对微观世界认识上的重大突破。当今，量子力学理论已成为近代物理的基础，也成为许多交叉学科（如量子化学、材料物理及量子生物学）的基础。一切和物质微观结构有关的现代科学技术，都离不开量子力学的指导。量子力学为我们提供了对物质世界的新的思维方式和表达方式，并为一系列学科奠定了理论基础。

　　本章首先以氢原子光谱的实验结果为依据，介绍玻尔的氢原子理论，然后介绍波函数和薛定谔方程，并讨论一维势阱中的粒子，最后介绍氢原子问题的量子力学处理。

第一节　氢原子的玻尔理论

　　由于分子生物学引进医学，使医学基础理论出现了从细胞水平向分子水平的飞跃，而量子生物学则是从电子水平去研究生命现象。这里讨论原子核外电子的运动规律，使医学生从原子的量子理论对近代物理的概况有所了解。

一、氢原子光谱的规律

　　对于原子核外电子运动规律的研究，光谱（spectrum）的观察提供了很多资料，由此可获得电子运动的轨道、原子系统的能级及能级之间的跃迁等概念。光谱是光源电磁辐射的波长成分和强度分布的记录。光谱可分为线状光谱、带状光谱和连续光谱，它们分别由原子、分子和炽热的固体或熔体发出。原子光谱是提供原子内部信息的重要资料。通过对原子光谱规律性的研究，可以帮助我们认识原子结构。氢原子是最简单的原子，下面以氢光谱为例来说明光谱的规律性。

　　用光栅光谱仪观察低压氢气放电管发出的光，可以得到氢原子光谱。图 13-1 表示氢原子光谱的一个谱线系。这些线状光谱的间隔和强度都向着短波方向递减，其中，H_α 是明亮的红线，H_β、H_γ、H_δ 分别是青蓝线、蓝线和紫线，其余谱线在紫外区。

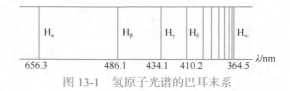

图 13-1　氢原子光谱的巴耳末系

　　巴耳末发现氢原子光谱线中可见区的一组谱线波长可用下式表示：

$$\tilde{\nu} = \frac{1}{\lambda} = R\left(\frac{1}{2^2} - \frac{1}{n^2}\right), \qquad n = 3,\ 4,\ 5,\ \cdots \tag{13-1}$$

其中，$\tilde{\nu}$ 称为波数（wave number），是波长 λ 的倒数，表示单位长度内所含有的波数；R 称为里德伯常量（Rydberg constant），其值 $R = 1.096776 \times 10^7 \, \text{m}^{-1}$，这组谱线称作巴耳末系。

　　氢原子光谱的其他谱线系，一个在紫外区，称赖曼系；还有三个在红外区，分别称帕邢系、布拉开系、普丰德系。这些谱线系可用一个简单的公式表达。

赖曼系	$\tilde{\nu} = R\left(\dfrac{1}{1^2} - \dfrac{1}{n^2}\right),$	$n = 2,\ 3,\ 4,\ \cdots$
巴耳末系	$\tilde{\nu} = R\left(\dfrac{1}{2^2} - \dfrac{1}{n^2}\right),$	$n = 3,\ 4,\ 5,\ \cdots$
帕邢系	$\tilde{\nu} = R\left(\dfrac{1}{3^2} - \dfrac{1}{n^2}\right),$	$n = 4,\ 5,\ 6,\ \cdots$
布拉开系	$\tilde{\nu} = R\left(\dfrac{1}{4^2} - \dfrac{1}{n^2}\right),$	$n = 5,\ 6,\ 7,\ \cdots$
普丰德系	$\tilde{\nu} = R\left(\dfrac{1}{5^2} - \dfrac{1}{n^2}\right),$	$n = 6,\ 7,\ 8,\ \cdots$

显然，氢原子光谱的波数可以表达为

$$\tilde{\nu} = R\left(\frac{1}{k^2} - \frac{1}{n^2}\right) \tag{13-2}$$

式中，$k = 1,\ 2,\ 3,\ \cdots$，$n = k+1,\ k+2,\ k+3,\ \cdots$，都是正整数。这个公式称为广义巴耳末公式。

可以看到，每一谱线的波数都等于两项的差数。如果令 $T(k) = \dfrac{R}{k^2}$ 和 $T(n) = \dfrac{R}{n^2}$，称为光谱项，则

$$\tilde{\nu} = T(k) - T(n) \tag{13-3}$$

氢原子光谱各线系的波数可用简单的公式精确表示，说明这些公式深刻地反映了氢原子内在的规律性。在各个谱线中取 $n = \infty$，可得到该谱系的最短波长，称为该谱系的线系限（series limit）。对于巴耳末系，线系限 H_∞ 在 $\lambda = 364.5$ nm。其他元素，尤其是在碱金属元素的光谱中，谱线也形成有规律的线系。各系中谱线的波数也可以用式（13-3）表示成两个整数 k 和 n 的函数之差，只不过光谱项的具体形式不同。

二、玻尔的氢原子理论

微课 13-1

案例 13-1

　　丹麦物理学家玻尔于 1913 年将普朗克、爱因斯坦的量子理论推广到卢瑟福的原子有核模型中，结合原子光谱的实验规律，提出氢原子理论。由于对原子结构和原子放射性的出色研究，他于 1922 年获得了诺贝尔物理学奖。

问题：

　　玻尔的氢原子理论是什么？

　　既然原子光谱的规律性反映了原子内在的规律，那么原子内部的结构是怎样的？如何由此来说明原子光谱的规律性呢？

　　卢瑟福的核模型结构指出，电子在核的周围绕核运动，具有能量。但对电子绕核运动的轨道和能量没有任何限制。用来解释原子光谱时却遇到了明显的矛盾。因为按照电磁理论，绕核加速运动的电子将不断向外发射电磁波，且频率等于电子绕核运动的频率。这样，原子的能量将逐渐减少，电子的轨道就要连续地缩小，最后将碰到原子核上；同时由于轨道运动的频率连续变化，所发光的频率也应该是连续变化的。这样的结果是：原子必定是一个不稳定的系统，所发射的光谱也应当是连续光谱。但是事实表明，原子是一个半径为 10^{-10} m 数量级的稳定系统，原子光谱是线状光谱。

　　如果把式（13-3）乘以 hc，就会得到 $hc\tilde{\nu} = h\nu = hcT(k) - hcT(n)$，这里 h 是普朗克常量，c 是光速。根据光量子假说，$h\nu$ 是每次发出光的能量，那么右边也必然是能量，应该是原子在辐射前后能量之差。同时由于 k、n 是正整数，所以原子的能量 $hcT(k)$ 和 $hcT(n)$ 只能具有一系列彼此分隔，不能连续变化的数值，与能量联系的电子轨道也是分隔的，不能连续变化。

　　玻尔在原子的核模型基础上，考虑到原子光谱的规律，把普朗克的量子概念推广到原子结构中来，对原子的能量、跃迁和电子轨道提出了三点假设，使氢原子光谱得到了初步的解释。

　　玻尔的氢原子理论是以下面三个基本假设为基础的。

（1）原子只能处于一系列能量不连续的状态。在这些状态中，电子沿某些特定轨道绕核做加速运动，但并不辐射能量。这些状态就是原子的稳定状态，简称定态（stationary state），相应能量为 E_1，E_2，E_3，…。

（2）原子只有从一个定态向另一个定态跃迁时才发射或吸收电磁波，其发射或吸收的辐射频率由两定态的能量差决定，即

$$h\nu = E_n - E_k$$

$$\nu = \frac{E_n - E_k}{h} \tag{13-4}$$

式（13-4）称为频率条件（frequency condition）或辐射频率公式；

（3）电子绕核做圆周运动时，其动量矩只能等于 $\frac{h}{2\pi}$ 的整数倍，即

$$L = mvr = n\hbar，\qquad n = 1，2，3，\cdots \tag{13-5}$$

式中，$\hbar = h/2\pi$，称为约化普朗克常量，n 称为量子数（quantum number），该式为量子化条件。

根据量子化条件和牛顿定律、库仑定律，可以计算出氢原子稳定运动状态的轨道半径 r_n 和相应的能量 E_n 的可能值为

$$r_n = \frac{\varepsilon_0 n^2 h^2}{\pi m Z e^2} = n^2 \frac{r_1}{Z}，\qquad n = 1，2，3，\cdots \tag{13-6}$$

$$E_n = -\frac{mZ^2 e^4}{8\varepsilon_0^2 n^2 h^2}，\qquad n = 1，2，3，\cdots \tag{13-7}$$

式（13-6）、式（13-7）所表示的是氢原子或类氢离子中相当于量子数为 n 的电子轨道半径和能量，表明电子轨道和原子系统的能量是不连续的，是量子化的，量子化的能量值称为能级（energy level）。

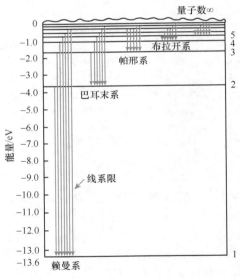

图 13-2　氢原子的能级图

式（13-6）中，若 $n = 1$，$r_1 = 0.528 \times 10^{-10}$ m，称玻尔半径。其数值与用其他方法估计得到的数值是非常符合的。在式（13-7）中，令 $Z = 1$，对应于不同的 n 值，计算得到如图 13-2 所示的氢原子的能级图。根据玻尔假设，原子从能量为 E_n 能级跃迁到能量为 E_k 的能级时，辐射电磁波的波数为

$$\tilde{\nu}_{nk} = \frac{1}{\lambda_{nk}} = \frac{\nu_{nk}}{c} = \frac{me^4 Z^2}{8\varepsilon_0^2 h^3 c}\left(\frac{1}{k^2} - \frac{1}{n^2}\right)，\qquad n > k \tag{13-8}$$

把 $Z = 1$ 代入式（13-8）可得里德伯常量为

$$R = \frac{me^4}{8\varepsilon_0^2 h^3 c} = 1.0973730 \times 10^7\ \mathrm{m^{-1}}$$

不难看出，巴耳末谱系是当氢原子中的电子从不同的较外层的轨道跃迁到第二轨道时所发射的谱线。电子跃迁到第一轨道时发出赖曼系，跃迁到第三轨道发出帕邢系，跃迁到第四、第五轨道时相应地发出布拉开系和普丰德系。

当 $n = \infty$ 时，$r = \infty$，$E_n = 0$，即电子完全脱离原子核的作用而成为电离状态中的自由电子。这个自由电子如果再获得动能 E_v，相应的总能量将具有正值，而且是可连续变化的。因此，如果动能为 E_v 的自由电子跃迁到量子数为 k 的能级，所发射的光的波数可连续变化。所以在线系的短波边界之外，还有一连续光谱。

案例 13-2

讨论氢原子巴耳末系光谱的最大和最小波长。

问题：

1. 频率与波长之间有何关系？

2. 巴耳末系光谱是氢原子的哪两个能级间的跃迁？

分析：

氢原子巴耳末系光谱是从较高能级回到 $n=2$ 能级的跃迁，根据 $h\nu = E_n - E_k$ 以及 $\lambda\nu = c$ 可得

最大波长：$\lambda_{max} = \dfrac{ch}{E_3 - E_2} = 658\ nm$；最小波长：$\lambda_{min} = \dfrac{ch}{E_\infty - E_2} = 366\ nm$，分别是红光和近紫外光。

氢原子的电离能就是它的绕行电子从 $n=1$ 的轨道跃迁到无限远所需吸收的能量，氢原子的电离能是 13.6 eV。

第二节　薛定谔方程概述

玻尔理论等旧量子论的基本弱点都在于处理问题时没有跳出经典理论的"框架"。一方面把微观粒子看作经典力学的质点，用了坐标和轨道等概念；另一方面又加上量子条件来确定稳定运动状态的轨道，而这些量子条件和量子数都是通过假设而引进的，并无有力的理论根据。许多事实指出，微观粒子同光一样也具有波粒二象性的特征。正因为如此，薛定谔等建立了量子力学（quantum mechanics），正确地反映了微观客体的二象性，成为一个完整描述微观粒子运动规律的力学体系。

一、波函数及其统计解释

（一）波函数

我们已经知道与微观粒子相联系的波称为物质波。那么，究竟什么是物质波？如何定量地描述它？让我们作如下解释。

简单地说，物质波是一种具有统计规律的概率波（probability wave），它决定着微观粒子在空间某处出现的概率，而且出现时，必然是一个实物粒子的整体。表征物质波的变量称为波函数（wave function），用 ψ 表示。一个运动粒子的波函数，在某时刻 t 和空间某点 (x, y, z) 的数值与在该时刻、该地点发现该粒子的可能性相联系。ψ 绝对值的平方，即 $|\psi(x, y, z, t)|^2 = \psi^* \psi = \varphi^* \varphi = |\varphi(x, y, z)|^2$ 表示在 t 时刻粒子在空间 (x, y, z) 处单位体积中出现的概率，称为概率密度（probability density）。

最特殊、最简单的物质波的波函数是描述一个自由粒子在 x 方向的平面波，其复数形式为

$$\psi(x, t) = A e^{-i2\pi\left(\nu t - \frac{x}{\lambda}\right)} \tag{13-9}$$

根据德布罗意假设，物质波的关系式为 $\lambda = \dfrac{h}{p}$，$\nu = \dfrac{E}{h}$。因此式（13-9）可改写为

$$\psi(x, t) = A e^{-i\frac{2\pi}{h}(Et - px)} \tag{13-10}$$

一般情况下，在外力场作用下的微观粒子就不能用以上一维的平面波来描述，而要用更复杂的波函数来表示。我们只给出其中最重要的稳定状态，即能量不随时间变化的定态下的波函数，可表示为

$$\psi(x, y, z, t) = \varphi(x, y, z) e^{-i\frac{2\pi E}{h}t} \tag{13-11}$$

式中，$\varphi(x, y, z)$ 为振幅函数（amplitude function），它只是位置坐标的函数，与时间无关。由于含时间因子的函数形式已定，所以定态波函数的形式完全取决于振幅函数。振幅函数可称为定态波函数。

（二）波函数的统计解释

我们首先通过电子双缝干涉实验说明如何理解微观粒子波粒二象性。如图 13-3 所示，用一个电子枪向开有双缝的挡板发射电子，在观察屏幕上安装一个可移动的检测器，用以记录打到检测器上电子的数目。首先，把缝 S_2 挡住，只允许电子从缝 S_1 通过，记录到电子沿 x 方向的分布曲线为 P_1；再挡住缝 S_1，打开缝 S_2，得到电子沿 x 方向的分布曲线为 P_2。这两条曲线与经典粒子通过相同装置后的分布完全相同。然后，把两个缝同时打开，实验测得电子沿 x 方向的分布不是 P_1 和 P_2 的简单叠加，而是类似光的干涉条纹的曲线 P_{12}。

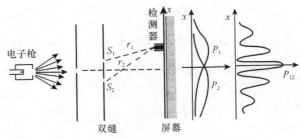

图 13-3 电子双缝干涉实验

这个结果无法用经典的粒子观念给予解释，因为两个缝都打开时，被检测器探测到的一个粒子只能通过其中一个缝，而且粒子通过这个缝后的行为与另一个缝是否打开无关，即粒子的分布应是 P_1 和 P_2 的叠加，由此可以说明干涉条纹的产生。但是，检测器记录到的不是什么波的强度，而确实是一个个不连续出现的电子。那么如何将电子的波动性和粒子性统一起来呢？

1926 年，德国物理学家玻恩用波函数对这一现象给出了统计解释。他认为粒子的概率密度就是波函数的统计意义。微观粒子的物质波既不是机械波，也不是电磁波，而是一种概率波。玻恩因此而获得了 1954 年诺贝尔物理学奖。

电子双缝实验中，两缝分别打开时观测到的电子沿 x 方向的分布是电子此时的概率分布，即 $P_1=\left|\psi_1\right|^2$，$P_2=\left|\psi_2\right|^2$。而当两缝同时打开时，电子的概率分布为

$$P_{12}=\left|\psi_{12}\right|^2=\left|\psi_1+\psi_2\right|^2=\left|\psi_1\right|^2+\left|\psi_2\right|^2+\psi_1\psi_2^*+\psi_1^*\psi_2\neq P_1+P_2$$

电子在某处是否出现同该点的 $|\psi|^2$ 并没有直接的必然联系，而只是存在一种概率性的联系，即对一个电子而言，它在 $|\psi|^2$ 大的地方出现的概率大，在 $|\psi|^2=0$ 的地方不可能出现。用概率波描述电子能很好地把电子的波动性和粒子性结合起来，大量电子到达接收屏幕后，必然在概率大的地方电子多，出现亮条纹；在概率小的地方电子少，出现暗条纹。图 13-4 给出了电子通过双缝后的情形，可以看到，每个电子都是一个点，体现了粒子性，但每个点都正确地落在衍射极大处，体现了电子遵从概率波给出的分布——波动性。其中图 13-4（a）、（b）、（c）、（d）分别表示 28、10^3、10^4、10^6 个电子通过双缝后的干涉图样。可见，随着电子数的增加，代表各个电子的亮点逐渐消失，而规则的条纹越加明显。

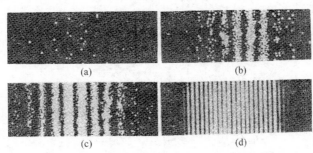

图 13-4 电子双缝实验对概率波的验证

波函数既然具有如上所述的物理意义，那就必须满足一些条件：

（1）在任何处，只能有一个概率，即函数是单值的；

（2）概率不可能无限大，所以函数必须有限；

（3）概率不会在某处发生突变，所以函数必须连续。符合单值、有限、连续是波函数必须满足的标准条件；

（4）粒子在整个空间出现的概率等于 1，即 $\iiint\left|\psi(x,y,z,t)\right|^2\mathrm{d}x\mathrm{d}y\mathrm{d}z=1$，称为归一化条件。满足此式的波函数，称为归一化波函数。

概率波的概念既能维护微观粒子的粒子性，又能体现微观粒子的波动性。由于概率波给出的是微观粒子出现的概率，所以不要求分割微观粒子，而微观粒子的概率分布又是由波函数决定的。

二、薛定谔方程

要得到在不同情况下描述微观粒子运动的波函数，就要知道波函数随时间和空间变化的普遍规律。这正如在牛顿力学中要想知道质点的位移，就要求解牛顿第二定律的方程。那么，描述微观粒子运动的概率波，它们的波动方程又是什么？

一般来说，概率波的波动方程表现为一个（或一组）偏微分方程，称为薛定谔方程（Schrödinger equation）。一维运动自由粒子定态的薛定谔方程是

$$\frac{d^2\varphi}{dx^2} + \frac{2m}{\hbar^2}(E-U)\varphi = 0 \tag{13-12}$$

对三维运动的情况则可用以下偏微分方程代替，即

$$\frac{\partial^2\varphi}{\partial x^2} + \frac{\partial^2\varphi}{\partial y^2} + \frac{\partial^2\varphi}{\partial z^2} + \frac{2m}{\hbar^2}(E-U)\varphi = 0 \tag{13-13}$$

式中，U 是粒子在势场中的势能，对于定态问题，它只是坐标函数。这就是势场中的定态薛定谔方程，该方程的解与含时间因子的函数的乘积就是粒子的波函数。

薛定谔方程不是实验事实的直接概括，也不是通过理论导出的定理，它是量子力学中的一个基本假设，它的正确性全靠实践的检验。在式（13-13）中，只要给出粒子在系统中的势能函数 U 的具体表达式，按照对波函数单值、有限、连续和归一化的要求去解此方程，就可求出定态波函数和定态能量。目前有关原子、分子结构的知识大多是解薛定谔方程得到的。

三、一维无限深势阱

现在以一维势阱（potential well）中的粒子为例，介绍应用量子力学基本方程——薛定谔方程处理实际问题的思路和方法。

一维无限深势阱是从实际问题中抽象出来的一种理想模型。例如，金属中的自由电子，只考虑它的边界上受到突然升高的势能"墙"阻挡，不能逸出金属表面，那么电子的运动被局限在金属体内。这样一些微观粒子被局限在某局部区域，并在该区域做自由运动的问题都可以简化为一维无限深势阱问题。

一维深势阱中的粒子可以根据势能函数具体形式求解薛定谔方程。从这个例子可以体会到量子力学处理问题的方法，看到由于波函数的单值、连续、有限，只有当方程中的能量 E 取某些特定值时，方程才有解。

设粒子沿 x 轴在一个宽度为 a 的匣中往复运动，其势能曲线可简化成一维无限深势阱，如图 13-5 所示。在阱内势能为 0，$U(x)=0$ $(0<x<a)$。在阱外势能为无穷大，$U(x)=\infty(x<0, x>a)$。

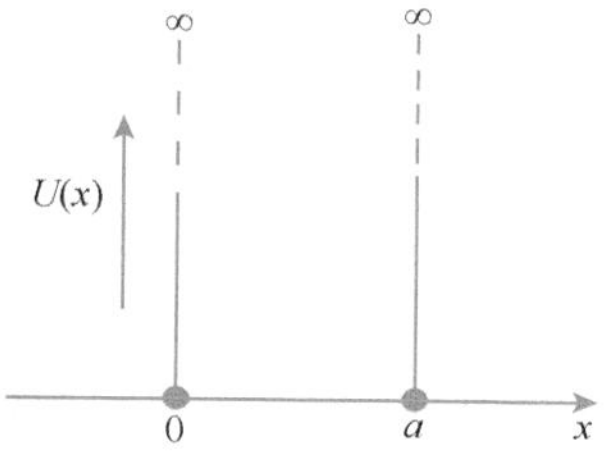

在阱外，由于 $U(x)=\infty$，所以必须 $\varphi(x)=0$，否则薛定谔方程将给不出任何有意义的解，$\varphi(x)=0$ 说明粒子不可能到达这一区域，即在阱外发现粒子的概率为零。

图 13-5　一维无限深势阱

在阱内，粒子的定态薛定谔方程是

$$\frac{d^2\varphi(x)}{dx^2} + \frac{2m}{\hbar^2}(E-0)\varphi(x)=0, \qquad 0<x<a$$

令 $k^2 = \frac{2mE}{\hbar^2}$，得

$$\frac{d^2\varphi(x)}{dx^2} + k^2\varphi(x) = 0$$

这个方程的通解是

$$\varphi(x) = A\sin kx + B\cos kx$$

式中，A、B 是待定的任意常数，可以根据对波函数的要求确定其值。

在阱外发现粒子的概率为零，$\varphi(x)=0(x<0, x>a)$，波函数的连续性要求在阱壁上 $x=0$，$x=a$

两处 $\varphi(x)$ 也必须为零。其中 $\varphi(0)=0$，要求 $B=0$，于是方程的解变为 $\varphi(x)=A\sin kx$。$\varphi(a)=0$，要求 $ka=n\pi$（$n=1,2,3,\cdots$）。请注意 n 不能等于零，否则在阱内 $\varphi(x)=0$，波函数不能归一化了。

由 $k^2=\dfrac{n^2\pi^2}{a^2}=\dfrac{2mE}{h^2}$ 可以看出，E 只能取分立值

$$E_n=\frac{h^2n^2\pi^2}{2ma^2}=\frac{h^2}{8ma^2}n^2,\qquad n=1,2,3,\cdots \tag{13-14}$$

波函数 $\varphi(x)$ 中的 A 可按归一化条件求出

$$1=\int_0^a A^2\sin^2\left(\frac{n\pi}{a}x\right)\mathrm{d}x=A^2\frac{a}{n\pi}\int_0^{n\pi}\sin^2\left(\frac{n\pi}{a}x\right)\mathrm{d}\left(\frac{n\pi}{a}x\right)=A^2\frac{a}{2}$$

$$A=\sqrt{\frac{2}{a}}$$

一维势阱中粒子的定态波函数是

$$\varphi(x)=\sqrt{\frac{2}{a}}\sin\left(\frac{n\pi}{a}x\right) \tag{13-15}$$

一维势阱中粒子的定态能量 E 只取分位值。量子数 n 越小，能级越低。阱中粒子的最低能量 $\dfrac{h^2}{8ma^2}$ 称为零点能。其含义是：当温度达到绝对零度，一切热运动都停止了，束缚在阱中的粒子仍然不能静止下来。从零点能的计算式可知，只有当 ma^2 小到接近于 h^2 时，零点能才有显著的值。阱越窄，零点能越大，如果阱宽扩大到宏观尺寸，零点能就小到可以忽略不计了。量子数越大，能级越高，但随着量子数 n 的增大，能级间隔和能级本身相比越来越小。其比值如下式所示：

$$\frac{E_{n+1}-E_n}{E_n}=\frac{(n+1)^2-n^2}{n^2}=\frac{2n+1}{n^2}$$

在室温下，金属中电子热运动平均动能 $\dfrac{3}{2}kT$ 大约是金属中自由电子零点能的 10^{14} 倍，相当于 $n=10^7$，这时相对的能级间隔可以忽略不计，这些电子可以看作是能量连续分布的电子气体。

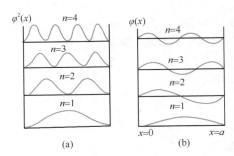

图 13-6　势阱中粒子波函数的概率密度分布与波形

一维势阱中粒子波函数的概率密度分布如图 13-6（a）所示。当 $n=1$ 时，在阱的中间发现粒子概率最大；当 $n=2$ 时，在势阱的中间发现粒子的概率等于零，这和经典力学的预测完全不同。但随着量子数 n 的增大，概率极大值数目增多，间隔缩小，逐渐趋于连续分布。一般说来，处于束缚态的粒子，量子数越小，量子效应越显著；量子数很大时，量子效应逐渐消失。这种性质深刻地反映着量子力学与经典力学的对应关系。

所谓量子现象，从粒子的观点看是微观世界中发生的某些不可理解的现象；但从波的观点看，有时并不难理解。比较一维无限深势阱中粒子的波函数和弦上驻波，发现它们的波形完全相同，如图 13-6（b）所示，从这里也可看到定态与驻波相当。为了在长度为 a 两端固定的弦上形成驻波，a 必须等于半个波长的整数倍。在 $a=n\dfrac{\lambda}{2}$ 中代入 $\lambda=\dfrac{h}{mv}$，立刻得出 $E_n=\dfrac{P^2}{2m}=\dfrac{h^2n^2}{8ma^2}$ 的量子化能级。能量最低的定态相当于波长最长的驻波，它的能量就是零点能。

案例 13-3

　　扫描隧道显微镜（scanning tunneling microscopy，STM）是通过扫描探针与样品表面间隧道效应形成的隧道电流的变化来得到样品表面状况图像的。当扫描探针在样品表面上方全面横向扫描时，根据隧道电流的变化，利用反馈装置控制针尖与表面间保持一定距离，把针尖扫描和

起伏运动的数据送入计算机，就可在荧光屏上显示出样品表面的三维图像。和实物尺寸比，这一图像可放大到 1 亿倍。其横向分辨率为 0.6 ～ 1.2 nm，纵向分辨率为 0.001 nm，最突出的优点是不损坏样品。

问题：

扫描隧道显微镜在医学中有什么应用？

分析：

STM 的发明，开辟了表面物理研究的新领域，单个原子的成像已成为可能，也为量子力学的研究提供了极好的工具。发明者宾宁和罗雷尔由于此卓越贡献与电子显微镜的发明者鲁斯卡分获了 1986 年诺贝尔物理学奖。

STM 为医学成像增添了新的仪器，也是研究生物样品的有效工具，例如，研究单个细胞、蛋白质分子或核酸，直接观察 DNA 等。

图 13-7 为 STM 的工作原理示意图；图 13-8 是利用 STM 观察到的 GaAs（110）表面的 As 原子排列图像。

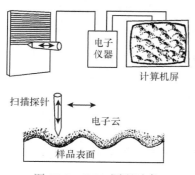

图 13-7　STM 原理示意

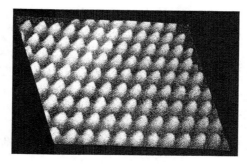

图 13-8　STM 观察到的 GaAs（110）表面的 As 原子排列图像（每一个突起是一个 As 原子）

第三节　量子力学的原子结构概念

薛定谔方程只对几个最简单的系统才能精确求解，对复杂系统必须用近似方法求解。在氢原子中，电子的能级和波函数是精确解出的。这些结果完全适用于一切类氢原子，也是计算复杂原子中单电子近似能级和波函数的依据。这些结果在说明复杂原子的壳层结构和分子的结构与功能时都起着重要作用。

对于类氢原子，仅有一个电子围绕具有 Z 个质子的核在运动，电子质量远小于核的质量，并可以认为核是静止的。电子在库仑力的作用下运动，整个系统的势能函数 $U = -\dfrac{Ze^2}{4\pi\varepsilon_0 r}$，由于势能函数具有球对称性，故采用球坐标 (r, θ, ϕ)，解出的振幅函数记作 $\varphi(r, \theta, \phi)$。

由于势能不显含时间，属于定态问题。将势能代入薛定谔方程得

$$\frac{\partial^2 \varphi}{\partial x^2} + \frac{\partial^2 \varphi}{\partial y^2} + \frac{\partial^2 \varphi}{\partial z^2} + \frac{2m}{\hbar^2}\left(E + \frac{Ze^2}{4\pi\varepsilon_0 r}\right)\varphi = 0$$

通过求解可以知道类氢原子的波函数可表示为

$$\varphi_{nlm}(r, \theta, \phi) = R_{nl}(r) Y_{lm}(\theta, \phi)$$

（13-16）

式中，$R_{nl}(r)$ 称类氢原子的径向波函数，其形式与量子数 n 和 l 有关；$Y_{lm}(\theta, \phi)$ 为类氢原子波函数的角度部分，其形式与量子数 l 和 m 有关。

案例 13-4

放在外磁场中的光源，发出的光谱线要分裂成相距很近的几条光谱线，这就是塞曼效应。

> **问题:**
> 　　试用空间量子化解释塞曼效应。
> **分析:**
> 　　位于电场中的电荷具有能量,同样位于磁场中的电流也具有能量。电磁学理论指出,若将磁矩为 μ 的小磁针放置在强度为 B 的外加磁场中,μ 与 B 相互作用要产生附加能量,其数值为 $\Delta E = -\mu B\cos\alpha$,$\alpha$ 是 μ 和 B 的夹角。同样,一个具有磁矩 μ 的原子系统在强度为 B 的外磁场中也具有附加能量。也就是说,即使 l 相同的电子状态,由于 m 不同,原子在外磁场中所具有的附加能量也不同。因此,l 相同的能级在外磁场中就分裂为 $2l+1$ 个稍有差别的能级,由此可以解释塞曼效应。

一、量子化与量子数

微课 13-2

（一）能量量子化——主量子数 n

　　类氢原子的总能量只能取一系列分立值,这种现象称为能量量子化。这些值是

$$E_n = -\frac{me^4}{8\varepsilon_0^2 h^2}\cdot\frac{Z^2}{n^2}, \quad n=1,2,3,\cdots \tag{13-17}$$

当 $Z=1$ 时,上式和玻尔理论的结果完全一致。其中 n 称为主量子数（principal quantum number）,在氢原子及类氢原子中只有一个电子,n 是电子能量的唯一决定者;但在复杂原子中,由于各电子间相互作用,n 只是单电子能量的主要决定者。

（二）角动量量子化——角量子数 l

　　电子都在核力的作用下绕核运动,原子系统的角动量 L 也必须满足量子化条件

$$L = \sqrt{l(l+1)}\frac{h}{2\pi}, \quad l=0,1,2,\cdots,n-1 \tag{13-18}$$

式中,l 称为角量子数（angular quantum number）,它决定角动量数值的大小。显然,角动量不同,电子处于不同的运动状态。在主量子数为 n 时,电子可分别处于 n 种不同的状态。通常称 $l=0,1,2,3,\cdots,n-1$ 的运动状态为 s、p、d、f、g、h、…状态。

（三）空间量子化——磁量子数 m

　　在量子力学中,解薛定谔方程得出的结果是:角动量在空间中的取向不是任意的,它在空间某一特殊方向,例如,沿 Z 轴方向的分量 L_z 只能取一系列分立值,这种现象称为空间量子化。这些值为

$$L_z = m\frac{h}{2\pi}, \quad m=0,\pm1,\pm2,\cdots,\pm l \tag{13-19}$$

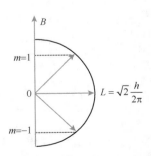

图 13-9　$l=1$ 的角动量的空间取向

式中,m 称为磁量子数（magnetic quantum number）,它决定了电子轨道角动量在外磁场中的取向。L_z 不同,电子绕核运动的角动量在空间取向不同,电子处于不同的运动状态。动量矩数值相同的电子,可以有 $2l+1$ 种不同的空间取向,对应着 $2l+1$ 种不同的运动状态。图 13-9 是 $l=1$ 的角动量的空间取向示意图,其角动量的数值为 $\sqrt{2}\frac{h}{2\pi}$,取向数目为 3 个。电子绕核运动的磁矩与它的角动量方向相反,因而角动量的空间量子化取向也就意味着磁矩的空间量子化。

（四）自旋量子化——自旋量子数 s

　　s 态电子的轨道角动量虽然等于零,但施特恩和格拉赫实验证明,电子在这种状态时仍具有角

动量。电子除了绕核运动外，还在绕自身轴线旋转，称为自旋（spin）。按照轨道角动量及其分量的量子条件，电子自旋角动量的量值为

$$L_s = \sqrt{s(s+1)}\frac{h}{2\pi} \tag{13-20}$$

式中，s 称为自旋量子数（spin quantum number）。质子、中子和电子的 s 都是 $\frac{1}{2}$，光子的 $s=1$。

自旋角动量沿 Z 轴方向的分量 L_{sz} 的量值是

$$L_{sz} = m_s\frac{h}{2\pi}, \quad m_s = -s, -s+1, \cdots, +s \tag{13-21}$$

式中，m_s 称为自旋磁量子数（spin magnetic quantum number）。由于电子的 $s=\frac{1}{2}$，所以 m_s 的可能取值是 $-\frac{1}{2}$ 和 $+\frac{1}{2}$，即是说对应于每一个由 (n, l, m) 所确定的函数，电子可能有两种不同的运动状态，这两种状态的 m_s 取值分别为 $-\frac{1}{2}$ 和 $+\frac{1}{2}$。

碱金属钠光谱中的钠黄线是由 3p ～ 3s 之间的能级跃迁产生的。通过测定，实际上是波长分别为 589.0 nm 和 589.6 nm 的两条谱线。这是由于电子自旋的存在，使得钠原子能级不仅与 n 和 l 有关，而且还与 m_s 有关。

综上所述，根据量子力学理论，类氢原子的电子运动状态，要由四个量子数 (n, l, m, m_s) 来确定，不同的运动状态有不同的量子数，当给定主量子数 n 时，l 的取值为 0，1，2，$\cdots$，$(n-1)$，共有 n 个值。当 l 给定时，m 的可能值为 0、± 1、± 2、$\cdots$、$\pm l$，共有 $2l+1$ 个值。电子的 m_s 的可能值只有 2 个，即 $+\frac{1}{2}$ 与 $-\frac{1}{2}$。因此，对于给定的主量子数 n，电子可能的运动状态为 Z_n 个，Z_n 为

$$Z_n = \sum_{l=0}^{n-1} 2(2l+1) = 2n^2 \tag{13-22}$$

二、多电子原子

一个原子序数为 Z 的原子，原子核外有 Z 个电子，每个电子除了受到原子核的引力外，还受到其他电子的斥力。一个电子在原子核外的电势能为原子核引力产生的势能和其他电子的斥力产生的势能之和。因此，对于多电子原子，用薛定谔方程求解是困难的，而只能采用近似方法来解决。常用的有电子独立运动模型、哈特利自洽场模型、中心力场模型等。计算的结果表明：一般情况下，n 值越小，能级越低，n 值相同而 l 值不同的状态，能量略有不同，即给定主量子数 n，由于 l 有 n 个可能值，因而有 n 个相近的能级。

核外电子与宏观物体一样，最稳定的状态就是能量最低的状态。核外电子都有占据最低能级的趋势，但还必须遵从泡利不相容原理（Pauli exclusion principle），即在一个原子内不可能存在两个相同的量子态。根据这一原理，一个原子内每个电子都有独自的四个量子数，换言之，任何两个电子都不可能有完全相同的四个量子数。

前面已经讨论过，对于给定的主量子数 n，电子可能的运动状态有 $2n^2$ 个，对于 $n=1$ 电子，只有 2 个可能的运动状态，如果原子的原子序数 Z 大于 2，那么，根据泡利不相容原理，核外的 Z 个电子就不可能都处于 $n=1$ 的能级，而要处于 $n=2$、$n=3$ 等较高的能级。一般说来，非激发态的原子，核外 Z 个电子按照从低能级到高能级的规律，从 $n=1$，$l=0$ 开始分布在若干个能级上。

分布在各个能级上的电子，n 值相同的电子属于同一壳层。各个壳层常用代号表示，分别以 K、L、M、N、O、P 代表 $n=1$、2、3、4、5、6 各个壳层。同一壳层中具有同一角量子数 l 的电子，则称为处于同一支壳层。各个支壳层也有代表符号，分别以 s、p、d、f、g、h 代表 $l=0$、1、2、3、4、5 各支壳层。利用 l 的代表符号，可以把原子的电子状态表示为 2p、3s、4d 等，其中数字表示主量子数。例如，4d 表示电子处于 $n=4$，$l=2$ 的状态。

多电子原子中由于电子的分布是逐层远离原子核，内壳层通常被填满，电子云是闭合对称的，这样就对外层电子起着屏蔽作用，使最外层的价电子所受到核电荷的引力减小，并且内层电子靠近

原子核，外层电子的作用几乎可以忽略不计。

　　原子处于正常状态时，每个电子都趋向占据可能的最低能级，能量越低的能级首先被电子填满，其余电子依次向未被占据的最低能级填充，直到所有核外电子分别填入可能占据的最低能级为止。由于能量还和角量子数 l 有关，所以在某些情况下，n 较小的低能级壳层还未填满时，下一个壳层上就开始有电子填入了。这就造成电子在原子中不完全逐层排列的实际情况。例如，第三壳层只包括 3s 和 3p 的态，共 8 个电子，电子不是先填 3d 然后再填第四壳层，而是先填 4s 再填 3d。这是因为平均说来，角动量大的电子比角动量小的电子离核远些，受到内层电子的屏蔽作用较大，电子受到核的引力较小，因此势能较高，3d 态的电子角动量大于 4s 态，总能量比 4s 态高，所以，先填 4s，再填 3d，同样原因，还发生先填 5s 后填 4d，先 6s 后 5d 等。

　　按量子力学求得的各元素原子中电子逐层排列情况，已被物理、化学中元素的周期性得到完全证实。我国科学家总结出确定原子壳层能级高低的经验公式：$n + 0.7l$，其取值越大，能级越高。

习 题 十 三

13-1　求氢原子光谱赖曼系的最大和最小波长。

13-2　根据玻尔理论，求氢原子中的电子在 1、3 轨道上的运动速度之比 v_1/v_3。

13-3　原子中具有 n 和 l 量子数相同的最大电子数是多少？

13-4　设电子在一维深势阱中运动，求势阱的宽度 $a = 10^{-2}$ m 和 $a = 10^{10}$ m 两种情况下电子的能量。

13-5　试讨论某一时刻在空间某处粒子出现的概率与该时刻该处波函数的关系。

13-6　已知氢原子处于 $l = 3$ 的状态上，试求此时其电子的角动量和它在外磁场方向上的分量的可能值，并作出角动量在外磁场中的取向图。

13-7　一粒子沿 x 方向运动，其波函数为 $\varphi(x) = C\dfrac{1}{1+ix}$，$-\infty < x < \infty$。求：

（1）常数 C 的值；

（2）发现粒子概率密度最大的位置。

13-8　粒子在一维无限深势阱中运动，其定态波函数为 $\varphi_n(x) = \sqrt{\dfrac{2}{a}} \sin\dfrac{n\pi x}{a}$ $(0 < x < a)$。如果粒子处于 $n = 1$ 的状态，在区间 $\left[0, \dfrac{a}{4}\right]$ 发现该粒子的概率是多少？

13-9　一粒子被限制在相距 L 的两个不可穿透的壁之间，描写粒子状态的波函数为 $\varphi(x) = cx(L-x)$，求 c 的值并确定在 $0 \sim \dfrac{L}{3}$ 区间发现粒子的概率。

13-10　说明波函数的统计意义，波函数应满足什么物理条件？

（丁晓东）

第十四章　相对论基础

教学要求

1. 掌握相对论的基本假设、洛伦兹变换、时空效应和质能关系。
2. 理解同时的相对性，长度收缩、时间延缓。
3. 了解广义相对论的等效原理和相对性原理，弯曲时空和引力红移。

案例 14-1

1905 年，著名的物理学家爱因斯坦创立了狭义相对论（special relativity），它把物理学扩展到高速物体运动规律的广大领域，从根本上动摇了经典力学的绝对时空观，提出了关于空间、时间与物质运动相联系的一种新的时空观，揭示了空间与时间的内在联系，质量与能量的内在联系，建立了对高速运动物体也适用的相对论力学，而经典力学则是相对论力学在物体运动速度远小于光速条件下的近似。1915 年，爱因斯坦又创立了广义相对论（general relativity），进一步揭示了物理定律对一切参考系都是等价的。狭义相对论是局限于惯性参考系的时空理论，广义相对论是推广到一般参考系的引力场理论。广义相对论关于引力红移和雷达回波延迟的预言，也于 20 世纪 60 年代相继被实验所证实。

问题：

1. 广义相对论和狭义相对论的区别是什么？
2. 解释弯曲时空？

第一节　狭义相对论假设

相对论的产生有着深远的历史根源，它始发于参考系问题的研究。由于经典力学认为存在着绝对空间，因此人们设想在所有惯性系中必然有一个相对于绝对空间静止的绝对参考系。这个绝对空间充满着一种叫作"以太"（aether）的物质，而速度 c 就是光在这个最优惯性系"以太"中的传播速度。由于地球的运动，相对地球静止的观察者应该感觉到迎面而来的以太风。以太问题成为当时物理学研究的热点。为了确定这一绝对参考系的存在，物理学家进行过许多实验，其中最著名的是迈克耳孙 - 莫雷实验。

一、迈克耳孙 - 莫雷实验

1881 年，美国物理学家迈克耳孙自制了一台干涉仪用于验证"以太"存在的实验，装置如图 14-1 所示。S 为光源，M 为一半透半反镜。入射到 M 上的光线分成两束，一束穿过 M 到达反射镜 M_1，然后返回 M，再被 M 反射到观测镜筒 T；另一束被 M 反射到 M_2，再从 M_2 反射回来，穿过 M 片到达观测镜筒 T。把此装置水平放置在地球上，设地球相对于以太的漂移速度为 u（与地球公转方向相反），且 u 平行于 M_1，垂直于 M_2。可求出光束 1、2 在各自的路径往返时间分别为

$$t_1 = \frac{l}{c+u} + \frac{l}{c-u} = \frac{2l}{c}\frac{1}{1-u^2/c^2} \tag{14-1}$$

$$t_2 = \frac{l}{\sqrt{c^2-u^2}} + \frac{l}{\sqrt{c^2-u^2}} = \frac{2l}{c}\frac{1}{\sqrt{1-u^2/c^2}} \tag{14-2}$$

$t_1 - t_2 \approx \frac{l}{c}\left(\frac{u^2}{c^2}\right)$，说明光沿路径 1 所用的时间比经过路径 2 所用的时间长。将整个实验装置在水平面上缓慢转过 90° 后，两束光到达观测镜 T 所经历的时间差了 $2(t_1-t_2)$，为

$$\Delta t = 2(t_1 - t_2) \approx \frac{2lu^2}{c^3} \tag{14-3}$$

时间差的改变将引起干涉条纹的移动，移动数目为

$$\Delta N = \frac{2lu^2}{\lambda c^2}$$

（14-4）

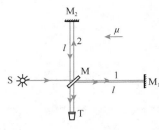

图 14-1　迈克耳孙干涉实验

其中，λ 为光波波长，l 为光臂长度。迈克耳孙通过一次次的实验观测这一现象，结果都失败了。尤其是 1887 年与莫雷的合作，采用多次反射法，使光臂的有效长度 l 增至 10 m 左右，λ 取 500 nm，地球公转速率 u 取 3×10^4 m/s 和光速 c 取 3×10^8 m/s，代入上式计算，预期可观测到的条纹移动数目 ΔN 应为 0.4 条，这比仪器可观测的条纹移动最小值（约 0.01 条）大得多。但实验的结果是否定的，他们并没有观测到条纹的移动。这一著名实验以支持以太说为目的，却成为否定绝对静止参考系的最好验证。这就是相对论诞生前夜物理学遇到的一个严重困难，即开尔文所说的"乌云中的一朵"。

<h2 align="center">二、经典力学的绝对时空观和伽利略变换</h2>

时间和空间相互独立，在两个做相对运动的惯性系中测量时间间隔和长度都是相同的（动钟和静钟走得一样快，动尺和静尺的长度相同），与参考系的选择无关，这就是经典力学的绝对时空观。

在绝对时空观下任何计算中的坐标变换都遵从伽利略坐标变换式。设惯性参考系 S' 以恒定速度 v 相对于 S 系沿 x 轴运动，且参考系平行。在 $t = t' = 0$ 时，两参考系坐标重合，任意 t 时刻的伽利略变换为

$$\begin{cases} x' = x - ut \\ y' = y \\ z' = z \\ t' = t \end{cases}$$

将上式前三项对时间求导，可得速度的伽利略变换式

$$\begin{cases} v_x' = v_x - u \\ v_y' = v_y \\ v_z' = v_z \end{cases}$$

<h2 align="center">三、狭义相对论的两个基本假设</h2>

迈克耳孙 – 莫雷实验的零结果使物理学家感到震惊和困惑，在学者们忙于修补以太论时，爱因斯坦却得出了"地球相对于以太运动的想法是错误的"结论。1905 年，爱因斯坦在发表的《论运动物体的电动力学》的论文中，肯定了相对性原理的重要地位，以新的时空观替代旧的时空观，提出了狭义相对性的两条基本原理。

（一）相对性原理（relativity principle）

一切物理定律（包括力学定律）在所有的惯性系中都是相同的，即所有惯性系都是等价的，不存在特殊的绝对静止的惯性系。

（二）光速不变原理（principle of constancy of light velocity）

在所有的惯性系中，光在真空中的传播速率都相同，数值等于 c。作为一个基本物理常量，1983 年，国际上规定 $c = 299\ 792\ 458$ m/s。这一原理表明，光速与光源和观察者的运动状态无关。光速不变原理是相对论时空观的基础。

<h2 align="center">四、洛伦兹坐标变换和速度变换</h2>

狭义相对论否定了牛顿的绝对时空观，同时也否定了伽利略变换，因此在相对性原理和光速

不变原理的要求下，应有新的变换来代替伽利略变换。爱因斯坦从两个基本原理出发，导出了与洛伦兹一致的变换，即洛伦兹变换（Lorentz transformation）。洛伦兹变换是荷兰物理学家洛伦兹于1904 年提出的新坐标变换关系。设惯性参考系 S' 的运动形式同上述伽利略变换。对同一事件的两组时空坐标（x，y，z，t）和（x'，y'，z'，t'）之间的关系，洛伦兹变换可表示为

$$\begin{cases} x' = \gamma(x - ut) \\ y' = y \\ z' = z \\ t' = \gamma\left(t - \dfrac{u}{c^2}x\right) \end{cases} \qquad \text{其逆变换为} \qquad \begin{cases} x = \gamma(x' + ut') \\ y = y' \\ z = z' \\ t = \gamma\left(t' + \dfrac{u}{c^2}x'\right) \end{cases} \qquad (14\text{-}5)$$

其中，$\gamma = \dfrac{1}{\sqrt{1 - u^2/c^2}}$。两组变换被洛伦兹本人认为是"纯数学手段"，但爱因斯坦却在相对论中揭示了变换方程的实际意义，即"对一个完全确定的事件在相对静止系统中的一组空间时间坐标（x，y，z，t）与同一事件在运动系统中的一组空间时间坐标（x'，y'，z'，t'）之间的联系"。爱因斯坦是依据狭义相对论的两条基本原理严格推导出来的。所以，虽然是同一组数学模型，在认识上却有质的飞跃。然而在 $v \ll c$ 的低速情况下，$\gamma \to 1$，洛伦兹变换则过渡到伽利略变换。

为了由洛伦兹变换求得在两个惯性系 S 和 S' 中，观测同一质点 P 在某一瞬时速度的变换关系，对式（14-5）两边求微分整理可得爱因斯坦速度变换式

$$\begin{cases} v_x' = \dfrac{v_x - u}{1 - \dfrac{uv_x}{c^2}} \\[3mm] v_y' = \dfrac{v_y}{\gamma\left(1 - \dfrac{uv_x}{c^2}\right)} \\[3mm] v_z' = \dfrac{v_z}{\gamma\left(1 - \dfrac{uv_x}{c^2}\right)} \end{cases} \qquad \text{其逆变换为} \qquad \begin{cases} v_x = \dfrac{v_x' + u}{1 + \dfrac{uv_x'}{c^2}} \\[3mm] v_y = \dfrac{v_y'}{\gamma\left(1 + \dfrac{uv_x'}{c^2}\right)} \\[3mm] v_z = \dfrac{v_z'}{\gamma\left(1 + \dfrac{uv_x'}{c^2}\right)} \end{cases} \qquad (14\text{-}6)$$

由上面速度的相对论变换式不难看出，在任何情况下，物体运动速度的大小不能大于光速 c，即在相对论范围内，光速 c 是一个极限速率。在物体的运动速率远小于光速的情况下，$\gamma \to 1$，洛伦兹速度变换过渡到伽利略速度变换，可见牛顿的绝对时空观是相对论时空观在参考系的相对运动速度远小于光速时的一种近似。

案例 14-2

　　相对论的主要公式是洛伦兹变换，是洛伦兹最先提出来的，但相对论的创始人却不是洛伦兹而是爱因斯坦，这里不存在篡夺科研成果的问题。洛伦兹本人也认为，相对论是爱因斯坦提出的。在一次洛伦兹主持的会议上，他对听众宣布："现在请爱因斯坦先生介绍他的相对论"。洛伦兹曾一度反对相对论，还与爱因斯坦争论过相对论的正确性，争论时为了区分自己的理论和爱因斯坦的理论，洛伦兹给爱因斯坦的理论起了个名字"相对论"。爱因斯坦觉得这个名字与自己的理论很相称，于是就接受了这一命名。

第二节　狭义相对论时空观

一、同时性的相对性

　　按照经典力学理论，相对于同一惯性系在不同地点同时发生的两个事件，在另一个与之有相对运动的惯性系看来也是同时发生的。而相对论则指出在一个惯性系中不同地点同时发生的两个事件，在另一与之有相对运动的惯性系中看，并不是同时发生的，即同时性的概念是相对的。"同时"是相对的，为什么我们通常感觉不到"同时"的相对性呢？因为这种相对性只有在接近光速运动时才

会明显表现出来。我们通常接触的汽车、飞机甚至火箭运动速度都太小了，感觉不出这个差别。

以洛伦兹变换为核心的相对论，使人们的时空观发生了巨大的变化。为了说明同时性的相对性，爱因斯坦创造了一个理想模型。设火车相对站台以匀速 v 向右运动，如图 14-2 所示。当列车上的 A'、B' 与站台的 A、B 两点重合时，站台上同时在这两点受到雷击。所谓同时是指发生闪电的 A 处和 B 处发出的光，在站台 AB 距离的中点 C 处相遇。但列车的中点 C' 先接到 A 点的闪光，后接到 B 点的闪光。即对站在 C 点的观察者 C 来说，A 的闪光与 B 的闪光是同时的，而对观察者 C' 来说，A 的闪光早于 B 的闪光。也就是说，对站台参考系同时的事件，对列车参考系不是同时的，即同时性是相对的。

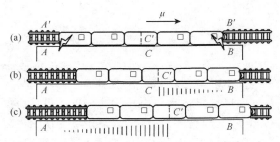

图 14-2 论证"同时性的相对性"的实验模型

设在 S 系中有两个事件分别发生 t_1 时刻 x_1 位置和 t_2 时刻 x_2 位置。这两个事件的时间差 Δt 和空间差 Δx 分别为

$$\Delta t = t_2 - t_1, \quad \Delta x = x_2 - x_1$$

对洛伦兹变换式（14-5）的逆变换第 4 式时间变量进行微分得

$$\Delta t' = \frac{\Delta t - \dfrac{u}{c^2}\Delta x}{\sqrt{1 - \dfrac{u^2}{c^2}}} \tag{14-7}$$

如果在 S 系中看，这两个事件同时发生，那么 $t_1 = t_2$，$\Delta t = 0$。但是，只要这两事件发生的地点不同，$\Delta x = x_2 - x_1 \neq 0$，式（14-7）就会得到 $\Delta t' \neq 0$，即在 S' 系看来，这两个事件没有同时发生。反之，根据式（14-5）洛伦兹变换第 4 式可得

$$\Delta t = \frac{\Delta t' + \dfrac{u}{c^2}\Delta x'}{\sqrt{1 - \dfrac{u^2}{c^2}}} \tag{14-8}$$

从式（14-8）可知，在 S' 系中同时发生的两事件即 $\Delta t' = 0$，只要不发生在同一地点即 $\Delta x' \neq 0$，在 S 系中看这两件事就不是同时发生的，即 $\Delta t \neq 0$。

上述表明，相对论预言了同时的相对性。在一个惯性系中不同地点同时发生的事件，在另一个相对于它运动的惯性系中看，并不同时发生。这就是同时性的相对性（relativity of simultaneity）。同时性的相对性否定了各个惯性系之间具有统一的时间，也否定了牛顿的绝对时空观。

二、长度收缩

要测量一个运动物体的长度，合理的办法是同时记下物体两端的位置。设 S' 系相对 S 以速度 u 沿 x 轴运动，S 系中有一根棒，如图 14-3 所示。两端点的空间坐标为 x_1、x_2，则棒在 S 系中的长度为 $l_0 = x_2 - x_1$，是棒相对于参考系静止时所测得的长度，称为静长或原长。在 S' 系中的 t' 时刻，记下棒两端的空间坐标 x_1'、x_2'，S' 系中棒的长度为 $l' = x_2' - x_1'$，根据洛伦兹变换可得

$$x_1 = \gamma\left(x_1' + ut'\right), \quad x_2 = \gamma\left(x_2' + ut'\right)$$

整理后得 S' 系中棒的长度为

$$l' = x_2' - x_1' = (x_2 - x_1)\sqrt{1 - u^2/c^2}$$
$$l' = l_0\sqrt{1 - u^2/c^2} \tag{14-9}$$

反之，如棒在 S' 系中静止，棒在 S' 系中的长度为静长 l'，可以证明棒在 S 系中的长度为

$$l = l'\sqrt{1 - u^2/c^2} \qquad (14-10)$$

由上式可知，被测物体和测量者相对静止时，测得物体的长度最大，等于棒的静长 l_0。被测物体和测量者相对运动时，测量者测得的沿其运动方向的长度变短了，若运动长度用 l 表示，则有

$$l = l_0\sqrt{1 - u^2/c^2} \qquad (14-11)$$

此效应，叫作长度收缩（length contraction），或洛伦兹收缩。在相对于被测物体运动的垂直方向上，无相对运动，故不发生长度收缩。

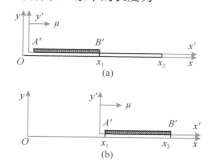

图 14-3 论证"长度收缩"的实验模型

案例 14-3

　　设在地面参考系中，列车长 AB，正好与一段隧道的长度相同，而在列车参考系中看，列车就会比隧道长（因隧道相对于列车运动而缩短）。在地面参考系中，当列车完全进入隧道时，在入口和出口处同时打两个雷。在列车参考系中看，列车会被雷击中吗？问题的关键在于"同时的相对性"。在地面参考系中同时打两个雷，而在列车参考系中是不同时的，出口 A 处雷击在先，这时车头还未出洞，此时虽车尾在洞外，但 B 处雷还未响，等 B 处雷响时，车尾已进洞。

问题：

　　解释长度的相对性与"同时"的相对性往往是相互关联的？

三、时 间 延 缓

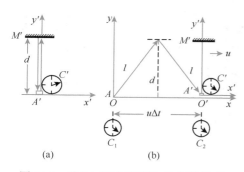

图 14-4 论证"时间延缓"的实验模型

　　由于同时性具有相对性，所以对于不同参考系而言，沿相对速度方向发生的同样的两个事件之间的时间间隔是不同的，即时间的量度是相对的。如图 14-4 所示，参考系 S' 相对参考系 S 以恒定速度 u 沿 x 轴正向运动，两者坐标轴平行，且 $t = 0$ 时两坐标系重合。S 系中有一闪光源 A'，它旁边有一只钟 C'，在平行于 y' 轴方向上有一反射镜 M'，其相对于 A' 距离为 d。光从 A' 发出再经 M' 反射后返回 A'，C' 钟走过时间为

$$\Delta t' = 2d/c \qquad (14-12)$$

　　在 S 系中测量时，由于 S' 系相对 S 系运动，光线由发出到返回并不沿同一条直线，而是沿一条折线。即光线的发出和返回这两个事件并不发生在 S 系中的同一地点。用 Δt 表示 S 系中测得闪光由 A 点发出并返回到 A' 所经过的时间，此时间内 A' 沿 x 方向移动了距离 $u\Delta t$，S 系中测量光线走过斜线的长度为

$$l = \sqrt{d^2 + \left(\frac{u\Delta t}{2}\right)^2} \qquad (14-13)$$

根据光速不变，故有

$$\Delta t = \frac{2l}{c} = \frac{2}{c}\sqrt{d^2 + \left(\frac{u\Delta t}{2}\right)^2}$$

整理得

$$\Delta t = \frac{2d/c}{\sqrt{1 - u^2/c^2}} = \frac{\Delta t'}{\sqrt{1 - u^2/c^2}} \qquad (14-14)$$

式中，$\Delta t'$ 是在 S' 系中同一地点的两个事件之间的时间间隔，是静止于此参考系中的一只钟测出的，

叫作固有时（proper time）或原时。由式（14-14）可知，$\sqrt{1-u^2/c^2} < 1$，故 $\Delta t' < \Delta t$，即原时最短。S 系中的 Δt 是不同地点的两个时间之间的时间间隔，是用静止于此参考系中的两只钟测出的，叫作两地时，它比原时长，用 τ 表示，原时用 τ_0 表示。两者关系如下

$$\tau = \frac{\tau_0}{\sqrt{1-u^2/c^2}} \qquad (14\text{-}15)$$

对于原时最短的现象，下面用钟表的快慢来说明。在 S 系中的观察者将自己参考系上的钟与 S' 系中相对于他运动的那只钟对比，发现 S' 系中的钟慢了。在惯性系中，运动的钟比静止的钟走得慢，这就是所谓时间延缓（time dilation）效应，也叫时间膨胀或说运动时钟变慢。

时间延缓效应来源于光速不变原理，它是时空的一种属性，并不涉及时钟内部的机械原因和原子内部的任何过程。由式（14-15）还可看出，当 $v \ll c$ 时，$\tau = \tau_0$，这时钟延缓效应是完全可以忽略的，而在运动速度接近光速时，这种效应就变得非常重要了。

案例 14-4

关于时间的相对性问题，历史上曾经引发过一次叫作"孪生子佯谬"的讨论。甲乙两孪生兄弟，弟弟乙留在地球，哥哥甲坐飞船旅行，在弟弟看，时间在飞船上流逝得比地球上慢，故哥哥比弟弟年轻，在哥哥看，时间在地球上流逝得比飞船上慢，故弟弟比哥哥年轻。到底谁年轻？

分析：

从表面上看来，孪生子扮演着对称的角色，而实际上"飞船"和"地球"这两个参考系此时是不对称的。地球可以看作是惯性系，飞船在匀速飞行过程中也可以看作是惯性系，但飞船往返必有一段变速的过程，即必有加速度。所以飞船在"调头"过程中就不再是一个惯性系，这就超出了狭义相对论的理论范围，需要应用广义相对论来讨论。广义相对论证明，在非惯性系中时间流逝得慢，故坐飞船的哥哥比地球上的弟弟年轻。1971 年，美国马里兰大学的研究小组将原子钟带上飞机进行实验，发现飞机上的钟比地面上的钟慢 59 ns，与理论符合。

问题：

解释长度的相对性与"同时"的相对性往往是相互关联的？

第三节　相对论力学基础

一、质量和动量

理论和实验都证明，相对论质量和速度的关系为

$$m = \frac{m_0}{\sqrt{1-u^2/c^2}} = \gamma m_0 \qquad (14\text{-}16)$$

式中，u 为物体相对于某一参考系的运动速度，m_0 为物体在相对静止的参考系中的质量，叫作静质量（rest mass），m 为相对观测者速度为 u 时的质量，也叫作相对论质量（relativistic mass），简称质量。

在相对论中，动量的定义仍用经典物理的表示式，根据相对论质量表达式，相对论动量大小可表示为

$$p = mv = \frac{m_0 v}{\sqrt{1-u^2/c^2}} = \gamma m_0 v \qquad (14\text{-}17)$$

新的动量定义式满足爱因斯坦相对性原理。此外，不难看出当 $v \ll c$ 时，$m = m_0$，相对论动量表达式及动量守恒定律还原为经典力学中的形式。

二、相对论动能

在相对论力学中，仍然用动量对时间的变化率定义质点所受的力，即

$$f = \frac{\mathrm{d}p}{\mathrm{d}t} = \frac{\mathrm{d}}{\mathrm{d}t}(mv) = m\frac{\mathrm{d}v}{\mathrm{d}t} + v\frac{\mathrm{d}m}{\mathrm{d}t} \qquad (14\text{-}18)$$

这就是相对论动力学基本方程，在 $v \ll c$ 时，$\dfrac{\mathrm{d}m}{\mathrm{d}t} = 0$，该方程还原为经典的牛顿第二定律。

在相对论中，假定功能关系仍具有经典力学中的形式，动能定理仍然成立。因此，物体动能的增量等于外力对它所做的功，即

$$\mathrm{d}E_k = F \cdot \mathrm{d}r = \frac{\mathrm{d}(mv)}{\mathrm{d}t} \cdot \mathrm{d}r = v \cdot \mathrm{d}(mv) = mv\mathrm{d}v + v^2\mathrm{d}m$$

将式（14-16）整理得

$$\mathrm{d}E_k = c^2\mathrm{d}m$$

设初态速率 $v = 0$，$m = m_0$，$E_k = 0$，积分上式得

$$E_k = mc^2 - m_0c^2 \tag{14-19}$$

这就是相对论动能公式，其动能等于由运动而引起的质量增量乘以光速的平方。当 $u \ll c$ 时，忽略速度高次项，$E_k \approx \dfrac{1}{2}m_0v^2$，即经典力学的动能表达式是其相对论表达式的低速近似。对于高速情况，则会有不能忽略的高次项。

<h2 style="text-align:center">三、相对论质能关系</h2>

式（14-19）中出现的 m_0c^2 项，可以认为是粒子在静止时具有的能量，叫作静能（rest energy），用 E_0 表示，即

$$E_0 = m_0c^2 \tag{14-20}$$

式中，mc^2 是系统的总能量 E，在数值上等于物体动能 E_k 和静能 E_0 之和，即

$$E = mc^2 = \frac{m_0c^2}{\sqrt{1 - u^2/c^2}} = \gamma m_0c^2 \tag{14-21}$$

或

$$\Delta E = \Delta mc^2 \tag{14-22}$$

式（14-21）和式（14-22）均为相对论的质能关系式（mass-energy relation），这一关系的重要意义在于它把物体的质量和能量不可分割地联系起来。它表明，当物体吸收或放出能量时，一定伴随着质量的增加或减少，说明质量不但是物质惯性的量度，还是能量的量度。

根据相对论质能公式（14-21）和动量公式（14-17）可以推导出动量能量关系式

$$E^2 = E_0^2 + p^2c^2 \tag{14-23}$$

对于光子而言，因光子静质量 $m_0 = 0$，可得到光子的能量和动量的关系为

$$E = pc \tag{14-24}$$

又由光子的能量 $E = h\nu$，可得光子的动量

$$p = \frac{E}{c} = \frac{h\nu}{c} = \frac{h}{\lambda} \tag{14-25}$$

根据质能关系，可得光子的质量

$$m = \frac{E}{c^2} = \frac{h\nu}{c^2} \tag{14-26}$$

可见，光子不仅具有能量，而且具有动量和质量。因而，相对论揭示了光子的粒子性。

<h1 style="text-align:center">第四节　广义相对论基础</h1>

狭义相对论对时空的描述只限于惯性系。由于存在引力，自然界中没有严格的惯性系，所以狭义相对论不能处理涉及引力的问题，即作为"相对论"基础的惯性系无法定义；万有引力定律写不成相对论的形式。1922 年，爱因斯坦在日本东京大学演讲时提到，虽然惯性与能量之间的关系已经如此美妙地从狭义相对论中推导出来，但是惯性和引力之间的关系却没能说明。对这两个缺陷的清楚认识，是创立广义相对论的先决条件。爱因斯坦在 1915 年又创立了广义相对论。广义相对论中的等效原理和广义相对性原理是广义相对论的基础。

一、等效原理

（一）惯性质量和引力质量

根据牛顿定律和万有引力定律，可知一个受引力场唯一影响下的物体，其加速度是和物体的质量无关的。例如，当某物体在地球表面的均匀引力场中自由落下时，根据万有引力定律，作用在物体上的引力大小是

$$F = G_0 \frac{m'M}{R} \tag{14-27}$$

由牛顿第二定律 $F = ma$，可知

$$ma = G_0 \frac{m'M}{R^2} \tag{14-28}$$

式中，与动力学方程相联系的质量 m 叫作惯性质量；与万有引力定律相联系的质量 m' 叫引力质量；M 和 R 表示地球的引力质量和半径。由式（14-28）可得

$$a = \frac{m'}{m} \cdot G_0 \cdot \frac{M}{R^2} \tag{14-29}$$

实验表明，在同一引力强度作用下，所有物体，不论其大小和材料性质如何，都以相同的加速度 $a = g$ 下落，因而引力质量与惯性质量之比 m'/m 对于一切物体而言也必然是一样的。从概念上讲，惯性质量和引力质量是两种本质不同的物理量，它们是在不同实验事实基础上定义出来的，惯性质量是量度物体惯性大小的量，引力质量则是量度物体与其他物体相互吸引的能力。但是，如果实验上能证明引力质量与惯性质量之比对一切物体都相同，那么就可以把它们当成同一量对待，即引力质量与惯性质量的等同性。

$$m = m' \tag{14-30}$$

（二）等效原理

爱因斯坦将惯性质量和引力质量相等的这一事实推广为等效原理（equivalence principle）。

爱因斯坦设计了一个理想的升降机（电梯）实验，清楚地表达了他的等效原理思想。设想一个观察者处在一个封闭的升降机内，得不到升降机外部的任何信息。当他看到电梯内一切物体都自由下落，下落加速度 a 与物体大小及物质组成无关时，他无法断定升降机是静止在一个引力场强为 a 的星球表面还是在无引力场的太空中以加速度 a 运动。当观察者感到自己和电梯内的一切物体都处于失重状态时，同样无法判断升降机在引力场中自由下落还是在无引力的太空中做惯性运动。这说明无法用任何物理实验来区分引力场和惯性场，即等效原理造成了上述的不可区分性。

进一步假定任何物理实验，包括力学的、电学的、磁学的以及各种其他实验，都不可能判断出观察者所在的升降机箱内是引力场的惯性系还是不受引力的加速系，即不能区分是引力还是惯性力的效果，也就是说这两个参考系不仅对力学过程等效，而且对一切物理过程均等效。等效原理还可描述为，一个均匀的引力场与一个匀加速参考系完全等价。

二、广义相对性原理

根据等效原理，由引力场和加速参考系的等价性可知，若考虑等效的引力存在，则一个做加速运动的非惯性系就可以与一个有引力场作用的惯性系等效。据此，爱因斯坦又把狭义相对论中的相对性原理由惯性系推广到一切惯性的和非惯性的参考系，即所有参考系都是等价的，无论是对惯性系或是非惯性系，物理定律的表达形式都是相同的，这一原理叫作广义相对性原理（principle of general relativity）。

等效原理和广义相对性原理是爱因斯坦的关于广义相对论的基本原理。广义相对论建立了全新的引力理论，构造出了弯曲的时空模型，写出了正确的引力场方程，进而精确地解释了水星近日点的反常进动，预言了光线的引力偏折、引力红移和引力辐射等一系列效应，并对宇宙结构进行了开创性的研究。

三、弯 曲 时 空

广义相对论是一个关于时间、空间和引力的理论。狭义相对论认为时间、空间是一个整体（四维时空），能量动量是一个整体（四维动量），但没有指出时间 – 空间与能量 – 动量的关系。广义相对论指出了这一关系，即能量 – 动量的存在（物质的存在），会使四维时空发生弯曲，即万有引力不是真正的力，而是时空弯曲的表现，物质消失，时空就回到平直状态。或者说，引力效应是一种几何效应，万有引力不是一般的力，而是时空弯曲的表现。由于引力起源于质量，所以说弯曲时空起源于物质的存在和运动。

在相对论中引力的唯一效果是引起了背景时空的弯曲。而在引力场中间的物质的运动就是物体在弯曲背景时空上的运动。例如，太阳的质量使其周围空间发生弯曲，这种弯曲将影响光和行星的运动。光和行星在弯曲空间上的运动遵守"最短路线"原则，从而形成现在的运动方式。爱因斯坦认为：太阳对光和行星没有任何力的作用，它只是使空间发生弯曲，而光和行星只是沿这一弯曲空间中的"最短路线"运动而已。

案例 14-5

按照广义相对论，时空弯曲的地方时钟会走得慢，即时间缩短。时空弯曲越厉害，时钟走得越慢。因此，太阳附近的时钟会比地球上的时钟走得慢。为了验证这一结论，我们通过测定太阳附近和地球上氢原子光谱来进行检验。太阳表面有大量氢原子，测定其光谱线和地球实验室中的氢光谱线进行对比。由于太阳附近的时钟变慢，那里射过来的氢原子光谱频率与地球实验室的氢光谱频率相比会减小，即谱线会向红端移动，这就是广义相对论预言的引力红移。

问题：

引力红移是如何产生的？

分析：

引力红移是指光波在引力场作用下向波长增大、频率降低的方向移动的现象。由于引力场空间是弯曲空间，光线是以不变的光速沿弯曲路径传播，这当然要比在自由空间的直线传播延长时间，这种效应称为引力时间延缓。引力红移是引力时间延缓的一个可观测效应。

习 题 十 四

14-1 狭义相对论的两个基本假设是什么？

14-2 狭义相对论效应，如时间延缓和长度收缩对汽车和飞机也是存在的，为什么我们感受不到此效应？

14-3 相对论的质能方程及其物理意义？

14-4 一粒子的静止质量为：$1/3 \times 10^{-26}$ kg，以速率 $3c/5$ 垂直进入水泥墙。墙厚 50 cm，粒子从墙的另一面穿出时的速率减少为 $5c/13$，求：①粒子受到墙的平均阻力；②粒子穿过墙所需的时间。

14-5 设惯性参考系 S' 以恒定速度 v 相对于 S 系沿 x 轴匀速运动，且参考系平行，取两坐标原点重合的时刻作为计时起点，在 S 系中测得两事件的时空坐标分别是 $x_1 = 5 \times 10^4$ m，$t_1 = 2 \times 10^{-4}$ s，$x_2 = 10 \times 10^4$ m，$t_2 = 1 \times 10^{-4}$ s，在 S' 系测得两事件同时发生，求：① S' 系相对于 S 系的运动速度；② S' 系测得两事件的空间间隔。

14-6 一观测者测得运动着的米尺长 0.6 m，问该尺以多大的速度接近观察者。

14-7 带电 π 介子是不稳定的，可以衰变为 μ 子和中微子。对于静止的 π 介子，测得平均寿命为 2.6×10^{-8} s，设在实验室里获得一束高速的 π 介子，它的速度为 $0.9c$，试计算 π 介子在衰变前运动的平均距离。

14-8 一物体由于高速运动，其质量增加了 10%，求此物体在该条件下沿运动方向缩短了百分之几。

（刘凤芹）

第十五章 激 光

教学要求

1. 掌握激光的工作原理和激光的基本特性。
2. 熟悉激光的生物效应。
3. 了解激光器的基本结构、激光在医学上的应用。

案例 15-1

　　1964 年诺贝尔物理学奖授予美国科学家查尔斯·汤斯、苏联科学家尼古拉·巴索夫和亚历山大·普罗霍罗夫，以表彰他们为发明微波辐射器和激光器所做的贡献。随后的 50 年间，诺贝尔物理学奖先后于 1981 年、1997 年和 2005 年授予 7 位科学家，分别表彰他们在激光光谱研究、激光制冷和捕捉气体原子方法、光学相干的量子理论以及基于激光的精密光谱学等方面的贡献。激光的优异性能备受学术界和产业界的关注，广泛应用于工业、农业、医学和国防等领域。激光与原子能、半导体和计算机并列成为 20 世纪的"四大发明"。

问题

1. 什么是激光？
2. 激光有哪些基本特性？
3. 激光在医学上有哪些应用？

　　激光（laser）是受激辐射光放大（light amplification by stimulated emission of radiation）的简称。激光因在光强度、方向性、单色性和相干性等方面的独特优势受到各国学术界和产业界的高度关注，带动了全息光学、非线性光学、光通信和激光医学等学科的快速发展，并在军事与国防、医学与生命科学、信息储存与通信、传感与测量、材料加工等领域得到广泛应用。

第一节 激光的基本特性

　　激光和普通光源同属于电磁波，它不仅具有干涉、衍射和偏振等基本性质，而且遵守反射定律和折射定律等基本规律。由于激光形成的机制与普通光源不同，因而它具备普通光源所没有的强度高、方向性好、单色性好、相干性好和偏振性好等优异特性。

一、单色性好

　　具有单一频率（或波长）的光称为单色光。光的单色性常用谱线宽度（line width）来描述。一般将光强度下降到最大值一半时的频率范围（或波长范围）称为谱线宽度，用 Δv（或 $\Delta \lambda$）表示。谱线宽度是衡量光单色性好坏的重要标志，谱线宽度越窄，光的单色性越好。影响谱线宽度的因素很多，发光物质激发态的寿命是影响谱线宽度的决定因素，发光物质的周围环境（热、压力和电磁场等）、物理特性和运动状态均可引起谱线宽度的改变。

　　一般来说，从普通光源所得到单色光的谱线宽度约为 10^{-2} nm，从单色性最好的普通光源氪灯中获取单色光的谱线宽度约为 4.7×10^{-3} nm。而氦氖激光器发出波长为 632.8 nm 激光的谱线宽度仅为 10^{-9} nm，具有某些特殊要求激光器的单色性则更好。激光器是目前世界上最好的单色光源。激光的单色性以气体激光器最好，固体激光器次之，半导体激光器较差。激光的单色特性在光谱技术、全息技术、信息处理和光学测量等方面得到广泛应用，给生物医学研究和提高武器装备性能增添了新的手段。

案例 15-2

利用激光单色性对同位素进行选择性激发可达到分离同位素的目的。

问题：

如何利用激光单色性分离同位素？

分析：

分离同位素 ^{238}U 和 ^{235}U 的具体步骤是：采用局部加热等方法使铀矿石变成蒸汽，针对 ^{238}U 和 ^{235}U 的微小光谱差异，使用适当波长的激光激发 ^{235}U 使之电离成为离子，并保持 ^{238}U 的中性状态。然后让混合同位素 ^{238}U 和 ^{235}U 蒸汽通过电场，^{235}U 在通过电场时向负极偏移和聚集，^{238}U 在电场中沿原方向运动（不发生偏转）通过电场。聚集在电场负极附近的 ^{235}U 离子俘获电子后还原成原子，在电场负极附近即可收集到高浓度 ^{235}U 同位素铀燃料。

二、相干性好

激光的相干性常用时间（或纵向）相干性和空间（或横向）相干性来表示。从光源不同点发出的光在空间出现干涉现象的性质称为空间相干性。杨氏双缝干涉实验是空间相干的典型例子。从光源同一点、不同时刻发出的光波在空间叠加出现干涉现象的性质称为时间相干性。出现时间干涉现象的最长时间间隔称相干时间，在相干时间内激光传播的距离称相干长度。迈克耳孙干涉仪是利用激光的时间相干性研制的现代光学仪器设备。

普通光源的发光机制是自发辐射，光子之间没有恒定的相位联系因而不具备相干光源条件。激光的发光机制是受激辐射，各发光中心间相互关联，发出的光可以在较长时间内保持位相差不变，具有良好的时间和空间相干性。激光的相干长度可达数千米，而普通单色光的相干长度一般小于 1 m。

利用激光相干性研发的大量先进光学信息通信设备、光学储存设备、光学检测设备、光谱分析设备和全息成像设备已广泛应用于各类生物信息的分析、储存和成像，电磁信息的探测、识别与跟踪，各类飞行器的导航、隐身和对抗等方面，有效推动了医药学和国防科技的快速发展。

案例 15-3

1971 年诺贝尔物理学奖授予英国物理学家丹尼斯•加博尔，以表彰他发明和发展了全息学原理，为激光全息术的诞生奠定了理论基础。

问题：

什么是激光全息术？激光全息术有哪些主要特点和应用？

分析：

激光全息术是以激光为光源，通过分光镜将一束激光分为物光束和参考光束，利用光的干涉和衍射原理，将物体发射的特定光波以干涉条纹的形式记录下来，并在一定的条件下衍射再现，形成原物的三维图像，称之为激光全息术。激光全息术的主要特点是记录图像能够包含物体的全部信息（振幅和相位）。1960 年，梅曼博士等制成了世界上第一台红宝石激光器，给激光全息术带来了新的生命。1963 年，利思和乌帕特尼克斯发表了第一张激光全息图，引起了全球轰动。随后基于激光全息技术发展的无损检测技术、全息干涉技术、全息显微技术、全息存储技术和全息防伪技术等，推动了信息科学、生命科学、国防科学和军事装备等的快速发展。

三、方向性好

光束的方向性用发散角（angle of divergence）表示。普通光源发出的光射向四面八方，其发散角为 360°，一般只能短距离照射。如果采取一定的措施也可使光线沿特定方向传递，增加光的传递距离和强度。例如，利用抛物面反射镜（手电筒和探照灯等）可使光源发出的光会聚成一束光线射向远处。

激光因定向发射其发散角一般为 $10^{-2} \sim 10^{-4}$ rad。一般情况下，一束激光在几千米之外的扩散直径小于几厘米，从地球射到月球表面的激光光斑半径也仅几米到几十米。总体来说，气体激光器发射激光的方向性最好，发散角为 10^{-3} rad 数量级，固体激光器发射激光的方向性次之，发散角为 10^{-2} rad 数量级，半导体激光器发射激光的方向性最差，发散角在 $5 \times 10^{-2} \sim 10 \times 10^{-2}$ rad 数量级。激光由于具有良好的方向性，常被应用于医学、军事、航空、通信和遥感等方面。医学上将激光用于微型手术刀、细胞打孔、切割和对接 DNA 等生物大分子。军事上将激光用于制导炸弹、测量距离、跟踪目标和导弹防御系统等。

案例 15-4

2009 年 6 月，世界上最强大的激光热核聚变实验装置（用了 12 年时间，总预算约 10.74 亿美元）在美国加利福尼亚州投入使用，科学家拟通过该装置探索核聚变利用核能的可行性，期盼为人类提供取之不尽、用之不竭的清洁能源。

问题：

激光的热核聚变的基本原理是什么？激光热核聚变有哪些主要应用？

分析：

利用激光高亮度的特性将多束高能脉冲激光聚焦在直径微米数量级的范围内，使之产生几百万摄氏度的高温、几百万大气压和几百万伏的强电场，当达到劳森条件（核燃料达到一定密度，且维持这个密度一定时间）时就有可能实现核聚变，释放核能。

激光热核聚变的基本原理是：使用强大脉冲激光束直接或间接辐照含氘、氚的燃料微球，利用激光的高强度使燃料微球被迅速均匀压缩，并形成超高温和高密度状态，经十亿分之一秒的约束时间完成核聚变，释放出大量聚变能。利用激光聚变装置可进行模拟核爆炸、解决清洁能源问题、开展天体物理研究以及进行太空垃圾处理。此外，利用高能激光束替代原子弹作为氢弹的点火装置实现核聚变反应，可以产生与氢弹爆炸同样的等离子条件，这为新型核武器的研制提供了新的途径。

四、亮　度　高

光的亮度是指在给定方向上，单位时间离开、到达或穿过某一截面单位立体角、单位投影面积上的辐射能量，称为该截面的辐射亮度，简称亮度（brightness）。亮度的单位为瓦特·米^2·球面度（$W \cdot m^{-2} \cdot sr^{-1}$）。与普通光源相比，由于激光方向性好，光能量高度集中，所以激光的亮度极高，高亮度是激光器最突出的优点之一。一些高功率激光器的亮度比太阳表面亮度高出 100 万亿倍，比普通光的亮度高出 $10^{12} \sim 10^{19}$ 倍。一台输出功率达 10^{18} W 的激光器可使氘核与氚核发生核聚变而释放出巨大能量。一台输出功率为 10^{14} W 的短脉冲激光，其输出功率比美国全国的发电容量大几百倍。此外，高强度激光在精密加工、测距、雷达通信、激光武器、调制望远镜和临床医学等方面有着广泛应用。

第二节　激光的产生原理

一、原子能级和粒子数按能级分布

微课 15-1

（一）原子能级

物质由原子、分子或离子（统称微观粒子）组成。由量子力学理论可知，组成物质的微观粒子总处于一定的能级（energy level）状态，能量最低的能级状态称为基态（ground state），其余能量较高的能级状态称为激发态（excited state）。一般情况下，处于基态的微观粒子比较稳定，处于激发态的微观粒子不稳定。粒子处于激发态的寿命通常在 $10^{-11} \sim 10^{-3}$ s。若激发态的寿命大于 10^{-3} s，则称为亚稳态（metastable state）。

（二）粒子数按能级分布

一个物质系统在热平衡状态下，单位体积中同类微观粒子在各能级上的分布规律满足玻耳兹曼

笔记栏

定律（Boltzmann law），即

$$n = Ne^{-\frac{E}{kT}} \tag{15-1}$$

式中，n 是处于能量为 E 的能级上的粒子数；N 为系统中的总粒子数；T 为热平衡时的绝对温度；$k = 1.381 \times 10^{-23} \mathrm{J \cdot K^{-1}}$ 为玻耳兹曼常量。玻耳兹曼定律反映了在热平衡条件下物质系统中各能级上的粒子数随着能级能量的增高按指数规律减少，即处于低能级的粒子数多于高能级的粒子数，这是系统粒子数的正常分布（population normal distribution）状态。

在一个物质系统中大量粒子间因热运动相互碰撞而交换能量，处于低能级上的粒子吸收能量从低能级跃迁到高能级，处于高能级的粒子释放能量从高能级返回到低能级。若处于高能级的粒子从高能级返回到低能级的过程中将多余的能量以光的形式向外辐射，则称为光辐射（ray radiation）。

二、光辐射的基本形式

微观粒子具有一系列的能级状态，光辐射与微观粒子的相互作用主要有受激吸收（stimulated absorption）、自发辐射（spontaneous emission）和受激辐射（stimulated radiation）三个基本过程。

（一）受激吸收

对一个孤立的微观粒子而言，它既可以处于能量为 E_1 的低能级状态，也可以处于能级为 E_2 的高能级状态。当能量为 $h\nu = E_2 - E_1$ 的光子照射微观粒子，使处于低能级的微观粒子有可能吸收此光子的能量，从低能级跃迁到高能级，这个过程称为受激吸收，如图 15-1（a）所示。受激吸收过程不是自发产生的，必须有频率满足 $\nu = \dfrac{E_2 - E_1}{h}$ 的光子"刺激"才能实现。在受激吸收过程中，处于低能级的粒子数越多，受激吸收就越强。因此，正常状态下光通过物质后光的强度总是减弱的。

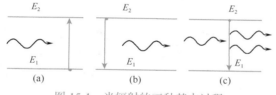

图 15-1　光辐射的三种基本过程

（二）自发辐射

受激后处于高能级的粒子是不稳定的，一般只能停留 10^{-8} s 左右，它会在没有外界干扰的情况下自发地从高能级返回到低能级，并以辐射光子 $\left(\nu_{21} = \dfrac{E_2 - E_1}{h}\right)$ 或将能量转换为热能的方式释放能量，前者称为自发辐射（图 15-1（b）），后者称为无辐射跃迁（radiationless transition）。常温下大部分粒子处于基态，处在激发态的粒子很少，其自发辐射效应微弱。

自发辐射是一种随机过程，每个粒子自发辐射的光子在空间所有可能的方向上随机分布，发光的定向性差。从不同高能级向不同低能级跃迁而形成的自发辐射会产生多种不同频率的光子，即使同频率的自发辐射光子，其振动方向、传播方向、偏振方向和初位相等光特性也各不相同，因此自发辐射所形成的光是非相干光。由大量互相独立的微观粒子随机产生自发辐射所形成的普通光源和自然光不是相干光源。

（三）受激辐射

如果处于高能级 E_2 上的微观粒子在自发辐射前，受到能量为 $h\nu = E_2 - E_1$ 的入射光子的诱发（感应、刺激、原子共振）从高能级向低能级跃迁，并发射与入射光子光特性相同的光子，这种辐射称为受激辐射，如图 15-1（c）所示。由于受激辐射发出光子的振动方向、传播方向、偏振方向、初位相和频率等光特性与入射光子完全一致，因此受激辐射可以通过一个光子获得两个光特征完全相同的光子，光强度增加 1 倍。如果研究对象包含大量同类微观粒子，由受激辐射获得的两个光子又可以获得光特征完全相同的四个光子……，以此类推，实现了光放大。由此可见，受激辐射可以得到放大的相干光。激光就是受激辐射发光。

必须指出，一个由大量粒子组成的系统，在外界能量的作用下，光的受激吸收、自发辐射和受激辐射这三个过程总是同时存在的。要得到能量大、方向集中、单色性好、相干性好的激光，除要求微观粒子系统受激辐射占优势外，还必须具备一定的条件。

三、激光产生的条件和物质基础

现代激光研究表明：泵浦源、工作物质和光学谐振腔是产生激光的三大基本要素。

（一）粒子数反转分布和泵浦源

受激辐射是激光形成的重要基础。受激辐射多于受激吸收是激光发射的必要条件之一。光与物质相互作用时，受激吸收、自发辐射和受激辐射三种过程同时存在。在热平衡状态下，由于物质中处于低能态的粒子数比处于高能态的粒子数多，受激吸收的概率远大于受激辐射的概率，要使物质的受激辐射占优势，必须使处于高能级的粒子数多于处在低能级的粒子数，形成粒子数反转分布（population inversion distribution）。能够形成粒子数反转分布的物质叫激光工作物质或激活物质（active medium）。激光工作物质可以是气体、固体和液体。需要指出的是，并非所有物质都能实现粒子数反转，即便是能够产生粒子数反转的物质中也不是任意两个能级都能实现粒子数反转。要实现粒子数反转，首先这类物质中分布着可使粒子较长时间停留的亚稳态能级。具有亚稳态能级的工作物质有可能实现粒子数反转分布。此外，为了使工作物质能实现粒子数反转分布，还需从外界输入能量，将大量处于低能级的粒子激发到高能级，这种过程称激励或泵浦，俗称"光泵或抽运"。常用的激励方式有：光激励、电激励、化学激励、热激励和核激励等。

（二）工作物质

图 15-2 给出了激光工作物质三能级系统示意图。图中 E_1、E_2、E_3 表示工作物质的三个能级，

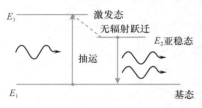
图 15-2　三能级系统示意

E_1 是基态，E_2 是亚稳态，E_3 是激发态。在外界能量的激励下，微观粒子从基态被抽运到激发态（由密集能级组成的能带，寿命为 $10^{-11} \sim 10^{-8}$ s），由于激发态的寿命很短，微观粒子通过碰撞很快由激发态以无辐射跃迁方式转移到亚稳态。由于亚稳态的寿命较长（E_2 的寿命是 E_3 的 10^5 倍以上），微观粒子可以在这个能态上停留较长的时间而暂不过渡到基态。在这种情况下，亚稳态上的粒子数目将大量增加，从而在亚稳态和基态间实现了粒子数反转分布，为产生激光提供了必要条件。

除三能级系统外四能级系统也是能够实现粒子数反转分布的能级系统。四能级系统与三能级系统的主要区别是：四能级系统在亚稳态 E_2 与基态 E_1 之间还有一个能级 E_1'，E_2 与 E_1' 之间更容易实现粒子数反转，其效率也高于三能级系统。

（三）光学谐振腔

工作物质和泵浦源实现了粒子数反转分布，为激光的产生提供了必要条件。但常温下能级系统中微观粒子的自发辐射概率是受激辐射概率的 10^{35} 倍，受激辐射仍湮灭在自发辐射中。因此，要获得具有一定强度的激光，还需要能使受激辐射不断得到加强的光学振荡装置，确保受激辐射多于自发辐射，维持激光的定向性、单色性和相干性，这个装置称为光学谐振腔（optical resonant cavity）。

光学谐振腔由置于工作物质两端的两块互相平行且垂直于工作物质主轴的反射镜（平面、凹球面或一平一凹）构成，其中一块为反射率接近 100% 的全反射镜，另一块为反射率在 90% 以上的部分反射镜，如图 15-3 所示。光学谐振腔可提供正反馈，使光放大形成稳定的光振荡，为产生高密度的同种受激辐射光子提供保证，并将腔内部分光由部分反射镜输出形成激光。

光学谐振腔的工作原理是，处于粒子数反转分布的工作物质其初始光辐射源于自发辐射，那些

微课 15-2

笔记栏

偏离谐振腔轴线方向运动的光子很快从谐振腔侧面逸出（图 15-3（a））；只有沿轴线方向运动的光子可以在腔内往复地传播，它们在工作物质中传播时会引起受激辐射，受激辐射产生的光子依次将引起连锁受激辐射效应，从而使光子数和受激辐射强度成倍增加（图 15-3（b）和（c）），最终从部分反射镜中输出一束极强的相干光，这就是激光。

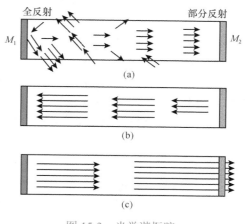

图 15-3　光学谐振腔

　　需要指出的是，受激辐射光子在光学谐振腔内振荡的过程中同时存在着"光增益"和"光损耗"两个对抗因素，光增益来自于光学谐振腔内雪崩式受激辐射，使光强度按指数规律增加；光损耗主要源于反射镜和工作物质。反射镜对光的衍射、吸收和透射使光强减弱的现象称为镜损耗。工作物质因光吸收和光学不均匀性造成对光的吸收、散射和折射使光强减弱的现象称为内损耗。要产生高能激光，需确保光学谐振腔内的光增益大于光损耗。

　　综上所述，激光产生的过程可叙述为：具有亚稳态的工作物质在激励源的作用下实现粒子数反转；集聚在亚稳态上的粒子受外来光子的激发产生受激辐射实现光放大；沿轴线方向的光子在光学谐振腔内来回振荡；光学谐振腔内的增益大于损耗时光振荡得以维持并输出激光。

案例 15-5

　　激光器的发展简史：1860 年，麦克斯韦建立光的电磁理论；1900 年，普朗克提出量子假说并获 1918 年诺贝尔物理学奖；1916 年，爱因斯坦提出光的受激辐射理论，荣获 1921 年诺贝尔物理学奖；1953 年，Towns 制成第一台微波激射器，获得 1964 年诺贝尔物理学奖；1958 年，汤斯和肖洛开始研究激光器；1960 年，梅曼制成世界上第一台红宝石激光器。

　　梅曼于 1927 年 7 月 11 日生于美国加利福尼亚州洛杉矶。父亲希望他成为一位医生，但他认为激光研究将对医学产生更大的影响。1960 年 5 月 16 日，梅曼的激光器第一次开始工作，并对激光器在医学治疗上的应用进行研究，为激光医学的发展做出重要贡献。2007 年 5 月 11 日，梅曼因病于加拿大温哥华的不列颠哥伦比亚大学逝世，享年 79 岁。虽然 1964 年诺贝尔物理学奖没有授予梅曼，而是给了此前发明微波激射器并提出激光器原理与设计方案的美国贝尔实验室物理学家汤斯和苏联物理学家巴索夫、普罗霍罗夫，但梅曼仍两次获得诺贝尔奖提名，并获得了物理学领域著名的日本奖和沃尔夫奖。他还于 1984 年被列入"美国发明家名人堂"。在纪念《自然》杂志出版一百周年的一本书中，汤斯将梅曼的论文称为该杂志 100 年来发表的所有精彩论文中"字字珠玑的最重要的一篇"。

问题：

　　激光器的发展说明了什么？

第三节　医用激光器

　　产生激光的装置称为激光器。激光器的分类方式很多，按其工作物质激光器可分为固体激光器、气体激光器、燃料激光器、半导体激光器和自由电子激光器等；按其工作方式激光器可分为单脉冲激光器、重复脉冲激光器、巨脉冲激光器、连续波激光器、波长可调激光器、Q 开关激光器和锁模激光器等。自 1960 年世界上第一台红宝石激光器问世以来，目前已发现可产生激光的物质有千余种，激光谱线有万余条，输出波长范围覆盖远红外至 X 射线各波段。激光器的品种达数百种，连续波激光器输出功率最高为几兆瓦，脉冲激光器的最大输出功率为几十兆瓦，医用激光器的功率范围为 $10^{-3} \sim 10^{5}$ W。砷化镓半导体激光器的工作寿命可达 100 万小时以上。任何激光器都是由激励能源、工作物质、光学谐振腔等组成的，下面简要介绍其中的两种。

<h1 style="text-align:center">一、红宝石激光器</h1>

红宝石激光器是世界上最早出现的激光器，其基本结构如图 15-4 所示。激光器的工作物质是一根掺有 0.035% 铬离子（Cr^{3+}）的 Al_2O_3 晶体红宝石棒，Cr^{3+} 替代红宝石晶体中部分铝离子（Al^{3+}）。棒的两端面经过精密加工而高度平行，一端面镀银成为全反射面，另一端面镀薄银制成透射率约为 10% 的部分反射面，激光由此端射出，输出激光的光谱性质源于 Cr^{3+}。平行于红宝石棒的脉冲氙灯所发出的光经椭圆柱面聚光器聚光后照射到晶体棒上，部分光能被红宝石所吸收使 Cr^{3+} 被激发到相应的能级上。

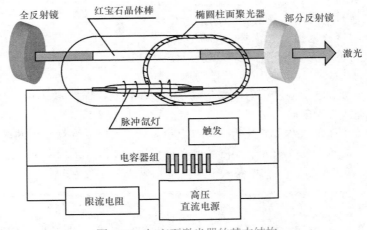

图 15-4　红宝石激光器的基本结构

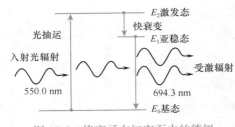

图 15-5　铬离子在红宝石中的能级

铬离子在红宝石中的能级见图 15-5 所示。在一定温度下，大部分 Cr^{3+} 处在基态能级 E_0 上，当脉冲氙灯照射红宝石激光棒时，大量处在基态 E_0 上的 Cr^{3+} 被输运到激发态 E_2 能级上。Cr^{3+} 在 E_2 上不稳定，寿命短，很快以无辐射跃迁的形式转移到亚稳态 E_1 上。由于亚稳态的寿命较长，Cr^{3+} 在 E_1 上逐渐聚集，只要激励光足够强，在闪光时间内就可在 Cr^{3+} 亚稳态与基态间形成粒子数反转分布，随后产生波长为 694.3 nm 的红色激光。红宝石激光器只适合于脉冲工作方式，且产生激光所需的阈值条件较高，效率较低。

<h1 style="text-align:center">二、氦氖激光器</h1>

氦氖（He-Ne）激光器是世界上第一台气体激光器，由激光管和激励电源组成。激光管有内腔式和外腔式两种结构（图 15-6），均由放电管和谐振腔构成，放电管包括储气套、放电毛细管和电极三部分。放电毛细管内充以稀薄的 He 和 Ne 的混合气体（两者具有十分接近的亚稳态能级），比例为 5 : 1 ~ 10 : 1，压强为 250 ~ 400 Pa。工作气体中产生受激辐射的是氖原子，而氦原子只起传递能量的作用。激励方式是气体放电。

图 15-7 是氦 - 氖原子能级示意图，氦原子除

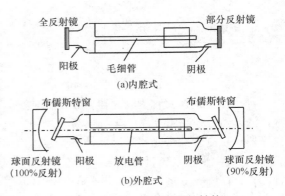

图 15-6　氦 - 氖激光器的结构

了基态能级外还有两个亚稳态能级。氖原子有两个能级 1 和 2 与氦原子的两亚稳态能量十分接近。通常情况下，氦原子和氖原子都处于基态，在外界气体放电激励下，氦原子从基态被激发到两个亚稳态能级，然后处于亚稳态的氦原子与处于基态的氖原子发生碰撞，将能量传递给氖原子并无辐射

地回到基态,从而使氖原子激发到相应的亚稳态 1 和 2 两能级,实现了氖原子能级 1 与 3 间、1 与 4 间、2 与 4 间的粒子数反转分布。当氖原子发生受激辐射而从亚稳态能级跃迁到较低能级时,发出波长为 3391.2 nm 和 1152.3 nm 的不可见红外光以及 632.8 nm 的可见红色激光。氦氖激光器的工作方式为连续输出,输出功率一般为几十兆瓦,可用于临床浅表照射治疗。20 世纪中期,我国研制出输出功率为 350 mW 的氦氖激光器,用于肿瘤光动力学治疗。氦氖激光器的优点是结构简单,成本较低,使用方便。

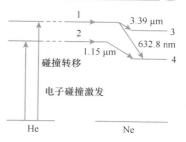

图 15-7 氦 - 氖原子能级示意图

三、医用激光器的性能参数和应用范围

常见医用激光器的性能及其应用范围如表 15-1 所示。

表 15-1 常见医用激光器的性能及其应用范围

工作物质	工作方式	波长 /nm	输出能量或功率	主要用途
红宝石	脉冲	694.3	0.05 ～ 500 J	眼科、肿瘤治疗、生物效应研究
钕玻璃	脉冲	1060	0.1 ～ 1000 J	低能量:眼科 高能量:肿瘤治疗、生物效应研究
Nd:YAG	脉冲、连续	1060	30 ～ 100 W	外科手术、照射
CO_2	连续	1060	15 ～ 300 W	皮肤科、妇产科、内科、骨科手术、肿瘤治疗、照射或烧灼
He-Ne	连续	632.8	1 ～ 70mW	光针、外科、皮肤科、妇产科、照射或全息照相
He-Cd	连续	441.6	9 ～ 12mW	体腔表面、肿瘤治疗、荧光诊断
Ar	连续	488.0\514.5	0.5 ～ 10 W	眼科、外科手术刀、光针全息照相
N_2	脉冲	337.0	0.4 ～ 1 mJ	五官科、皮肤科、基础研究

四、激光的传输与聚焦

激光诊疗机通常由激光器、光导系统和辅助设备等构成,激光的传输与聚焦特性对提高激光诊疗机的综合性能起着重要作用。

(一)激光的传输

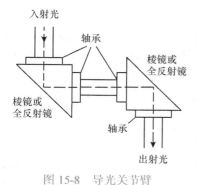

图 15-8 导光关节臂

光导系统主要有导光关节臂和光导纤维两大类。

(1)导光关节臂。导光关节臂是根据三棱镜对光的垂直反射原理制成的导光装置,如图 15-8 所示。入射光线垂直进入直角三棱镜的直角边,并以 45º 入射角照射三棱镜的斜边,由于入射角大于全反射临界角(约 42º),光线在三棱镜的斜面上发生全反射,全反射光线经三棱镜的另一直角边垂直出射,完成激光的传输。需要注意的是,可见光经棱镜关节臂改变方向后光能的损耗较小。然而,由于玻璃对红外线和紫外线的吸收较多,红外激光和紫外激光经玻璃棱镜关节臂后能量损耗较大,因此常用铝或镀膜全反射镜来改变激光的方向。CO_2 激光手术刀就是利用全反镜关节臂导光。

(2)光导纤维。光导纤维通常由石英玻璃拉制而成,主要由纤芯(折射率大)和包层(折射率小)构成双层的细纤维。纤芯用来传导光波,包层用来封闭光波。由于包层的折射率小于纤芯折射率,当光束以入射角大于可以产生全反射的临界角入射到光纤的侧壁时,光束在侧壁处产生全反射,全反射在光纤内反复发生,光束沿光纤向前传播而不向外泄漏。光纤既可以导光,也可以导像。由大量光纤组成光纤束，光纤两端的几何位置一一对应地黏合固定，一根光纤传输一个像点，所有像点即可组成一幅图像，实现图像传导。

（二）激光的聚焦与扩束

激光束经凸透镜聚焦后，会使焦点处的光斑面积缩至很小，激光的功率密度很大；而离开焦点越远处，光斑面积就越大，激光密度也随之减小。利用这一特点，可将高功率激光通过凸透镜聚焦，使其焦点区作为激光手术切割区，然后离开焦点后由近及远依次可作为激光手术气化区、凝固融合区、理疗热敷区和理疗刺激区。通常光学显微镜的物镜是很好的激光聚焦和扩束器，而且它也能很好地实现激光束与光纤的耦合。

第四节　激光的生物效应

生物组织因受激光照射而出现各种物理学、化学和生物学变化的现象称为激光生物效应（biological effect of laser）。激光生物效应是激光医学应用的理论基础。激光生物效应主要包括热效应、压力效应、光化效应、电磁效应和生物刺激效应等。激光生物效应的强弱与激光特性（如波长、频率、功率和工种方式等）和生物组织特性（如机械性质、热学性质、电学性质、光学性质、声学性质和生物性质等）密切相关。

一、热　效　应

生物组织在激光照射下吸收光能并将其转化为热能，使局部组织温度升高的现象称为激光热效应。激光的热效应主要包括吸收生热和碰撞生热两大类。当低能光子（红外激光）照射生物体，光子能量被分子吸收转化为生物分子的振动能量、转动能量和系统的热能而使组织温度升高的现象称为吸收生热；当高能光子（紫外或可见激光）照射生物体时，光子能量被生物分子吸收，生物分子由基态跃迁到激发态，处于激发态的分子通过与周围分子碰撞将所获得的光能传递给邻近分子，使局部组织温度迅速升高的现象称为碰撞生热。处于激发态的分子也可以直接从激发态跃迁到基态，在众多的能级间产生无辐射跃迁，使生物组织的温度升高。激光的热效应可引起蛋白质变性和退化；生物组织表面脱水和收缩；组织凝固和坏死；组织炭化和汽化；以及使酶的活性降低和失活。

（一）对蛋白质的影响

蛋白质是结构十分复杂的生物大分子，维持蛋白质分子空间构象的次级键（非共价键）的键能较低，稳定性较差，易受周围物理化学因素的影响而改变其空间构象，使蛋白质的理化性质和生物学功能发生改变，这种现象称为蛋白质变性。蛋白质变性主要由激光热效应引起，属于可逆反应或非光破坏反应。温度可使蛋白质分子次级键断裂而变性，当温度超过 40℃ 时次级键发生断裂，而当温度降至 40℃ 以下，断裂的键将随机重新组合，这一过程不会发生任何细胞的损伤。

当温度升高到 55℃ 以上，热效应会使蛋白质发生退化，这时蛋白质的生物活性受到破坏，温度越高蛋白质的退化程度就越厉害，即使温度下降也无法恢复蛋白质的生物活性，这一阶段对细胞有一定程度的损伤，这种过程是不可逆的；当温度超过 63℃，蛋白质在受热变性和退化的基础上形成了凝固；当温度升到 90℃ 以上时，细胞内和细胞间的液体开始沸腾并产生气泡；当温度升到 100℃ 后液体开始蒸发使周围组织凝固坏死。

（二）对酶的影响

酶是由活细胞产生的一种具有催化性能的蛋白质。酶的种类很多，催化反应也不一样。在生物体内的新陈代谢过程中，每一步化学反应几乎都是由一定的酶来促成的，酶是生物的催化剂。酶促反应和一般化学反应一样，随着温度的增高反应速度加快。酶是蛋白质，温度过高可引起酶变性。在 60℃ 以上时，一般酶的活性反而下降，在 80℃ 以上时，酶的活性就会完全丧失。所以，热作用会影响酶的活性，使生物代谢受到影响。

（三）对神经细胞的影响

神经细胞对温度变化很敏感，温度稍有变化就会影响它们的正常活动。神经细胞传导速度随体

笔记栏

温上升而加快，但体温在 40℃以上时，神经的兴奋下降，传导速度变慢。当中枢神经细胞的温度超过（或低于）正常体温 4℃时，就不能正常工作。

（四）对皮肤的影响

皮肤受到激光照射后，被照处吸收激光能量而温度升高，当温度升高到 38 ～ 40℃时有温热感觉；43 ～ 44℃时皮下微血管扩张充血出现热致红斑；47 ～ 48℃时产生热致水疱、有炎性渗出物潴留在皮内，致使表皮和真皮分离而形成水疱；55 ～ 60℃时产生热致凝固，受照处很快会凝固坏死；略高于 100℃时产生热致沸腾，使皮肤组织中的组织液沸腾；300 ～ 400℃时产生热致炭化，组织迅速炭化呈棕黑色；超过 530℃时产生热致燃烧，可见火光；573℃以上时产生热致气化，皮肤组织由固体立即变成气体，并以极高的速度从组织中射出，使该处留下一个凹陷。

（五）与热效应有关的问题

激光照射并进入组织，引起组织温升，温升的高低取决于该处吸收光能的多少。激光直接照射组织时，表层温升高，深层温升低；如将激光聚焦在组织深处时，则深处的温升比表层更高。热效应不仅与温升高低有关，而且与热作用持续时间密切相关。此外，激光在生物组织中引起热瞬变且很快恢复正常时，组织的生物效应有可能是可逆的。例如，某些酶经高温短暂照射，其活性可能大大降低，当温度恢复正常时，酶的活性能得到部分恢复。

在临床治疗中应根据激光热效应合理选择激光器。例如，外科用激光刀切开组织时刀口温度高达数百摄氏度，使组织的水沸腾，产生很大的气化压强推开（切开）组织，边缘形成局部凝固和炭化；肿瘤治疗过程中采用大功率激光器使肿瘤产生高温，利用高温下热致气化作用使肿瘤直接气化而被清除；眼科利用可聚焦激光在眼底造成凝固来焊接剥离的视网膜；理疗科应用 He-Ne 激光及 CO_2 激光散焦照射，主要是应用温热作用。

二、压强效应

激光照射生物组织产生直接或间接压力的现象称为激光的压强（压力）效应或机械效应。激光的压强效应包括一次压强和二次压强两部分。用功率密度为 10^8 W/cm² 的激光辐照生物组织时能产生 4×10^3Pa 的机械压强，这种由激光辐射直接形成的压强称为一次压强。当生物组织受激光照射后产生热膨胀、相变、冲击波和电致伸缩等形成的间接压强称为二次压强。二次压强比一次压强大得多，在许多情况下一次压强可忽略。自 20 世纪 70 年代起，人们利用激光辐射产生的压力来移动微观粒子，并制成"光学镊"俘获活细胞、病毒和细菌等。利用"光学镊"还可将精子和卵母细胞毫无损伤地放入输卵管中，以提高人工受孕的成功率。此外，激光的压强效应可用于治疗多种眼科疾病，如降低眼压、消除血块、治疗青光眼和白内障等。利用激光的压强效应可研制激光手术刀切开组织。利用激光的压强效应可使悬浮于溶液中的微小粒子以很大的速度向四面八方运动，使组织产生机械损伤和破坏。

三、光化效应

生物大分子吸收激光的能量被激活而引起组织内一系列的化学反应称为光化反应（或光化效应）。通常光化反应始于发生反应的分子吸收光子能量跃迁到高能激发态，终结于出现第一个基态产物。完整的光化反应通常由原初光化学反应和继发光化学反应组成。处于基态的分子受到可见光和紫外光的照射而吸收光子能量，并使外层电子跃迁到激发态，处于激发态的分子能自身发生化学变化或与其他物质分子发生化学变化而消耗多余的能量，这种化学过程称为原初光化学反应。通常在原初光化学反应中一个光子与一个分子（或原子、离子）发生反应。原初光化学反应生成不稳定产物后，在有光或无光环境下发生继发化学反应，直至生成稳定的最终产物，这一过程称为继发光化学反应。

需要指出的是，在气相、液相和固相中都可产生光化学反应。原初光化学反应是激发态分子的反应，继发光化学反应是基态分子的反应。经过完整光化学反应所形成的最终产物可能是总反应的氧化物、聚合物或敏化后的生成物等。因此，光化学反应可分成光致分解、光致氧化、光致聚合、光致敏化、光致异构、光致分离同位素和多光子红外光化学反应等类型。

双原子分子因吸收光能而导致断键等化学分解反应的过程叫光致分解。在光的作用下反应物失去电子的过程称光致氧化，在生物系统中光致氧化都有氧分子的参与。单分子吸收光能后出现激发和断键重排等现象称为光致异构。光致聚合是用光照射小分子化合物（或单体）形成二聚体或三聚体等分子，或促成链式反应形成大分子。光致敏化是生物系统中在敏化剂帮助下发生的光化学反应。最初使用的敏化剂是血卟啉类，常用于肿瘤组织的识别和选择性治疗，被称为激光动力学疗法。此外，光化学反应还能引起组织出现红斑、色素沉聚和维生素 D 合成等生物效应，并具有一定的杀菌、同位素分离和物质纯化作用。

四、电磁效应

激光是高能电磁波。高功率激光具有很强的电磁场，生物组织在强电磁场作用能引起分子电离、形成自由基、产生电致伸缩和光学谐波等生物效应。激光产生的电致伸缩效应可产生超声波，超声波的空化作用可破坏细胞的结合力，使细胞发生水肿或破裂。激光的光学谐波效应可在生物组织内产生基频光波、二次谐波、三次谐波，导致组织内产生高温和高压，造成杆状和锥状细胞损伤，致使组织出现水肿、受损或变性。

五、生物刺激作用

弱激光的生物效应主要表现为生物刺激作用。用弱激光（如 He-Ne 激光、CO_2 激光和 N_2 激光）照射生物体，可刺激神经再生，刺激或抑制细菌的生长，增强细胞的吞噬和促进红细胞的合成，加速毛发、皮肤、黏膜的生长以及伤口、溃疡、烧伤和骨折的愈合等。弱激光对生物体产生的刺激作用还呈现出刺激作用具有积累效应、小剂量刺激能引起兴奋作用、大剂量刺激则引起抑制作用等规律。

第五节　激光在医学中的应用及防护

激光和激光技术在生命科学中的应用已形成了一门崭新的应用性学科——激光医学（laser medicine）。激光医学主要涉及激光的生物效应及其机制研究，以及激光在临床检测、诊断和治疗方面的应用研究。下面简要介绍激光在生物检测、临床诊断和治疗方面的应用。

一、激光的临床应用

（一）激光的生物检测

与组织或细胞标本检测有关的激光检测技术主要包括：激光微光束技术、激光流式细胞术、激光光谱分析技术、激光多普勒技术和激光显微成像技术等。

激光微光束技术是激光经透镜光学系统聚焦后形成直径为 0.5 ~ 1.0 μm 的激光微束，利用激光微束可以对细胞进行切割、融合、穿孔和移植等微观操作，研究生物大分子的结构及其变化。

激光流式细胞术可以对单个细胞或其他生物微粒（如细菌、真菌、染色体、细胞聚合体等）进行快速定量分析与分选，开展细胞周期、细胞膜电位和通透性、细胞内钙离子浓度、核酸合成速率和染色体分类纯化等研究。

激光光谱分析技术包括激光荧光光谱技术、激光拉曼光谱技术、激光原子吸收光谱技术和激光微区光谱技术等，利用激光光谱技术可对微量蛋白质、核酸和生物膜等生物分子进行定性和定量分析，研究这些生物分子的结构和功能。

激光多普勒技术是利用多普勒效应测量运动物体速度的一种实验技术，它不仅可以测量皮肤、肠黏膜、胃黏膜以及毛细血管的血流特征，而且还可测定巨细胞质流、精子活力、眼球运动和耳的听力等，将激光多普勒技术与电泳技术结合，可测量带电生物粒子的电特性。

激光显微成像技术包括激光全息技术、激光显微荧光光度术和激光扫描共聚焦显微术等。激光扫描共聚焦显微术是利用荧光探针对活细胞和组织进行共聚焦成像并进行研究的显微分析技术，适合于单个细胞和组织的三维结构观测，研究细胞与细胞间的相互作用、重要生物分子的运动状态、药物进入肿瘤组织的过程、组织再生和物理因子的生物效应等。将光学干涉技术与激光扫描共聚焦显微术结合形成的光学相干层析技术可用于探测食道、宫颈、肠道、心脏和脑等组织和器官，无损观察 10 μm 大小组织的结构，被称为"光学活检"。

案例 15-6

激光光敏诊断肿瘤以其高灵敏度、精确度以及无损、安全、快速等特点获得广泛关注。

问题：

简述激光光敏诊断肿瘤的原理。

分析：

激光光敏诊断肿瘤是利用光敏物质受激光激发后，在肿瘤组织和正常组织中会产生不同波长或强度的荧光而开展的诊断肿瘤技术。光敏物质可分为内源性和外源性两种，故肿瘤的荧光诊断法可分为两大类，一是肿瘤的自体荧光法诊断，二是肿瘤的药物荧光诊断法，即摄入外源性光敏剂后，利用光敏剂能选择性地积聚于肿瘤组织中，且排泄慢于正常组织的特性，用特定波长的激光照射能产生特征性的药物荧光，从而区分正常组织与肿瘤组织。

（二）激光的临床诊断

利用激光光谱技术、激光干涉技术和荧光分析技术等研制的各类智能激光检测仪，可对血液、尿液和人体其他组织成分进行无损测量，并自动快速地获取待测样品中大量与功能和形态相关的生物信息，有效地提高了疾病诊断的水平。例如，在生物体内注射荧光素钠、血卟啉和亚甲蓝等无毒荧光染料，利用不同波长的激光照射局部组织，通过测定从生物组织内发出的特定荧光，确定肿瘤的特性。此外，恶性肿瘤细胞使激光偏振面旋转的方向和角度与正常细胞不同，用偏振显微镜观察细胞可识别肿瘤细胞。又如，利用激光反射光谱分析术可非侵入性地测量血液成分；新型激光血液综合分析仪可快速测出 12 项血液指标；全自动激光生化分析仪可测量蛋白质、核酸、维生素等 100 多种生化指标。用激光微探针质谱仪只需抽取 10^{-6} g 的微量样品，即可从中获得人体主要元素含量的信息；利用激光全息摄影术对组织和器官进行全息成像，诊断分析 X 射线不易发现的病变；用激光散斑术检查和矫正人眼的屈光不正；用细胞氧饱和监护仪可对婴儿的术中和术后实施监护；用拉曼光谱诊断仪可对各种疾病进行早期精确诊断。总之，与传统医学检测诊断方法相比，激光诊断技术为临床无创、微量、实时和自动化检测开辟了新的途径。

（三）激光治疗

案例 15-7

创造奇迹的激光手术。

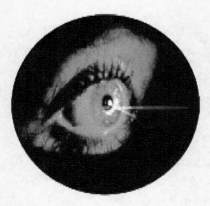
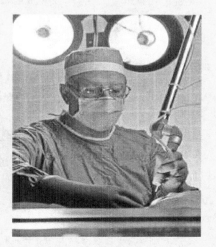

图 15-9　激光应用于眼科手术　　　图 15-10　外科医生用手持激光器代替解剖刀

问题：
　　分析激光手术的优点和缺点。

　　激光治疗技术主要包括激光手术治疗、激光内镜术治疗、激光照射治疗和激光光敏治疗等，目前已涉及眼科、牙科、皮肤科、妇科、神经外科、整形外科、心脏外科、小儿科、泌尿科和耳鼻喉科等临床各科 300 多种疾病。

　　（1）激光手术治疗。激光手术治疗包括激光切割、烧灼和汽化等。激光切割是将经聚焦的高能激光在组织上移动，迅速地切开机体组织、切除病变组织，达到治疗目的。临床实践表明：功率为 40～80 W 的激光可用于任何软组织及肋骨等小体积骨骼的切割；功率为 170 W 的激光可顺利地切断股骨等大型皮质骨。外科手术常用大功率 CO_2 激光刀，通过对病灶施行凝固、汽化和消融等切除肿瘤和病变组织。眼科是激光手术治疗应用最早和最成熟的领域。在该领域中，利用准分子激光的热效应和压强作用，封闭视网膜裂孔、焊接脱落的视网膜、虹膜切除和打孔、治疗虹膜囊肿及眼底血管瘤等，都取得了比较满意的效果。激光治疗眼部疾病具有操作简便、迅速、患者痛苦小及疗效显著等优点（图 15-9、图 15-10）。

　　激光烧灼在治疗内脏黏膜出血和痔疮出血等方面具有较好的疗效。与传统的冷刀、超声刀和高频电刀比较，激光切割能力强，切口锋利，可封闭直径为 0.5 mm 的小血管，失血和组织损伤少。

　　（2）激光内镜术治疗。激光内镜术治疗是通过内镜对疾病进行激光治疗的技术。将激光通过光纤引入体内施行手术可避免剖腹或开腔。例如，利用钇铝石榴石（YAG）和钕玻璃激光器发出红外激光，将激光与光纤和内窥镜有机组合可治疗胃溃疡和切除胃动脉瘤。

　　（3）激光照射治疗。激光照射治疗是利用弱激光对生物组织的刺激、镇痛、消炎和扩张血管等作用对相关疾病进行治疗的技术，它包括激光理疗和激光针灸等。在激光理疗方面，弱激光不仅可以起到促进溃疡、烧伤和手术伤口愈合的作用，而且对多种炎症的治疗具有良好的效果。在激光针灸方面，利用弱激光照射穴位开展激光针灸疗法也取得了满意的效果，且具有无菌、无痛、不会断针和晕针的特点。

　　（4）激光光敏治疗。激光光敏治疗是利用激光的光化作用治疗肿瘤的一种方法。将血卟啉等光敏剂注入生物体，光敏剂有选择地集聚于肿瘤细胞内。将特定波长的激光辐照肿瘤组织，光敏剂吸收光能后发生一系列化学反应而将光能转化为化学能，从而破坏肿瘤组织而不损害周围组织，起到治疗疾病的目的。

案例 15-8
　　激光心肌血运重建术（transmyocardial laser revascularization，TMLR）是利用激光与心肌组织作用产生的热效应，用高强度激光束在缺血的心肌区域内打数个微孔，通过这些微孔把心肌中的血液引向缺血的心肌区域，改善心肌血液微循环，以达到治疗目的。
问题：
　　分析激光心肌血运重建术的原理。
分析：
　　TMLR 是治疗缺血性心脏病的有效手段。主要适用于顽固的稳定性心绞痛对药物治疗无效患者；不能做经皮经腔冠状动脉成形术及冠状动脉旁路移植术患者；隧道或打孔区域心肌尚未坏死者和射血分数大于 30% 患者等。TMLR 手术的方式有两种：一种是利用外科手术使心肌暴露，用激光束从心外膜向心内膜打孔，打的孔道必须穿透整个心室壁，以把心室中血液引向缺血的心肌区域；另一种方式是经皮激光心肌血运重建术，它是利用光导纤维经皮股动脉穿刺进入心室，从心内膜向心外膜打孔。

案例 15-9
　　1983 年，美国哥伦比亚大学 Stephen 医师首先将准分子激光用于动物角膜的屈光手术实验。

1995 年，美国食品与药品监督管理局批准了屈光角膜切开术用于对 600 度以内中、低度近视的治疗。1999 年，激光原位角膜磨镶术用于高度近视的治疗。

问题：

分析准分子激光治疗眼屈光不正的基本原理和特点。

分析：

准分子激光治疗眼屈光不正是利用磨蚀性光化分解作用，对角膜表面进行精细加工，改变其屈光度（改变曲率）。近视（远视）与散光可以同时矫正，但对于近视、远视及散光切削角膜的部位和方法有所不同。切削中央区角膜组织使之变平来矫正近视，可达到佩戴凹透镜的效果；环形切削靠周边的角膜组织，使角膜周边变薄中央区相对变厚来矫正远视，可达到佩戴凸透镜的效果；切削面呈椭圆形则可矫正散光，相当于佩戴柱面透镜的效果。准分子激光手术相当于将需要矫正的度数"镶嵌"在角膜上，并不能改变和根治引起屈光不正的病理过程。

准分子激光治疗眼屈光不正具有损伤小、精确度高、可预测性强、适应证广和疗效显著等特点。

二、激光的危害与防护

激光的危害包括直接危害和间接危害。直接危害是指激光辐照强度超过眼睛、皮肤、神经系统和内脏等组织、器官的安全阈值而引起相关组织、器官的损伤。间接危害是指激光引起的附带危害，如电学危害，化学危害，火灾危害，激光产生的污染物、聚集物、噪声、等离子辐射、软 X 射线以及激光管的爆裂等。

激光防护是防止人体受激光伤害的保护措施。激光防护包括以下三个方面：

（1）激光产品和系统在工程上的安全措施。将激光产品装配上某些固定的保护装置，或采取某些防护措施，使激光不能在无意的情况下伤人，或在失误时将损伤减至最小。

（2）制定和完善各项规章制度。制定和完善激光产品在生产和使用时的各项规章制度和安全管理制度，如激光安全标准、激光操作安全规范、一般安全规范和实验室安全规范等，使激光器在安全条件下规范生产和使用，避免各类安全隐患和给人员造成的伤害。

（3）个人安全。工作人员要严格按规章操作，封闭光路，身穿白色工作服，佩戴口罩、手套和与激光输出波长相匹配的防护眼镜，尽量减少身体暴露部位，避免激光的直接和间接照射人体组织、器官（特别是眼睛），以使人体吸收的激光剂量在国家安全标准之内。室内要充分通风，光线充足，有吸排烟装置以消除有害物质的污染。严格实行医学监督，定期对工作人员进行体检也十分必要。

习 题 十 五

15-1 解释下列名词：亚稳态、受激辐射、粒子数反转、谱线宽度。

15-2 什么是激光？激光有哪些主要特性？

15-3 简述光学谐振腔的工作原理和激光输出的过程。

15-4 激光器由哪些部分组成？红宝石激光器和氦氖激光器有哪些特点？

15-5 激光在临床医学中有哪些主要应用？

15-6 对激光的防护措施有哪些？

（刘小利）

第十六章 X 射 线

教学要求

1. 掌握 X 射线强度和硬度的概念、X 射线谱及 X 射线产生的微观机制、短波极限公式的应用、X 射线的吸收规律及应用。

2. 理解 X 射线的基本性质、X-CT 成像原理。

3. 了解 X 射线机的基本结构、X 射线在医学上的应用。

> **案例 16-1**
>
> 1895 年 11 月 8 日傍晚，德国物理学家伦琴在研究稀薄气体放电时发现了 X 射线。几乎同时，他也发现了 X 射线的荧光作用。伦琴最早使用了 X 射线照相机，医学上第一张 X 射线照片就是伦琴夫人的手的影像。几年后，X 射线机就开始在医院使用。1901 年，伦琴获得了历史上第一个诺贝尔物理学奖。
>
> X 射线被发现的重要意义，在于 X 射线使物体变的"透明"起来。为了看到人体器官乃至器官病变的更多细节，100 多年来，X 射线影像技术经历了几次大的飞跃，即从普通摄影的黑白重叠影像到数字增强影像；从断面摄影到计算机断层数字影像（X-CT）；而 X-CT 扫描技术也从断层扫描发展为螺旋扫描；螺旋扫描从开始的单排发展为多排；当今医院使用的螺旋 X-CT 大多数在 16 排至 64 排间。X-CT 技术由英国工程师洪斯菲尔德和美国物理学家科马克发明，他们共同荣获 1979 年诺贝尔生理学或医学奖。
>
> X 射线被用于治疗肿瘤是非常有效的，治疗所用的高能 X 射线一般由直线加速器产生。
>
> 问题：
>
> 1. 普通 X 射线机由几部分组成？
> 2. 产生 X 射线的微观机制？
> 3. X 射线有哪些基本性质？
> 4. X 射线在医学上有哪些应用？

100 多年来，X 射线在医学诊断和治疗中发挥着巨大的作用，特别是 X-CT 技术问世以来，组织与各器官肿瘤疾病的确诊率大大提高，它以影像分辨率高、扫描速度快、应用广泛的绝对优势，占领着医学影像阵地的"半壁江山"。另外，X 射线在对物质微观结构理论的深入研究和科学技术的发展方面也发挥了其他技术所不能替代的作用。本章将介绍 X 射线的产生及物理机制、X 射线的性质和吸收规律、X-CT 基本原理及 X 射线在医学上的应用。

第一节 X 射线的产生 X 射线的强度和硬度

一、X 射线的产生装置

（一）产生 X 射线的方法

目前，用于成像的医用 X 射线仍采用常规的方法，即让高速运动的电子受障碍物阻止，通过它们的相互作用产生 X 射线。此方法产生 X 射线的基本条件是：①有高速运动的电子流；②有适当的障碍物（或称为靶）来阻止电子的运动，把电子的动能转变为 X 射线的能量。此外，被加速的高能带电粒子可直接辐射 X 射线，同步辐射（synchronous radiation）即属此方法。用受激辐射产生激光的方法也能产生 X 射线。下面主要介绍高速电子受阻辐射产生 X 射线的基本装置。

（二）X 射线产生装置

产生 X 射线的基本装置主要包括四个组成部分，即 X 射线管、低压电源、高压电源和整流电路。

X 射线管是一个高度真空的硬质玻璃管，管内封入阴极（cathode）和阳极（anode）。阴极由钨丝卷绕成螺旋形，单独由低压电源（一般为 5 ～ 10 V）供给电流，使其炽热而发射电子。电流越大，灯丝温度越高，单位时间内发射的电子越多。阳极在管的另一端且正对着阴极，通常是铜制的圆柱体，在柱端斜面上嵌一小块钨板，作为接受高速电子冲击的靶。阴阳两极间所加的几十千伏到几百千伏的直流高压，称为管电压（tube voltage），阴极发射的热电子在电场作用下高速奔向阳极，形成管电流（tube current），这些高速电子突然被钨靶阻止时，就有 X 射线向四周辐射。

图 16-1 是全波整流 X 射线机的基本电路示意图，图中升压变压器 T_1 用来获得所需的管电压，4 个二极管连接成全波整流器，把 T_1 输出的交流高压改变为直流。降压变压器 T_2 供给灯丝电流，变阻器 R 用来调节灯丝电流以改变发出的热电子的数量，从而控制管电流。医用 X 射线装置（X 光机），还设有曝光限时电路、稳压电路、影像增强管、计算机辅助操作系统、患者床等。

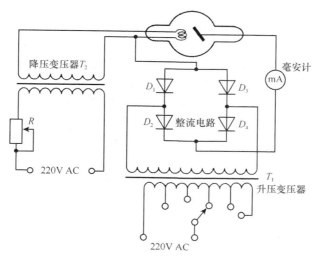

图 16-1 X 射线机的基本电路示意

高速电子轰击阳极时，电子动能转变为 X 射线的能量不到 1%，99% 以上都转变为热，从而使阳极温度升高。因此，阳极上直接受到电子轰击的区域——靶，应当选用熔点高的物质。此外，理论和实验都表明，在同样速度和数目的电子轰击下，原子序数 Z 不同的各种物质制成的靶所辐射 X 射线的光子总数或光子总能量是不同的，光子总能量近似与 Z^2 成正比，所以 Z 越大则发生 X 射线的效率越高。因此，在兼顾熔点高、原子序数大和其他一些技术要求时，钨（$Z = 74$）和它的合金是最适合的材料。在需要波长较长的 X 射线的情况下，例如，乳房摄影时，采用的管电压较低，这时用钼（$Z = 42$）靶更好一些。由于靶的发热量很大，所以阳极整体用导热系数较大的铜制成，受电子轰击的钨或钼靶则镶嵌在阳极上，以便更好地导出和散发热量。按照 X 射线管的功率大小，采用不同的散热方法以降低阳极的温度。

（三）实际焦点与有效焦点

电子流在靶面上的撞击面积称为实际焦点，实际焦点的大小和灯丝的形状有关。长灯丝所形成的焦点称为大焦点，短灯丝形成的焦点称为小焦点，可根据需要选择使用。实际焦点的投影面积称为有效焦点，有效焦点与靶的倾斜度有关，大约只有实际焦点的 1/2 ～ 1/4，近似正方形。虽然电子撞击在靶上的面积较大，但 X 射线却像是从较小的面积上发射出来。焦点越小，X 射线透视或照相时在荧光屏或照相底片上所成的像越清晰。一般诊断用的 X 射线管采用小焦点，而治疗用 X 射线管则采用大焦点。另外，为了降低阳极靶面的温度，大功率的 X 射线管多采用旋转阳极，使受撞击面不断改变，将热量分散到较大的面积上。

二、X 射线产生的物理机制

X 射线管发出的 X 射线，包含各种不同的波长成分，将其强度按照波长的顺序排列开来的图谱，称为 X 射线谱（X-ray spectrum）。钨靶 X 射线管所发射的 X 射线谱如图 16-2 所示，上部是谱强度与波长的关系曲线，下部是照在胶片上的射线谱。从该图可以看出，X 射线谱包含两个部分：一部分是曲线下面划斜线的部分，对应于照片上的背景，它包括各种不同波长的射线，称为连续 X 射线（continuous X-rays）或连续谱；另一部分是曲线上凸出的尖峰，具有较大的强度，对应于照片上的明显谱线，这相当于可见光中的明线光谱，称为标识 X 射线（characteristic X-rays）或标识谱。连续谱与靶物质无关，但不同的靶物质有不同的标识谱。下面分别讨论这两部分谱线。

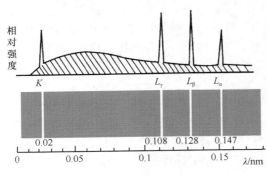

图 16-2 X 射线谱示意

（一）连续 X 射线谱的产生机制

连续 X 射线的发生是轫致辐射（bremsstrahlung）过程，轫致辐射一词来自德语"制动辐射"，它是对这种过程的最好描述。当高速电子流撞击阳极靶受到制动时，电子在原子核的强电场作用下，速度的量值和方向都发生急剧变化，一部分动能转化为光子的能量 $h\nu$ 而辐射出去，这就是轫致辐射。由于各个电子到原子核的距离不同，速度变化情况也各不一样，所以每个电子损失的动能将不同，辐射出来的光子能量具有各种各样的数值，从而形成具有各种频率的连续 X 射线谱。

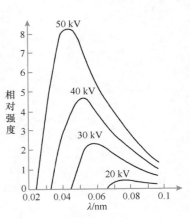

图 16-3 钨靶的连续 X 射线谱

实验指出，当 X 射线管在管电压较低时只出现连续 X 射线谱。图 16-3 是钨靶 X 射线管在四种较低管电压下的 X 射线谱。由图可见，在不同管电压作用下连续谱的位置并不一样，谱线的强度从长波开始逐渐上升，达到最大值后很快下降为零。强度为零的相应波长是连续谱中的最短波长，称为短波极限。在图中还可以看到，当管电压增大时，各波长的强度都增大，而且强度最大的波长和短波极限都向短波方向移动。

设管电压为 U，电子电量为 e，则电子具有的动能为 eU，这也是光子可能具有的最大能量 $h\nu_{max}$，ν_{max} 是与短波极限 λ_{min} 对应的最高频率，由此得到

$$\lambda_{min} = \frac{hc}{e} \cdot \frac{1}{U} \qquad (16\text{-}1)$$

式（16-1）表明，连续 X 射线谱的最短波长与管电压成反比。管电压越高，则 λ_{min} 越短。这个结论与图 16-3 的实验结果完全一致。把普朗克常量 h、真空中的光速 c、基本电荷 e 的值代入上式，并取千伏（kV）为电压单位，纳米（nm）为波长单位，可得

$$\lambda_{min} = \frac{1.242}{U(\text{kV})}\text{nm} \qquad (16\text{-}2)$$

连续 X 射线谱的强度同时受到靶物质原子序数、管电流及管电压影响。在管电流、管电压一定的情况下，靶原子序数越高，连续谱强度越大，这是因为每一种靶原子核的核电荷数等于它的原子序数，原子序数大的原子核电场对电子作用强，电子损失能量多，辐射出来的光子能量大，X 射线的强度就大。

（二）标识 X 射线谱的产生机制

以上讨论的是钨靶 X 射线管在 50 kV 以下工作的情况，此时波长在 0.025 nm 以上，只出现连续 X 射线。当管电压升高到 70 kV 以上时，连续谱在 0.02 nm 附近叠加了 4 条谱线，在曲线上出现了 4 个高峰。当电压继续升高时，连续谱发生很大改变，但这 4 条标识谱线的位置却始终不变，即它们的波长不变，如图 16-4 所示，图中的 4 条谱线就是图 16-2 中未曾分开的 K 线。

标识 X 射线的产生和原子光谱的产生相类似，二者的区别在于原子光谱是原子外层电子跃迁产

生的，而标识 X 射线是由较高各能级的电子跃迁到内壳层的空位产生的。由于壳层间能量差较大，因而发出的光子频率较高，波长较短。当高速电子进入靶内时，如果它与某个原子的内层电子发生强烈相互作用，就有可能把一部分动能传递给这个电子，使它从原子中脱出，从而在原子的内层电子中出现一个空位。如果被打出去的是 K 层电子，则空出来的位置就会被 L、M 或更外层的电子跃迁填充，并在跃迁过程中发出一个光子，而光子能量等于两个能级的能量差。这样发出的几条谱线，通常以符号 K_α、K_β、K_γ、…表示，称为 K 线系。如果空位出现在 L 层（这个空位可能是由于高速电子直接把一个 L 层电子击出去，也可能是由于 L 层电子跃迁到了 K 层留下的空位），那么这个空位就可能由 M、N、O 层的电子来补充，并在跃迁过程中发出一个 X 光子，形成 L 线系。由于离核越远，能级差越小，所以 L 线系各谱线的波长比 K 系的大一些。同理，M 系的波长又更大一些。图 16-2 给出了钨的 K 和 L 线系，而图 16-4 中没有出现 L 线系，因为它已在给出的波长范围以外。图 16-5 给出了这种跃迁的示意图，当然这些跃迁并不是同时在同一个原子中发生的。

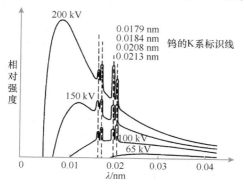

图 16-4　钨在较高管电压下的 X 射谱　　图 16-5　标识 X 射线产生原理示意

标识 X 射线谱是原子内层电子跃迁所发出的，因此各元素的标识谱有相似的结构。在标识 X 射线谱中，电子由不同能级达到同一壳层的空位时发生的谱线组成一个线系，每个线系都有一个最短波长边界，这就是一个自由电子（或近似地认为最外层价电子）进入这个空位时发出的光子的波长。由于原子中各个内层轨道的能量相对于真空能量的差别是随着原子序数增加的，因此，原子序数越高的元素，它的各个标识 X 射线系的波长也越短。标识谱线的波长决定于阳极靶的材料，不同元素制成的靶具有不同的线状 X 射线谱，并可以作为这些元素的标识，这就是"标识 X 射线"名称的由来。需要指出，X 射线管需要加几十千伏的电压才能激发出某些标识 X 射线系。

医用 X 射线管发出的主要是连续 X 射线，标识 X 射线在全部 X 射线中所占的分量很少。但是，标识 X 射线的研究，对于认识原子的壳层结构和化学元素分析都是非常有用的，例如，X 射线微区分析技术就是利用很细的电子束打在样品上，根据样品发出的标识 X 射线来鉴定各个微区中的元素成分，该方法也用于医学和生物学方面的超微观察和超微分析。

三、X 射线的强度和硬度

案例 16-2

检查拍片质量时，发现两张普通 X 射线胸片存在问题，一张影像模糊，片子灰白，另一张影像也模糊但片子发黑。检查人员要求重拍。

问题：

1. X 射线的穿透本领与哪些因素有关？

2. 如何调节 X 射线的强度与硬度？

分析：

拍摄 X 射线照片时，要根据拍摄部位前后径大小和组织密度特点选择 X 射线的强度（毫安数）和硬度（千伏率）。图像模糊、灰白的原因是选择的毫安数和千伏率都偏大，此时，X 射线波长短、硬度大，穿透本领大，所以能量被人体吸收的少，而透过人体的能量偏大，曝光过强，从而使照片对比度减小，片子呈灰白。与此相反，当选择的毫安数和千伏率都偏小时，所拍摄的片子模糊发黑。

（一）X射线的强度

X射线的强度与波强度的概念是一致的，即单位时间内通过与射线方向垂直的单位面积的辐射能量，单位为 $W \cdot m^{-2}$。用 I 表示X射线的强度，则有

$$I = \sum_{i=1}^{n} N_i h\nu_i = N_1 h\nu_1 + N_2 h\nu_2 + \cdots + N_n h\nu_n \qquad (16-3)$$

式中，N_1、N_2、$\cdots$，N_n 分别表示单位时间通过单位面积（垂直于射线方向）能量为 $h\nu_1$、$h\nu_2$、$\cdots$，$h\nu_n$ 的光子数。由式（16-3）可知，有两种办法可使X射线强度增加：①增加管电流，使单位时间内轰击阳极靶的高速电子数目增多，从而增加所产生的光子数目 N；②增加管电压，即使单个光子的能量 $h\nu$ 增加。由于光子数不易测出，故通常采用管电流的毫安数（mA）来间接表示X射线的强度大小，称为毫安率。

在管电压一定的情况下，X射线管灯丝电流越大，灯丝温度越高，则发射的热电子数目越多，管电流就越大。因此，常用调节灯丝电流的方法改变管电流，以达到控制X射线强度的目的。

由于X射线通过任一截面积的总辐射能量不仅与管电流成正比，而且还与照射时间成正比，因此常用管电流的毫安数（mA）与辐射时间（s）的乘积表示X射线的总辐射能量，其单位为 mA·s。

（二）X射线的硬度

X射线的硬度是指X射线的贯穿本领，它只决定于X射线的波长（即单个光子的能量），而与光子数目无关。对于一定的吸收物质，X射线被吸收越少则贯穿的量越多，X射线就越硬，或者说硬度越大。X射线管的管电压越高，则轰击靶面的电子动能越大，发射光子的能量也越大，而光子能量越大越不易被物质吸收，即管电压越高产生的X射线越硬。同样，由于单个X光子的能量不易测出，所以在医学上通常用管电压的千伏数（kV）来表示X射线的硬度，称为千伏率，并通过调节管电压来控制X射线的硬度。在医学上，根据用途把X射线按硬度分为极软、软、硬和极硬四类，它们的管电压、波长及用途见表16-1。

表 16-1　X 射线按硬度的分类

名称	管电压 /kV	最短波长 /nm	主要用途
极软 X 射线	5～20	0.25～0.062	软组织摄影，表皮治疗
软 X 射线	20～100	0.062～0.012	透视和摄影
硬 X 射线	100～250	0.012～0.005	较深组织治疗
极硬 X 射线	250 以上	0.005 以下	深部组织治疗

第二节　X 射线的性质

一、X 射线的本质

X射线被伦琴发现后，因不知其本质而得此名。因X射线受电场和磁场作用后不发生偏转，所以当时被假定为本质上与可见光相同，而其区别在于波长特别短。这个假定很难在当时得到验证，原因是，从技术上无法得到光栅常量合适的光栅。1912年，劳厄用晶体制成的天然光栅，获得了观测X射线衍射的方法，并证实了X射线的波动性质，从而揭示了X射线的本质。X射线是一种波长较短的、肉眼看不见的电磁波，其波长在 0.001～10 nm 的范围。

劳厄的晶体衍射实验仅仅是定性的，布拉格父子提出定量研究的方法，其基本思想是，当X射线照射在晶体表面上时与可见光不同，可见光仅在物体表面上散射，而X射线除了表面散射外，还可以进入物体内部的晶体点阵上散射，所有散射线互相干涉而产生衍射条纹。布拉格父子还给出了满足X射线衍射的方程——布拉格方程。利用X射线晶体衍射的基本原理，布拉格父子还设计了既能观察X射线衍射，又可摄取X射线谱的实验装置，即X射线摄谱仪（X-ray spectrograph）。

X 射线衍射是研究晶体结构的主要方法之一。同样方法也可用于生物医学上研究有机体（如细胞和蛋白质等）的精细结构。现在这种研究已经发展成一门独立学科，称为 X 射线结构分析。DNA 的双螺旋结构就是用 X 射线衍射发现的。

二、X 射线的基本性质

X 射线和从原子核中发射出来的 γ 射线一样，都是波长很短的电磁波，也是能量很大的光子流，所以，X 射线不仅具有光的一系列性质，如反射、折射、干涉、衍射、光电效应等，还有下述的几个基本特性。

（一）电离作用

X 射线能使原子和分子电离，因此对有机体可诱发各种生物效应。在 X 射线照射下，气体也能够被电离而导电，利用 X 射线的电离作用这一特性可制作测量 X 射线强度的仪器，常用于辐射剂量的测试。

（二）荧光作用

X 射线照射某些物质，如磷、铂、氰化钡、硫化锌等，能使它们的原子或分子处于激发态，当它们回到基态时发出荧光。有些激发态是亚稳态，在停止照射后，能在一段时间内继续发出磷光。医疗上的 X 射线透视，就是利用 X 射线对屏上物质的荧光作用显示 X 射线透过人体后所成的影像。

（三）光化学作用

X 射线能使多种物质发生光化学反应，例如，X 射线能使照相胶片感光。医学上利用这一特性来进行 X 射线摄影。

（四）生物效应

X 射线照射生物体，能使生物体产生各种生物效应，如使细胞损伤、生长受到抑制甚至坏死等。由于人体各种组织细胞对 X 射线的敏感性不同，受到的损伤程度也就有差异。利用 X 射线的这种性质来杀死某些敏感性强、分裂旺盛的癌细胞，以达到治疗的目的。X 射线对正常组织也有损害作用，所以 X 射线工作者要特别注意防护。

（五）贯穿本领

X 射线对各种物质都具有一定程度的穿透作用。研究表明，物质对 X 射线的吸收程度与 X 射线的波长有关，也与物质的原子序数或密度有关。X 射线波长越短，物质对它的吸收越小，它的贯穿本领就越大。医学上利用 X 射线的贯穿本领和不同物质对它吸收程度的不同进行 X 射线透视、摄影和防护。X 射线对人体组织的穿透作用可分为三类：一是属于可透性组织，如体内气体、脂肪、一些脏器和肌肉等；二是属于中等可透性组织，如结缔组织、软骨等；三是不易透过性组织，如骨骼等。

同步辐射 X 射线除上述特性外还有如下几个特点：

（1）能获得单色 X 射线，且波长连续可调，从几微米到几百皮米；

（2）其是线偏振光，可研究生物分子的旋光性；

（3）有很好的准直性，即同步辐射 X 射线的张角较小；

（4）有较强的辐射功率，普通 X 射线管所输出的功率最大约为 10 W，同步辐射 X 射线功率可达几万瓦。

第三节　X 射线的吸收

案例 16-3

强度均匀的 X 射线透过人体后，强度会减小，并且透过不同部位的强度也不一样。透过骨骼后的 X 射线强度比透过软组织的强度小。

当 X 射线通过物质时，X 光子能与物质中的原子发生多种相互作用。在作用过程中，一部分光子被吸收并转化为其他形式的能量，一部分光子被物质散射而改变方向，因此在 X 射线原来方向上的强度衰减了，这种现象称为物质对 X 射线的吸收。本节仅讨论它的宏观总效果，即物质对 X 射线的吸收规律。

一、单色 X 射线的吸收规律

实验指出，当单色平行 X 射线束通过物质时，对厚度为 Δx 的物质层而言，被物质吸收的强度 ΔI 与 X 射线强度及物质厚度之间有如下关系

$$-\Delta I = \mu I \Delta x$$

式中，ΔI 前的负号表示 X 射线的强度在减弱，μ 称为线性吸收系数（linear attenuation coefficient）。若 $\Delta x \to 0$，则上式变为

$$\mathrm{d}I = -\mu I \mathrm{d}x$$

对上式积分得

$$I = I_0 \mathrm{e}^{-\mu x} \tag{16-4}$$

式（16-4）即单色平行 X 射线通过物质时的吸收规律。式中，I_0 是入射 X 射线的强度；I 是通过厚度为 x 的物质层后的 X 射线强度。可以看出，X 射线的强度随通过物质的厚度按指数规律衰减。一般情况下，厚度 x 的单位为 cm，则 μ 的单位为 cm^{-1}。

二、质量吸收系数和质量厚度

由式（16-4）可以看出，μ 越大则射线强度在物质中衰减越快，μ 越小则衰减越慢。对于同一种物质来说，线性吸收系数 μ 与它的密度 ρ 成正比，因为吸收体的密度越大，则单位体积中可能与光子发生作用的原子就越多，光子在单位路程中被吸收或散射的概率也就越大。线性吸收系数 μ 与密度 ρ 的比值称为质量吸收系数（mass absorption coefficient），记作 μ_{m}，即

$$\mu_{\mathrm{m}} = \frac{\mu}{\rho} \tag{16-5}$$

质量吸收系数用来比较各种物质对 X 射线的吸收本领。一种物质由液态或固态转变为气态时，密度变化很大，但 μ_{m} 值都是相同的。引入质量吸收系数后，式（16-5）改写成

$$I = I_0 \mathrm{e}^{-\mu_{\mathrm{m}} x_{\mathrm{m}}} \tag{16-6}$$

式中，$x_{\mathrm{m}} = x\rho$ 称为质量厚度（mass thickness），它等于单位面积、厚度为 x 的吸收层的质量。x_{m} 的常用单位为 $\mathrm{g \cdot cm}^{-2}$，μ_{m} 的相应单位为 $\mathrm{cm}^2 \cdot \mathrm{g}^{-1}$。

X 射线通过物质时，其强度衰减为原来的一半时所穿过的物质厚度（或质量厚度），称为该种物质的半价层（half value layer）。由式（16-4）和式（16-6）可以得到半价层与吸收系数之间的关系式

$$x_{1/2} = \frac{\ln 2}{\mu} = \frac{0.693}{\mu} \tag{16-7}$$

$$x_{\mathrm{m}1/2} = \frac{\ln 2}{\mu_{\mathrm{m}}} = \frac{0.693}{\mu_{\mathrm{m}}} \tag{16-8}$$

式（16-4）和式（16-6）可改为

$$I = I_0 \left(\frac{1}{2}\right)^{\frac{x}{x_{1/2}}}, \qquad I = I_0 \left(\frac{1}{2}\right)^{\frac{x_{\mathrm{m}}}{x_{\mathrm{m}1/2}}}$$

各种物质的吸收系数都与射线波长有关，因此以上各式只适用于单色射线束。X 射线主要是连续谱，所以射线的总强度并不是严格地按照指数规律衰减的。在实际问题中，我们经常近似地运用指数规律，这时的吸收系数应当用各种波长的吸收系数的一个适当平均值来代替。

X 射线通过物质时强度按指数规律衰减，其微观机制是 X 射线与物质发生多种相互作用。X 射线与物质相互作用的方式主要有三种：光电效应、康普顿散射和正负电子对生成。

三、吸收系数与波长和原子序数的关系

对于医学上常用的低能 X 射线，光子能量在数十 keV 到数百 keV 之间，各种元素的质量吸收系数近似地适合下式

$$\mu_m = KZ^\alpha\lambda^3 \tag{16-9}$$

式中，K 大致是一个常数；Z 是吸收物质的原子序数；λ 是射线的波长；数 α 通常在 $3\sim4$，与吸收物质和射线波长有关。吸收物质为水、空气和人体组织时，对于医学上常用的 X 射线，α 可取 3.5。吸收物质中含有多种元素时，它的质量吸收系数大约等于其中各种元素的质量吸收系数按照物体中所含质量比例计算的平均值。从式（16-9）我们得出以下两个有实际意义的结论：

（1）原子序数越大的物质，吸收本领越大。人体肌肉组织的主要成分是 H、O、C 等，而骨骼的主要成分是 $Ca_3(PO_4)_2$，其中，Ca 和 P 的原子序数比肌肉组织中任何主要成分的原子序数都高，因此骨骼的质量吸收系数比肌肉组织的大，在 X 射线照片或透视荧光屏上显示出明显的阴影。在胃肠透视时服用钡盐也是因为钡的原子序数较高（$Z=56$），吸收本领较大，可以显示出胃肠的阴影。铅的原子序数很高（$Z=82$），因此铅板和铅制品是应用最广泛的 X 射线防护用品。

（2）波长越长的 X 射线，越容易被吸收。这就是说，X 射线的波长越短，贯穿本领越大，即硬度越大。因此，在浅部治疗时应使用较低的管电压，在深部治疗时则使用较高的管电压。

根据上述结论可知，当 X 射线管发出的含有各种波长的射线进入吸收体后，长波成分比短波成分衰减得快，短波成分所占的比例越来越大，平均吸收系数则越来越小。也就是说，X 射线进入物体后越来越硬了，这种现象称为它的硬化。利用这一原理，我们常常让 X 射线通过铜板或铝板，使软线成分被强烈吸收，这样得到的 X 射线不仅硬度较高，而且射线谱的范围也较窄，这种装置称为滤线板。具体的滤线板往往由铜板和铝板合并组成，在使用时，铝板应当放在 X 射线最后出射的一侧。这是因为各种物质在吸收 X 射线时都发出自己的标识 X 射线，铝板可以吸收铜板发出的标识 X 射线，而铝板发出的标识 X 射线波长约在 0.8 nm 以上，很容易在空气中被吸收。

第四节　X 射线在医学上的应用

一、X 射线透视和摄影

X 射线常规透视和摄影技术已有 100 多年的历史，是医学影像诊断最普遍的检查手段。

（一）X 射线透视

X 射线透视的基本原理是，由于体内不同组织或脏器对 X 射线的吸收本领不同，因此强度均匀的 X 射线透过人体不同部位后的强度是不相同的，将透过人体后的 X 射线投射到荧光屏上，就可以显示出明暗不同的荧光像，这种方法称为 X 射线透视术（X-ray fluoroscopy）。目前，X 射线透视主要用于肺部体检，如观察肺结核病灶、肺心病等。若延长 X 射线透视时间，还可以观察脏器的运动情况。X 射线透视时，荧光屏上的影像也可以用胶片记录下来，以供保存和长时间观察，但分辨能力不及直接摄影，这种方法主要用于普查。

（二）X 射线摄影

如果让透过人体的 X 射线投射到照相胶片上，显像后就可在照片上观察到组织或脏器的影像，该技术称为 X 射线摄影术（X-ray photography）。X 射线摄影可以清楚地观察到骨折的程度、体内肿瘤的位置和大小、脏器形状以及断定体内异物的位置等。X 射线摄影的位置分辨能力和对比度分辨能力都较好，照片可以永久保存。在 X 射线摄影时，由于 X 射线的贯穿本领大，胶片上乳胶吸收的射线量不足。如果在底片前后各放置一个紧贴着的荧光屏，就可以使摄影胶片上的感光量增加很多倍，这个屏称为增感屏。使用增感屏摄影时可以降低 X 射线的强度或缩短摄影时间，从而减少

患者所受到的照射量。此外，还可使用影像增强管提高影像亮度，以及利用计算机实现 X 射线数字摄影。

在对软组织摄影时，不能使用硬 X 射线。因为软组织对硬 X 射线的能量吸收较少，X 射线几乎可以全部透过，无法达到分辨不同组织的目的，因此采用较软的 X 射线以增大软组织之间的影像反差。目前低电压（约 25 kV）的钼靶 X 射线管专供软组织特别是乳腺摄影之用，取得了较好的结果，为乳腺的良性病变和乳腺癌的早期诊断及普查提供了有力的工具。

案例 16-4

一位女性体检时发现有乳腺结节，医生建议用钼靶 X 射线设备做进一步检查，患者有些疑惑。

问题：

1. 物质对 X 射线的吸收系数与哪些因素有关？
2. 提高 X 射线影像对比度应采用什么方法？

分析：

乳腺是软组织，组织成分的原子序数相差无几，波长较小的 X 射线照射时，吸收系数相差不大，所以用钨靶发出的 X 射线拍片时对比度小，影像模糊。若用钼靶发出的波长较大的 X 射线，根据式（16-9），原子序数相近的各成分的吸收系数将造成明显差别，影像对比度大大提高。

人体某些脏器或病灶对 X 射线的吸收本领与周围组织相差很少，在荧光屏或照片上不能显示出来。一种解决的办法就是给这些脏器或组织注入吸收系数较大或较小的物质来增加它和周围组织的对比，这些物质称为造影剂（contrast medium）。例如，在检查消化道时，让受检者吞服吸收系数很高的"钡盐"（即硫酸钡），使它陆续通过食管和胃肠，并同时进行 X 射线透视或摄影，就可以把这些脏器显示出来。在做关节检查时，可以在关节腔内注入密度很小的空气，然后用 X 射线透视或摄影，从而显示出关节周围的结构。类似的方法也可以用来观察大脑和心脏。

二、数字减影血管造影

（一）数字减影血管造影

数字减影血管造影（digital substraction angiography，DSA），其基本原理是把 X 射线穿过人体后得到的影像通过影像增强器转变为光学图像，然后经摄像管变成视频信号，再把视频信号进行模数（analog/digital，A/D）转换后，就可获得一幅图像的数字信号，并暂时存入图像存储器。把未注入造影剂时获得的影像称为"原像"或"本底图像"，而将血管内注入造影剂后的图像称为"造影像"，这两种图像分别以数字形式存在两个图像存储器内。通过图像处理器将代表"原像"和"造影像"的数字相减，即从造影像中减去原像，使充盈造影剂的血管图像保留下来，而骨髓等无关组织的影像则被减影除去。保留下来的血管图像信号再经过放大处理使对比度提高，然后经数模（digital/analog，D/A）转换器恢复为视频信号，输入监视器的阴极或栅极，就可得到实时血管图像。DSA 是一种理想的非损伤性血管造影检查技术，它取代了危险性较大的动脉造影检查。DSA 不仅用于血管疾病的诊断，如观察血管梗阻、狭窄、畸形及血管瘤等，而且还可为血管内插管进行导向，从而施行一些"手术"和简易治疗，如吸液、引流、活检和化疗或阻断肿瘤血供等。

（二）同步辐射双色数字减影术

常用的造影剂碘对 X 光的吸收有一个 K 吸收边（33.16 keV），在此能量处碘对 X 光子发生共振吸收，即吸收系数瞬间增加很多，而骨骼和肌肉没有这种现象。利用这个吸收边，在很短时间内用两种能量（波长）的同步辐射 X 射线进行两次造影，其中一次使用的光子能量略低于 K 吸收边，此时碘的吸收系数较小；另一次的光子能量略高于 K 吸收边，则吸收系数比前面大很多。两次探测到的图像信号经模数转换后输入计算机，数字相减后，可将肌肉和骨骼的影响几乎全部除去，剩下的基本上是碘吸收的贡献，从而获得清晰的血管影像。不同能量的 X 光可看成有着不同的"颜色"，因此得名"同步辐射双色数字减影"。目前，该技术已用于心血管造影。

三、X-CT

X 射线计算机断层成像（X-ray computed tomography），简称 X-CT。它通过 X 射线管环绕人体某一层面的扫描，利用探测器测得从各个方向透过该层面后的射线强度值，采用一定的数学方法经计算机求出该层面的吸收系数分布，再应用电子技术获得该层面的图像。下面仅简要介绍 X-CT 的基本原理、图像重建方法和扫描方式等。

（一）X-CT 的基本原理

设用单色 X 射线通过密度均匀的介质，根据式（16-4）可得到射线强度与介质层厚度 x 的关系为

$$\mu = \frac{1}{x}\ln\frac{I_0}{I} \tag{16-10}$$

如果介质沿 X 射线路径的密度不均匀，则可将整个介质分成若干个很小的体积元，其线度为 l，每一个体积元可视为均匀介质，体积元中的 μ 值相同。该体积元称为体素（voxel），如图 16-6 所示。

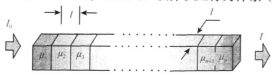

图 16-6　X 射线通过 n 个厚度为 l 的体素的衰减

对第一个体素有

$$I_1 = I_0 e^{-\mu_1 l}$$

对第二个体素有

$$I_2 = I_1 e^{-\mu_2 l} = (I_0 e^{-\mu_1 l})e^{-\mu_2 l} = I_0 e^{-l(\mu_1 + \mu_2)}$$

对第 n 个体素有

$$I_n = I_0 e^{-l(\mu_1 + \mu_2 + \mu_3 + \cdots + \mu_n)}$$

I 值可以测量，I_0 和 l 值为已知，则根据式（16-10），可求出吸收系数之和为

$$\mu_1 + \mu_2 + \mu_3 + \cdots + \mu_n = \frac{1}{l}\ln\frac{I_0}{I}$$

或

$$\frac{1}{l}\ln\frac{I_0}{I} = \mu_1 + \mu_2 + \mu_3 + \cdots + \mu_n = \sum_{i=1}^{n}\mu_i \tag{16-11}$$

式（16-11）是 X-CT 建立层面图像的主要依据。

当穿透人体的 X 射线经组织吸收后，透射部分的强度可用探测器接收，其信号强弱决定于人体的组织密度。不同的信号强度反映不同组织的特性，而不同组织对应不同的 μ 值，于是 μ 值可作为一种成像参数。一幅 X-CT 图像，实际反映的是层面体素关于 X 射线吸收系数 μ 的空间分布。如何求得层面中每一个体素的 μ 值，是 X-CT 基本原理的关键所在。图 16-7 是把欲观测的层面分解成为 $n \times n$ 个体素的矩阵阵列，每个体素的长度和宽度都用 l 表示，并在层面所在的平面上建立直角坐标系（x，y），则吸收系数可用 $\mu(x,y)$ 进行描述。

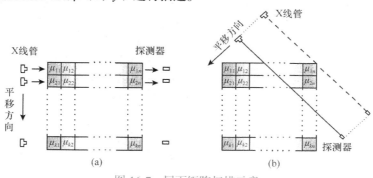

图 16-7　层面矩阵扫描示意

当 X 射线束平行于 x 轴穿透第 1 排体素时，透射强度 I_1 与该射线路径上各体素的吸收系数的总和有关。常把某方向各体素吸收系数的总和，称为投影值，用 p 表示。如果这些体素的 μ 值各不相同，那么仅从 I_1 的测量结果，显然不可能计算出各个体素的 μ 值。同样，当射线束顺序穿透第 2、3、…、n 排时，从测得的 I_2、I_3、…、I_n 也不可能算出各排中每个体素的 μ 值。但根据 I_1、I_2、I_3、…、I_n 的这组数据可得到该特定方向的强度分布图或相应投影值（p_1、p_2、…、p_n）分布图。如果此时 X 射线源和探测器绕坐标原点（一般取层面的几何中心）一起转动一个很小的角度 φ，则可获得第二个特定方向下的投影值分布图。继续改变角度 φ，每改变一个角度记录下该方向的投影值分布图，直到记录足够多的投影值分布图（或数据），使各体素 μ 值所组成方程的个数符合重建图像的需要为止。

假如层面所在的坐标系（x，y）固定，然后在同一平面取相同原点的旋转坐标系（r，s），如图 16-8 所示，其中 φ 是 s 轴相对 y 轴的旋转角度。若使 s 轴与射线方向平行，则 r 为原点到射线路径的垂直距离，s 为沿射线路径上某点至 r 轴的垂直距离，于是投影值分布图 $p(r,\varphi)$ 就代表角度为 φ 的特定方向下的一系列投影值（$p_1 \sim p_n$），并可由吸收系数的分布函数 $\mu(x,y)$ 的线积分表示

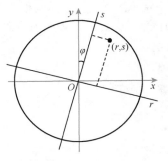

$$p(r,\varphi) = \int_{r,\varphi} \mu(x,y)\mathrm{d}s \qquad (16\text{-}12)$$

式（16-12）说明，层面中每个体素的 μ 值，可以通过测量 $p(r,\varphi)$ 求得。故重建图像的关键是从多个方向测量投影值 $p(r,\varphi)$，最后求出层面上所有体素的吸收系数 $\mu(x,y)$。

图 16-8　层面体素空间定位的坐标系

（二）图像重建的基本方法

图像重建的数学方法主要有：联立方程法、反投影法、滤波反投影法、二维傅里叶变换法、卷积反投影法及迭代法等。下面仅介绍两种求解吸收系数的方法，作为理解复杂的重建图像原理的基础。

1. 联立方程法　图 16-9（a）是一个 2×2 矩阵的简单层面。设体素的吸收系数分别为 μ_{11}、μ_{12}、μ_{21} 和 μ_{22}。由水平方向的两射线路径得出投影值 $p_1 = \mu_{11} + \mu_{12} = 8$、$p_2 = \mu_{21} + \mu_{22} = 9$；垂直方向得到 $p_1 = \mu_{11} + \mu_{21} = 10$、$p_2 = \mu_{12} + \mu_{22} = 7$，虽然可列出 4 个方程式，但其中仅有 3 个方程是独立的，无法求得层面各个体素的吸收系数。因此，通常列出的方程数需要多于 n^2 个，n 为方阵的阶数。例如，再取一个左对角线方向的投影值，得 $p = \mu_{11} + \mu_{22} = 5$。解上述方程，得 $\mu_{11} = 3$、$\mu_{12} = 5$、$\mu_{21} = 7$ 和 $\mu_{22} = 2$，见图 16-9（b）。实际上一个层面的体素对应于荧光屏上图像的像素矩阵远不止 2×2，常采用的有 256×256、512×512 等矩阵。对于 256×256 矩阵来说，用此法就得求解多于 65536 个方程联立的 65536 个未知数，运算量甚大，因而需要使用高速计算机才能完成。

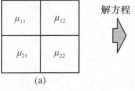

图 16-9　一个 2×2 矩阵的简单层面

2. 反投影法　此法是把各向投影值沿投影反方向投影回矩阵里，然后把它们累加起来，经数学方法处理后，得到重建一幅图像的 μ 值矩阵。为了理解这种建像方法，我们仍用 2×2 矩阵的特例加以说明，如图 16-10（a）所示。开始时体素的 μ 值为未知，水平方向的投影值为 $p_1 = 8$、$p_2 = 9$，反投影法将这些数值放入两射线所穿过的体素格内。假如第二个方向与水平方向呈 45°，如

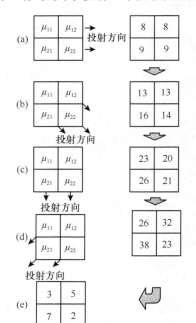

图 16-10　2×2 矩阵反投影法求解

图 16-10（b）所示，此时的投影值为 $p_1 = 5$、$p_2 = 5$、$p_3 = 7$，并将这些数值叠加到对应的体素格内。第三个方向是垂直投影，其投影值 $p_1 = 10$、$p_2 = 7$，将这些数值反投影叠加后，得到一个新的总数，见图 16-10（c）。第四个方向的投影如图 16-10（d）所示，其投影值为 $p_1 = 3$、$p_2 = 12$、$p_3 = 2$，将这些数值加到体素格内而得到最终的总数为 26、32、38 和 23。为了提高图像的对比度，需将这些数作最后处理，即把每个体素格内的数减去一个底数 17，并除以 3，使各体素降低到一个最简单的比例，结果是 3、5、7 和 2。由此法得到的结果与联立方程法得到的一样。

（三）X-CT 扫描机

X-CT 扫描机主要是由 X 射线管与探测器组成的扫描系统。在近四十年的发展历程中，出现了多种形式的 X-CT 扫描机，按探测器的排列和移动方式的不同大致可分为七种类型。其中，第一代至第六代已被逐年淘汰，目前占领医疗市场的是多层螺旋 CT（multi-slice spiral CT，MSCT）。下面仅重点介绍广角扇束扫描（broad-angle sector scanning）和多层螺旋 CT 扫描。

1. 广角扇束扫描（称第三代 CT 机）　这是由 X 射线管和探测器阵列组成的扫描系统。X 射线管发出的扇形（张角50°左右）射线束,经准直器后准对面的探测器阵列，如图 16-11 所示。探测器多达 500～900 个。X 射线管和探测器阵列作为一个整体，围绕所观测层面做圆周运动，每旋过 1°，从探测器得到一组（如 900 个）投影值，若转过 180°，就可取得 $180 \times 900 = 162\,000$ 个投影值，图像矩阵取 $256 \times 256 = 65\,536$ 时，显然用 162 000 个方程求解 65 536 个未知数是足够了，单帧影像扫描时间 2 s 左右，该扫描方式可用于全身检查。该扫描系统不能连续旋转，扫描速度受到一定限制。

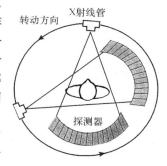

图 16-11　广角扇束扫描

2. 多层螺旋扫描　该扫描技术取代了以上所有扫描机。但就其扫描方式而言，它仍属第三代。因采用滑环技术解决了高压电缆随 X 射线管连续旋转而缠绕的问题，扫描速度大大提高。传统方式扫描时，X 射线管围绕人体做往返圆周运动。螺旋方式扫描时，是在床面（人体）匀速运动的同时，球管绕人体连续旋转，球管相对人体而言经历一螺旋形路径，故称螺旋扫描（helical scan）。多层螺旋扫描 CT 有多排探测器，扫描过程中探测器可连续采集数据，一次螺旋扫描可获得几十个层面的图像数据，检查时间大大缩短，整个胸部扫描只需 1s，呼吸造成的伪影几乎不复存在。目前使用的有 4、8、16、64 层螺旋 CT。

案例 16-5

某疑似冠心病患者，医生用 64 层 MSCT 对其进行冠状动脉成像检查。

问题：

1. 64 层 MSCT 对冠心病的诊断有什么价值？

2. 64 层 MSCT 冠状动脉成像检查有什么优点？

分析：

首先是 64 层 MSCT 对冠状动脉中重度狭窄诊断的准确率较 16 层 MSCT 有所提高，特别是阴性预测值较高，可作为一种可靠的冠心病筛查方法应用于临床；其次是 64 层 MSCT 在大多数情况下能够对冠状动脉的狭窄程度做出较精确的判断。

16 层以下的 MSCT 进行冠状动脉成像 CT 血管造影（CT angiography，CTA）的成功率较低，难以用于临床。64 层 MSCT 进行冠状动脉成像，在检查前不需专门给予 β 受体阻滞剂以降低心率，也不需对其进行呼吸屏蔽训练，成功率几乎可达 100%。

（四）双源 CT

双源 CT（dual source CT）就是将两套影像系统集成在一台设备上，两个探测器呈 90° 角分别对应一个管球。双源 CT 具有极快的扫描速度，时间分辨率可达 83 ms，在冠心病的诊断方面具有独特的优势。另外，双源 CT 可使放射剂量减半，在正常心率条件下的放射剂量降低 50%，尤其适于儿童先天性心脏病患者的检查。双源 CT 所基于的技术也是多层螺旋 CT 的技术，它把单源 CT 由一套影像系统先后两次进行的双扇区扫描，变成了由两套影像系统的同时扫描，因此它不需要进行多扇区采集和重建。

案例 16-6

双源 CT 在冠心病的诊断方面较单源 64 层 MSCT 更具有优势。

问题：

双源 CT 除了上述优势之外，在临床上还有哪些新的应用？

分析：

利用双源 CT 开展双能量减影技术的研究成为可能，通过一次扫描可以根据需要分离出只有骨骼的图像，也可以分离出只有血管的图像，并且可进一步区分组织类型和描述病变特征。例如，心血管 CT 发现的粥样斑块，肿瘤检查中发现的肿块。因此，双源 CT 在组织分辨率上有所突破。

以前的心脏影像都是舒张期的影像。由于双源 CT 扫描速度快，不需要进行多扇区重建，因此利用双源 CT 研究心脏收缩期成像已成为可能。

（五）CT 值和窗口技术

1. 像素的 CT 值　一幅 X-CT 图像是由一定数量的由黑到白不同灰度的小方块，按矩阵排列方式组成的，这些小方块称为像素（pixel），其灰度与观测层面相对应体素的吸收系数大小有关。但在图像重建过程中，并不直接运用吸收系数来进行处理，而是用与此有关、且能表达组织密度的合适数值来反映，这一数值叫像素的 CT 值。实际上，它是将待检体的吸收系数 $\mu_待$ 与水的吸收系数 $\mu_水$ 作为比值计算，并以骨和空气的吸收系数分别作为上下限进行分度。CT 值的计算公式为

$$CT值 = K \frac{\mu_待 - \mu_水}{\mu_水} \tag{16-13}$$

式中，K 在多数 CT 机中规定为 1000，单位是 Hu（Hounsfield）。我们知道，水的吸收系数 $\mu_水 = 1$，空气的吸收系数 $\mu_气 \approx 0.0013$，骨的吸收系数 $\mu_骨 = 2.0$，从式（16-13）可计算出，水的 CT 值 = 0 Hu。空气的 CT 值 = -1000 Hu，而骨的 CT 值 = 1000 Hu，其他人体组织的 CT 值为 -1000 ~ 1000 Hu。吸收系数大于水的物质 CT 值为正，小于水的物质 CT 值为负。

2. 窗口技术　人体组织的 CT 值范围大致可分成 2000 个等级，但人眼无论如何也分辨不出如此微小的灰度差别。一般黑白显像管（cathode-ray tube，CRT），由黑到白分为 10 ~ 30 个灰度等级或灰阶，可以满足人眼对灰阶的分辨能力。设荧光屏上的图像是由 10 个灰度来反映 2000 个分度，则图像能被分辨的 CT 值是 200 Hu，即两组织的 CT 值相差 200 Hu 以下时，就不能加以分辨。为了提高图像的分辨率，在 CT 成像中，常把感兴趣部位的对比度增强，无关紧要部位的对比度压缩，使 CT 值差别小的组织能得到分辨，这一工作称为窗口技术。即把某一段 CT 值扩大到整个 CRT 的灰度等级。常用窗宽（window width）表示 CRT 所显示的 CT 值范围；用窗位（window level）表示 CRT 所显示的中心 CT 值位置。窗宽的上限和下限所包含的范围叫窗口（window）。依窗口的设置，组织的 CT 值比设置的窗口上限高的在图像显示中为白色，比窗口下限低的为黑色，介于窗口上下限之间的组织就形成灰度不同的图像。如图 16-12（a）中，图面的像素每相差 200 个 CT 值为一个灰度等级，图像中病变细节难以分辨。但如所检查部位组织的 CT 值在 -200 ~ 300 Hu，窗口的上限为 300 Hu，下限为 -200 Hu，则 -200 ~ 300 Hu 叫窗口，此时窗宽为 500 Hu，窗位选定在 50 Hu。这样被检查部位每 50 个 CT 值表示一个灰度等级，见图 16-12（b）。若图面仍不能判断病变细节，可改变窗位和进一步压缩窗宽。如图 16-12（c）所示，其窗位为 100 Hu，窗宽为 200 Hu，窗口上限为 200 Hu，下限为零，即每一个灰度等

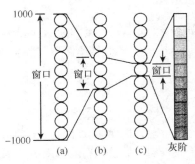

图 16-12　窗口技术示意

级相当于 20 个 CT 值。图 16-13（a）为 CT 原始图像，（b）、（c）、（d）分别是选择不同的窗位和窗宽时的 CT 图像。从上面的论述以及图 16-13 这组图像可见，CT 图像的可分辨细节与窗口上、下限差值有关，大窗口图像可分辨的细节少，但图面的可见度具有较宽的 CT 值范围；而小窗口可提高图像的分辨率，突出难以分辨的病变细节，提高病变的确诊率。因此，只有选取合适的窗宽和窗位才能得到灰度等级与分辨率都满意的 CT 图像，可见正确运地用窗口技术在观察 CT 图像和拍摄 CT 照片时是非常重要的。

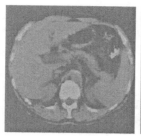
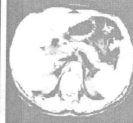

(a)原始图像　　　　　　　　(b)窗宽400、窗位—200

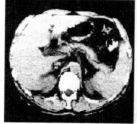
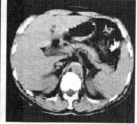

(c)窗宽200、窗位0　　　　　　(d)窗宽400、窗位0

图 16-13　选择不同窗宽和窗位时的 CT 图像

3. 图像显示　当 X 射线管与探测器作同步平移和旋转或只作旋转进行扫描时，可得到被观测层面的一系列投影值信号，经模－数（A／D）转换成数字信号后，输入计算机中央处理器（central process unit，CPU），它按照一定的图像重建方法，经快速运算得到层面各体素 μ 的相对值，这些原始数据再由计算机按层面体素矩阵与 CRT 像素矩阵一一对应进行排列组合及数学处理，得出可在荧光屏上显示图像的数据，可存入磁盘，然后经数－模（D／A）转换成模拟信号，加在电视显像管的控制栅极（或阴极）上，依 CPU 的指令，由电视扫描系统把观测层面的图像显示在荧光屏上。若利用各个层面的图像数据及三维成像软件，还可显示脏器的立体影像。

X-CT 从根本上解决了常规摄影、透视及体层摄影中存在的影像重叠问题，医生可看到人体各种器官和骨骼的断层影像及形态，并能分辨出密度相差很小的组织，从而判断病变的部位、形态和性质。为了使病变和正常组织的密度吸收区别更明显，可使用造影剂（碘类化合物）进行增强扫描。目前使用的多排螺旋 X-CT 机几乎能诊断人体各个部位的疾病，尤其对识别良性或恶性肿瘤，具有较高的诊断价值。X-CT 是临床诊断的重要设备之一。

四、X 射线治疗

X 射线在临床上主要用于治疗癌症，其治疗机制是，X 射线通过人体组织能产生电离作用、康普顿散射及生成正负电子对，由此可诱发出一系列生物效应。研究表明，X 射线对生物组织细胞有破坏作用，尤其是对于分裂活动旺盛或正在分裂的细胞，其破坏力更强。组织细胞分裂旺盛是癌细胞的特征，因此用 X 射线照射可以抑制它的生长或使它坏死。各种细胞对 X 射线的敏感性是不一样的，因此，放射治疗方案的设计就显得尤为重要，不仅要根据肿瘤位置及细胞种类计算出给予患者肿瘤的照射量，还要及时测定和调节治疗设备输出的射线量。

用于治疗的 X 射线设备有两种，即普通 X 射线治疗机和"X 射线刀"。普通治疗机与常规摄影 X 射线机的结构基本相同，只是 X 射线管采用了大焦点，常用来治疗皮肤肿瘤。"X 射线刀"是利用"直线加速器"输出的高能电子轰击钨靶产生高能 X 射线和电子线，以此作为放射源，并围绕靶区等中心点作 270° ～ 360° 旋转，依其垂直旋转与操作台 180° 范围内的水平旋转，在靶区形成多个非共面的聚焦照射弧，使照射线集中于肿瘤区的某中心点上，以获得最大的辐射量。"X 射线刀"可用于各器官、组织肿瘤的放射治疗。

由于 X 射线能引起生物效应，因此人体组织受过量 X 射线照射后会引起某些疾病，如白血病、皮肤病及毛发脱落等。因此，应尽量减少患者不必要的照射。经常从事 X 射线工作的人员要注意防护，常用的防护物品有铅板、含铅玻璃、含铅胶皮裙和手套等。

习 题 十 六

16-1 解释下列名词：

轫致辐射，短波极限，半价层。

16-2 什么是 X 射线的强度？什么是 X 射线的硬度？如何调节？

16-3 X 射线有哪些基本性质？这些基本性质在 X 射线的应用上各有何意义？

16-4 一连续工作的 X 射线管，工作电压是 250 kV，电流是 40 mA，假定产生 X 射线的效率是 0.7%，问靶上每分钟会产生多少热量？

16-5 设 X 射线机的管电压为 80 kV，计算光子的最大能量和 X 射线的最短波长。

16-6 设密度为 3 g·cm^{-3} 的物质对于某单色 X 射线束的质量吸收系数为 0.03 cm^2·g^{-1}，求该射线束分别穿过厚度为 1 mm、5 mm 和 1 cm 的吸收层后的强度为原来强度的百分数。

16-7 对波长为 0.154 nm 的 X 射线，铝的吸收系数为 132 cm^{-1}，铅的吸收系数为 2610 cm^{-1}。要和 1 mm 厚的铅层得到相同的防护效果，铝板的厚度应为多大？

16-8 一个厚度为 2×10^{-3} m 的铜片能使单色 X 射线的强度减弱至原来的 1/5，试求铜的线性吸收系数和半价层。

16-9 设有一个 2×2 图像矩阵，其中像素的 CT 值为 5、7、6、2，试用反投影法重建该图像矩阵。

16-10 某波长的 X 射线通过水时的吸收系数为 0.77 cm^{-1}，通过某人体组织时的吸收系数为 1.02 cm^{-1}，K 值为 1000，水的 CT 值等于零。求此人体组织的 CT 值。

16-11 什么叫窗宽？若窗宽为 400 Hu 和 800 Hu，则图像矩阵中像素可识别的灰度差所对应的 CT 值分别是多少？设黑白显示器荧光屏的灰度可分为 16 个等级。

16-12 什么叫窗位？若窗宽为 500 Hu，窗口上限为 400 Hu，则窗位为多少？可观测的 CT 值范围是多少？

（张智伟）

第十七章 原子核和放射性

教学要求

1. 掌握放射性核素的衰变类型、衰变规律、放射性活度及半衰期。
2. 熟悉原子核的基本性质、射线与物质的相互作用。
3. 了解平均寿命、辐射防护及放射性核素在医学上的应用。

案例 17-1

1911 年，卢瑟福通过 α 粒子散射实验，揭示了原子的核式结构。1932 年，查德威克又发现了中子。这些发现，使人们在了解原子核的基本性质方面向前迈进了一大步。

人们对放射性的认识起于 1896 年，法国物理学家贝可勒尔在研究铀矿时，发现铀矿能使包在黑纸内的胶片感光，这是人类第一次认识到放射现象。1898 年，玛丽·居里夫妇发现了镭（Ra）、钋（Po）和钍（Th）等天然放射性元素，居里夫人将这种化合物放出的辐射现象取名为"放射性"，称铀的射线为贝可勒尔射线。1903 年，居里和贝可勒尔共同获得诺贝尔物理学奖；1911 年，居里夫人又获得诺贝尔化学奖。

在此后的 100 年内，有近 20 位科学家在与核医学有关的领域研究中获得诺贝尔奖。20 世纪 70 年代后，核医学发生了根本变化：一是电子计算机广泛应用于核医学领域，使得核医学成像由定性分析进入定量分析，由平面影像进入断层影像阶段；二是发射式计算机断层成像（ECT）的发展与应用；三是以 ^{99m}Tc 为代表的短半衰期核素广泛应用；四是放射免疫分析技术得到普及，促进了医学科学的发展。

问题：

1. 原子核的基本性质有哪些？
2. 何为放射性？
3. 放射性核素在医学上都有哪些应用？

原子核物理学是研究原子核的性质、结构和相互转化规律的科学。它的应用涉及工业、农业、医药等许多领域。尤其是放射性同位素、医用粒子加速器、磁共振为基础医学的研究与临床医学的诊断治疗开辟了新途径。本章主要讨论原子核的基本性质，原子核的衰变规律、射线与物质的相互作用、辐射剂量与防护、放射性核素在医学上的应用。

第一节 原子核的基本性质

一、原子核的组成

（一）中子－质子模型

1911 年，卢瑟福通过 α 粒子散射实验，提出了原子核式结构模型。虽然原子核的体积只有原子体积的 $1/10^{15}$，但却集中了原子的全部正电荷和几乎全部质量。原子核带正电荷，数量是氢核正电荷的整数倍，因此，认为氢核是各种核的组分之一而被称为质子（proton）。1932 年，查德威克通过实验发现核内有一种质量和质子相近但不带电的粒子，后称为中子（neutron）。因此原子核由质子和中子组成，质子和中子统称为核子（nucleon）。中子不带电，质子带正电，其电量与核外电子（electron）所带电量相等，但符号相反，因此，原子整体呈电中性。

不同元素原子核的质子数和中子数不同。质子数称为原子序数，用 Z 表示；中子数用 N 表示；质子数和中子数之和称为质量数，用 A 表示，即 $A = Z + N$。原子核（或原子）通常用符号 $^A_Z X$ 表示，其中，X 表示核所属元素的符号。例如，氦核表示为 $_2^4\text{He}$。由于各元素的原子序数 Z 是一定的，所以通常可以不写，如 ^{18}O、^{12}C、^{107}Ag 等。

（二）原子核的质量

质子和中子的质量大约是电子质量的 1840 倍。原子核的质量常用统一的原子质量单位 u 来表示。国际上以自然界中最丰富的碳的同位素 $_6^{12}\text{C}$ 的原子质量的 1/12 为一个质量单位 u，即

$$1\,\text{u} = \frac{1}{12}m(_6^{12}\text{C}) = 1.660566 \times 10^{-27}\,\text{kg}$$

质子和中子的质量相差很小，它们分别是 $m_\text{p} = 1.007276\,\text{u}$，$m_\text{n} = 1.008665\,\text{u}$。

（三）核素

质子数和中子数相同且能量状态也相同的一类原子核或原子的集合称为一种核素（nuclide）。质子数相同而中子数不同的核素称为同位素（isotope）。如氢的同位素有 ^1H、^2H、^3H。同位是指各核素在元素周期表中处于同一位置，即相同的原子序数。同位素的化学性质基本相同，但物理性质则有很大不同。

原子核与原子一样具有分立的能级，原子核可以处在不同的能量状态，在一定条件下，可以产生能级跃迁。质子数和中子数都相同，但能量状态不同的核素称为同核异能素（isomer），如处于激发态的核素 $_{54}^{131m}\text{I}$（左上标 m 表示处于激发态）和处于基态的核素 $_{54}^{131}\text{I}$。质子数不同而质量数相同的核素称为同量异位素（isobar），如 $_6^{14}\text{C}$ 和 $_7^{14}\text{N}$。中子数相同，而质子数不同的一类核素称为同中子异位素（isotone）。

（四）核力

由于核中质子间的距离非常小，它们之间的库仑斥力很大，因而必然存在一种很强的引力把所有核子结合在极小的空间里，这种力不是电磁力，也不是万有引力，而是一种新生的力，这种核子之间存在的特殊引力称为核力（nuclear force）。核力使核子结合成原子核，它是强相互作用力，比电磁力和万有引力大得多；核力又是短程力，它的作用距离为 10^{-15} m 的数量级。每个核子只跟它相邻近的核子间才有核力作用，且与核子是否带电无关。

（五）原子核的半径

原子核接近于球形，通常用核半径表示原子核的大小。核半径是指核力的作用范围或核内电荷分布范围，而不是几何半径。实验证明，原子核的半径 R 与核质量数 A 的近似关系可表示为

$$R = R_0 A^{\frac{1}{3}} \tag{17-1}$$

式中，通常取 $R_0 = 1.1 \times 10^{-15} \sim 1.5 \times 10^{-15}$ m，为一常量。

如果把原子核近似的看作球形，其质量为 $m = A\text{u}$，体积 $V = \frac{4}{3}\pi R^3$，那么原子核的平均密度 ρ 为

$$\rho = \frac{m}{V} \approx \frac{A\text{u}}{\frac{4}{3}\pi R_0^3 A} \approx \frac{1.67 \times 10^{-27}}{\frac{4}{3}\pi(1.2 \times 10^{-15})^3} \approx 2.3 \times 10^{17}\,(\text{kg}\cdot\text{m}^{-3})$$

由上式可见，原子核是高密度物质，各种原子核的密度是大致相同的。

二、原子核的结合能及质量亏损

原子核是由核子组成的，它的质量应等于全部核子质量之和。但精确计算表明，原子核的质量比构成这一原子核的核子质量之和要小，两者的差称为质量亏损（mass defect）。用 m_X 表示核的质量；m_p 表示质子的质量；m_n 表示中子的质量，则质量亏损为

$$\Delta m = \left[Zm_\text{p} + (A-Z)m_\text{n}\right] - m_\text{X} \tag{17-2}$$

由爱因斯坦的相对论可知，一个系统的质量变化 Δm 时，对应能量变化 $\Delta E = \Delta mc^2$。核子结合成原子核时有质量亏损，表明在结合过程中有能量释放。放出的能量 ΔE 称为原子核的结合能（binding energy）。其表达式为

$$\Delta E = \left[Zm_p + \left(A - Z \right) m_n \right] c^2 - m_x c^2 = \Delta mc^2 \tag{17-3}$$

式（17-3）表明，结合能越大，核子结合成原子核时放出的能量越多。1 u 的质量相当于 $E = mc^2 = 931.5\ \text{MeV}$ 的能量。

三、原子核的稳定性

用原子核的结合能大小判定原子核的稳定性并不充分。核子越多的原子核结合能越大，但并不是越稳定。原子核的稳定性通常用比结合能来描述，比结合能（specific binding energy）即每个核子的平均结合能

$$\varepsilon = \frac{\Delta E}{A} \tag{17-4}$$

式中，ΔE 和 A 分别表示结合能和核子数。比结合能越大的核越稳定。

图 17-1 给出了不同核素的比结合能与核子数的关系。图中表明，轻核和重核的比结合能较小，轻核的比结合能还随核子数有周期性变化，当核子数为 4 的倍数时（如 ^4_2He、^8_4Be、$^{12}_6\text{C}$ 等），与邻近核相比有较大的比结合能。中等质量的核，比结合能较大。当 ε 小的原子核变为 ε 较大的原子核时，有结合能释放出来。轻核聚变和重核裂变时释放出原子能，都是由于这一原因。

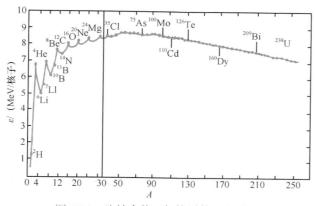

图 17-1　比结合能 ε 与核子数 A 的关系

实验表明，原子核的稳定性还与核内质子和中子之间的比例有着密切的关系。对于较轻的核 $A < 20$，比结合能随 A 的增加而增加。对于中等质量的核 $A = 40 \sim 100$，核子的比结合能最大，几乎是一常数，$\varepsilon \approx 8.6\ \text{MeV}$。对于 $A > 120$ 的重核区，比结合能明显开始减小。因此，中等质量的核最稳定，说明核力的一种"饱和性"。

另外，原子核的稳定性会随着核内质子数和中子数的增加而出现周期性的变化。当质子数或中子数为 2、8、20、28、50、82、126 等数值时特别稳定，这些数被称为幻数（magic number）。这是因为当核外电子分布刚好填满一个壳层时，它们彼此结合得比较紧密，因此核就比较稳定。

原子核的稳定性还与核内质子和中子的奇偶性有关，偶偶核最稳定，稳定核素最多；其次是奇偶核；奇奇核最不稳定，稳定核素最少。

除上述几种特性外，原子核还具有自旋和磁矩，可用于磁共振成像，在第十八章会详细介绍。

第二节　原子核的衰变类型

根据原子核的稳定性，可以把核素分为放射性核素和稳定性核素。自然界中天然存在的核素有 300 多种，其中 280 多种是稳定核素（stable nuclide），60 多种是不稳定的放射性核素（radioactive nuclide），它们会自发地放出某种射线变成另一种核素，这种现象称为放射性衰变（radioactive decay），简称核衰变（nuclear decay）。除天然存在的核素外，通过人工方法又制造了 1600 多种放射性核素。

放射性是 1896 年法国物理学家贝可勒尔发现的，他当时观察到铀（U）盐发射出的射线能透过

不透明的纸,并使其中的照相底片感光。随后1898年居里夫妇发现了放射性更强的钋(Po)和镭(Ra)。之后卢瑟福和他的合作者把已发现的射线分成α(氦核)、β(电子流)和γ(光子流)三种。

根据衰变时放出射线的种类不同,放射性核衰变主要分为三种类型,即α衰变(α-decay)、β衰变(β-decay)和γ衰变(γ-decay)。在衰变过程中遵守质量守恒、电荷守恒、动量守恒和能量守恒定律。

一、α 衰 变

通常质量数 $A > 209$ 的重核发射α粒子。放射性核素自发地放出α粒子而衰变成另外一种核素的过程称为α衰变。α粒子就是高速运动的氦核 ^4_2He。α衰变的表达式为

$$^A_ZX \rightarrow \, ^{A-4}_{Z-2}Y + \,^4_2He + Q \tag{17-5}$$

通常把衰变前的原子核称为母核,用 ^A_ZX 表示;衰变后的原子核称为子核,用 $^{A-4}_{Z-2}Y$ 表示;衰变过程中所释放出的能量称为衰变能,用 Q 表示,它在数值上等于α粒子和子核的反冲动能之和,不同核素 Q 值不同。α衰变使母核失去2个与电子电荷量相等的正电荷,形成的子核较母核原子序数减少2,子核在元素周期表中的位置将向前移2位,而质量数较母核减少4。例如,镭 $^{226}_{88}Ra$ 的α衰变表示式为

$$^{226}_{88}Ra \rightarrow \,^{222}_{86}Rn + \,^4_2He + Q$$

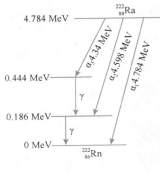

图 17-2 $^{226}_{88}Ra$ 的 α 衰变纲

实验表明,大部分核素放出的α粒子能量并不是单一的,而是有几组不同的分立值。说明原子核内也存在能级,且能量是量子化的。处于基态的母核发生α衰变时可以直接衰变到子核的基态,也可以先衰变到子核的激发态,放出能量较低的α粒子,处于激发态的子核再向基态跃迁,放出γ射线。用图表示衰变过程,称为衰变纲图(decay scheme)。图 17-2 给出 $^{226}_{88}Ra$ 的α衰变纲图,其衰变过程中放出三种α粒子,同时伴随有γ射线放出。

二、β 衰 变

β衰变是放射性原子核放出β粒子而衰变成另外一种核素的过程,是核电荷数改变而核子数不变的核衰变。它主要包括β⁻衰变、β⁺衰变和电子俘获(electron capture,EC)。

(一)β⁻衰变

β⁻衰变是母核自发地放出一个β⁻粒子和一个反中微子 $\bar{v}$,而衰变成原子序数增加1而质量数不变的子核。β⁻粒子即是普通电子 $^0_{-1}e$,反中微子 $\bar{v}$ 是中微子 v 的反粒子,不带电,静止质量几乎为零。β⁻衰变表示式为

$$^A_ZX \rightarrow \,^A_{Z+1}Y + \,^0_{-1}e + \bar{v} + Q \tag{17-6}$$

式中, ^A_ZX 表示母核; $^A_{Z-1}Y$ 表示子核; $^0_{-1}e$ 是β⁻粒子; Q 为衰变能。

原子核中并不存在电子,衰变后却放出电子流,这是因为核内的中子转变为质子(留在核内)同时放出一个电子和一个反中微子而形成。

$$n \rightarrow p + \,^0_{-1}e + \bar{v} + Q$$

(二)β⁺衰变

β⁺衰变是母核自发地放出一个β⁺粒子和一个中微子 v,而衰变成原子序数减少1而质量数不变的子核。β⁺粒子即是正电子 $^0_{+1}e$,v 是中微子,不带电,静止质量几乎为零。β⁺衰变表达式为

$$^A_ZX \rightarrow \,^A_{Z-1}Y + \,^0_{+1}e + v + Q \tag{17-7}$$

式中, ^A_ZX 表示母核; $^A_{Z-1}Y$ 表示子核; $^0_{+1}e$ 是β⁺粒子; Q 为衰变能。

原子核中并不存在正电,衰变后却放出正电子,这是因为核内的质子转变为中子(留在核内)同时放出一个正电子和一个中微子而形成。

$$p \rightarrow n + \,^0_{+1}e + v + Q$$

（三）电子俘获

原子核俘获了与它最接近的内层电子，使核内的一个质子转变为一个中子，同时放出一个中微子。电子俘获一般表达式为

$$_Z^A X + _{-1}^0 e \rightarrow _{Z-1}^A Y + \nu + Q \tag{17-8}$$

如果母核俘获电子是 K 层电子就称为 K 俘获，俘获的电子是 L 层的称为 L 俘获。由于 K 层电子最靠近原子核，所以 K 俘获最容易发生。当 K 层电子被俘获后，就留下一个空位，外层高能级电子很容易来填充这个空位，产生能级跃迁，能量以标识 X 射线形式释放出来；另一种可能是把能量直接传递给同一能级的电子，使它脱离原子核的束缚，成为自由电子，这种现象称为俄歇效应，解脱束缚的电子称为俄歇电子（Auger electron）。

放射性核素发生 β 衰变后，子核可以处于基态或激发态，并有 γ 射线产生。

三、γ 衰变和内转换

当原子核发生 α、β 衰变时，通常衰变到子核的激发态，处于激发态的子核极不稳定仍要向低激发态或基态跃迁，同时放出 γ 光子，即产生 γ 衰变。其过程可表示为

$$_Z^{A\,m} X \rightarrow _Z^A X + \gamma + Q \tag{17-9}$$

式中，$_Z^{A\,m} X$、$_Z^A X$ 分别为处于激发态和基态的原子核；γ 为光子；Q 为衰变能。

医学上常用 ^{60}Co 治疗肿瘤，它发生的便是 β⁻ 衰变和 γ 衰变，其衰变纲图如图 17-3 所示。

处于激发态原子核还有另外一种释放能量的方式——内转换，即原子核由激发态向基态跃迁时，并不发射 γ 光子，而是把全部能量都传递给核外电子，使其脱离原子核的束缚而成为自由电子，这一过程称为内转换（internal conversion）。释放的电子被称为内转换电子（internal conversion electron）。内转换过程由于释放电子而在原子的内壳层出现空位，外层电子将会填充这个空位。因此会同电子俘获一样发射标识 X 射线或产生俄歇电子。

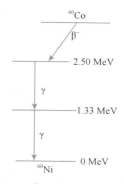

图 17-3 ^{60}Co 的 β⁻ 和 γ 衰变纲

案例 17-2

^{226}Ra 是最早用于治疗恶性肿瘤的天然放射性源，衰变为 Pb，放出三种射线，半衰期为 1590 年，平均能量为 0.83 Mev；^{60}Co 为人工放射性源，半衰期为 5.27 年，广泛应用于腔内照射和体外照射；^{192}Ir 为人工放射性源，能量为 350 KeV，半衰期为 74 天，点源等效性好，临床用于高剂量率的组织间插值和腔内照射；^{90}Sr 半衰期为 28 年，最高能量为 0.54 MeV，用于治疗表浅肿瘤，对深部组织副作用小，不影响皮肤的血液供应，可制成 β 射线敷贴器，^{89}Sr 作为同位素治疗骨转移瘤；^{252}Cf 用于腔内治疗的中子源；^{99m}Tc 作为发射射线的核素，主要用于 SPECT 断层成像；^{18}F 主要用于正电子发射型 PET 断层成像。

问题：

1. 简述医学上常用放射源的作用。

2. 讨论上述放射源衰变时都放出哪些粒子和射线。

案例 17-3

自 2011 年 3 月 16 日始，受日本核泄漏的影响，我国多地发生食盐抢购现象，有些地区一夜之间食盐价格飙升达 10 倍以上。抢购主要由于网络传言，网络盛传海水受到污染，今后生产的海盐不安全、不能食用，含碘物品可以预防核辐射，还有人传言盐要涨价，造成部分民众盲目抢购、囤积碘盐。

> **问题：**
>
> 　　碘盐能防辐射吗？
>
> **分析：**
>
> 　　核电运行中，产生一种放射性物质 ^{131}I，它是碘的放射性同位素，被甲状腺吸收后造成机体损伤。如果预先服用含有稳定碘同位素的药片，可以阻断人体甲状腺对放射性 ^{131}I 的吸收。由于碘不易在甲状腺中积聚，短时间内就能排出体外，从而减少 ^{131}I 对人体的放射性危害。人如果在受到核辐射后的 5 个小时内服用 100 mg 的碘片，就能够防止扁桃腺吸收辐射物质，从而有效地避免患上扁桃腺癌。也就是人在受到核辐射 5 个小时内，服用 100 mg 的碘片才有用，在核辐射前吃再多的碘盐或者碘片也无济于事。但碘盐中碘含量较低，吃碘盐并不能防辐射。即便是服用碘片，对阻断除放射性碘之外的其他放射性物质也没有作用，碘并不是"辐射解毒剂"。对某些人，如肾功能不良者，摄入过量碘还可能引起相关并发症。

第三节　原子核的衰变规律

一、衰变规律

　　实验表明，放射性核素发生核衰变时，并不是同时发生，而是有先有后，各自独立。在核衰变的过程中，母核的数量会不断减少。衰变速率与其所处的物理和化学环境有关，核衰变都遵守同样的统计性规律。在 dt 时间内发生衰变的原子核数目 $-dN$ 与当时存在的原子核数目 N 和时间间隔 dt 成正比，即

$$-dN = \lambda N dt \tag{17-10}$$

式中，λ 为衰变常量（decay constant），表示 1 个放射性原子核在单位时间内发生衰变的概率，$-dN$ 表示 dt 时间内原子核的减少量。对式（17-10）积分得

$$\int \frac{dN}{N} = -\lambda \int dt$$
$$\ln N = -\lambda t + C \tag{17-11}$$

由初始条件 $t = 0$ 时，$N = N_0$，$C = \ln N_0$，将其代入式（17-11）可得 t 时刻放射性原子核的数目

$$N = N_0 e^{-\lambda t} \tag{17-12}$$

式（17-12）表明，放射性原子核的数目随时间的增长按指数规律衰减，这一规律称为放射性核衰变定律。

二、半衰期和平均寿命

（一）半衰期

　　放射性原子核的数目，因衰变而减少为原来的一半时所需要的时间称为半衰期（half life）。半衰期用 T 表示，也称其为物理半衰期，相应的衰变常量 λ 也称为物理衰变常量。根据式（17-12）可得

$$N = \frac{N_0}{2} = N_0 e^{-\lambda T}$$

整理上式

$$T = \frac{\ln 2}{\lambda} = \frac{0.693}{\lambda} \tag{17-13}$$

T 和 λ 一样，是放射性核素的特征常量，表征原子核衰变的快慢，与外界因素无关，只决定于放射性核素自身的性质。式（17-12）衰变定律亦可用半衰期表示为

$$N = N_0 \left(\frac{1}{2}\right)^{t/T} \tag{17-14}$$

在核医学中，放射性原子核引入人体内时，原子核的数目除按自身的衰变规律减少外，还会由于人体的代谢而不断排出体外，使原子核的数目减少。因此，生物机体内放射性核素数目的减少比单纯的核衰变要快。我们将各种由于人体代谢而产生的放射性原子核数目减少一半所需的时间称为生物半衰期（biological half life），用 T_b 表示。相应的衰变常量称为生物衰变常量（biological decay constant），用 λ_b 表示，$\lambda_b = \ln 2/T_b$。将生物机体内的放射性原子核实际数目减少一半所需的时间，称为有效半衰期（effective half life），用 T_e 表示，对应的衰变常量为有效衰变常量（effective decay constant），用 λ_e 表示。

T_e、T、T_b；λ_e、λ、λ_b 之间的关系可表示为

$$\frac{1}{T_e} = \frac{1}{T} + \frac{1}{T_b} \; ; \; \lambda_e = \lambda + \lambda_b \tag{17-15}$$

根据式（17-15），衰变定律可改写为

$$N = N_0 e^{-(\lambda + \lambda_b)t} = N_0 e^{-\lambda_e t} \tag{17-16}$$

或

$$N = N_0 \left(\frac{1}{2} \right)^{t/T_e} \tag{17-17}$$

例 17-1 给患者服用 $^{59}_{26}\text{Fe}$ 标记的化合物来检查血液的病理状况。已知 $^{59}_{26}\text{Fe}$ 的半衰期为 46.3 天，9 天后测得人体内放射性原子核数量的相对残留量为 79%，求 $^{59}_{26}\text{Fe}$ 的生物半衰期。

解 根据式（17-17）得

$$\frac{N}{N_0} = \left(\frac{1}{2} \right)^{t/T_e} = \left(\frac{1}{2} \right)^{9/T_e} = 79\%$$

则有效半衰期为

$$T_e \approx 27 \text{ 天}$$

由式（17-15）得

$$\frac{1}{T_b} = \frac{1}{T_e} - \frac{1}{T} = \frac{1}{27} - \frac{1}{46.3} = 0.0154 \text{ 天}^{-1}$$

因此可以求得 $^{59}_{26}\text{Fe}$ 的生物半衰期为

$$T_b = 65 \text{ 天}$$

案例 17-4

2011 年 3 月 11 日，日本东北部海域发生里氏 9.0 级地震，震中位于宫城县以东太平洋海域，震源深度 10 km，地震引发巨大海啸，并引发福岛核电站多次发生核爆炸，随后有机组坍塌，放射性物质泄漏，检测到的主要放射性核素有碘、铯和钚。

问题：

1. 核辐射的危害有哪些？
2. 日本福岛核电站核辐射释放的主要放射性核素及危害？

分析：

核爆炸时产生的大量放射性核素能够放射出几种射线：α射线、β射线、γ射线，还有 X 射线和中子射线等，这些射线各自具有特定能量，对物质具有不同的穿透能力和间离能力，从而使物质或机体发生一些物理、化学、生化变化。如果人体受到长时间大剂量的射线照射，就会使细胞器官组织受到损伤，破坏人体 DNA 分子结构，有时甚至会导致癌症，或者造成下一代遗传上的缺陷。核爆炸瞬间产生的光辐射，超过数千摄氏度的高温迅速扩散，能把一切建筑和人都化为灰烬。

碘 -131 是 β 衰变核素，发射 β 射线（99%）和 γ 射线（1%），β 射线最大能量为 0.6065 MeV，主要 γ 射线能量为 0.364 MeV。半衰期约为 8 天。碘 -131 属高毒性核素，紧要器官是甲状腺，对人体的有效半衰期为 7.6 天，人体最大容许积存量为 1.8×10 Bq。人体摄入大剂量碘 -131 后，

会导致甲状腺肿、甲状腺结节或萎缩等，远后期的影响会使甲状腺癌的发生率增加。铯共有 38 个同位素，除铯 –133 为稳定同位素外，其余均为放射性同位素。放射性铯是核爆炸和反应堆运行产生的主要裂变产物。铯 –137 进入人体后易被吸收，主要滞留在全身软组织中，尤其是肌肉中。较大量放射性铯摄入体内后可引起急、慢性损伤。钚目前被应用于核武器和核反应堆。钚一旦侵入人体，就会潜伏在人体肺部、骨骼等组织细胞中，破坏细胞基因，提高罹患癌症的风险。最稳定的同位素是钚 –244，半衰期约为 8000 万年，但它最重要的同位素是钚 –239，半衰期达到 2.41 万年。这次日本方面在土壤中检测出的是钚 –238、钚 –239 和钚 –240。

（二）平均寿命

放射性原子核发生核衰变有快有慢，其寿命不一样，所以常用平均寿命（mean life）来表征衰变的快慢。平均寿命用 τ 表示，它是指所有原子核在衰变前存活时间的平均值。设 $t = 0$ 时有放射性原子核 N_0 个，在 $t \sim t + \mathrm{d}t$ 时间内发生衰变的原子核数为 $\mathrm{d}N$，它们的寿命都为 t，则平均寿命为

$$\tau = \frac{1}{N_0}\int_0^\infty -\mathrm{d}Nt = \frac{1}{N_0}\int_0^\infty \lambda Nt\mathrm{d}t = \frac{1}{N_0}\int_0^\infty \lambda N_0 e^{-\lambda t}t\mathrm{d}t = \frac{1}{\lambda}$$

根据衰变常量与半衰期的关系得

$$\tau = \frac{1}{\lambda} = \frac{T}{\ln 2} = 1.44\,T \tag{17-18}$$

即平均寿命是衰变常量的倒数，衰变常量越大，衰变越快，平均寿命也越短。

案例 17-5
空气中 ^{14}C 和 ^{12}C 的比值 $1.2 : 10^{12}$，在考古工作中通过测出古生物遗骸中的 ^{14}C 含量，就可以算出古生物死亡的年代。
问题：
1. 为何选 ^{14}C 作为研究对象？
2. 活体生物体同死后生物体比较，碳的含量有什么变化？
3. 推算古生物体年代的理论依据。
分析：
^{14}C 是放射性的，半衰期为 5600 年。植物吸收空气中的二氧化碳，动物又吃植物，因此活体生物体中 ^{14}C 与 ^{12}C 这两种同位素存量之比同空气中的比值相同，死后的生物体不再吸收碳，其遗骸中 ^{14}C 因衰变而减少，所以通过测得死后古生物遗骸中 ^{14}C 和 ^{12}C 的比值，同空气中的含量比较，即可推算出古生物体死亡的年代。

三、放射性活度

放射性原子核在单位时间内发生衰变的核数称为该物质的放射性活度（radioactivity），用 A 表示

$$A = -\frac{\mathrm{d}N}{\mathrm{d}t} = \lambda N = \lambda N_0 e^{-\lambda t} = A_0 e^{-\lambda t} \tag{17-19}$$

式中，A_0 是 $t = 0$ 时刻的放射性活度。将 $\lambda = \ln 2/T$ 代入式（17-19），可得放射性活度的另一种表达式

$$A = A_0\left(\frac{1}{2}\right)^{t/T} \tag{17-20}$$

在 SI 单位制中，放射性活度的单位是贝可（Bq），1 Bq = 1 次核衰变 / 秒。放射性活度的另一单位是居里（Ci），1 Ci = 3.7×10^{10} Bq。

例 17-2 一个放射源在 $t = 0$ 时的放射性活度为 8000 Bq，10 min 后放射性活度为 1000 Bq，求：
（1）该放射源的衰变常量和半衰期；

（2）1 min 后的放射性活度。

解　（1）由衰变式 $A = \lambda N$，有

$$t = 0 \text{ 时，} A_0 = \lambda N_0 = 8000 \text{（Bq）} \quad \text{（a）}$$

$$t = 10\text{min 时，} A = \lambda N = \lambda N_0 \left(\frac{1}{2}\right)^{\frac{10}{T}} = 1000 \text{（Bq）} \quad \text{（b）}$$

将式（a）代入式（b），有

$$\left(\frac{1}{2}\right)^{\frac{10}{T}} = \left(\frac{1}{2}\right)^3 \quad \text{（c）}$$

由（c）式解得该放射源的半衰期为

$$T = \frac{10}{3} \text{ min} = 200 \text{ s}$$

衰变常量为

$$\lambda = \frac{\ln 2}{T} = 3.47 \times 10^{-3} \left(\text{s}^{-1}\right)$$

（2）1 min 后的放射性活度为

$$A = A_0 \left(\frac{1}{2}\right)^{\frac{t}{T}} = 8000 \times \left(\frac{1}{2}\right)^{\frac{60}{200}} = 6498 \text{（Bq）}$$

第四节　射线与物质的相互作用

原子核衰变过程中放出的各种射线在通过物质时，都要与物质发生相互作用。射线与物质的相互作用以及射线对生物机体的影响，是医学诊断和治疗的重要依据和理论基础。

一、带电粒子与物质的相互作用

（一）电离和激发

α、β等带电粒子通过物质时，由于与原子核的核外电子发生非弹性碰撞而将能量传递给电子，电子获得能量后脱离原子核，产生自由电子和正离子，合称为离子对，这一过程称为电离（ionization），也称为初级电离。若脱离出来的自由电子能量足够大，它又可以使其他原子电离，称为次级电离。如果电子所获得的能量不足以使其脱离原子，它将从低能级跃迁到高能级，使原子处于激发态，这一过程称为激发（excitation）。处于激发态的原子会自发地回到基态，此过程称为原子的退激（deexcitation），退激时释放出的能量，可以以光的形式发射出来，这就是受激原子的发光现象。

由于带电粒子的电离作用，它在通过物质的路径上将留下许多离子对，每厘米路径上产生的离子对称为比电离（specific ionization）或电离比值。它表示带电粒子电离本领的大小，在生物体内表示对机体的损害程度。比电离与带电粒子速度的平方成反比，此外，它还与带电粒子的电量和物质密度有关。带电粒子所带电量越多，它与原子壳层电子的作用力就越大，比电离也越大；物质的密度越大，单位体积的电子数就越多，与带电粒子作用的机会就越多，比电离也就越大。

（二）散射

带电粒子通过物质时，由于受到原子核电场的作用而改变运动方向，这种现象称为散射（scattering）。如果带电粒子散射前后能量不变，仅改变运动方向，这种散射称为弹性散射（elastic scattering）。若带电粒子不仅改变运动方向而且损失一部分能量，则称为非弹性散射（inelastic scattering）。由于α粒子质量较大，散射不太明显，它的路径基本上是一条直线，而β粒子质量较小，散射较明显，因多次散射不断改变运动方向，所以路径是曲折的。

（三）韧致辐射

带电粒子通过物质时，因受到原子核电场的作用，其速度突然变小，损失的能量以电磁波的形

式辐射出来，这种辐射称为韧致辐射（bremsstrahlung）。α粒子和质子在原子核库仑场中得到的加速度要远小于电子得到的加速度，所以它们由韧致辐射产生的能量损失可以忽略不计。在β射线的安全防护中，必须考虑韧致辐射的影响。为了阻挡高能电子，一般认为应采用铅等重物质，但由于重物质易产生韧致辐射而发射X射线，所以对β射线的防护应采用复合屏蔽的方法。

（四）射程

带电粒子通过物质时，由于不断地与周围原子发生碰撞，其动能将随着前进路程的增加而不断减小，最后因能量消耗殆尽而停下来，这种现象称为粒子被物质吸收。由发射到静止，它在物质中所通过的最大距离称为射程（range）。带电粒子的射程与粒子的动能和吸收体的性质有关，它反映了带电粒子对特定物质的贯穿能力。α粒子的贯穿本领很弱，在空气中射程仅为几厘米，一张纸或生物组织的表皮足可阻挡。由于α粒子的电离本领特别大，它一旦进入体内，将引发大量的电离而危害机体。β粒子的速度很高，贯穿本领比α粒子强，一般能量的β粒子在空气中的射程为几米到几十米，但在铝中的射程仅为毫米数量级，所以β粒子很容易被铝所吸收。β射线易被人体表浅组织所吸收而造成危害，因此应注意防护。

二、光子与物质的相互作用

X射线和γ射线都是光子流，它们自身都不带电，都是电磁波。它们与物质相互作用的微观机制与带电粒子不同。带电粒子通过多次与物质原子中的电子或原子核作非弹性碰撞，逐步损失能量，一次碰撞只损失很小的一部分能量。而光子与物质中的原子只要发生一次碰撞就会损失相当大的一部分能量，有时甚至损失全部能量，光子在穿透物质时也可能根本就不损失能量。光子与物质的相互作用主要有三种方式：①光电效应；②康普顿散射；③电子对效应。前两个问题我们已在第十二章中介绍过，这里不再重复。下面我们重点介绍电子对效应。

当入射光子的能量大于两个静止质量所对应的能量时，即大于1.022 MeV，并从原子核旁经过时，光子在原子核电场的作用下，其能量可能被全部吸收而转化为一对正、负电子，这一过程称为

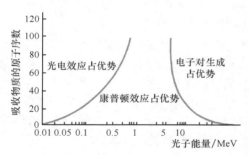

图 17-4　X（γ）光子与物质作用的三种方式与光子能量和吸收物质原子序数的关系

射程。在电子对效应中，入射光子的能量一部分转化为正、负电子对的静止质量，其余转化为正、负电子的动能。正、负电子对由于与物质的相互作用而消耗能量，最后正电子将与物质中的一个负电子相互作用产生电子对湮没（electron pair annihilation）。

光子与物质的相互作用发生以上三种方式的概率与光子的入射能量有关。当光子能量较低时，发生光电效应的概率最大；当光子能量达到1MeV时，发生康普顿效应的概率最大；当光子能量超过1.022MeV时，能量越大，发生电子对效应的概率就越大。此外，光子与物质相互作用的三种方式也与吸收物质的原子序数有关。图17-4给出了三种作用占优势的区域。

三、中子与物质的相互作用

（一）弹性散射

中子是不带电的中性粒子，不像带电粒子那样直接引起电离而损失能量，所以中子在物质中能穿行很长的距离。由于中子的质量接近原子核的质量，所以中子与物质的相互作用主要是与原子核发生弹性散射或与原子核发生核反应。中子与原子核发生弹性碰撞时，将部分能量传递给原子核，改变自身的运动方向和速度，同时引起原子核发生反冲，这种作用称为中子的弹性散射。弹性散射是中子与原子核作用的一种最简单形式，无论中子具有何种能量，无论是轻核还是重核，都可以发生弹性散射。能量低的中子与轻核的相互作用主要是弹性散射。根据弹性碰撞理论，反冲核越轻，中子的能量损失越大，所以常用含氢多的水、石墨等作为中子的防护剂。

（二）非弹性散射

高能中子穿过原子核并与其相互作用，引起核反应，使原子核处于激发态，然后立即放出 γ 射线而回到基态。在这一过程中，出射中子和原子核的总动量不再守恒，这种现象称为非弹性散射。因为入射中子的能量必须大于原子核的最低激发态，所以非弹性散射主要是由能量大的中子引起。比如，重核的最低激发态能量较低，约 0.1 MeV，故此能量低于 0.1 MeV 的中子作用于重核物质不会发生非弹性散射。

（三）俘获反应

中子射向原子核，可能被原子核所俘获。根据发射射线的不同，反应类型为：①发射 γ 射线，称为中子俘获反应；②发射质子，称为电荷交换反应；③发射 α 粒子；④发生核裂变，即较重的原子核裂变为两个或多个不同元素的轻核。

进入机体内的慢中子与组织的氢、氮、钠、磷等作用发生的核反应式为

$$\ce{^1_1H + ^1_0n -> ^2_1H + \gamma}$$

$$\ce{^{14}_7N + ^1_0n -> ^{14}_6C + ^1_1H}$$

$$\ce{^{23}_{11}Na + ^1_0n -> ^{24}_{11}H + \gamma}$$

$$\ce{^{31}_{15}P + ^1_0n -> ^{32}_{15}P + \gamma}$$

这些核反应产生的光子、质子和反冲核都有电离能力，可导致组织的分离，有些放射性核素还可能长时间滞留在生物体内造成长期的影响。

案例 17-6

1936 ～ 1940 年，Stone 及其同事使用早期的回旋加速器产生的快中子治疗 249 例恶性肿瘤患者，随访患者肿瘤消失，但当时对中子的物理学特性缺乏了解，造成超量照射，中子治疗一度被终止。20 世纪 50 年代，放射生物学家通过哺乳动物、培养细胞对快中子进行放射性研究，其特性再一次得到认识。20 世纪 60 年代英国伦敦医院报告许多晚期颈部肿瘤患者对中子治疗反应很好。美国的放射肿瘤学协作组和中子治疗临床工作组通过随机临床实验，指出快中子放疗最成功的肿瘤是恶性涎腺肿瘤，相对生物效应值最高的是囊性腺样癌。

问题：

分析中子治疗的优缺点。

分析：

中子的氧增强较低；中子对细胞增殖周期中不同时相的细胞放射敏感性差异小；中子照射后没有潜在致死损伤的修复（PLDR），也没有或极少有亚致损伤（SLDR）；中子相对生物效应（RBE）较高，为 2 ～ 8。但中子治疗具有较严重的并发症，潜伏期较长，因此中子治疗还不是脑肿瘤的最佳选择。

第五节 辐射剂量与防护

一、电离辐射的生物效应

α、β、γ 射线和中子通过物质时，能直接和间接产生电离作用，统称为电离辐射（ionizing radiation）。各种电离辐射都将使物质发生变化，为辐射效应。人体组织吸收电离辐射能量后，会产生物理、化学和生物学的变化，导致生物组织的损伤，称为放射生物效应。

生物体对电离辐射极为敏感，当人体被射线均匀辐射时，如果平均每 1 kg 物质吸收 10 J 的辐射能，将导致人的死亡，尽管吸收的能量使人体的体温升高 0.01℃。电离辐射对生殖细胞或正处于增殖、分裂期的细胞尤为敏感。

电离辐射的剂量有累积性，电离辐射对生物体所造成的伤害大小与各次辐射的总和成正比。中

等剂量的电离辐射所造成的损伤不会马上表现出来，要经过若干天后才会有临床表现。一般趋势是，接受剂量越小，"潜伏期"越长，有的可达几年到十几年，称为放射性损伤的"远期效应"。

小剂量电离辐射所造成的损伤，往往表现为遗传性疾病。它是以一定的概率出现的，称之为随机效应。随机效应的特点是，不存在剂量限值，累积量越大，出现遗传性疾病的概率越大。大剂量电离辐射会严重损伤人的机体，产生烧伤、白内障、生殖机能损坏、组织纤维化、器官功能丧失等，直至生命终止。

二、电离辐射的计量单位

剂量是用来表示人体接受电离辐射的量。这里主要介绍剂量的概念、单位及电离辐射的防护知识。

（一）照射量

X（γ）射线在单位质量的空气中产生的所有次级电子，完全被空气阻止时，在空气中所形成的任何一种符号的离子总电荷量的绝对值，称为照射量（exposure），可表示为

$$E = \frac{\mathrm{d}Q}{\mathrm{d}m}$$ （17-21）

式中，表示 X（γ）射线在质量为 $\mathrm{d}m$ 的空气中产生的所有次级电子均被阻止于空气中时，所形成的任何一种符号离子总电荷量的绝对值。照射量 E 是从射线对空气电离本领的角度说明 X（γ）射线在空气辐射场中性质的物理量，它不能用于其他类型的辐射（如中子或电子束）。在 SI 单位制中，照射量 E 的单位为库仑每千克（$\mathrm{C \cdot kg^{-1}}$），曾用单位为伦琴（R），$1\ \mathrm{R} = 2.58 \times 10^{-4}\ \mathrm{C \cdot kg^{-1}}$。根据定义，$\mathrm{d}Q$ 中不包括次级电子发生轫致辐射被吸收后产生的电离。

照射量率是指单位时间内照射量的增量，可表示为

$$\dot{E} = \frac{\mathrm{d}E}{\mathrm{d}t}$$ （17-22）

在 SI 单位中，照射量率 $\dot{E}$ 的单位为库仑每千克秒（$\mathrm{C \cdot kg^{-1} \cdot s^{-1}}$），曾用单位为伦琴每秒（$\mathrm{R \cdot s^{-1}}$）。

（二）吸收剂量

单位质量的被照射物质所吸收的电离辐射能量称为吸收剂量（absorbed dose），定义为

$$D = \frac{\mathrm{d}E}{\mathrm{d}m}$$ （17-23）

在 SI 单位中，吸收剂量 D 的单位为戈瑞（Gy），$1\ \mathrm{Gy} = 1\ \mathrm{J \cdot kg^{-1}}$，曾用单位为拉德（rad），$1\ \mathrm{Gy} = 100\ \mathrm{rad}$。

吸收剂量适用于任何类型和任何能量的电离辐射，以及受照射的任何物质。由于在同样照射条件下，不同物质（如骨和软组织等）吸收辐射能量的本领有差异，所以在涉及吸收剂量时，应该说明辐射类型、是什么物质和照射位置。

单位时间内的吸收剂量称为吸收剂量率，可表示为

$$\dot{D} = \frac{\mathrm{d}D}{\mathrm{d}t}$$ （17-24）

在 SI 单位中，吸收剂量率 $\dot{D}$ 的单位是戈瑞每秒（$\mathrm{Gy \cdot s^{-1}}$）。

（三）当量剂量

人或生物体内单位质量的组织，从各种射线中吸收同样多能量，所产生的生物效应有很大差别，这是因为当辐射类型与其他条件发生变化时，某一生物辐射效应与吸收剂量之间的关系也随之改变。因此，需对吸收剂量进行加权，使修正后的吸收剂量比单纯的吸收剂量能更好地与辐射所致有害效应的概率或严重程度相联系。在辐射防护学中，将生物体所接受的吸收剂量根据生物效应加权修正，经修正后的吸收剂量在放射防护中称为当量剂量（equivalent dose）。

对于某种辐射 R 在某个组织或器官 T 中的当量剂量 H_T，可由数学公式表示为

$$H_T = w_R \cdot D_{T \cdot R}$$ （17-25）

式中，w_R 为某种辐射 R 在某个组织或器官 T 中的吸收剂量修正因子，又称辐射权重因子（radiation weighting factor）；$D_{T \cdot R}$ 表示辐射 R 在组织或器官 T 中产生的平均吸收剂量。当量剂量的 SI 单位是希沃特（Sv），$1\,Sv = 1\,J \cdot kg^{-1}$。曾用单位是雷姆（rem），它们之间的关系是，$1\,Sv = 100\,rem$。

需要注意的是，剂量当量与吸收剂量的量纲相同，但物理意义不同。吸收剂量反映的是单位质量物质对辐射所吸收的平均能量，它对任何物质都相同；而当量剂量只适用于人和生物体，是反应辐射对人体损伤程度的物理量。表 17-1 列出几种射线的辐射权重因子值，所给出的数值是以 X（γ）射线作为比较标准的。

表 17-1　辐射权重因子

射线种类	能量范围	辐射权重因子 w_R
X（γ）	所有能量	1
β 射线和 μ 子	所有能量	1
α 粒子，重核	所有能量	20
中子	<10 keV	5
	10 ～ 100 keV	10
	100 keV ～ 2 MeV	20
	2 ～ 20 MeV	10
	> 20 MeV	5
质子	> 2 MeV	5

案例 17-7

机体效应、照射量与患者的年龄有关，年纪越小辐射危害越大。接受辐射的最危险时期为出生前，在胚胎发育时期的辐射可以产生畸形。例如，家鼠发育的第 8 天（相当于人的第 23 天）是 20 天妊娠中最敏感时期，剂量小至 25 R 就可以使家鼠产生畸形。

问题：

1. 辐射常见的机体变化有哪些？
2. 辐射剂量与辐射的机体效应之间的关系如何？

（四）有效剂量

针对特性组织与器官的辐射损伤，还需对当量剂量进行加权修正，此修正因子称为组织权重因子 W_T。人体的各个组织、器官的 W_T 都是小于 1 的纯数（表 17-2），对辐射敏感的组织、器官 W_T 较大，要求所有组织、器官的 W_T 总和为 1。W_T 的数值也由国际放射防护委员会（International Commission on Radiological Protection，ICRP）推荐。

表 17-2　组织或器官的权重因子

组织或器官	W_T	$\sum W_T$
红骨髓、结肠、肺、胃、乳腺、其余组织	0.12	0.72
性腺	0.08	0.08
膀胱、食道、肝、甲状腺	0.04	0.16
骨表面、脑、唾液腺、皮肤	0.01	0.04
	总计	1.00

经 W_T 修正后的当量剂量称为有效剂量（effective dose），用 E 表示。如果所受辐射包括了多种组织、器官，则辐射造成的有效剂量是各组织、器官有效剂量之和，即

笔记栏

$$E = \sum_T E_T = \sum_T W_T H_T$$

(17-26)

胸透和拍片所辐射的组织和器官相同，但由于胸透时 X 射线的曝光量远大于胸片，所以一般情况下，胸透的有效剂量远大于胸片。

三、电离辐射的防护

放射性核素在医学等领域的广泛应用，使接触放射性核素的人日益增多，因此在使用、保存和清除放射性废料时，都应采取相应的措施，以达到安全使用的目的。

（一）最大容许剂量

人在自然条件下会受到各种射线的照射，这些射线来自宇宙和地球上的放射性物质，这种天然照射称为本底辐射（background radiation）。可见人体受到一定剂量射线照射并不影响健康。国际上规定经过长期积累或一次性照射后，对机体既无损害又不发生遗传危害的最大允许剂量，称为最大容许剂量（maximum permissible dose，MPD）。

（二）外照射防护

放射源在体外对人体进行的照射称为外照射。人体接受外照射的剂量与离放射源的距离及停留的时间有关。因此，与放射性核素接触的工作人员应尽可能远距离操作，且减少在放射源附近停留的时间。此外，还应在放射源与工作人员之间设置屏蔽，以减弱放射性强度。对于 α 射线，因其贯穿本领低，射程短，工作时只要戴上手套就能有效进行防护。对于 β 射线，除利用距离防护和时间防护外，使用的屏蔽物质不宜用高原子序数的材料，以避免产生韧致辐射，一般采用有机玻璃、铝等原子序数中等的物质作为屏蔽材料。对于 X（γ）射线，因其穿透能力强，应采用高原子序数的物质，如铅衣、铅和混凝土等作为屏蔽材料。

（三）内照射防护

将放射性核素注入体内进行的照射称为内照射。由于 α 射线在体内具有的比电离值高，其造成的损害比 β、γ 射线都要严重。因此，除介入疗法或诊断需要必须向体内引入放射性核素外，任何内照射都应尽量避免。这就要求使用放射性核素需有严格的规章制度，对接触人员的行为进行规范，防止放射性物质进入体内。

第六节　放射性核素在医学上的应用

一、示踪原理

任何一种元素的同位素都有相同的化学性质，它们在机体内的分布、转移和代谢都一样。如果要研究某一种元素在体内的分布情况，可在这种元素中掺入少量该元素的放射性核素，这些放射性核素在体内参与各种生理生化过程，借助它们放出的射线，在体外探测该元素的踪迹，这就是示踪原子法。引入的放射性核素，称为示踪原子（tracer atom）。如果将放射性核素标记的药物引入体内，然后探测其分布、聚集和流通量，则可作为某些疾病的诊断依据。下面介绍放射性核素的探测、跟踪示踪原子的方法和在体内的积聚机制。

（一）直接探测

这种方法是用探测仪在体外直接探测示踪原子由体内发出的射线。把胶体 ^{198}Au 注射到体内后，将通过血运而聚集在肝脏内，但不能进入肝肿瘤区，从体外探测 ^{198}Au 所发出的 γ 射线可了解其在肝脏内的分布情况，并进而判断肝肿瘤的位置和大小。

（二）外标本测量

这种方法是将放射性药物引入体内，然后取其血、尿、便或活体组织等样品，测量其放射性活度。

例如，口服维生素 B_{12} 示踪剂后，通过测量排除尿液的放射性活度，可间接了解胃肠道吸收维生素 B_{12} 的情况。

（三）放射自显影

放射性核素发出的射线能使胶片感光，因此可利用胶片来探测和记录放射性。它是追踪标记药物或代谢物在体内去向的一种有效方法。例如，把细胞培养在含有放射性脱氧核糖核酸（deoxyribonucleic acid，DNA）的水中，就可以把细胞内的染色体标记上放射性核素，通过放射自显影，可观察到染色体分裂过程中 DNA 的变化细节。

（四）放射性核素在脏器或病灶中的积聚机制

放射性核素及其标记物在脏器或病灶中积聚的机制分为如下几种：

（1）合成代谢。脏器和组织的正常合成需要某种元素或一定的化合物，利用该元素的放射性或将其特定的标志化合物引入体内，则可进行脏器或组织的体外显影。

（2）细胞吞噬。将放射性胶体颗粒由静脉引入人体后，作为机体的异物将被单核细胞吞噬，含此类细胞丰富的组织将被显影。

（3）循环通路。将放射性核素引入循环通路显示该通路和有关器官的影像。

（4）选择性摄取浓聚。引入体内的放射性核素可浓聚于某些特定的病变组织而显像。

（5）选择性排泄。某些组织或器官的特定细胞能对进入人体的放射性药物具有选择性排泄的功能，一方面可以显示脏器的形态，另一方面可以观察分泌、排泄功能和排泄通道。

（6）通透弥散。进入人体的某些放射性药物，借助盐的通透弥散作用使脏器或组织显像。

（7）化学吸附和离子交换。

（8）细胞拦截。引入人体的放射性核素必须满足：有合适的物理半衰期，因半衰期过长会危害人体；无毒副作用，且易被排出体外；化学纯度不高；有能量合适可供体外探测的射线；易于合成化合物，并具有很好的稳定性。

案例 17-8

用 ^{131}I 标记的马尿酸作为示踪剂，静脉注射后可用肾图仪描记出肾脏的放射性活度随时间的变化，进而反映肾动脉血流、肾小管分泌功能和尿路排泄情况。

问题：

1. 分析示踪原理。

2. 跟踪示踪原子的方法有哪些？

二、放射治疗

（一）^{60}Co 治疗机

用 ^{60}Co 作为放射源，它发出的 γ 射线的半衰期为 5.27 年，射线的平均能量为 1.25 MeV。根据放射源到皮肤间的距离，即源 – 皮距（source-skin distance，SSD）的大小，可分为远距离治疗机（SSD > 75cm），用于深部肿瘤的治疗；近距离治疗机（SSD < 30cm），用于表浅部位肿瘤的治疗。^{60}Co 发出的 γ 射线的最大能量吸收发生在皮下 4 ～ 5 mm 处，皮肤剂量相对较小，对于同样的肿瘤剂量比 X 射线引起的皮肤反应轻得多。^{60}Co 发出的 γ 射线对骨与软组织吸收的剂量近似相等，因此 ^{60}Co 发出的 γ 射线对正常骨组织的损伤较小。

^{60}Co 治疗机是我国目前放射治疗的主要设备，有直立型和旋转型两种，目前主要使用旋转型。^{60}Co 治疗机的核心部分是机头，其内部装有钴源（放射性活度可分为千居里级和万居里级）、准直器、移动装置以及屏蔽结构。平时钴源置于屏蔽良好的储藏位，治疗时由传动装置移出并置于治疗位，γ 射线将通过准直过滤机构，以一定的照射野，对治疗部位进行照射。

（二）γ-刀

γ-刀（gamma knife）是立体定向放射神经外科（stereotactic radioneuro surgery，SRNS）中利用γ射线定向照射，实现颅内肿瘤非手术治疗的设备。它根据半圆弧等中心聚焦技术原理，在一个半球形的容器中有201个 ^{60}Co 小源，借助高精度的立体定向仪，在 CT、MRI、DSA 等影像技术的参与下，对颅内病灶（也称治疗靶点）进行准确定位，并将其三维坐标参数转换到照射装置的坐标中。然后使用大量的γ射线，通过201个小孔将γ射线集中打在病灶上。一次、多方向、限制性地聚焦在颅内靶点上，使病灶受到不可逆性摧毁，发生放射性坏死，同时又能保证靶区边缘及其周围正常脑组织所接受的放射剂量呈锐减分布，不产生任何不可逆性损伤。由于 SRNS 治疗靶区的边缘犹如刀割，故称为γ-刀，它适于直径小于 3 cm 的病灶。

（三）^{131}I 治疗

碘是合成甲状腺激素的原料，食入的碘吸收入血后，很快被甲状腺吸取。甲状腺功能亢进症（简称甲亢）患者的甲状腺具有高度摄取和浓聚碘的能力。用同位素标记的 ^{131}I 同样可被甲状腺吸取，通过测定颈部甲状腺部位的放射性计数可以计算出甲状腺吸碘的速率和强度，其可以反映甲状腺的功能状态。将放射源 ^{131}I 引入体内，通过血液循环，^{131}I 会很快地集中在甲状腺中。^{131}I 能发射β射线和γ射线，其中的β射线能杀伤部分甲状腺组织，所以被用来治疗甲状腺功能亢进和部分甲状腺癌，而γ射线则基本上逸出体外。

> **案例 17-9**
>
> 早晨空腹口服同位素 ^{131}I 的溶液 185 kBq，于服后 2 小时、4 小时、24 小时用甲状腺功能测试仪测量γ射线的放射性计数，每次 60 s，并计算出各个时间的甲状腺吸 ^{131}I 率。甲状腺吸收碘率的正常值在各地医院都不一样。对于甲状腺功能亢进患者，服用剂量通常在 150～400 MBq 才可起到治疗的作用。
>
> 问题：
> 1. 为何甲状腺功能亢进患者选择碘的同位素作为标记药物？
> 2. ^{131}I 所发生的核衰变属于哪种类型，体外探测的是何种射线？
> 3. ^{131}I 如何在甲状腺功能亢进的治疗中起杀伤病变细胞的作用？

（四）质子治疗

质子放射治疗技术治疗恶性肿瘤是一门新兴的放射治疗方法。利用质子束优良的剂量分布特性可以使剂量区（即 Bragg 峰）集中于肿瘤部位，周围组织照射量极少，从而减少正常组织放疗并发症的产生，提高肿瘤患者的治愈率及生活质量。

质子放射治疗技术的基本原理是，利用运动的中、低能质子，通过组织时与生物介质的轨道电子碰撞，将能量传递给细胞体系，从而产生相应的生物化学反应，包括细胞 DNA 链断裂、水辐射分解、关键的生物大分子损伤过程。单能质子的射程分散很小，在质子径迹终点处形成一个尖锐的 Bragg 剂量峰，根据肿瘤病灶大小调制质子能量可以调整 Bragg 峰宽度，使其与肿瘤形状相符合，从而减少对正常组织的损伤，这是质子放射治疗技术优于常规照射的最大区别。

> **案例 17-10**
>
> 眼黑色素瘤生长在眼脉络膜、虹膜和睫状体上，传统治疗方法是摘除眼球。1975 年，美国马萨诸塞州总医院、马萨诸塞州眼耳专科医院和哈佛大学回旋加速器实验室合作对眼黑色素瘤进行质子治疗，到 1992 年已治疗 1600 多名患者。患者在 8～9 天内接受 5 次治疗，平均总剂量为 70～80 Gy，5 年局部控制率为 96%。
>
> 问题：
> 1. 质子治疗眼黑色素瘤的优点有哪些？

笔记栏

2. 质子治疗的基本原理是什么？
3. 了解国内外质子治疗技术的发展状况。

三、放射诊断

由于人体内不同组织和脏器对某些化合物具有选择吸收的特点，因此选择不同的放射性核素所制成的标记化合物注入人体后，根据不同部位放射性核素的密度不同，在体外对放射性核素发射的射线进行跟踪，就可以探测到反映放射性核素在体内的浓度分布及随时间的变化图像，这就是核素成像（radio nuclide imaging，RNI）。目前临床上常用的核素成像装置有 γ 照相机（gamma camera）、发射型计算机断层成像（emission computed tomography，ECT）。ECT 分为单光子发射型计算机断层成像（single photon emission computed tomography，SPECT）及正电子发射型计算机断层成像（positron emission computed tomography，PET）。

（一）γ 照相机

它是一种快速显像装置，主要用于肿瘤和循环系统疾病的诊断。γ 照相机不仅能提供人体组织和器官形态的静态图像，还可以提供动态图像，便于进行形态和功能两方面的分析。γ 照相机一般由探头（包括准直器、散烁晶体、光电倍增管等）、位置通道、能量通道及显示器组成。

患者口服或注射放射性核素标记的药物后，将探头对准被检查部位，使各点的 γ 射线经准直器孔打在闪烁晶体上，闪烁晶体的原子吸收入射 γ 光子的能量而产生电离和激发，退激时产生荧光。荧光射在光电倍增管上转换成电脉冲信号，该信号被分为两路，一路经过能量通道，使显示器上产生一个光点；另一路经位置通道使光点在显示器上的位置与体内发射 γ 光子的位置相对应。显示器上所显示的图像，就是由体内各位置发射 γ 光子所产生的光点组成。

（二）发射型计算机断层成像

ECT 与 X-CT 相比，前者是放射性药物分布的三维图像，反映了患者的代谢和生理状况，是功能性显像；后者所得到的是人体组织对 X 射线衰减系数的三维图像，即解剖结构。ECT 的本质是在体外测量发自体内的 γ 射线来确定在体内的放射性核素的活度。

SPECT 显像使用最多的是放射性核素 ^{99m}Tc 标记的各类化合物，其放射性制剂都是发生 γ 衰变的同位素。在体外进行的是单个光子数量的探测，采用滤波反投影法，即由探测器获得断层的投影函数，再用适当的滤波函数进行卷积处理，将卷积处理后的投影函数进行反投影，重建二维的活度分布；可提供任意方位角的断层图像及三维立体图的成像数据，提供功能性测量的量化信息，较 γ 照相机大大地提高了肿瘤及脏器的功能性诊断效率。缺点是测量灵敏度低，量化精度较差，图像空间分辨率低，引入的放射性制剂的量较大。

案例 17-11

在核素心肌灌注显像中，用剂量为 740 ～ 1110 MBq 的 ^{99m}Tc-MIBI（亲脂性阳离子复合物）标记化合物作为显影剂，静脉注射后用 SPECT 进行图像采集，用于诊断心肌缺血，是评价冠心病的无创伤性技术之一。

问题：
1. SPECT 核素显像的原理是什么？
2. 为何选择 ^{99m}Tc-MIBI 作为显影剂？

PET 显像使用的放射性核素是发射正电子的核素，正电子标记的半衰期都很短，常用的有 ^{11}C、^{13}N、^{15}O、^{18}F，但使用最多的是 ^{18}F 脱氧葡萄糖（^{18}F-Fluorodeoxyglucose，^{18}F-FDG）。将可以发生 β^+ 衰变，产生正电子发射的同位素药物注入人体之后，正电子在体内被电子俘获产生湮灭反应时辐射两个方向相反、能量均为 0.511 MeV 的 γ 光子对，并同时入射至互呈 180° 环绕人体的多个探测器而被接收。把这些 γ 光子对按不同的角度进行分组，就可得到放射性核素分布在各个角度的投影值。将投影值转换成空间位置和能量信号，经计算机处理就可重建出这些标记化合物在体内的断层影像。一次断层采集可以获得几个甚至几十个断层面图像，可以高精度地显示活体内代谢及生化活动，且能提供功能代谢影像和各种定量生理参数，灵敏度较高，可以用于精确的定量分析。PET 探测的特点是位于扫描断层两侧的一对探头同时工作，只有当两个探头都分别接收到湮灭光子时，才有信号发生。

PET 用符合计数法探测湮灭光子，可以省去机械准直器，因而对成像有用的光子数明显增加。定量地说，由于被探测到的光子对是符合事件，从人体内感兴趣区发射出的湮灭光子约有 50% 的概率可被探测到。该数字表明，正电子湮灭准直法的探测效率可提高到相当于单光子机械准直器的 10 倍。另外，在所探测的断层内，正电子湮灭所产生的两个湮灭光子在其路径上的衰减是均匀的，所以对于衰减的校正比单个 γ 光子容易得多。

PET 由于价格昂贵，目前数量较少，因而在应用和推广上受到一定程度限制。但 PET 与 SPECT 相比具有明显的优势，主要体现在以下几个方面：

（1）自身携带空间位置信息，符合探测，无需外加准直器，从而大幅度提高了显像仪器的敏感性。

（2）几乎所有的生物分子均可用 ^{11}C、^{13}N、^{15}O 和 ^{18}F 作示踪标记，是目前唯一可以在活体分子水平完成生物学显示的影像技术。

（3）可对采集重建后的图像进行全定量及半定量（SUV）的分析。

（4）在灵敏度、分辨力、衰减校正，探测效率等方面也有其优越性，故图像质量也比 SPECT 高得多。

（5）近 1～2 年来，PET 与 CT 结合，称为 PET/CT。它以 PET 特性应用为主，同时将 PET 影像叠加在 CT 图像上，使得 PET 影像更加直观，解剖定位更准确。

案例 17-12

在头部肿瘤的研究中，用 ^{18}F-脱氧葡萄糖（^{18}F-FDG）作为脑部显像的显像剂。静脉注射后用 PET 扫描仪进行图像采集，可以准确地定量分析和显示脑葡萄糖代谢、血流灌注及受体分布的变化。

问题：

1. PET 核素显像的原理是什么？

2. 为何选择 ^{18}F-FDG 作为显影剂？

3. 为何 PET 显像达不到很高的分辨率？

习题十七

17-1 解释下列名词：同位素、同核异能素、核力、核的结合能、比结合能、核衰变、核辐射、衰变常量、半衰期、平均寿命、放射性活度。

17-2 在几种元素的同位素 $^{12}_{6}C$、$^{13}_{6}C$、$^{14}_{6}C$、$^{14}_{7}N$、$^{15}_{7}N$、$^{16}_{8}O$ 和 $^{17}_{8}O$ 中，哪些同位素的核包含相同的：①质子数；②中子数；③核子数；④核外电子数。

17-3 原子核的稳定性受哪些因素影响？

17-4 $^{3}_{1}H$ 原子的质量是 3.01605 u，$^{3}_{2}He$ 的原子质量是 3.01603 u，求：

（1）这两个原子核的质量（以 u 计）；

（2）结合能（以 MeV 计）。

17-5 写出 α 衰变、β 衰变的衰变方程。

17-6 40g 纯净的 ^{40}K 放射源发生 β^- 衰变，开始时每秒发射 10^5 个 β^- 粒子，求此核素的衰变常量和半衰期。

17-7 计算经过多少个半衰期某种放射性核素可以减少到原来的 1%？

17-8 已知 ^{226}Ra 的半衰期为 1.6×10^3 年，原子质量为 226.025 u，求 1 g ^{226}Ra 发生 α 衰变时的放射性活度。

17-9 某种放射性核素的平均寿命为 100 天，问：① 10 天后已经衰变的核数为总核数的百分之几？②第 10 天发生衰变的核数为总核数的百分之几？

17-10 ^{32}P 的半衰期为 14.3 天，求：

（1）^{32}P 的衰变常量和平均寿命；

（2）1 μg 纯粹的 ^{32}P 的放射性活度。

17-11 有两种放射性核素，其中一种的半衰期为 2 天，另一种为 8 天。开始时，寿命短的核素的放射性活度是长寿命核素的 64 倍，问多少天后两种核素的放射性活度相等？

17-12 设半衰期分别为 T_1 和 T_2 的两种不同的放射性核素的放射源在某一时刻的放射性活度相等，求该时刻两种放射源的放射性原子核个数之比。

17-13 ^{131}I 的半衰期为 8.04 天，在 12 日上午 9 时测量时 ^{131}I 的放射性活度为 15 mCi，问到 30 日下午 3 时，该放射源的放射性活度为多少？

17-14 ^{131}I 的半衰期为 8.04 天，利用 ^{131}I 作核素成像的显像剂，刚出厂的试剂，满足显像要求的注射量为 0.5 ml，计算：

（1）如试剂存放了 11 天，满足成像要求的注射量应为多少？

（2）如果最大注射量不得超过 8 ml，则该显像剂的最长存放时间是多少？

17-15 某次胸部检查（胸片）患者各组织器官受到的当量剂量为生殖腺 0.01，乳腺 0.06，红骨髓 0.25，肺 0.05，甲状腺 0.08，骨表面 0.08，其他组织 0.11；胸部检查（胸透）各组织器官受到的当量剂量为生殖腺 0.15，乳腺 1.30，红骨髓 4.10，肺 2.30，甲状腺 0.16，骨表面 2.60，其他组织 0.85，剂量单位均为 mSv，求接受者的有效剂量。

（盖立平）

第十八章　核磁共振

教学要求

1. 掌握核磁共振的物理学原理。
2. 熟悉核磁共振谱的成像原理。
3. 了解磁共振成像系统、磁共振成像临床应用及其进展。

案例 18-1

　　美国物理学家拉比因观察到核磁共振现象，并将其用于测量核磁矩而获得 1944 年诺贝尔物理学奖。1946 年以美国哈佛大学的物理学家珀塞尔和斯坦福大学的物理学家布洛赫为首的两个小组几乎同时采用不同方法（吸收法、感应法），各自独立地在水和石蜡样品中发现了物质的核磁共振现象，提出了精确测量核磁矩的新方法。为此，他们分获了 1952 年诺贝尔物理学奖。1973 年，美国伊利诺大学的化学家劳特布尔用反投影法完成了 MRI 的实验室的模拟成像工作；而在 1976 年，英国诺丁汉大学的曼斯菲尔德开发出一种快速扫描核磁共振成像技术，即回波平面成像技术，为此，他们分获了 2003 年诺贝尔生理学或医学奖。1978 年，英国诺丁汉大学和阿伯丁大学的物理学家首次成功研制了 MRI 系统设备，并获得人体头部和体胸部的 NMR 图像。1980 年，全身的 MRI 设备研制成功。

　　应用核磁共振技术不仅能够研究物质的微观结构获得核运动的情况，还可以得到核所在环境的相关信息。目前核磁共振已成为物理、化学、生物学研究中确定物质分子结构、组成和性质的一项重要的实验方法，成为医学临床诊断、遗传学、计量科学、石油分析与勘探等许多应用学科的重要研究工具。

问题：

1. 何为核磁共振？
2. 何为磁共振成像？
3. 核磁共振在医学上都有哪些主要应用？

　　自 20 世纪 40 年代以来，核磁共振（nuclear magnetic resonance，NMR）作为一种物理现象被广泛应用于物理学、化学和生物学领域，到 1973 年才应用于医学领域。尤其是近二三十年以来，核磁共振成像（nuclear magnetic resonance imaging，NMRI）以其独特的优势快速发展起来，成为医学影像的新技术。为了区别于核医学中放射性核素的医学成像，NMRI 被改名为磁共振成像（magnetic resonance imaging，MRI）。采用磁共振谱（magnetic resonance spectroscopy，MRS）来分析研究物质的分子结构。

　　本章我们从掌握核磁共振必需的基本物理知识讲起，主要介绍核磁共振的基本概念、成像原理及其在医学中的应用。

第一节　核磁共振的物理学原理

一、原子核的磁矩

（一）原子核的磁矩

　　在宏观世界中，速度不为零的物体具有一定的动量，具有动量的物体如果是绕某一点或某一轴做圆周运动，则其具有一定角动量（又称动量矩），用 L 表示。对于质量为 m 的质点，如果绕某点的转动半径为 r，则有角动量：$L = r \times mv$。

在微观世界中，电子、中子、质子和原子核等微观粒子除了具有一定的大小、电荷、质量等属性外，还有一种固有属性自旋角动量（spin angular momentum）。微观粒子的自旋角动量是由其自旋（spin）运动产生的。微观粒子除了具有自旋角动量外，还具有轨道角动量（orbital angular momentum）。原子核中的质子和中子既具有自旋角动量，也具有轨道角动量。原子核内质子和中子的自旋角动量与轨道角动量之和就构成了原子核的总角动量，但习惯上把原子核的总角动量称为"原子核自旋"（nuclear spin），用符号 L_I 表示。

原子核的自旋角动量 L_I 的大小可表为

$$L_I = h\sqrt{I(I+1)} \tag{18-1}$$

式中，$h = \dfrac{h}{2\pi} = 1.0545887 \times 10^{-34} \text{J·S}$，称为狄拉克常数（Dirac constant）。其中，h 是普朗克常量（Planck constant）；I 是核的自旋量子数（spin quantum number），其取值由组成原子核的中子和质子的数值所决定，但只能取零、整数和半整数，所以原子核的自旋角动量 L_I 也是量子化的。

原子核的自旋磁矩（spin magnetic moment）μ_I 也是量子化的，它与自旋角动量 L_I 的关系为

$$\mu_I = g_I \frac{e}{2m_p} L_I = \gamma_I L_I \tag{18-2}$$

式中，m_p 是质子质量；g_I 是核的朗德 g 因子（Lande g-factor），是一个无量纲的数，大小只与核子的种类有关。$\gamma_I = \dfrac{\mu_I}{L_I}$ 是原子核的旋磁比（gyromagnetic ratio）。对于氢核（^{1}H），$\gamma_I = 2.6753 \times 10^8 \text{S}^{-1}\text{T}^{-1}$。自旋磁矩 μ_I 的方向与自旋角动量 L_I 一致，如图 18-1 所示。对原子核的自旋磁矩 μ_I，我们作如下讨论：

（1）只有核自旋量子数 I 不为零的原子核才具有自旋磁矩。不同的原子核的核自旋量子数取值不同，所以原子核磁矩（nuclear magnetic moment）有所不同。其中：①原子核内的质子数 Z 和中子数 N 相等，且均为偶数的偶偶核（even-even nucleus），$I = 0$，自旋为零，核磁矩也为零；②原子核内质子数 Z 和中子数 N，一个为奇数，另一个为偶数的奇偶核（odd-even nucleus），$I = 0$，1/2，3/2，…为半整数，自旋不为零，核磁矩也不为零；③原子核中的质子数 Z 和中子数 N 均为奇数的奇奇核（odd-odd nucleus），$I = 1$，2，3，…为整数，自旋不为零，核磁矩也不为零。

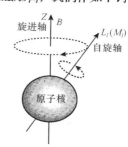

图 18-1　外磁场中原子核的自旋、磁矩和旋进

（2）原子核磁矩远小于电子磁矩。由式（18-1）和式（18-2），可得

$$\mu_I = g_I \sqrt{I(I+1)} \cdot \mu_N \tag{18-3}$$

式中，$\mu_N = \dfrac{eh}{2m_p} = 5.05095 \times 10^{-27} \text{J·T}^{-1}$，称为核磁子（nuclear magneton）。由于核磁子是玻尔磁子的 1/1836，所以原子核磁矩远小于电子磁矩。

（3）原子核磁矩的 Z 分量。核自旋 L_I 是量子化的，在外磁场方向（Z 轴正向）上的分量为 $L_{IZ} = m_I h$，m_I 为核自旋磁量子数（spin magnetic quantum number），总共有 $2I + 1$ 个可能取值。即 $m_I = I$，$I-1$，$I-2$，…，$-I$。所以，该核自旋在外磁场中有 $2I+1$ 个可能的取向。因此，量子化的核自旋磁矩 μ_I 在外磁场方向的分量为

$$\mu_{IZ} = g_I \frac{e}{2m_p} L_{IZ} = g_I m_I \mu_N \tag{18-4}$$

g_I、m_I 因原子核的不同而不同。例如，氢核（^{1}H），$g_I = 5.5855$，$I = 1/2$，$m_I = \dfrac{1}{2}$，$-\dfrac{1}{2}$。所以，氢核自旋磁矩 μ_I 在外磁场方向上的分量有两个可能取值，$\mu_{IZ} = \pm\dfrac{1}{2} g_I \mu_N$。

（二）原子核磁矩与外磁场的相互作用

原子核磁矩 μ_I 与外磁场 B 发生能量方面的作用，产生一个附加能量，即

$$\Delta E = -\mu_I \cdot B = -\mu_I B\cos\theta = -\mu_{IZ}B \qquad (18\text{-}5)$$

式中，θ 角为磁矩 μ_I 与外磁场 B 方向之间的夹角。当夹角 θ 增大时，原子核附加能量增加。在外磁场中对于磁矩不为零的原子核，在外磁场方向上其磁矩存在多个可能值 μ_{IZ}，所以在外磁场中原子核的能级会发生"劈裂"现象。

原子核磁矩 μ_I 与外磁场 B 还会发生力方面的作用，磁场对磁矩 μ_I 产生一个磁力矩 T 的作用

$$T = \mu_I \times B = \mu_I B\sin\theta \qquad (18\text{-}6)$$

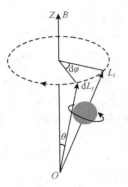

图 18-2　在磁力矩作用下原子核的旋进

根据角动量定理，在磁力矩 T 的作用下在时间 $\mathrm{d}t$ 内原子核自旋角动量 L_I 的增量为 $\mathrm{d}L_I = T\mathrm{d}t$，如图 18-2 所示。由于 T 始终与 L_I 垂直，所以 L_I 不改变大小，只改变方向。因此，在磁力矩 T 的作用下，原子核自旋角动量 L_I 以一定夹角 θ 绕外磁场方向做旋转运动，其运动轨迹沿旋转轴的顶点呈一圆锥形，这种运动方式称为进动（precession），又称旋进。

下面计算核旋进的角频率。设在时间 $\mathrm{d}t$ 内，L_I 的矢端在圆周上转过的角度为 $\mathrm{d}\varphi$，则 L_I 的增量 $\mathrm{d}L_I$ 的大小为 $\mathrm{d}L_I = L_I\sin\theta\mathrm{d}\varphi$；由角动量定理得 $L_I\sin\theta\mathrm{d}\varphi = M_I B\sin\theta\mathrm{d}t$，则 L_I 的矢端旋进的角频率 ω_N 为

$$\omega_N = \frac{\mathrm{d}\varphi}{\mathrm{d}t} = \frac{\mu_I}{L_I}B = \gamma_I B \qquad (18\text{-}7)$$

式中，ω_N 称为拉莫尔频率（Larmor frequency），其方向与外磁场方向相反。式（18-7）还可写成

$$\nu_N = \frac{\omega_N}{2\pi} = \frac{1}{2\pi}\cdot\gamma_I B \qquad (18\text{-}8)$$

式中，ν_N 称为原子核的旋进频率。

核磁矩的存在，使得原子核成为一个小磁体。组成物体的大量的原子核磁矩的矢量总和称为磁化强度矢量（magnetization vector）M，$M = \sum\limits_{i=1}^{N}\mu_i$。通常情况下，单个原子核磁矩的方向是随意的，物体中各个原子核磁矩是杂乱无章分布的，此时物体的磁化强度矢量为零。当物体置于外磁场中时，物体中原子核会通过核磁矩与外磁场发生相互作用，核磁矩发生旋进；各个原子核的磁矩从无序排列变为有序排列，此时物体的磁化强度矢量不为零，物体表现出总体磁性。

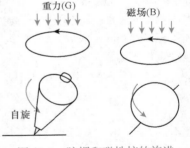

图 18-3　陀螺和磁性核的旋进

当然，核磁矩 μ_I 的旋进与陀螺的运动类似，陀螺在垂直旋转时，其自旋轴与重力方向是完全一致的。当陀螺的自旋轴与重力方向有一定的倾角时，陀螺并不立即倒下，而是开始摇摆旋转，陀螺的自旋轴绕重力方向做圆锥面轨迹的转动，这就是陀螺的旋进，如图 18-3 所示。

二、核磁共振条件

（一）自旋核在磁场中的能级分裂

在外磁场中的自旋不为零（即磁矩不为零）的原子核，其能级会发生"劈裂"。由式（18-6）和式（18-4）得到磁矩 μ_I 在外磁场 B 中的附加能量为

$$\Delta E = -g_I m_I \mu_N B \qquad (18\text{-}9)$$

式中，由于核自旋磁量子数 m_I 总共有 $2I+1$ 个可能取值，所以附加能量 ΔE 就有 $2I+1$ 个可能取值。这样，对应无外磁场作用时的一个核能级，在外磁场作用下将"劈裂"为 $2I+1$ 个能级。不同的原子核，g_I 不同，但能级"劈裂"的间距（即裂距）A 可具有相同的表达形式

$$A = g_I \mu_N B \qquad (18\text{-}10)$$

式（18-10）表明，同一种原子核在相同强度的外磁场中发生能级劈裂，劈裂后的相邻核能级之间的

能量差都相等。但对于实际样品，由于原子核受周围局部环境的影响，能级劈裂间距可以不等距。

对于氢核（^{1}H），$I = 1/2$，$m_I = \frac{1}{2}, -\frac{1}{2}$，其在外磁场中的能级劈裂及其裂距如图 18-4 所示。其中，$m_I = \frac{1}{2}, -\frac{1}{2}$ 分别相应于能级劈裂后的低能级和高能级，也分别相应于自旋（或磁矩）"平行"于外磁场方向和"反平行"于外磁场方向这两个可能取向。

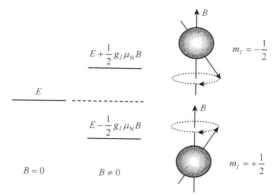

图 18-4　氢核能级在外磁场 B 中的能级劈裂与相应的自旋（或磁矩）两个可能取向

（二）劈裂能级间的跃迁　核磁共振条件

由于能级之间的跃迁法则为 $\Delta m_I = \pm 1$，所以发生能级跃迁的相邻能级之间能量差应等于裂距 A。而当外磁场 B 的大小为几个特斯拉（T）时，能级裂距相当于 $10 \sim 100$ MHz 的电磁波的能量，这个波段的电磁波称为射频（radio frequency，RF）电磁波。这样，当射频电磁波照射原子核、且电磁波量子 $h\nu_{RF}$ 等于裂距 A，即

$$h\nu_{RF} = g_I \mu_N B \qquad (18\text{-}11)$$

则发生原子核强烈吸收电磁波能量 $h\nu_{RF}$，从劈裂后的低能级跃迁到相邻的高能级的现象，这就是核磁共振现象中的共振吸收跃迁，简称核磁共振。式（18-11）是核磁共振条件。

发生核磁共振时，射频电磁波的频率为

$$\nu_{RF} = g_I \mu_N B \frac{1}{h} = \frac{1}{2\pi} \cdot \gamma_I B \qquad (18\text{-}12)$$

比较式（18-8）和式（18-12）可知：$\nu_{RF} = \nu_N$，这表明核磁共振时射频电磁波的频率恰好等于原子核的旋进频率。

因此，要产生磁共振，除了外加电磁波的频率和磁性核的旋进频率相同外，对电磁波的方向也有要求。电磁波中既有磁矢量又有电矢量，磁共振中起作用的只有磁矢量 B_0，因而外加电磁波方向要求 B_r 必须垂直 B_0。

三、弛豫过程和弛豫时间

（一）弛豫及弛豫规律

弛豫（relaxation）实际上就是"松弛""放松"之意。如被拉紧的橡皮筋在外力撤出后会逐渐恢复到原来的平衡状态，这样一种向原来平衡态恢复的过程称为弛豫。

样品放在静磁场 B 中会逐渐被磁化。当样品达到热平衡状态时，就在静磁场 B 方向（Z 方向）形成一个稳定的磁化强度 M_0，在 RF 脉冲作用下样品将会产生磁共振，此时 M_0 在 Z 方向上的分量 $M_z = M_0$，也就是在 XY 平面上的分量 $M_{xy} = 0$，表明在 XY 平面上各个核磁矩相位均匀分布。当射频电磁波沿 XY 平面上某方向照射原子核系统时，系统的热平衡被破坏，磁化强度矢量 M 以 M_0 为初始磁化强度矢量在射频电磁场 B_r 的磁力矩作用下绕 B_r 方向旋进；旋进的结果使 M 偏离外磁场 B 方向，导致样品因吸收能量而处于激发态。与此同时，偏离了外磁场 B 方向的 M 在外磁场 B_0 的磁力矩作

用下也会绕 B 方向做旋进；此时 $M_{xy} \neq 0$，各个核磁矩相位非均匀分布。这两个同时进行的旋进，必须以相同的角频率绕各自磁场方向进行，才能持续稳定。这样，在外磁场 B_0 和射频电磁场 B_r 的共同作用下，M 矢端的运动轨迹为从顶点开始的逐渐展开的球面螺旋线，如图 18-5 所示。

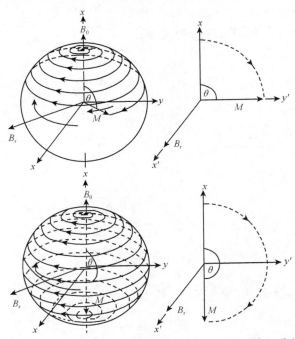

图 18-5　在外磁场 B_0 和射频磁场 B_r 共同作用下磁化强度矢量 M 矢端的运动轨迹

　　RF 电磁波对样品的激励作用的宏观表现为，磁化强度矢量以 $M = M_0$ 为初矢量，而后偏离外磁场方向 θ 角，θ 越大，则表示样品从 RF 电磁波中吸收的能量越多。射频电磁波是以脉冲形式发射的。脉冲强度和持续作用时间决定了磁化强度矢量偏离外磁场 B_0 方向的夹角 θ 大小，所以 MRI 中常常以 θ 角脉冲来表示能够使磁化强度矢量偏离外磁场 B_0 方向为 θ 角的射频脉冲（RF pulse）。常用的两个基本脉冲是 90° 脉冲和 180° 脉冲。90° 脉冲的作用是使平行于外磁场方向的磁化强度矢量偏离外磁场方向 90° 角，翻转到 XY 平面上，在此过程中其矢端运动轨迹为从顶点开始的逐渐展开成的半球面螺旋线；而 180° 脉冲的作用是使平行于外磁场方向的磁化强度矢量偏离外磁场方向 180° 角，翻转到 $-Z$ 轴方向上，在此过程中其矢端运动轨迹为从顶点开始逐渐展开随后又逐渐收缩成的整个球面螺旋线。

　　射频脉冲发射结束后，处于非热平衡状态的原子核系统将逐渐恢复为热平衡状态，这一恢复过程称为弛豫过程（relaxation process）。原子核系统的弛豫过程是一个由高能态转变为低能态的释放能量的过程。在这个过程中，系统的磁化强度矢量的两个分量将发生相对独立的变化。Z 分量即纵向分量 M_z 将逐渐增大，恢复到平衡状态时的 M_0，此过程称为纵向弛豫（longitudinal relaxation）；XY 平面分量即横向分量 M_{xy} 将逐渐减小，直至 $M_{xy} = 0$，此过程称为横向弛豫（transverse relaxation）。在横向弛豫过程中，随着 M_{xy} 逐渐衰减，XY 平面上的接收线圈的感生电动势幅值也将逐渐衰减，这一逐渐衰减信号称为自由感应衰减（free induction decay，FID）信号。FID 信号中所包含的生物组织信息，比在射频脉冲作用下检测到的磁共振（magnetic resonance，MR）信号的信息多，所以通常所说 MR 信号概指的是 FID 信号。FID 信号中包含了样品中氢核的各种信息，磁共振成像即是对自由衰减信号进行采集、分析和处理的一种医学成像技术。

　　弛豫过程中磁化强度矢量 M 随着时间发生变化，下面讨论 M 的两个分量随时间的变化规律。可以假设，在弛豫过程中两个分量 M_z 和 M_{xy} 随时间的变化率与它们偏离平衡状态的程度成正比，即

$$\frac{\mathrm{d}M_z}{\mathrm{d}t} = \frac{1}{T_1}(M_0 - M_z) \qquad (18\text{-}13)$$

$$\frac{\mathrm{d}M_{xy}}{\mathrm{d}t} = -\frac{1}{T_2}M_{xy} \tag{18-14}$$

式（18-13）、式（18-14）中，T_1、T_2 为时间常数。解上面方程组得

$$M_z(t) = M_0\left(1 - \mathrm{e}^{-\frac{t}{T_1}}\right) \tag{18-15}$$

$$M_{xy}(t) = M_0\mathrm{e}^{-\frac{t}{T_2}} \tag{18-16}$$

由此可见，M_z 和 M_{xy} 随时间的变化服从指数规律。由式（18-15）知，当 $t = T_1$ 时，$M_z(T_1) = 63\%M_0$，表示 M_z 恢复到了 M_0 的 63%；所以 T_1 反映了 M_z 随时间而增大的快慢，T_1 称为纵向弛豫时间。而由式（18-16）知，当 $t = T_2$ 时，$M_z(T_2) = 37\%M_0$，表示 M_{xy} 衰减到了 M_0 的 37%，所以 T_2 反映了 M_{xy} 随时间而衰减的快慢，T_2 称为横向弛豫时间。

> **案例 18-2**
>
> 　　脂肪分子(属中等分子)的热运动频率接近拉莫尔频率，其能量交换和纵向弛豫较快，T_1 较短；而水(属小分子)和蛋白质(属大分子)的热运动频率远离拉莫尔频率，能量交换和纵向弛豫较慢，T_1 较长。
>
> 　　小分子（如水）的分子运动较快，各个氢核之间拉莫尔频率相差较小，核磁矩的相位处于同相状态维持时间较长，其 T_2 较长；而大分子的分子运动较慢，各个氢核之间拉莫尔频率相差较大，核磁矩的相位处于同相状态维持时间较短，其 T_2 较短。
>
> 问题：
>
> 　　1. 何为弛豫过程？何为纵向弛豫和横向弛豫？
>
> 　　2. 时间常数 T_1、T_2 反映了磁化强度矢量两个分量的何种变化？
>
> 　　3. 哪些因素与 T_1、T_2 相关？

（二）弛豫的机制

纵向弛豫和横向弛豫是两个完全独立的过程，它们产生的机制是不同的。一个样品可以看成是由若干个小磁矩与它们所依附的周围物质（晶格）构成，同时它们之间不断地进行着能量交换和相互作用。

纵向弛豫又称自旋－晶格弛豫（spin-lattice relaxation），是自旋核与周围物质相互作用交换能量的过程。在纵向弛豫过程中，射频脉冲激励使处于高能态的自旋核通过晶格释放能量而恢复到低能态，即处于高能态的自旋核数量减少，低能态的自旋核数量增多，直到符合玻耳兹曼分布，恢复到热平衡状态为止。T_1 也称为自旋－晶格弛豫时间（spin-lattice relaxation time）。这种热交换与原子核周围的局部磁场有关，T_1 随外磁场增强而增长，而自旋核所处环境若是顺磁性，T_1 会明显缩短。T_1 还与环境温度、黏度以及自旋核所处的分子大小有关。

在横向弛豫过程中，样品中的自旋核与外界无能量交换；射频脉冲激励停止后，分子的热运动使大量的自旋核磁矩彼此之间在对方产生的局部磁场中发生磁相互作用，导致各个自旋核的旋进频率不同，核磁矩的相位也由集中于某一方向的分布逐渐分散转变为均匀分布。所以横向弛豫也称为自旋－自旋弛豫（spin-spin relaxation），是自旋核之间的相互作用产生的。T_2 也称为自旋－自旋弛豫时间（spin-spin relaxation time）。T_2 主要依赖于磁场的不均匀性，由于外磁场的不均匀性，自旋核磁矩相位的分散明显加剧，T_2 会明显缩短；而在顺磁性环境中，T_2 明显缩短。在实际中外磁场不可能绝对均匀，其不均匀性比自旋核所处的局部磁场的不均匀性，对横向弛豫时间影响更大，所以在这种情况下测得的横向弛豫时间 T_2^* 要比 T_2 短得多。T_2 还与其自旋核所处的分子大小有关，与环境温度和黏度无关。纵向弛豫和横向弛豫是同时发生的，但横向弛豫一般比纵向弛豫快，即 T_2 值比 T_1 值小；一般外磁场的大小为 0.4 ～ 2.0T 时，人体组织的 T_1 值为 10^3ms 数量，T_2 比 T_1 小一个数量级。总之，T_1 和 T_2 参数反映了自旋核的分布与其周围的化学环境，这一特点使核磁共振现象在生物学和医学领域有着极其重要的应用。

微课 18-1

第二节 磁共振成像原理

一、磁共振成像的基本方法

磁共振成像的基本方法是通过在主磁场中叠加线性梯度场使得不同层面的共振频率相异，实现选层定片确定体素；通过频率编码和相位编码的方式确定体素的位置，再根据各体素发出信号和空间位置编码与像素一一对应实现图像重建。磁共振成像的基本过程如图 18-6 所示，下面我们具体介绍每部分的基本原理。

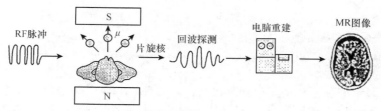

图 18-6　磁共振图谱原理

（一）梯度磁场

在磁共振成像技术中，采用梯度磁场的方法来获取人体某断面的空间位置信息。梯度磁场是由脉冲电流通过一定形状的梯度线圈产生的。通常，梯度线圈是由电流大小相等、方向相反的一对载流线圈构成，这对载流线圈在垂直于线圈平面的轴线方向（称为梯度方向）上产生一个强度呈线性变化的梯度磁场，即梯度磁场具有空间位置依赖性。

设在 Z 轴向上的梯度为 $G_z = \dfrac{\partial B_z}{\partial z}$，则随 Z 轴位置线性变化的梯度磁场为 $B_{Gz} = zG_z$；外磁场方向也沿 Z 轴方向。梯度磁场与外磁场的叠加将导致沿梯度方向不同位置的磁场强度不相等，使沿梯度方向不同位置的自旋核处于不同强度的磁场中，因而具有不同的旋进频率，由式（18-8）得

$$\nu_N = \frac{1}{2\pi}\gamma_I(B + B_{Gz}) \tag{18-17}$$

这样，在梯度磁场作用下，利用自旋核旋进频率可以标记自旋核所在处的空间位置，从而对人体某断面进行空间定位。

（二）空间位置编码

原则上 MRI 可以获取人体在任意方位角上的断面位置信息，而实际中一般取横断面、矢状面和冠状面。习惯上取外磁场方向沿人体长轴，设为 Z 轴方向，则 XY 平面为横断面（以下以横断面为例进行讨论）。断面可简化为由若干体素组成。获取断面上各个体素的空间位置信息的方法称为空间位置编码。在 MRI（如二维傅里叶成像）中常使用沿 X、Y、Z 三个正交坐标轴方向的梯度磁场来获取人体断面上各个体素的空间位置信息：第一个是沿 Z 方向的梯度磁场，用于射频脉冲选择性激发一个层面内的自旋核，称为层面选择（slice selection）梯度；第二个是沿 X 方向的梯度磁场，用层面内一个方向（即 X 方向）的 MR 信号的不同频率对体素位置进行标记，称为频率编码（frequency coding）梯度；第三个是沿 Y 方向的梯度磁场，用层面内另一个方向（即 Y 方向）的 MR 信号的不同相位对体素位置进行标记，称为相位编码（phase coding）梯度。

（1）层面选择确定各体素的 Z 坐标。若只考虑 Z 方向选层，沿主磁场 B 方向叠加一个线性梯度磁场 B_{Gz}，样品受到总磁场强度为 $B_0 = B + B_{Gz}$，在垂直 Z 方向的各个 XY 平面受到的磁场强度不同，因而具有不同的旋进频率，即

$$\nu_{Nz} = \frac{1}{2\pi}\gamma_I(B + B_{Gz}) \tag{18-18}$$

显然，在 Z 方向同一 XY 平面上的自旋核具有相同的旋进频率。如果在使用层面选择梯度的同时，发射特定频率 ν_{Nz} 的射频脉冲，则只有对应于该频率 ν_{Nz} 的一个 XY 平面上的自旋核发生共振，由此该平面为选定层面，如图 18-7（a）所示。改变射频脉冲的频率，可以移动层面的位置，进行层面选择。

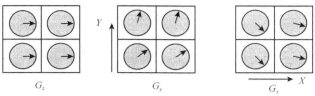

(a)各个体素自旋核的横向分量 M_{xy} 分别在三个梯度中的表现

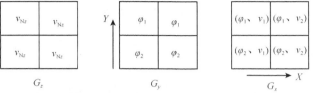

(b)各个体素空间位置编码分布示意：层面选择 G_z、相位编码 G_y 和频率编码 G_x

图 18-7　某一层面 2×2 体素的空间位置编码

由于激励脉冲 RF 的频率具有一定的范围：$\nu = \nu_0 + \Delta\nu$，则选中的一层将具有一定的厚度。由于人体组织层面是具有有限厚度的，因此断层厚度的大小受以下因素的影响：①射频脉冲的频率范围 $\Delta\nu$，即射频脉冲频宽；②层面选择梯度磁场的斜度。大多数的磁共振扫描仪都是利用改变层面选择梯度磁场的斜度来调整层面的厚度。层面的厚度一般为 3～20 mm。

（2）相位编码确定各体素的 Y 坐标。在 90° 射频脉冲发射结束瞬间，已选定层面中各个体素的自旋核在旋进圆锥上都处于同一相位。如果此时沿 Y 轴方向加一梯度磁场 B_{Gy}，则该 XY 平面内沿 Y 轴各个体素的自旋核因其 Y 轴位置不同而具有不同的旋进频率：

$$\nu_{Ny} = \frac{1}{2\pi}\gamma_I(B + B_{Gy}) \tag{18-19}$$

式中，$B_{Gy} = yG_y$ 是随 Y 轴位置线性变化的梯度磁场。显然，二维 XY 平面内具有相同 Y 位置体素的自旋核具有相同的旋进频率。

同时，经历一段时间 t_y 后，沿 Y 轴的各个体素的自旋核横向分量 M_{xy} 在 XY 平面上旋转过的角度不一致，表明该层面沿 Y 轴各个体素的自旋核因其 Y 轴位置不同而具有不同相位：

$$\varphi = \varphi_0 + \Delta\varphi \tag{18-20}$$

式中，$\Delta\varphi = \Delta\omega t_y = \gamma yG_y t_y$。这样，采用二维层面内 Y 方向的 MR 信号的不同相位就可对体素的 Y 轴向位置进行标记，即为相位编码，如图 18-7（a）所示。

（3）频率编码确定各体素的 X 坐标。通过对选层及相位编码确定了体素的 Z 坐标和 Y 坐标，但 Y 相同的体素还不能区分。此时，沿 X 轴向施加一梯度磁场 B_{Gx}，可使选定层面内沿 X 轴各个体素自旋核因其 X 位置不同而具有不同的旋进频率：

$$\nu_{Nx} = \frac{1}{2\pi}\gamma_I(B + B_{Gx}) \tag{18-21}$$

式中，$B_{Gx} = xG_x$ 是随 X 轴位置线性变化的梯度磁场。显然，二维 XY 平面内具有相同 X 位置体素的自旋核具有相同的旋进频率。这样，采用二维层面内 X 方向的 MR 信号的不同频率就可对体素的 X 轴向位置进行标记，即为频率编码，如图 18-7（a）所示。在磁共振成像（如二维傅里叶成像）中，MR 信号只在使用频率编码梯度期间检测接收，所以频率编码梯度也称为读出梯度。频率编码是磁共振成像基础。

由于频率编码梯度起动于相位编码梯度磁场持续作用结束之时，所以使用频率编码梯度对二维层面内 X 方向各个体素 X 轴向空间位置进行的频率编码，是在相位编码梯度对二维层面内 Y 方向各个体素的 Y 轴向空间位置的相位编码基础之上进行；这样，在相位编码梯度和频率编码梯度的相继作用下，二维层面内 Y 方向各行体素自旋核因不同相位被编码，而 X 方向各列体素自旋核因不同频率被编码，使断面上各个体素的空间位置通过空间位置编码而得以定位，如图 18-7（b）所示。

（三）MR 图像重建

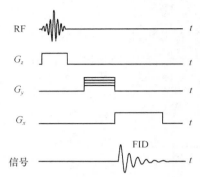

图 18-8　MR 成像时间序列

如图 18-8 所示是 MR 成像时间序列，即层面选择梯度 G_z、射频脉冲 RF、相位编码梯度 G_y 和频率编码梯度 G_x 以及接收的 MR 信号在二维傅里叶成像过程中的时间先后排序。三个梯度磁场的方波幅度表示强度，方波宽度表示作用时间。射频脉冲与层面选择梯度同时工作，射频脉冲发射结束时，层面选择梯度也将关闭；接着，相位编码梯度开始，并持续一段时间；当相位编码结束时，频率编码梯度开始，同时记录 MR 信号（signal）。

在对层面完成相位编码和频率编码后，接收线圈收到一个来自层面各个体素发出的以时间为函数的 MR 信号的叠加信号 $S(t)$，同时层面各体素的空间位置信息都以频率的方式编码到这个叠加信号里。但如何从以时间为变量的信号中解码出特定的频率成分呢？数学上的傅里叶变化为时域与频域之间的转化提供了可能，现在所有核磁共振图像中都采用傅里叶变换法。通过傅里叶变换处理，获得具有相应各体素的相位、频率特征的傅里叶变换或投影，再根据投影与层面各个体素的空间位置编码的一一对应关系，将各个体素的投影信号强度以灰度等级显示在荧光屏上，形成了 MR 图像。经过傅里叶变换，把 MR 信号转换成 MR 图像的过程称为 MR 图像重建。

（四）MR 二维傅里叶变换成像原理

目前，核磁共振图像重建都采用二维傅里叶变换（two-dimensional Fourier transform，2D-FT）重建法。信号 $S(t)$ 的一维傅里叶变换对可表示为

$$F(\omega) = \int_{-\infty}^{+\infty} S(t) \cdot e^{-j\omega t} dt \tag{18-22}$$

$$S(t) = \int_{-\infty}^{+\infty} F(\omega) \cdot e^{j\omega t} d\omega \tag{18-23}$$

通常，当 $S(t)$ 为实函数时，得到的傅里叶变换 $F(\omega)$ 可能既包含了实数部分（信号的幅度频谱）又包含了虚数部分（信号的相位频谱）。

在 MRI 中，计算机采用傅里叶变换对 MR 信号 $S(t)$ 进行解码（decoding），获取具有各体素的相位、频率特征的傅里叶变换或投影 $F(\omega)$，从而进行图像重建。MR 傅里叶变换成像原理的物理描述为：

（1）首先，在层面选择梯度和射频脉冲激发下，若不使用相位编码梯度而只一次使用频率编码梯度，对收到的 MR 信号 $S(t)$ 进行傅里叶变换而获取不同频率成分的投影 $F(\omega_x)$，而这些不同的投影 $F(\omega_x)$ 对应于层面的沿 X 轴向各个体素不同的一维（空间）位置，再用投影信号的强度调控灰度值，这就是所谓的一维傅里叶变换重建法。

（2）然后，若使用一次相位编码梯度并只使用一次频率编码梯度，对收到的 MR 信号 $S(t)$ 进行傅里叶变换，在获取对应于层面一维 X 轴向各个体素（即 X 轴向各列）的不同频率成分的同时也获取对应于层面另一维 Y 轴向各个体素（即 Y 轴向各行）的不同相位成分；由于 MR 的一次相位编码梯度仅能识别一种相位，此时投影只是对应于层面上 Y 轴向一行各个体素，还得不到整个层面 Y 轴向不同行体素的投影。设整个层面体素矩阵为 $N \times N$。为了获得层面 Y 轴向 N 个不同行的体素的投影 $F(\omega_x, \omega_y)$，必须使用 N 次相位编码梯度，每次相位编码梯度的大小和作用时间均有所变化（如图 18-9 所示 G_y 的方波），而频率编码梯度恒定不变；这样，对收到的 N 个 MR 信号 $S(t)$

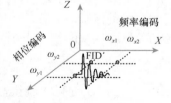

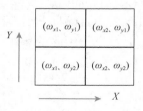

图 18-9　2×2 体素的 MR 二维傅里叶变换重建过程

进行傅里叶变换，获取 N 个投影 $F(\omega_x, \omega_y)$ 的二维（空间）位置；再用各个投影信号的强度调控灰度等级显示在荧光屏上，形成 MR 图像，这就是二维傅里叶变换重建法。图 18-9 即为 MR 二维傅里叶变换重建过程的示意图。

显然，在二维傅里叶变换的数据采集中，层面激励射频脉冲、层面梯度选择、频率编码梯度、一行体素的相位编码梯度以及 MR 信号的接收，是在一个射频脉冲周期 T_R 内进行的；而要完成整个层面（体素矩阵 $N \times N$）N 行体素相位编码，则要求 N 次重复相位编码梯度。这样多次重复相位编码通常需要额外的射频脉冲激励，这就造成了 MR 成像时间较长、成像速度较慢。在 MRI 中（如在自旋回波序列中）完成一个层面的成像时间 T 约为

$$T = T_R \times 矩阵大小 \times n \tag{18-24}$$

例如，对一个体素矩阵为 128×128 层面，使用周期 $T_R = 1000$ ms 的射频脉冲，而为了提高图像信噪比所要求进行的数据采集次数 $n = 2$，则完成该层面的成像时间 T 约为 4.3 min。

如果射频脉冲激发的不是一个层面而是一个容积块或层块（slab），则需要多个 Z 轴向的层面选择梯度对容积块中各个层面进行分割（即相位编码）。相应的三维成像法称为三维傅里叶变换（three-dimensional Fourier transform，3D-FT）重建法。

二、脉冲序列与加权图像

（一）自旋回波射频脉冲序列及加权图像

微课 18-2

任何一个截面的信号强度原则上都可以转化成用灰度表示的图像分布。在核磁共振成像中，由于生物体内不同组织的自旋核密度 ρ、弛豫时间 T_1 和 T_2 等在体素水平上的平均值都不同，核磁共振就是通过这些差别产生图像对比度。通过选择脉冲序列或延迟时间可突出其中一个或两个参数，使其他参数被抑制，得到由被突出参数差异产生对比度的图像，称为加权图像（weighted imaging，WI），加权图像中每个点的灰度代表该成像参数值。加权图像可分为自旋核密度 ρ 加权图像、T_1 加权图像和 T_2 加权图像。为了获得不同成像参数加权图像而人为设计的一系列射频脉冲和梯度脉冲称为脉冲序列。下面是在临床上常用的几种脉冲序列。

自旋回波（spin echo，SE）序列是核磁共振成像中最基本、最常用的脉冲序列，该序列可重复使用。它由 90° RF 脉冲和 180° RF 脉冲组成，如图 18-10 所示。该序列是先发射一个 90° RF 脉冲，间隔一段时间（$T_E / 2$）后再发射一个 180° RF 脉冲，再经历一段时间（$T_E / 2$）后就出现 MR 信号。由于这个信号是衰减了的 MR 信号在 180° RF 脉冲作用后再度出现的，所以称之为回波信号。从 90° RF 脉冲到 180° RF 脉冲之间的时间为脉冲间隔时间 T_I；从 90° RF 脉冲到下一个 90° RF 脉冲之间的时间为序列重复时间 T_R；而从 90° RF 脉冲到回波出现的时间为回波时间 T_E。一般有回波时间为脉冲间隔时间的二倍，即 $T_E = 2T_I$。

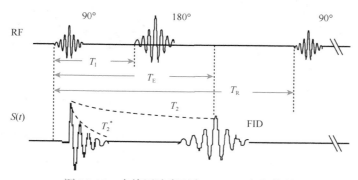

图 18-10 自旋回波序列和 FID、$S(t)$ 信号

90° RF 脉冲的作用是使平行于外磁场方向的磁化强度矢量 M_0 偏离外磁场方向 90° 角，形成横向分量 M_{xy} 在 XY 平面旋进。在 90° RF 脉冲结束后的时间间隔（$T_E / 2$）里发生弛豫，纵向分量 M_z 逐渐恢复，横向分量 M_{xy} 由于磁场的不均匀性造成各个自旋核旋进相位离散而很快衰减，此时横向弛豫时间为 T_2^*（$T_2^* < T_2$），同时 MR 信号幅度 $S(t)$ 也很快衰减。为了横向分量 M_{xy} 不至于过快

衰减而导致 MR 信号幅度大减，发射一个 180° RF 脉冲；180° RF 脉冲使各个自旋核旋进以 X 坐标为轴转过 180°，使相位离散的各个自旋核在 XY 平面相位重新趋向一致；而横向分量 M_{xy} 又逐渐恢复，在 T_E 时达到最大值，形成幅度较大的自旋回波。180° RF 脉冲的这种作用称为复相（rephasing），它抵消了磁场的不均匀性造成的不利影响，使回波信号幅度有较大取值。但由于相位随机离散的存在，回波信号峰值不可能大于 MR 信号最大幅度，所以回波信号从 MR 信号最大幅度到自旋回波峰值之间则以指数形式衰减，衰减的时间常量为 T_2。

SE 序列的回波信号幅度可表示为

$$S = KB f(v)\rho e^{-\frac{T_E}{T_2}}(1-e^{-\frac{T_R}{T_1}}) \tag{18-25}$$

式中，K 是与主磁场、自旋核种类有关的常量；$f(v)$ 是与自旋核旋进速度有关的函数，静止状态时 $f(v) = 1$。

从式（18-25）可知，实际上 SE 信号幅值由多个参数决定，假定自旋核静止不动，核的种类、主磁场不变，那么 SE 信号幅值还与自旋核密度 ρ、弛豫时间 T_1 和 T_2 有关，并与脉冲序列参数 T_E、T_R 有关。其中 T_R 的长度决定了纵向磁化的恢复程度，而 T_E 的长度决定了横向磁化的衰减程度。因此通过对 T_E、T_R 参数的设定可突出 T_1、T_2 和 ρ 的信号，即得到 T_1 加权图像、T_2 加权图像和 ρ 加权图像。

（1）T_1 加权图像。当自旋核处于静止状态时，选择短 T_R（$T_R \ll T_1$）和短 T_E（$T_E \ll T_2$），$e^{-\frac{T_E}{T_2}}$ 将趋近于 1，那么式（18-25）变为 $S = KB\rho\left(1-e^{-\frac{T_R}{T_1}}\right)$，即回波信号幅度 S 由变量 ρ、T_1 决定，而且 T_E 越短，对图像的对比度贡献越小。实际上大多数组织的密度相差不多，所以回波信号幅度 S 主要由 T_1 决定，实现 T_1 加权。相应的核磁共振图像称为 T_1 加权图像，它反映了纵向弛豫时间 T_1 的差异。根据 $S = KB\rho\left(1-e^{-\frac{T_R}{T_1}}\right)$ 可知，T_1 大的地方 S 值小，图像呈现弱信号；而 T_1 小的地方 S 值大，图像呈现强信号。一般情况下脂肪组织在 T_1 加权图像中呈高信号。另外，纵向弛豫恢复的时间受 T_R 限制，因而要获得最佳 T_1 加权图像的对比度，一般选择中等的 T_R 值（经验值 300 ms $\leqslant T_R <$ 600 ms，10 ms $\leqslant T_E <$ 25 ms）。

如图 18-11 所示，采用 SE 序列对同一个患者的脑部横断面成像，从左起分别为 T_1 加权图像、ρ 加权图像和 T_2 加权图像。箭头所指为病灶。

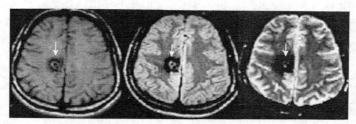

图 18-11　对同一患者的脑部横断面成像，采用 SE 序列分别获得的 T_1、ρ、T_2 加权图像（箭头所指为病灶）

（2）T_2 加权图像。当自旋核处于静止状态时，选择长 T_E（$T_E \gg T_2$）和长 T_R（$T_R \gg T_1$），式（18-25）中的因子 $\left(1-e^{-\frac{T_R}{T_E}}\right)$ 趋近于 1，式（18-25）将变为 $S = KB\rho e^{-\frac{T_E}{T_2}}$，即回波信号幅度 S 由变量 ρ、T_2 决定，叫作 T_2 加权图像，它反映了横向弛豫时间差。在实际的 ¹H-MR 中，大多数生物组织的氢核数量相差不大，因此回波信号幅度 S 主要由 T_2 决定。根据 $S = KB\rho(1-e^{-\frac{T_E}{T_1}})$ 可知，T_2 大的地方 S 值大，图像呈现弱信号；而 T_2 小的地方 S 值小，图像呈现强信号。与 T_1 加权一样 T_2 加权图像的对比度主要由 T_E 决定（经验值 1500 ms $\leqslant T_R <$ 2500 ms，80 ms $\leqslant T_E <$ 120 ms）。

（3）ρ 加权图像。当 $T_R \gg T_1$ 和 $T_E \ll T_2$ 时，式（18-25）中 $\left(1-e^{-\frac{T_R}{T_E}}\right)$ 趋近于 1，$e^{-\frac{T_E}{T_2}}$ 亦趋近 1；

自旋核在静态时，式（18-25）变为 $S = KB\rho$，即回波信号幅度 S 仅由变量 ρ 决定，称为质子密度加权图像。MR 信号幅度与弛豫时间 T_1 和 T_2 关系不大，这是因为：$T_R \gg T_1$ 时，每一个 90° RF 脉冲周期结束时纵向分量 M_z 已全部恢复至 M_0，所以回波信号幅度与 T_1 无关；而 $T_E \ll T_2$ 时，横向分量 M_{xy} 衰减相对缓慢，回波信号幅度与 T_2 关系不大。这样，回波信号幅度仅由自旋核密度 ρ 决定，相应的 MR 图像称为 ρ 加权图像，它反映了自旋核密度差异（经验值 1500 ms $\leqslant T_R <$ 2500 ms，10 ms $\leqslant T_E <$ 25 ms）。

（二）反转恢复序列

该序列由 180°-T_1-90° 脉冲构成。IR 序列过程是先发射一个 180° RF 脉冲作为激励，再发射一个 90° RF 脉冲，然后出现 MR 信号。180° RF 脉冲将净磁化强度矢量 M_0 由正 Z 轴方向激励到负 Z 轴方向，在随后的弛豫过程中纵向分量 M_z 由 $-M_0$ 向 $+M_0$ 进行反转恢复；在反转恢复过程中，由于检测线圈位于 XY 平面上，Z 轴方向磁化强度矢量变化不能在接收线圈产生感生电流，所以经时间 T_1 后发射一个 90° RF 脉冲，使恢复的纵向分量 M_z 转变为横向分量 M_{xy}，因而产生弛豫信号进行检测，称为反转恢复（inversion recovery，IR）序列。在实际应用中，跟自旋回波同样的原因，一般不直接采集 90° RF 脉冲后的 FID 信号，而是 90° RF 脉冲后加 180° RF 脉冲进行再聚焦后采集回波信号。这种序列称为反转恢复自旋回波序列（inversion recovery spin echo，IRSE，见图 18-12）。从 180° RF 脉冲到 RF 脉冲之间时间间隔称为反转恢复时间 T_1。如果 IR 序列以周期 T_R 重复出现，对于自旋核处于静态时，则 MR 信号幅度可表示为

$$S = KB\rho\left(1 - 2e^{-\frac{T_1}{T_1}} + e^{-\frac{T_R}{T_1}}\right) \qquad (18\text{-}26)$$

从式（18-26）可知，当核的种类、主磁场不变时，IRSE 信号幅值与自旋核密度 ρ、弛豫时间 T_1 和脉冲序列参数 T_E、T_R 有关。

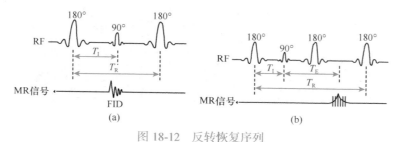

图 18-12 反转恢复序列

（a）IR 序列；（b）实际应用的 IRSE 序列

在 IRSE 序列成像中，T_1 的长度取决于某一参数的抑制程度，如果保证在下一次 180° 反转脉冲开始前纵向磁化得到完全恢复，那么一般 IR 扫描的时间比 SE 更长。因而作 ρ 加权和 T_2 加权图像时，通常使用 SE 序列，不使用 IRSE 序列。目前，IR 序列除用于 T_1 加权图像外，主要用于脂肪抑制和水抑制序列。

案例 18-3

脂肪抑制序列，即短时反转恢复（short T_1 inversion recovery，STIR）序列。

问题：

何为脂肪抑制序列？如何实现脂肪抑制？

分析：

通常情况下由于脂肪中氢核密度较大，信号很强，因而在 MRI 中呈现很亮的图像。若选择特定的短 T_1（$\leqslant$ 300ms），使 T_1 非常短的脂肪组织在 90° RF 脉冲发射时，在 $-Z$ 轴的 M_z 恰好恢复到零，从而 M_{xy} 也为零，导致脂肪组织的 MR 信号为零。STIR 序列可用于抑制骨髓、眶窝、腹部等部位的脂肪信号，用于更好地显示被脂肪信号遮掩的病变，同时可以鉴别脂肪与非脂肪结构。另外，由于脂肪不产生信号，STIR 序列也会降低运动伪影。由于脂肪抑制时，在 1.5 T

场强设备中 T_1 设置应接近于 170 ms，用 STIR 方法获得的肩关节脂肪抑制图像，其含有丰富的肱骨黄骨髓信号以及皮下脂肪被抑制，可以突出显示关节软骨的信号。

案例 18-4

水抑制序列，即流动衰减反转恢复（fluid attenuated inversion recovery，FLAIR）序列。

问题：

何为水抑制序列？如何实现水抑制？

分析：

FLAIR 序列是以 IR 序列为基础发展的脉冲序列称为液体抑制（也有称流动衰减）反转恢复序列，该序列采用长 T_1 和长 T_E，产生液体（如脑脊液）信号为零的 T_2 加权图像，是一种水抑制的成像方法。选择较长的 T_1 时间，可使 T_1 较长的游离水达到选择性抑制的作用。这时，脑脊液呈低信号，但脑组织中水肿的组织或肿瘤组织仍像 T_2 加权一样呈高信号，在 1.5 T 场强设备中 FLAIR 序列的 T_1 大约为 2000 ms。一旦脑脊液信号为零，异常组织、特别是含水组织周围的病变信号在图像中就会变得很突出，因而提高了病变的识别能力，如图 18-13 所示。由于普通 SE 序列 T_2 加权图像中，延长 T_E 会造成因脑脊液搏动引起的伪影和部分容积效应增加。所以，设置的 T_E 不能太长。而在 FLAIR 序列中，由于脑脊液信号为零，T_E 可以较长，因而可获得更重的 T_2 加权图像。目前 FLAIR 序列常用于脑的多发性硬化、脑梗死、脑肿瘤等疾病的鉴别诊断，尤其是当这些病变与富含脑脊液的结构邻近时。

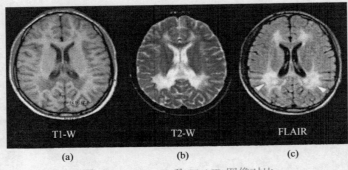

图 18-13　T_1、T_2 及 FLAIR 图像对比

作为对比，（a）和（b）分别为 T_1、T_2 加权图像；（c）为用 FLAIR 序列获得的脑部横断面图像

（三）饱和恢复（saturation recovery，SR）序列

SR 序列每一个周期只有一个 90° RF 脉冲。90° RF 脉冲激励使平行于外磁场方向的 M_0 翻转到 XY 平面上成为横向分量 M_{xy}，而纵向分量 $M_z = 0$，此时高能态自旋核数等于低能态自旋核数，即所谓"饱和"。在随后的弛豫过程中，M_z 由零向 M_0 恢复，而 M_{xy} 向零恢复，产生 MR 信号。相邻 90° RF 脉冲之间的时间间隔称为序列重复时间 T_R；当自旋核处于静止状态时，MR 信号幅度可表示为

$$S = KB\rho(1 - e^{-\frac{T_R}{T_1}})$$　　　　　　（18-27）

这样，当 $T_R > T_1$ 时，在 T_R 时间间隔内，各种组织的 M_z 已基本上恢复至 M_0，MR 信号幅度仅取决于组织的自旋核密度 ρ，而与 T_1、T_2 无关；相应的 MR 图像为 ρ 加权图像。当 $T_R < T_1$ 时，在 T_R 时间间隔内各种组织的 M_z 未充分恢复，MR 信号幅度主要取决于组织的 T_1，相应 MR 图像为 T_1 加权图像。

（四）快速自旋回波（fast spin-echo，FSE）序列

FSE 序列过程与多回波序列的一样，一次 RF 激励后施加多次 180° 脉冲，但是二者有着本质区别。在多回波序列中每一个 T_R 期间，形成每一个回波的相位编码梯度大小相同，而每一个回波参与产生一幅图像，结果可获得多幅具有不同加权的图像。但是在 FSE 序列中每一个 T_R 期间，形成每一

个回波的相位编码梯度大小不同，结果获得的是由一组回波参与产生的一幅图像。这样，由于使用较少的 T_R 周期，从而加快了采集速度，缩短了成像时间。在很多部位的 MR 成像中，FSE 序列可取代普通 SE 序列，提供比较典型的 ρ 加权图像和重 T_2 加权图像。

案例 18-5

MR 水成像是近年来发展迅速的 MR 成像技术之一。选择采用 FSE 序列（即长 T_E、长 T_R），利用人体内流动缓慢或相对静止的液体（如稀胆汁、胰液、尿液、脑脊液、内耳淋巴液、唾液和泪水等）具有长 T_2 的特性，在重 T_2 加权图像中呈高信号；而 T_2 较短的实质性器官及流动血液（如动脉血）则呈低信号，从而使含液体的器官显影，达到水成像效果。MR 水成像技术可提供有价值的诊断信息，是一种安全、无需造影剂、无创伤性的影像学检验手段。

问题：

为何说 MR 水成像是一种安全的影像学检验手段？

分析：

已广泛应用于临床的 MR 水成像技术代表着最先进的技术手段和具有无创性的特点。这一新技术无放射性损伤，是非侵袭性的；不需要插管和注射造影剂，安全可靠，患者无任何痛苦。水成像技术综合利用快速自旋回波、T_2 加权、脂肪抑制、流动补偿、图像后处理技术，以及降低运动呼吸伪影的技术等，突显体液的各种器官。随着硬件、软件的不断提高完善，其应用范围日趋广泛，包括磁共振胰胆管造影、泌尿系统造影、MR 椎管水成像、MR 延管造影、MR 内耳淋巴管造影、MR 鼻泪管造影、肠梗阻 MR 水成像等。

（五）梯度回波序列

梯度回波（gradient-echo，GE）序列又称场回波（field echo，FE）序列，它是在 20 世纪 80 年代发展起来的。GRE 序列是目前 MR 快速扫描序列中最为成熟的方法，不仅可缩短扫描时间，而且图像的空间分辨力和信噪比均无明显下降。梯度回波与自旋回波的最大区别有两点：一是使用小于 90°（α 角度）的 RF 激发，利用较短的 T_R 时间；二是采用翻转梯度取代 180° 重聚脉冲。与选层梯度同时施加小角度 α 射频脉冲，脉冲激励使平行于外磁场方向的 M_0 翻转，与 Z 轴夹角为 θ。在 XY 平面上横向分量 $M_{xy} = M_0 \cos\theta$，而纵向分量 $M_z = M_0 \sin\theta$。设激励后横向分量在 y 轴上，同时施加相位编码 G_y 并在 x 方向时间负向反转梯度 $-G_x$ 使 y 散相加速进行，$\frac{1}{2}T_E$ 时散相达最大值。然后施加正向翻转梯度 $+G_x$，同时又施加频率编码梯度，变散相运动为聚相运动，$t = T_E$ 时重聚于 y 轴而产生回波，再散开。在 $t = T_E$ 时采集回波信号。相位重聚梯度的持续时间为去相位梯度时间的 2 倍，即 $t = 2T_E$。由于 θ 角很小，留下较大的纵向分量，M_z 恢复得很快，一幅图像的总扫面时间为：$t = T_R \times NEX \times N_y$，这里 NEX 是每相位编码步的激发次数，N_y 是相位编码步数。GE 序列成像时间只需几十秒甚至几秒。

三、人体的磁共振成像

案例 18-6

若取氢核的磁共振灵敏度为 1，人体中的碳原子核、氧原子核和磷原子核与氢核的磁共振灵敏度相对值分别为 2.5×10^{-4}、4.9×10^{-4} 和 1.4×10^{-3}。与氢核相比较，人体中的其他元素的磁共振的信号都比较弱，相差在 1000 倍以上。

问题：

1. 为何选氢核作为人体 MR 成像的首选核种？

2. 一个水分子的分子磁矩相当于两个氢核的磁矩的理论依据？

分析：

氢原子 ^1H 占生物组织原子数的 2/3，特别是在人体内的多数氢核包含在水分子之中，水分子由 10 个核外电子、1 个氧核和 2 个氢核构成。从理论上讲，水分子的分子磁矩是这些粒子的轨道磁矩、自旋磁矩的矢量和，但是 10 个核外电子正好构成一个满壳层，满壳层电子的总轨道角动量为零，那么总的磁矩也就是零；氧原子核是偶偶核，自旋为零。这样算来，从磁矩方面考察，一个水分子就相当于是两个"裸露"的氢核。实际上，在 MRI 中，共振频率的计算就是按氢核计算的，组织、器官内水的多少就表示氢核的多少。应该指出，如果 MR 的成像是脂肪中的氢核，那么它的共振频率与"裸露"的氢核是有差别的。

（一）氢核是人体 MR 成像的首选核种

MRI 中，磁性核在磁共振中所产生的信号强度对图像质量及成像时间起着至关重要的作用。临床上应用的大多数 MRI 的自旋核都是氢核。这是因为人体内各种组织含有大量水和碳氢化合物，并且氢核的磁化强度也是人体常见磁性核中最高的，使氢核磁共振信号强、灵敏度高。由于人体内多数氢核包含在水分子中，所以因含水比例不同，人体各种组织和脏器中氢核密度也就不同，致使 MR 信号强度有差异，相应 MR 图像中的灰度差异就反映了氢核密度差异，以此把各种组织和脏器区分开来。

（二）人体 MR 成像中 T_1 和 T_2 参数的意义

MR 成像中 T_1 和 T_2 弛豫时间及其加权图像本身反映质子群周围的化学环境，即生理和生化信息的空间分布。而人体 MR 信号强度不仅取决于氢核密度，还与氢核周围环境有关。对人体而言，周围环境就是指人体各种组织和脏器的结构和生化病理状况。生物学和基础医学实验已表明：不同的组织或器官的 T_1、T_2 参数显著不同；同一组织或器官的不同病理阶段上的 T_1、T_2 参数也显著不同。（表 18-1 和表 18-2）。

表 18-1　几种正常组织或器官在 0.5T 中的 T_1、T_2 值

组织 / 器官	T_1 / ms	T_2 / ms
脂肪	240±20	60±10
肌肉	400±40	50±20
肝	380±20	40±20
胰	398±20	60±40
肾	670±60	80±10
骨髓（脊柱）	380±50	50±20

表 18-2　几种病变组织在 0.5T 中的 T_1、T_2 值

病变组织	T_1 / ms	T_2 / ms
肝癌	570±190	40±10
胰腺癌	840±130	40±10
肺癌	940±460	20±10
骨髓癌	770±20	220±40
膀胱癌	600±280	140±110

案例 18-7

由 SE 序列得到的加权图像中，由于脂肪的氢核密度较高，在 ρ 加权图像中脂肪比较亮；而脂肪的 T_1 值比其他组织短，在 T_1 加权图像中脂肪非常亮；脂肪的 T_2 值与其他组织相差不大，所以在 T_2 加权图像中脂肪比较暗。

正常的肝组织与肝癌、肝脓肿的氢核密度相差不大，在 ρ 加权图像中没有明显差别；而正常肝组织的 T_1 值较短，肝癌较长，肝脓肿很长，所以在 T_1 加权图像中三者的灰度等级有明显差异，正常肝组织较亮，肝癌较暗，肝脓肿最暗；正常肝组织和肝癌的 T_2 值相差不大，而肝脓肿 T_2 很长，所以在 T_2 加权图像中正常肝组织和肝癌差异较小且比较暗，肝脓肿相当明亮。

笔记栏

问题：

    1. 脂肪在三种加权图像中如何表现？

    2. 水在三种加权图像中如何表现？

    3. 肝组织与肝癌、肝脓肿在三种加权图像中如何表现？

（三）与氢核运动状态有关的人体 MR 成像

MR 信号强度还与氢核宏观运动状态（流入或流出以及流速大小）有关。

（1）流出效应（或流空效应）。当流速较高的氢核通过层面所需时间小于 T_R 时，可能有部分氢核没有被激励，导致 MR 信号丧失；而流动也会导致 M_{xy} 的相位离散，在一般情况下使流动区域呈低信号。

（2）流入效应。当 $T_R \ll T_1$ 时，层面内静态组织的 M_z 仅有很小恢复，相应 MR 信号很小；但具有较高 M_z 的氢核流经层面时，受到激励而产生幅度较大的 MR 信号，流动区域在 T_1 加权图像中呈高信号。

这种氢核流动造成 MR 信号改变的现象称为飞行时间（time of flight，TOF）现象。目前广泛应用于临床的磁共振血管造影（magnetic resonance angiography，MRA）就是飞越时间现象的应用，它是用流动血液 MR 信号与周围静止组织 MR 信号的差异建立图像对比度，从而观察血流状况、测量血流速度等。

第三节　磁共振成像系统

一、磁共振成像系统

MRI 系统由磁体、MRI 谱仪、梯度系统、图像显示和分析系统、射频系统、计算机系统等部分组成。MRI 系统的结构可分为两部分组成。第一是信号发生和采集部分；第二是数据处理和图像显示部分。

信号发生和采集部分主要包括磁体、梯度系统和射频系统。能够提供强大且稳定磁场的磁体是 MR 成像系统中最重要的部件，其磁感应强度一般为 0.05 ～ 3.0 T，成像范围内磁场均匀度可以超过百万分之一。目前临床上 MR 成像所用磁体有三种类型：超导磁体、永磁体和阻抗磁体。超导磁体由超导材料制成的导线缠绕成圆桶状线圈而成，导线浸泡在液氦中（温度为 4.2 K），通电后产生的磁场场强较高，稳定性高，均匀度好，所以超导磁体目前应用较多，但成本较高。永磁体由铁磁性材料组成，其造价及维护费用低，但场强较低、稳定性低、均匀度较差。阻抗磁体也是由电阻丝缠绕成圆桶状线圈而成，导线有电阻消耗电能，造价较低，操作方便，但消耗电能较多，磁场为中、低场强，均匀度较差。梯度系统由梯度放大器、滤波器和梯度线圈三部分组成，其作用主要是在成像范围内产生沿一定方向且其强度按线性变化的梯度磁场，来完成层面选择和 MR 信号的空间定位；为得到人体任意断面的图像，同时设有三组梯度线圈，产生沿 X、Y、Z 三个正交方向的梯度磁场。射频系统主要由射频脉冲放大器、射频线圈（包括发射线圈和接收线圈）和功率放大器等组成。射频脉冲放大器将射频产生的脉冲输出信号放大到所需功率后送到发射线圈，在成像范围内产生射频脉冲磁场；射频脉冲磁场与成像物体中氢核磁矩发生相互作用，交换能量，引发氢核磁共振，使磁化强度矢量偏离平衡态；射频脉冲过后，在横向分量 M_{xy} 恢复过程中在接收线圈中感应出 MR 信号；MR 信号很弱，经放大器放大后进入数据处理和图像显示部分。

数据处理和图像显示部分主要由计算机、监视系统组成。计算机系统以强大的功能控制着系统的运行与数据处理。其中包括：由射频接收线圈送来的信号经 A/D 转换器，把模拟信号转变为数字信号；利用计算机进行累加运算并经过傅里叶变换处理，得到具有相位和频率特征的 MR 信号；根据与层面体素空间的对应关系，利用计算机得到层面图像数据，再经过 D/A 转换，传到图像显示器，按信号的大小以不同的灰度等级形成 MR 图像。除此以外，快速和超快速成像技术的应用缩短了扫描时间、提高消除伪像和实时观察动态过程的能力。另外，利用一些计算机特殊软件对图像进行后处理，重建的 MR 图像被储存在磁盘中，可随时被调阅；也可将它们拍摄成胶片，供医师们阅读。

二、磁共振成像技术医学应用的发展

由于核磁共振技术能在生理条件下动态地研究生命现象，尤其是对生物系统无任何损伤，这就使其在临床核医学研究应用中迅速成为一个极具潜力的新领域。结合核磁共振成像的特点和优势，核磁共振技术在临床上的应用可归纳为：①一般医学成像参数都是单一的，而且大部分只能反映解剖学的信息，而 MR 成像是多参数的，可提供氢核密度 ρ、弛豫时间 T_1 和 T_2 以及组织流动等四个参数的分别成像或其中两两参数的加权成像，从中获得丰富的影像信息；②由于人体不同组织之间、同一种组织中正常组织与病变组织之间的水的含量、T_1 和 T_2 的差别远大于相应组织对 X 射线衰减系数的差别，MR 图像反差大，密度层次分辨率高，对软组织尤其有用，不仅从 ρ 加权图像可获得层面组织脏器的解剖学信息，而且从与 ρ 结合的 T_1 和 T_2 加权图像可获得层面的形态学特性和相关组织脏器细胞代谢的生化、病理信息，判断病变的发展情况；③还可从组织流动图像获得体内血流状况，对循环系统疾病进行诊断。

目前对疾病的诊断治疗已经不再局限在基于解剖学变化的传统影像学诊断。因为疾病发生的最初阶段往往是首先出现分子异常，然后出现功能障碍，最后才出现解剖形态的改变。要做到疾病前期干预，医学影像的研究必将集中在分子成像、功能成像、细胞成像和基因成像等方面。基因及基因表达的异常是导致疾病的分子基础，所以了解疾病的细胞和分子机制实现基因治疗，从分子水平上解决疾病发生的病因有着极其诱人的前景。

案例 18-8

颅脑转移瘤是中枢神经系统较为常见的颅脑肿瘤。颅脑转移瘤的 MRI 表现如下：在 T_1 加权图像上脑转移瘤以等或低信号，与脑灰质信号相仿；但小的脑内转移瘤信号均匀，较大的脑转移瘤信号往往不均匀，肿瘤中常见低信号的坏死或高信号的出血等病理表现。少数脑转移瘤可有脑内钙化的表现，但 MRI 往往对钙化不甚敏感。肿瘤结节的大小和瘤周的水肿不成比例是诊断脑内转移瘤的一个重要征象。在 T_2 加权图像上脑内转移瘤多为高信号，信号可以不均匀；病灶周围有明显的脑水肿，表现为更高的信号。在 MRI 增强检查中，绝大多数的脑转移瘤均出现强化。MRI 增强检查是发现和诊断脑转移瘤最敏感的影像学方法。

问题：

1. 颅脑转移瘤的 MRI 表现如何？
2. 何为 MRI 增强检查？

习 题 十 八

18-1 解释下列名词：

核磁矩、旋进、射频脉冲、弛豫过程、频率编码、相位编码、MR 图像重建。

18-2 为什么说水分子的分子磁矩可以等效为两个"裸露"的氢核的磁矩？

18-3 二维傅里叶变换重建法中如何实现位相编码、频率编码，从而完成断层的图像重建？

18-4 自旋回波序列中的 90° 射频脉冲和 180° 射频脉冲的作用分别是什么？

18-5 为什么 T_1 会随环境温度的升高而增长？

18-6 为什么磁场的不均匀性会使 T_2 急剧缩短？

18-7 如何从 SE 序列的 MR 信号幅度公式中得出 ρ、T_1 和 T_2 加权图像？

18-8 在 MRI 系统中，设主磁场和梯度磁场之和的磁场强度为 1.500 ~ 1.501 T，试估算氢核成像应施加的射频脉冲所包含的频谱范围。

18-9 在 T_R = 1500 ms、2 次采集、体素矩阵为 128 × 128 情况下，试估算完成一个层面成像的扫描时间。

18-10 什么是磁共振水成像技术？什么是磁共振血管造影？

18-11 说明弛豫时间 T_1 和 T_2 的物理学意义和生物学意义。

18-12 MR 成像系统主要由哪几部分组成？并说明各部分的主要作用。

（盖立平　洪　洋）

参 考 文 献

奥莱尼克. 2002. 力学以外的世界——从电学到近代物理. 梁竹健, 喀蔚波译. 北京: 北京大学出版社

陈秉乾. 2001. 电磁学专题研究. 北京: 高等教育出版社

陈信义. 2009. 大学物理教程. 北京: 清华大学出版社

陈亚珠, 黄耀雄. 2005. 医学物理学. 北京: 高等教育出版社

陈仲本, 况明星. 2005. 医用物理学. 北京: 高等教育出版社

程守洙. 2006. 普通物理学 (下册). 6版. 北京: 高等教育出版社

程守洙, 江之永. 2002. 普通物理学2. 5版. 北京: 高等教育出版社

仇惠, 王亚平. 2012. 医用物理学. 北京: 科学出版社

甘平. 2009. 医学物理学. 3版. 北京: 科学出版社

洪洋, 鲍修增. 2004. 医用物理学. 北京: 高等教育出版社

洪洋. 2008. 医用物理学. 2版. 北京: 高等教育出版社

洪洋. 2006. 放射物理与防护学. 北京: 人民军医出版社

侯淑莲, 谢寰彤. 2007. 医学影像原理与实验. 北京: 人民卫生出版社

胡新珉. 2006. 医学物理学. 6版. 北京: 人民卫生出版社

胡新珉. 2008. 医学物理学. 7版. 北京: 人民卫生出版社

吉强, 洪洋. 2010. 医学影像物理学. 3版. 北京: 人民卫生出版社

吉强, 洪洋. 2016. 医学影像物理学. 4版. 北京: 人民卫生出版社

蒋正尧. 2005. 人体生理学. 北京: 科学出版社

喀蔚波. 2008. 医用物理学. 2版. 北京: 高等教育出版社

康颖. 2006. 大学物理. 北京: 科学出版社

李椿, 章立源, 钱尚武. 2008. 热学. 北京: 高等教育出版社

李金鹏. 2002. 物理诊断学. 北京: 科学技术文献出版社

李联忠, 戴建平, 赵斌. 2000. 颅脑MRI诊断与鉴别诊断. 北京: 人民卫生出版社

李少林. 2004. 核医学. 6版. 北京: 人民卫生出版社

李维礼. 1990. 实用理疗学. 2版. 北京: 人民卫生出版社

李月卿. 2002. 医学影像成像原理. 北京: 人民卫生出版社

梁路光, 赵大源. 2004. 医用物理学. 北京: 高等教育出版社

刘普和. 1992. 物理因子的生物效应. 北京: 科学出版社

马文蔚. 2006. 物理学 (下册). 5版. 北京: 高等教育出版社

缪鸿石. 1984. 电疗与光疗. 上海: 上海科学技术出版社

潘志达, 盖立平. 2013. 医学物理学. 2版. 北京: 科学出版社

潘志达. 2004. 医学物理学. 4版. 北京: 人民卫生出版社

潘志达. 2007. 医学物理学: 案例版. 北京: 科学出版社

漆安慎, 杜婵英. 1998. 力学. 北京: 高等教育出版社

钱伯初. 2005. 量子力学. 北京: 高等教育出版社

秦永彦, 姜金凯, 周杰忠, 等. 2001. 比较影像学与临床. 济南: 山东科学技术出版社

舒辰慧. 2003. 物理学. 4版. 北京: 人民卫生出版社

孙吉林, 尹岭, 赵文清. 2005. 脑磁图. 北京: 科学技术文献出版社

唐孝威, 陈宜张, 胡汛等. 2005. 分子影像学导轮. 杭州: 浙江大学出版社

王鸿利, 洪秀华. 2004. 医学实验技术的理论与应用. 上海: 上海科技教育出版社

王鸿儒. 1995. 物理学. 2版. 北京: 人民卫生出版社

王镜岩, 朱圣庚, 徐长法. 2002. 生物化学 (下册). 3版. 北京: 高等教育出版社

王磊, 冀敏. 2013. 医学物理学. 8版. 北京: 人民卫生出版社

王磊. 2018. 医学物理学. 9版. 北京: 人民卫生出版社

王铭. 2007. 物理学. 5版. 北京: 人民卫生出版社

吴百诗. 2001. 大学物理 (下册). 北京: 科学出版社

吴明海, 王晓聆. 2000. 医用物理学. 北京: 科学出版社

吴王杰. 2005. 大学物理学 (下册). 北京: 高等教育出版社

武宏. 2016. 物理学. 北京: 人民卫生出版社

向义和. 2003. 大学物理学导论. 北京: 清华大学出版社

肖国士, 尹健华. 2004. 屈光不正诊断与治疗. 北京: 学苑出版社

许已凯, 张树军, 朱宏. 2003. 现代超声·PET·三维适形放疗技术. 北京: 人民军医出版社

杨福家. 2000. 原子物理学. 3版. 北京: 高等教育出版社

杨虎, 等. 2007. 临床医学工程教程. 北京: 人民卫生出版社

姚泰. 2002. 生理学. 5版. 北京: 人民卫生出版社

张三慧. 2003. 大学物理学: 第五册量子力学. 2版. 北京: 清华大学出版社

张惟杰. 1999. 生命科学导论. 北京: 高等教育出版社

张泽宝. 2005. 医学影像物理学. 2版. 北京: 人民卫生出版社

赵凯华, 罗蔚茵. 2003. 量子物理. 3版. 北京: 高等教育出版社

赵峥. 2008. 物理学与人类文明十六讲. 北京: 高等教育出版社

钟锡华, 陈熙谋. 2002. 大学物理通用教程. 北京: 北京大学出版社

周凌云. 1989. 固体物理的量子力学基础. 重庆: 重庆大学出版社

[美] 菲利普·纳尔逊. 2006. 生物物理学: 能量、信息、生命. 上海: 上海科学技术出版社

附 录

附 录 一

基本物理常量

物理常量	符号	数值	单位
真空中光速	c	299 792 458	$m \cdot s^{-1}$
真空磁导率	μ_0	$4\pi \times 10^{-7}$ $= 12.566\ 370\ 614\cdots \times 10^{-7}$	$N \cdot A^{-2}$
真空电容率	ε_0	$8.854\ 187\ 817\cdots \times 10^{-12}$	$F \cdot m^{-1}$
万有引力常量	G	$6.673\ 84\ (80) \times 10^{-11}$	$m^3 \cdot kg^{-1} \cdot s^{-2}$
普朗克常量	h	$6.626\ 069\ 57\ (29) \times 10^{-34}$	$J \cdot s$
约化普朗克常量	$\hbar$	$1.054\ 571\ 726\ (47) \times 10^{-34}$	$J \cdot s$
元电荷	e	$1.602\ 176\ 565\ (35) \times 10^{-19}$	C
电子质量	m_e	$9.109\ 382\ 91\ (40) \times 10^{-31}$	kg
质子质量	m_p	$1.672\ 621\ 777\ (74) \times 10^{-27}$	kg
质子-电子质量比	m_p / m_e	$1836.152\ 672\ 45\ (75)$	
中子质量	m_n	$1.674\ 927\ 28\ (29) \times 10^{-27}$	kg
阿伏伽德罗常量	N_A	$6.022\ 141\ 29\ (27) \times 10^{23}$	mol^{-1}
摩尔气体常量	R	$8.314\ 4621\ (75)$	$J \cdot mol^{-1} \cdot K^{-1}$
玻尔兹曼常量	κ	$1.380\ 6488\ (13) \times 10^{-23}$	$J \cdot K^{-1}$
原子质量单位	u	$1.660\ 538\ 921\ (73) \times 10^{-27}$	kg

附 录 二

国际单位制

表1　SI基本单位

量的名称	单位名称	单位符号
长度	米	m
质量	千克	kg
时间	秒	s
电流	安〔培〕	A
热力学温度	开〔尔文〕	K
物质的量	摩〔尔〕	mol
发光强度	坎〔德拉〕	cd

表2　用基本单位表示的SI导出单位

量的名称	SI导出单位	
	单位名称	单位符号
面积	平方米	m^2
体积	立方米	m^3
速度	米每秒	$m \cdot s^{-1}$
加速度	米每二次方秒	$m \cdot s^{-2}$
波数	每米	m^{-1}
密度	千克每立方米	$kg \cdot m^{-3}$
比体积	立方米每千克	$m^3 \cdot kg^{-1}$
电流密度	安培每平方米	$A \cdot m^{-2}$
磁场强度	安培每米	$A \cdot m^{-1}$
浓度	摩尔每立方米	$mol \cdot m^{-3}$
光亮度	坎德拉每平方米	$cd \cdot m^{-2}$

表3　具有专门名称的SI导出单位

量的名称	SI导出单位			
	单位名称	单位符号	用其他SI单位表示	用SI基本单位表示
频率	赫〔兹〕	Hz		s^{-1}
力	牛〔顿〕	N		$kg \cdot m \cdot s^{-2}$
压力，压强；应力	帕〔斯卡〕	Pa	$N \cdot m^{-2}$	$m^{-1} \cdot kg \cdot s^{-2}$
能〔量〕，功，热量	焦〔耳〕	J	$N \cdot m$	$m^2 \cdot kg \cdot s^{-2}$
功率，辐〔射能〕通量	瓦〔特〕	W	$J \cdot s^{-1}$	$m^2 \cdot kg \cdot s^{-3}$
电荷〔量〕	库〔仑〕	C		$A \cdot s$
电位，电压，电动势	伏〔特〕	V	$W \cdot A^{-1}$	$m^2 \cdot kg \cdot s^{-3} \cdot A^{-1}$
电容	法〔拉〕	F	$C \cdot V^{-1}$	$m^{-2} \cdot kg^{-1} \cdot s^4 \cdot A^2$

笔记栏

续表

量的名称	SI 导出单位			
	单位名称	单位符号	用其他 SI 单位表示	用 SI 基本单位表示
电阻	欧［姆］	Ω	$V \cdot A^{-1}$	$m^2 \cdot kg \cdot s^{-3} \cdot A^{-2}$
电导	西［门子］	S	$A \cdot V^{-1}$	$m^{-2} \cdot kg^{-1} \cdot s^3 \cdot A^2$
磁通［量］	韦［伯］	Wb	$V \cdot s$	$m^2 \cdot kg \cdot s^{-2} \cdot A^{-1}$
磁感应［强度］	特［斯拉］	T	$Wb \cdot m^{-2}$	$kg \cdot s^{-2} \cdot A^{-1}$
电感	亨［利］	H	$Wb \cdot A^{-1}$	$m^2 \cdot kg \cdot s^{-2} \cdot A^{-2}$
摄氏温度	摄氏度	℃		K
光通［量］	流［明］	lm		$cd \cdot sr$
光照度	勒［克斯］	lx	$lm \cdot m^{-2}$	$m^{-2} \cdot cd \cdot sr$

表 4　用专门名称表示的 SI 导出单位

量的名称	SI 导出单位		
	单位名称	单位符号	用基本 SI 单位表示
［动力］黏度	帕［斯卡］秒	$Pa \cdot s$	$m^{-1} \cdot kg \cdot s^{-1}$
力矩	牛［顿］米	$N \cdot m$	$m^2 \cdot kg \cdot s^{-2}$
表面张力	牛［顿］每米	$N \cdot m^{-1}$	$kg \cdot s^{-2}$
表面热流，辐［射］照度	瓦［特］每平方米	$W \cdot m^{-2}$	$kg \cdot s^{-3}$
热容，熵	焦［耳］每开［尔文］	$J \cdot K^{-1}$	$m^2 \cdot kg \cdot s^{-2} \cdot K^{-1}$
比热容，比熵	焦［耳］每千克开［尔文］	$J \cdot kg^{-1} \cdot K^{-1}$	$m^2 \cdot s^{-2} \cdot K^{-1}$
比能	焦［耳］每千克	$J \cdot kg^{-1}$	$m^2 \cdot s^{-2}$
热导率	瓦［特］每米开［尔文］	$W \cdot m^{-1} \cdot K^{-1}$	$m \cdot kg \cdot s^{-3} \cdot K^{-1}$
能［量］密度	焦［耳］每立方米	$J \cdot m^{-3}$	$m^{-1} \cdot kg \cdot s^{-2}$
电场强度	伏［特］每米	$V \cdot m^{-1}$	$m \cdot kg \cdot s^{-3} \cdot A^{-1}$
电荷体密度	库［仑］每立方米	$C \cdot m^{-3}$	$m^{-3} \cdot s \cdot A$
电位移	库［仑］每平方米	$C \cdot m^{-2}$	$m^{-2} \cdot s \cdot A$
电容率（介电常数）	法［拉］每米	$F \cdot m^{-1}$	$m^{-3} \cdot kg^{-1} \cdot s^4 \cdot A^2$
磁导率	亨［利］每米	$H \cdot m^{-1}$	$m \cdot kg \cdot s^{-2} \cdot A^{-2}$
摩尔能［量］	焦［耳］每摩［尔］	$J \cdot mol^{-1}$	$m^2 \cdot kg \cdot s^{-2} \cdot mol^{-1}$
摩尔熵，摩尔热容	焦［耳］每摩［尔］开［尔文］	$J \cdot mol^{-1} \cdot K^{-1}$	$m^2 \cdot kg \cdot s^{-2} \cdot K^{-1} \cdot mol^{-1}$
（X 和 γ 射线）照射量	库［仑］每千克	$C \cdot kg^{-1}$	$kg^{-1} \cdot s \cdot A$
吸收剂量率	戈［瑞］每秒	$Gy \cdot s^{-1}$	$m^2 \cdot s^{-3}$

表 5　由于人类健康安全防护上的需要而确定的具有专门名称的 SI 导出单位

量的名称	SI 导出单位			
	单位名称	单位符号	用其他 SI 单位表示	用基本 SI 单位表示
（放射性）活度	贝克［勒尔］	Bq		s^{-1}
吸收剂量，比授予能，比释动能，吸收剂量指数	戈［瑞］	Gy	$J \cdot kg^{-1}$	$m^2 \cdot s^{-2}$
剂量当量，剂量当量指数	希［沃特］	Sv	$J \cdot kg^{-1}$	$m^2 \cdot s^{-2}$

表 6　辅助的 SI 单位

量的名称	SI 单位	
	单位名称	单位符号
平面角	弧度	rad
立体角	球面度	sr

表 7　用辅助单位表示的导出的 SI 单位

量的名称	SI 单位	
	单位名称	单位符号
角速度	弧度每秒	$rad \cdot s^{-1}$
角加速度	弧度每二次方秒	$rad \cdot s^{-2}$
辐［射］强度	瓦［特］每球面度	$W \cdot sr^{-1}$
辐［射］亮度	瓦［特］每平方米球面度	$W \cdot m^{-2} \cdot sr^{-1}$

表 8　SI 单位的十进倍数与分数单位

因数	词头名称		符号
	英文	中文	
10^{24}	yotta	尧［它］	Y
10^{21}	zetta	泽［它］	Z
10^{18}	exa	艾［可萨］	E
10^{15}	peta	拍［它］	P
10^{12}	tera	太［拉］	T
10^{9}	giga	吉［咖］	G
10^{6}	mega	兆	M
10^{3}	kilo	千	k
10^{2}	hecto	百	h
10^{1}	deca	十	da
10^{-1}	deci	分	d
10^{-2}	centi	厘	c
10^{-3}	milli	毫	m
10^{-6}	micro	微	μ
10^{-9}	nano	纳［诺］	n
10^{-12}	pico	皮［可］	p
10^{-15}	femto	飞［母托］	f
10^{-18}	atto	阿［托］	a
10^{-21}	zepto	仄［普托］	z
10^{-24}	yocto	幺［科托］	y

笔记栏

中英文名词对照索引

笔记栏